公共场所
自动体外除颤器配置
理论与实践

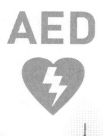

指导单位　国家卫生健康委员会医政司
组织编写　深圳市急救中心

主　审　郑志杰　张国强
主　编　周　强　杨正飞

人民卫生出版社
·北京·

图书在版编目（CIP）数据

公共场所自动体外除颤器配置理论与实践 / 周强，
杨正飞主编 . —北京：人民卫生出版社，2023.12
ISBN 978-7-117-35692-3

Ⅰ. ①公… Ⅱ. ①周… ②杨… Ⅲ. ①心脏除颤器 –
公共场所 – 配置 – 研究　Ⅳ. ①R318.11

中国国家版本馆 CIP 数据核字（2023）第 223960 号

人卫智网	www.ipmph.com	医学教育、学术、考试、健康，购书智慧智能综合服务平台
人卫官网	www.pmph.com	人卫官方资讯发布平台

**公共场所自动体外除颤器配置
理论与实践**
Gonggongchangsuo Zidongtiwaichuchanqi Peizhi
Lilun yu Shijian

主　　编：周　强　杨正飞
出版发行：人民卫生出版社（中继线 010-59780011）
地　　址：北京市朝阳区潘家园南里 19 号
邮　　编：100021
E - mail：pmph @ pmph.com
购书热线：010-59787592　010-59787584　010-65264830
印　　刷：北京华联印刷有限公司
经　　销：新华书店
开　　本：787×1092　1/16　印张：27
字　　数：657 千字
版　　次：2023 年 12 月第 1 版
印　　次：2024 年 1 月第 1 次印刷
标准书号：ISBN 978-7-117-35692-3
定　　价：139.00 元

打击盗版举报电话：010-59787491　E-mail：WQ @ pmph.com
质量问题联系电话：010-59787234　E-mail：zhiliang @ pmph.com
数字融合服务电话：4001118166　E-mail：zengzhi @ pmph.com

《公共场所自动体外除颤器配置理论与实践》
编审委员会

主　审

郑志杰　张国强

主　编

周　强　杨正飞

副主编

邓　哲　曾华堂　龚　平　王雪梅　陈楷珠

编　委（按姓氏笔画排序）

马　渝（重庆市急救医疗中心）　　　　　　张　琳（上海交通大学公共卫生学院）

王　鹏（中山大学孙逸仙纪念医院）　　　　张　擎（天津市急救中心）

王建岗（浙江省杭州市急救中心）　　　　　张文中（北京市医疗卫生服务管理指导中心）

王雪梅（深圳市急救中心）　　　　　　　　张军根（浙江省杭州市急救中心）

邓　哲（深圳市第二人民医院）　　　　　　张进军（北京急救中心）

付　杰（海口市 120 急救中心）　　　　　　张志锋（上海市医疗急救中心）

冯健兰（深圳市中医院）　　　　　　　　　张国强（中日友好医院）

朱　虹（深圳市急救中心）　　　　　　　　陆　峰（上海市医疗急救中心）

刘红梅（北京急救中心）　　　　　　　　　陈　志（北京急救中心）

刘思齐（中山大学孙逸仙纪念医院）　　　　陈楷珠（深圳市急救中心）

江旺祥（武汉市急救中心）　　　　　　　　金音子（北京大学公共卫生学院）

孙　钰（深圳迈瑞生物医疗电子股份有限公司）　周　力（深圳市第二人民医院）

孙　鹏（华中科技大学同济医学院附属协和医院）　周　强（深圳市急救中心）

李　欣（广东省人民医院）　　　　　　　　郑光辉（中山大学孙逸仙纪念医院）

李双明（广州市 120 急救指挥中心）　　　　郑志杰（北京大学公共卫生学院）

李永勤（中国人民解放军陆军军医大学）　　徐　军（北京协和医院）

李启明（深圳市第二人民医院）　　　　　　徐震宇（中国台湾公众除颤发展协会）

李尚伦（天津市急救中心）　　　　　　　　黄　捷（南方科技大学公共卫生及应急管理学院）

杨　桦（北京急救中心）　　　　　　　　　龚　平（深圳市人民医院）

杨正飞（中山大学孙逸仙纪念医院）　　　　梁　炼（中山大学孙逸仙纪念医院）

吴仍裕（深圳市急救中心）　　　　　　　　曾华堂（深圳市卫生健康发展研究和数据管理中心）

序

AED

　　普及和推广以自动体外除颤器（automated external defibrillator，AED）为代表的医疗应急设施是"以人民健康为中心"理念的真正体现，通过配置安装 AED、普及急救技能、宣传引导使用，建立起从社会公众到医疗服务机构的全链条卫生应急体系，将急救的实施起点前置为普通公众，从而争取救助院外心搏骤停患者的"黄金 4 分钟"。

　　近年来，深圳市积极贯彻落实党中央实施健康中国战略，自 2017 年起启动"公众场所配置 AED 项目"，开国内城市大规模系统配置 AED 之先河，AED 不仅是机场、地铁、口岸、学校等公共场所的"标配"，在居民住宅小区也能"可见、可得、可用"，一颗热心、一双巧手、一台 AED 在危急时刻挽救了一个又一个生命。

　　《公共场所自动体外除颤器配置理论与实践》一书敢为人先，另辟蹊径聚焦公众启动除颤，全面介绍公众场所 AED 配置的理论基础与实践思路，本书的出版与推广，相信必将助力院外心搏骤停患者安"心"立"命""生"而"存"之！

中国工程院院士

2023 年 12 月

前　言

AED

　　院外心搏骤停是世界性的公共卫生问题,在公众场所配置自动体外除颤器(automated external defibrillator,AED)是为患者争取抢救时间、提高救治成功率的有效方式。

　　公共场所配置AED对社会卫生保障的重要性已成为全球共识,我国经济实力跃升为AED的普及提供了有利条件,而宏大的国家战略则为AED发展指明了方向,推广AED建设和应用契合了《"健康中国2030"规划纲要》中的健康教育、健康宣传与健康实践的理念,让生命因除颤再复律,因复苏而重生!

　　本书是国内外首部关于公共场所自动体外除颤器配置理论与实践的专著,全书以科学、严谨的方式呈现,共分为两个部分:第一部分阐述了公共场所自动体外除颤器配置的理论基础,包括急救医疗服务体系建设的现状、心搏骤停与生存链、自动体外除颤器原理与适应证、公共场所自动体外除颤器配置的理论证据;第二部分介绍了公共场所自动体外除颤器配置的实践,包括公共场所自动体外除颤器配置的历史与现状、规划实施、组织与管理、急救培训、监督与管理、资金筹措、经验交流和前景。本书编写立意高、内容实、创意新,经验可复制、可借鉴、可推广。

　　在本书的编写过程中,得到了各级领导及诸多专家的大力支持和帮助,在此一并表示感谢,同时,衷心感谢所有编审专家付出的辛勤劳动!由于编写水平和时间所限,本书难免存在不足和疏漏,恳请广大读者不吝赐教。

周　强、杨正飞

2023年12月

目　录

AED

第一部分　公共场所自动体外除颤器配置的理论基础

第二部分　公共场所自动体外除颤器配置的实践

附　　录

第一部分

公共场所自动体外除颤器配置的理论基础

第一章

急诊医疗服务体系建设的现状

AED

第一节　全球急诊医疗体系现状

过去三十年来,全球化进程的加快、人口结构的变化、疾病谱的改变、自然灾害和突发事件的增加,共同引发了全球范围内人们对急诊医疗服务(emergency medical service,EMS)的需求的增加、促进了全球急诊医疗体系的建设和发展。与此同时,不断变化的局势也为全球急诊医疗体系发展带来了一系列的新命题,即目前的急诊医疗体系能否完成它的"使命"? 是否存在一个全球急诊医疗体系的"最佳"模式? 急诊医疗体系能否应对未来各项"挑战"?

一、全球急诊医疗体系概述

(一) 急诊医疗体系的含义

关于急诊医疗体系(emergency medical service system)的内涵,一个被人们广泛接受的定义是:"动员必要的人员、设施和设备,为突发疾病或突发伤害患者提供有效的、协调的、全面的、及时的医疗保健和安全服务的决策和行动的综合体系"。

急诊医疗体系运作的首要目的是稳定那些有生命危险的紧急伤害或疾病的患者,无论患者的年龄、性别、地点或疾病状况如何,均是为了防止因救治不及时而造成不必要的死亡或残疾而采取的必要行动。急诊医疗体系包含了一个始于现场非专业人员、止于专门医疗人员及设施的救治范围,连接这两点的急诊医疗关键系统包括了院前转运、院间转运以及各阶段的医疗服务机构和相关人员。在构成要素上,除人员、设施、设备等以外,贯穿急诊医疗体系各环节的决策功能和行动计划也是其重要的软件组成部分。在功能上,与预防医学或初级保健相比,急诊医疗体系侧重于提供即时或紧急的医疗干预措施、协调院前和院内各阶段的紧急医疗反应以减少死亡和伤残,并以危重患者的需求为导向进行有效的设施和系统管理。

急诊医疗体系的特征集中体现在患者导向、信息互通、协调管理和综合行动上,更体现在整体的急救理念上,即"时间就是生命,急救从现场开始",或"Getting the right treatment to the right patient at the right time"。

(二) 急诊医疗体系的作用

对大多数公众来说,当突发疾病或创伤事件需要医疗救助时,急诊医疗服务(也称"紧急医疗服务""急救医疗服务")是其最先接触到的医疗服务,也是获得更高级别的救助的必经之路。按照服务范围的各个阶段,急诊医疗体系的作用可分为四点,包括:现场救治、调度转运、院前-院内衔接及院内救治。相应地,急诊医疗体系的目的或作用,就是减少或避免上述各阶段中最常见的导致死亡的因素,如提高公众急救意识以缩短患者寻求医疗服务的延迟、提供社区护理和转运服务以提高医疗服务的可及性、提供转运中救治和集中调度以将患者送往合适的医疗机构等。

世界卫生组织(World Health Organization,WHO)将急诊医疗体系视为"任何有效的、功能性的医疗服务体系"的重要组成部分。作为医疗服务体系的一部分,急诊医疗体系的发展对全球卫生保健系统的整体功能做出了广泛的、积极的贡献,协助实现了卫生系统的三个基本功能,即:提高人口的健康水平、满足人们的健康期望以及减少因治疗疾病而产生的财务风险。

第一,急诊医疗体系可提高全球人口健康水平,在全球范围缓解多种疾病所造成的疾病负担。城市化进程的加快、人口老龄化的发展以及众多健康的社会决定因素的变化均已影响到并将在未来很长时间持续影响着疾病和伤害流行病学的全球性转变。在此过程中,广大的中低收入国家由于没有健全的急诊医疗体系可能面临着额外的创伤和伤害、更高的慢性病发病率。据全球疾病负担研究估算,在中低收入国家,由于院前护理资源的缺乏和急救条件的限制,每年约有 2 400 万人丧失生命,这相当于损失了 10.23 亿的伤残调整生命年(disability-adjusted life years,DALYs)、9.32 亿的早亡所致生命年损失(years of life lost,YLL)以及近 9 100 万的伤残损失健康生命年(years lost due to disability,YLD)。而造成这些巨大的疾病负担的病症——以传染性疾病、孕产妇疾病、慢性疾病、创伤性疾病为主——均是可以通过增强急诊医疗体系的救治水平而得以缓解的。

第二,急诊医疗体系增强全球卫生系统对人们健康期望的响应能力,提高卫生服务的利用率和卫生服务效果。世界卫生组织提出的全民健康覆盖(universal health coverage,UHC)的愿景,其目标是确保所有人都可以随时随地获得其所需要的卫生服务,而在付费时不必经历财务困难。全民健康覆盖的范围涉及广泛,包括从健康促进到预防、治疗、康复和姑息治疗的全方位的基本卫生服务。在许多国家和地区,获得及时有效的急诊医疗服务始终是广大民众一个普遍期望,而急诊医疗体系往往也可以为卫生系统实现全民健康覆盖提供一个安全网络和一个有效的切入点:卫生系统可通过急诊医疗服务这一安全网络向那些因贫困或边缘化而无法获得医疗卫生覆盖的群体提供卫生服务。在这些贫困或边缘化的地区,民众对卫生体系快速响应的需要往往集中体现在紧急情况下,比起预防性或保健性的卫生服务,人们更倾向于从初级保健中心或医院寻求急诊医疗服务,如妇女生育、儿童急症等。

第三,急诊医疗体系提供针对疾病的经济保障。这一作用是较为复杂的:一方面,对于个体而言,急诊医疗体系的服务对象多是有生命危险的紧急伤病患者,紧急情况一旦发生,无论最终救治效果如何,发病的患者个人及其背后的整个家庭都会面临两大风险:一是因医疗费用而面临经济崩溃的风险,二是因缺乏医疗救治而面临死亡或终身残疾的风险。患者本人和家庭需要在两个风险中做出抉择,而事实上这两者均可能产生灾难性的长期影响。另一方面,当视角放大至整个卫生体系,急诊医疗体系的有效运行可以显著提高上述紧急情况的救治成功率、降低患者死亡率和伤残率,且具有很高的成本-效益。据早期测算,在中低收入国家,每向急诊医疗体系投入 170 美元即可避免一人死亡,每投入 7 美元即可在每百万人口中增加一个生命年。随着时间推移,上述测算结果的具体数字可能发生变化,但这些数字背后体现的成本-效益是不可忽视的。

（三）急诊医疗体系的要素

2018 年,世界卫生组织发布了急诊医疗体系框架（emergency care system framework）（图 1-1）,为其成员国提供了一个科学的参考框架,以确定急诊医疗体系能力的特点、制定规划和供资的优先次序并进一步建立起监测和评价的战略规划。该体系框架使用了可视化的形式,说明了急诊医疗体系的基本功能,即现场救治、调度转运、院前-院内衔接及院内救治,以及执行这些基本功能所需的要素,包括关键人力资源、关键物力资源和关键信息技术等。

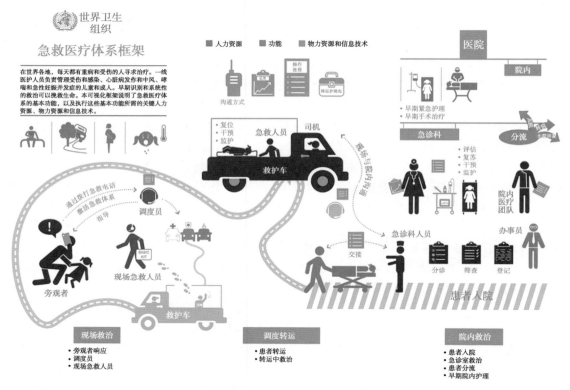

图 1-1 世界卫生组织急诊医疗体系框架图
（来自世界卫生组织官网）

第一阶段,针对急诊医疗体系的现场救治功能,所需的关键人力资源要素包括民众/旁观者、调度员和现场急救人员;关键物力资源有电话/移动电话、统一的急救号码、现场急救设备等;关键信息技术则包括基本的通信服务、电话调度方案以及有条件时的电话指导急救方案。在现场救治阶段,调度员和现场急救人员的资质、电话调度方案的科学性、通信设备的质量和稳定性、调度和救护车到达现场的用时情况均是需要急诊医疗体系重视的关键质量控制和质量提升要点。

第二阶段,针对急诊医疗体系的调度转运功能,所需的关键人力资源要素包括调度员、现场急救人员、司机/担架员等;关键物力资源有救护车、通信工具和救护车急救设备等;关键信息技术则包括调度分级方案、车载通信技术、远程医疗技术以及有条件时的智慧急救系统等。在调度转运阶段,现场急救人员的资质、调度分级方案的科学性、救护车和通信设备的质量和稳定性、转运用时等都是关键的质量控制要素。

第三阶段,针对急诊医疗体系的院前-院内衔接及院内救治功能,所需的关键人力资源要素包括现场急救人员、医院急诊科人员、院内医务人员等;关键物力资源包含急诊室急救设备、院内救治技术和水平等;关键信息技术则包括急诊分诊方案、急诊路径方案以及有条件时的综合路径管理等。在院前-院内衔接阶段,医院的救治条件、人员的资质和救治水平、分诊方案和路径的科学性、院内用时等过程性指标以及患者结局指标等均是急诊医疗体系的关注要点。

(四)急诊医疗体系的影响因素

与急诊医疗体系的人力、物力和信息技术要素相对应,除与患者病情严重程度有关的因素外,影响急诊医疗体系运行质量和效果的关键因素也包括了人力资源、设备资源、信息技术和急诊医疗体系特征等,且这些影响因素在急诊医疗体系功能的不同阶段也有着差异性的体现。

第一,在现场救治阶段,即发病早期,公众的急救意识和能力、基层急救服务人员的数量和能力是影响急诊医疗体系运行效果的主要因素。由于突发疾病或突发伤害救治具有很高的时效性,因此,比起救治后期的、更重大的干预手段,早期的、简单的干预往往能够起到更好的救治效果和结局。在现场救治阶段,公众对疾病或伤害的早期识别能力、求医的意识、态度和行为以及急救服务人员的数量和能力均会对救治效果产生实质性的影响。在中低收入国家,这一影响更为突出:一方面,大部分公众可能仍旧认为救护车服务是"非必要的、不重要的",甚至认为死亡是"自然意志"、无须寻求急救;另一方面,当地的基层急救服务人员严重缺失、专业培训率极低,更有甚者,救护车上可能仅配有司机一人,急救体系只能承担单纯的转运任务。目前的一个普遍共识是,对公众或基层急救服务人员的培训无须刻意强调专业性,培训其掌握早期的简单干预措施即可。实践已证实,在创伤发生率高的社区,即使是普通民众,接受过急救培训后也可以有效地应对紧急情况;经过简单的培训,社区工作人员即可有效识别孕妇出血和儿童急症,并迅速将患者转运至专业医疗机构,缩短救治延迟。事实上,通过向公众、社区工作人员或志愿者讲授简单但重要的干预措施,可以更充分地实现急诊医疗体系的服务效果。

第二,在急救转运阶段,转运服务的形式和特征是影响这一阶段延迟时间和患者结局的主要因素,其中包括了交通方式、道路状况、其他基础设施状况、转运急救设备以及运输服务的支付能力等。急诊医疗体系提供转运服务和转运时救助,不仅可以提高患者就医的数量和效率,更能够极大缩短转运延迟、改善患者结局。目前,全球急诊医疗体系在转运服务的形式和特征上存在着巨大的地区差异和发展的不平衡,集中体现在发达国家和广大中低收入国家的差异上:一方面,发达国家不断对其急救转运模式进行更新和发展,无论是使用救护车的陆地转运、使用直升机的空中转运或是结合多种公共交通方式的综合转运系统,都在不断向着精细化、专业化的方向纵深发展,以进一步提高急救转运的效率和覆盖范围;另一方面,绝大多数中低收入国家无法负担上述昂贵的急救转运模式,严重的资金短缺、落后的道路设施、失控的交通状况,甚至是燃料的缺乏都要求这些国家寻求更广泛的备选方法,包括私人交通设施、自行车、农用拖拉机、独木舟,甚至是畜牧车辆等。

第三,在抵达有救治能力的医疗机构后立即提供治疗是急诊医疗体系的第三个功能组成,此时,医疗机构的能力和更广泛区域内的救治模式是影响急诊医疗体系运行效果的重要因素。不同级别的医疗机构所能提供的紧急医疗和护理能力不尽相同,差异集中体现在人力资源(包括医疗服务人员的数量和专业程度)和物力资源(空间、药品、用品和专用设备等)上。在合理预期下,任何国家或地区的初级保健机构的医疗水平一定是低于更高级别的医疗机构的,然而,医疗水平的高低并不意味着机构重要性的强弱。在多数中低收入国家,救治用药的选择不当和向更高级别医院的转运延迟共同造成了半数以上患者的不必要死亡。一个运行有效的急诊医疗体系应该建立在更广泛区域内的集中调度下,将各级医疗机构整合到更大的应急响应系统中,才能既发挥高效的急救转运功能,又能有效避免不必要的资源浪费,而这也正是急诊医疗体系所追求的功能的集中体现。

(五)全球急诊医疗体系的发展情况

全球急诊医疗体系的发展在发达国家和发展中国家呈现出整体不平衡的特点。这一"不平衡"不仅体现在如前所述的各国现有急诊医疗体系的架构、构成要素和影响因素上,也体现在各国急诊医疗体系的发展阶段和优先事项上。

在多数发达国家,急诊医疗体系至今已经历了近百年的发展和建设历程。自 20 世纪 70 年代以来,发达国家从自身的发展经历和经验出发,围绕急诊医疗的体系模式、人力资源培养、技术更新、设备创新、指南提供、信息共享、国际干预和合作等话题不断加深探讨。而在广大的中低收入国家,多年来受资金的缺乏和长期贫困的影响,急诊医疗体系发展的优先级始终被置于初级保健工作之下,许多国家甚至尚未建立起一个有规范组织和科学架构的急诊医疗体系。对于这些急诊医疗体系欠发达的中低收入国家,除接受发达国家的卫生发展援助外,如何利用现有的有限资源以实现或优化当地急诊医疗体系的功能,是现阶段急诊医疗体系发展的优先事项。

近年来,全球卫生和急救领域越来越多地关注到了全球急诊医疗体系发展不平衡这一问题,并逐步尝试从更加全方位、综合性的角度来解决这一问题。1991 年,由英国、美国、加拿大和澳大利亚多国联合成立的国际急救医学联合会(International Federation for Emergency Medicine,IFEM),旨在全世界范围内加强急诊医疗服务的建设和发展,并与世界卫生组织建立了直接合作,以评估并提升全球急诊医疗服务的可及性和服务质量。在此基础上,2007 年第六十届世界卫生大会(World Health Assembly,WHA)通过了题为"卫生系统:急救系统"的第 60.21 号决议,其目的是改善全球急诊医疗服务的可及性和可用性。另外,世界银行(The World Bank)已将急救护理作为六项基本干预措施之一,纳入其提出的具有成本-效益的最基本的一揽子保健服务之中;联合国儿童基金会(United Nations International Children's Emergency Fund,UNICEF)在其会议和行动中强调,要在儿童疾病综合管理的范围内加强分诊和紧急照料;此外,各类基金会、非政府组织等也在这一问题的解决上发挥着重要的作用。多年来,虽然国际社会的各项努力在提高急救培训覆盖率和公众认知方面取得了巨大进展,在部分国家和地区已实现了政策转变,但整体上,全球性的干预在结构、模式和实施方面仍然进展缓慢。

二、全球急诊医疗体系分类

在过去的三十余年,全球卫生领域日益关注急诊医疗体系的发展模式问题,并试图探讨:是否存在一个全球急诊医疗体系的"最佳"模式? 为了回答这一问题,首先需要对现有模式进行梳理和辨析。

全球范围内,在急诊医疗体系模式的区分上,除以急救理念为区分的"法德模式"(the Franco-German model)和"英美模式"(the Anglo-American model)这一主流分类方式外,也相继出现了以医疗服务技术和程度为区分的"基础生命支持(basic life support,BLS)模式"和"加强生命支持(advanced life support,ALS,也称高级生命支持)模式"、以急诊医疗体系独立性为区分的"专科(specialty model)模式"和"多学科(multidisciplinary model)模式",以及多种新的混合模式等。

(一)急救理念的差异:"法德模式"和"英美模式"

自 20 世纪 70 年代以来,在急救模式的分类上的一个主流说法是:全球各国的急诊医疗体系的服务模式围绕两种主要模式演变而来,即"法德模式"和"英美模式",两者最大的区别在于急救理念和急救目标的不同,以及由此引起的各要素的差异(表 1-1)。

表 1-1　"法德模式"和"英美模式"的比较

	法德模式	英美模式
急救理念	"现场干预"(stay and stabilize)	"转运优先"(scoop and run)
主要目标	尽快把医院带到患者身边	尽快将患者送到医院
现场急救人员	医生为主、护理人员为辅	护理人员或急诊医疗技术人员
患者路径	现场治疗或绕行急诊科	直接转运至急诊科
急救体系归属	更广泛的医疗卫生体系的一部分	公共安全服务部门的一部分
代表性国家	法国、德国、希腊、奥地利等	英国、美国、加拿大、澳大利亚等

"法德模式"的急诊医疗体系秉持了"现场干预"(stay and stabilize)的急救理念,以"尽快将医院带到患者身边"为主要目标,强调现场干预在院前急诊医疗中的作用。这样的理念和目标要求负责现场急救的人员必须具备专业的医疗技术、拥有广泛的实践经验以及较高级别的现场处置权。因此,现场急诊医疗人员多以医生为主、护理人员为辅。与此同时,为了尽快将所需的医疗人员和设备送至患者身边,该模式需要广泛地动员所有可能的转运方式,包括救护车、直升机等。"法德模式"下的急诊医疗体系可被视为更广泛的医疗卫生体系的一部分,急救患者多在发病或事故现场得到治疗,很少被送往医院,极少数被送至医院的患者通常也往往会经历绕行急诊科的状况。这一模式在欧洲地区得到了广泛的采纳和实施,代表性国家包括法国、德国、希腊、奥地利等。

"英美模式"的急诊医疗体系则是基于"转运优先"(scoop and run)的急救理念所建立的,其目标是"尽快将患者送往医院",提供尽量少的院前急救干预措施。由于这一模式对快速转运的强调,比起医疗卫生机构,"英美模式"下的急诊医疗体系通常与公共安全服务部门紧密联系,如公安部门、消防部门、交通部门等。相应地,这一模式对现场急救人员的医疗水平要求较低,多是由护理人员或专门的急诊医疗技术人员(emergency medical technicians,EMTs)负责,几乎所有的患者都会被转运至医疗水平较高的急诊科。"英美模式"的代表性国家包括英国、美国、加拿大、澳大利亚、新西兰等。

如前所述,"法德模式"和"英美模式"最大的差异在于急救理念和急救目标,即"院前急诊医疗是否应该包括现场干预，或是否以转运为优先"。事实上，这两种模式在为最为紧急的患者（如致命创伤或具有生命威胁的急症患者）提供急救护理时，所依据的指南或优先事项都是相同的，最大的区别实际上体现在为病情较为稳定的患者提供急救护理之时。对于被评估为无生命威胁的患者，"法德模式"下常见的做法是在现场为患者提供基本的医疗服务，如需更高级别的救治，则直接将患者送至院内并绕行急诊科；而在"英美模式"下，所有的患者入院均需经过急诊科。

许多研究试图比较这两种模式在实施效果或成本-效益上的表现，但往往无法得到稳定的一致的结论。造成这一研究现状的原因在于，这两种模式并不真正具有可比性，二者之间也缺乏统一的对比标准。无论是"法德模式"或是"英美模式"，都是在不同的国家和社会环境中、不同资源条件下、为满足不同类型的需求所日积月累逐渐形成的模式：在采纳"英美模式"的国家中，急救医学的发展多较为成熟，并被公认为一门独立的医学专业；而在采纳"法德模式"的国家中，急救医学多被视为一项发展历程相对较短的医学分支领域。另外，虽然这两种模式在理念、目标和各个要素上呈现出明显的区分性，但自21世纪以来，发展中的急诊医疗体系多基于当地现实、取各家之长，以实现"因地制宜"的发展，模式间原本较为鲜明的差异也逐渐变得模糊。

（二）医疗服务程度的差异："基础生命支持模式"和"加强生命支持模式"

根据急救体系所能提供的服务水平和业务范围，可将急诊医疗体系模式划分为"基础生命支持模式"和"加强生命支持模式"。

"基础生命支持模式"与"英美模式"中"转运优先"（scoop and run）的急救理念一脉相承。急诊医疗体系在现场为患者提供无创的基本干预措施，并快速将患者转运至合适的医疗卫生机构。这些干预措施通常是最为基本的生命支持措施，包括心肺复苏（cardiopulmonary resuscitation，CPR）、骨折的固定、基本供氧等。"加强生命支持模式"则与"法德模式"的"现场干预"（stay and stabilize）的急救理念更为符合。急诊医疗体系不仅可在现场为患者提供所有的基础生命支持措施，也有能力进行更为高级的治疗操作，如气管插管、静脉插管、多种药物使用等。

在实际运转中，急诊医疗体系往往向着两种综合模式发展，分别是"全加强生命支持模式"（all-advanced life support ambulance system）和"分级响应生命支持模式"（tiered-response ambulance system）。典型的"全加强生命支持模式"为所有的救护车配备获得加强生命支持认证的急救人员和治疗所需的设备、物资，无论是对具有生命威胁的急症患者，还是非紧急患者，均可提供加强生命支持急救措施。与此相对应，"分级响应生命支持模式"则是在评估患者病情的基础上，分级派遣基础生命支持或加强生命支持所需的人员和设备，基础生命支持主要用于非紧急和预定的转运，只在最严重的事件中为患者提供加强生命支持。

"全加强生命支持模式"和"分级响应生命支持模式"这两种综合模式各有利弊。一方面，在急诊医疗服务的效率上，"全加强生命支持模式"的支持者认为其能保证为所有需要的患者提供必需的生命支持，且效率更高；反对者则质疑其必要性，认为80%~90%的患者在现场干预阶段仅需基础生命支持即可，且比起现场干预，快速转运至相应的医疗机构更能让患者获得高质量的医疗救治。另一方面，在急诊医疗服务水平上，"分级响应的生命支持模式"被指责会产生"稀释效应"，使急诊医疗体系忽视现场干预的医疗服务水平，这一忽视会逐渐导致人员技能的丧失，使得医疗系统失去对紧急事件的准备性。实际上，对急救现场的负责人来说，是现场干预还是快速转运、现场具体如何干预，这些问题的答案都取决于急救人员对患者实际情况的判断，以采取最适合当地情况的救治措施。而对于急诊医疗体系的决策者，必须明确各模式的优缺点，并采取最适合当地实际情况的模式。

（三）急诊医疗体系独立性的差异："专科模式"和"多学科模式"

根据急救医学在特定医疗卫生系统中的独立性，可将急诊医疗体系划分为"专科模式"和"多学科模式"，二者间的主要差异见表1-2。

表1-2 "专科模式"和"多学科模式"的比较

	专科模式	多学科模式
急救医学是否为独立医学门类	是	否
是否有急救医学专业培训	是	否
是否有急救医学专业认证	是	否
是否有国家急救医学协会	可能性大	可能性小
是否有急救相关学术研究	可能性大	可能性小
现场急救人员	急救医学专业人员	多学科专业人员
急诊科急救人员	急救医学专业人员	多学科专业人员
急诊医疗体系服务范围	所有疾病和创伤	划分为各学科

在"专科模式"的急诊医疗体系内，急救医学被认为是一门独立的综合医学门类，这一门类的主要目的是处理和应对所有疾病和创伤的急性期。在这种模式下，急诊医疗服务的提供者是经过系统培训的专业急救医生，他们可以向所有疾病和创伤的人群提供急诊医疗服务，涵盖所有种类的疾病和创伤。在特征上，"专科模式"与"法德模式"存在着较多共同点。与"专科模式"形成鲜明对比的是"多学科模式"，即急救医学包含了多个垂直领域的医学门类，相关的知识和技能来自并依赖于其他医学专业，如内科、外科、儿科、麻醉医学等。在该模式下，急诊医疗服务的重点首先是对患者进行识别和分级，再尽快将患者转运至相应的科室，因而现场急救人员多是非专业人员。其转运优先的理念，与"英美模式"有一定的相通性。

目前，越来越多国家已采取"专科模式"，或正在由"多学科模式"向"专科模式"进行转变，因为"专科模式"的主要优势在于形成了专业上和学术上对急救医学的认可，不仅可为急诊医疗体系的人力资源培养、物力资源和信息资源发展提供坚实的基础，更是可以形成一个"学科-专业"互为支撑的良性循环。

"专科模式"和"多学科模式"在特征上分别与"法德模式"和"英美模式"有一定的相似性，但其分类依据和具体特征实质上是不同的。实际上，"法德模式"和"英美模式"的分类方式虽然提供了模式起源地这一信息，但长期以来也被认为"过分简化急诊医疗体系模式的复杂性"，而依据急诊医疗体系独立性的分类方式不仅提供了更多的信息，也一定程度上实现了急诊医疗体系的"去政治化"。

（四）新的综合型急诊医疗服务模式

随着全球急诊医疗体系的不断发展，人们越来越深刻地认识到急诊医疗服务"因地制宜"的重要性，对"现场干预"或"转运优先"的探讨已逐渐淡化，急诊医疗体系的发展日益向"综合型服务模式"和"转运中干预"的大方向转变。更多的新的综合型的急诊医疗服务模式得到了关注,代表性的模式包括英国的急救服务参与者计划(Emergency Care Practitioner Scheme,ECP)、日本的"专科-多学科结合模式"和拉丁美洲及非洲广泛使用的源于法国的紧急医疗援助服务(Service d'Aide Médicale Urgente,SAMU)模式等。

在英国,国家卫生服务体系(National Health Service,NHS)制定了一项急救服务参与者计划,旨在提高在社区环境或事故发生现场接受治疗的患者比例,以减少非必要的救护车向急诊科的转运。NHS将急救服务参与者,即ECP,界定为专职的医疗服务专业人员,他们具备院前救治、初级保健和全科医学实践所需的态度、知识和技能,并赋予其广泛的医疗救治自主权。NHS希望通过这项急救服务参与者计划,加强和提高现有护理人员的技能,使得他们可在社区阶段和紧急事件发生现场为患者提供必要的评估和治疗,而无须一概送往医院。该计划允许急救服务参加者在其执业范围内做出自主的临床决策,并允许这些参加者在初级医疗机构和救护车服务以外发展并扩展其职业生涯。与传统救护车护理人员相比,接受ECP计划服务的患者满意度更高。除英国外,多个国家也逐渐将这一计划纳入现有的院前医疗体系。

在日本,急诊医疗体系融合了专业和多学科模式的特点,急诊医学被视为危重症护理和外科手术的垂直知识和技能的集成体。因此,急诊医生除了急救技术外,也要接受重症监护和外科手术介入方面的培训,包括心导管插入术、超声心动图、内镜检查和心脏搭桥术等。该系统的目标是为最危重或受伤的急诊患者提供明确的医院急诊护理,并在院外识别那些将从更密集的紧急医疗护理中受益的患者。

起源于法国的紧急医疗援助服务(SAMU)模式在非洲、欧洲和拉丁美洲地区得到了广泛的应用。SAMU使用一个全国统一的急救电话,配备全套设备的流动重症监护室,由包括一名专家、急诊医生或麻醉师和一名护士的医疗小组管理,必要时派往处理危及生命的严重创伤紧急情况。SAMU院前治疗的目的是稳定患者的基本生命体征,并在送往医院前对患者进行科学合理的评估。急救调度员负责对患者进行分级、确定接收医院,必要时还可准备好一个特殊的创伤小组来接收患者,可在事故现场有效地稳定患者的病情,并缩短事故现场至急诊的转运延迟。

目前,全球急诊医疗体系的模式、特点各不相同,但整体的急救理念都是相同的。全球急诊医疗体系发展的目标并不是找到一个适用于所有情况的单一模式,而是考虑不同国家和地区的不同疾病负担、文化、政治和财政因素,建设、发展、适应并调整急诊医疗模式,以满足当地民众的实际健康需要。

(金音子、周　强)

第二节　中国急诊医疗体系现状

中国人口众多、幅员辽阔,随着综合国力的不断强大,公众观念的日益发展,人们对医疗卫生服务的需求也不断扩大。经济和技术的快速发展也带来了中国的人口结构和疾病流行病学的变化,例如,道路交通事故造成的伤害以及冠心病、卒中、癌症和糖尿病等慢性疾病的发生率增长等,人们要求在急、危、重病的发病初期就能够得到及时的救治,我国越来越需要一个设计完备、反应灵敏的急诊医疗体系。急诊医疗体系是社会医疗卫生体系的重要组成部分,也是社会安全保障机制和社会应急机制不可缺乏和不可替代的重要力量,是一项不能忽略的社会公益事业。急诊医疗体系在为人民群众提供日常医疗急救服务的同时,还担负了突发公共卫生事件中医疗救治的重要职能。

我国的急诊医疗体系(emergency medical services system,EMSS)是包括院前急救、院内急诊、院内危重症监护三个组成部分的完整体系。2002 年,在我国急救蓬勃发展的时期,多位中国急救领域专家共同提出了"建立一个覆盖我国完整的急诊医疗体系,实现急救专业化、急救系统网络化、通信与运输的现代化、设备的国际化、质量管理科学化、急救知识和技术的社会化"的战略远景。如今 20 年过去,我国急诊医疗体系现状如何? 是否实现了上述发展目标? 本章节将以院前急救为主,回顾我国急诊医疗服务的发展历程、梳理急诊医疗服务主要模式及特征、分析我国急诊医疗服务现存问题并提出对策。

一、中国急诊医疗服务发展历程

在我国急诊医疗体系的"院前急救-院内急诊-院内危重症监护"三位一体的模式中,院前急救不仅是这一体系的首要环节和重要基础,也是急诊医疗资源合理配置和充分利用的重要手段。我国院前急诊医疗服务开始于 20 世纪 50 年代,至今已有 70 余年的历史。回顾我国院前急诊医疗服务的发展历程,大致可以分为以下五个阶段:

(一) 初步积累期(20 世纪 50—70 年代末)

以上海市成立第一个救护站为标志,包括北京、武汉、天津等地在内的多个城市相继成立了救护站,我国院前急救雏形初步建立。这一阶段我国的院前急救组织架构尚不完整,主要依托红十字会和部分医院开展院前急救,仅有简陋的救护站和为数不多的救护车,抢救设备和急救人员配置不齐全,院前急救以简单转运为主。受经济社会发展水平和医疗救治能力限制,患者需求相对较低,当时的院前急救服务虽然水平不足,但一定程度上满足了患者急救转运的需求,并为我国之后急救事业的发展做出了重要积累。

(二) 初步发展期(20 世纪 80 年代初)

1980 年 10 月 30 日,原卫生部颁布了《关于加强城市急救工作的意见》,是 1949 年后我国第一个关于急救的文件。其中指出:"城市应逐步建立健全急救站、医院急诊室(科)并与街道卫生院、群众性基层卫生组织(如红十字会卫生站、防治站等)相结合,组成急诊医疗网",并对急救站、医院急诊室、街道卫生院、群众性基层卫生组织的任务、组织管理工作、人员培训和科研工作、架构和领导机制等作出明确规定。1983 年,原卫生部出台了《城市医院急救科(室)方案》,规范了医院急诊科(室)的发展。80 年代初,各大城市相继建立了急救中心,并开始筹备和完善城市急诊医疗网,我国院前急救在原有基础上得到了明显改善。

(三) 专业化发展期(1986—2002 年)

1986 年 10 月,中华医学会理事会讨论通过并批准成立急诊医学分会。1987 年 5 月 28 日,中华医学会急诊医学分会正式成立,急诊医学分会的基本任务是:加强急诊医学学术交流,促进急诊人才培养,在急危重症的救治方面承担重任,除与各个学科加强沟通、团结、协作外,建设富有中国特色的急诊医学,抓紧建立适合我国国情的急诊医疗体系——院前急救、院内急诊、院内危重症监护和现代通信设施,赶上先进国家。院前急救专业学组在北京、上海、广州、沈阳等大城市都建立了院前急救机构和相应的管理制度,并尝试了 110、119、122、120 等联动的城市应急体系,推动我国院前急救事业的向前发展。同样在 1987 年 7 月,原卫生部出台《卫生部关于加强急诊抢救和提高应急能力的通知》,提出加强各级急救站(急救中心)的急诊抢救工作,配备必要的抢救人员,改善急救通信设备,建立健全信息管理。1994年,国务院《医疗机构管理条例细则》明确列出急救中心(站)是医疗机构一个级别,并提出了急救中心建设的基本标准。全国各地陆续以城市为单位建立起院前急救体系,院前急救人员、车辆和设备等不断向专业化方向发展。

(四)快速发展期(2003—2010年)

2003年,SARS疫情发生后,国家高度重视公共卫生体系建设,加强对突发公共事件的应对能力,并将院前急救纳入公共卫生范畴。2003年9月,国家制定《突发公共卫生事件医疗救治体系建设规划》,提出"急救机构包括紧急救援中心和医院急诊科,构成纵横衔接的急救网络",对城市急救中心的体系框架和建设任务作出了规划,并出台了相应的指导原则和基本标准。2004年5月,原卫生部和原国家信息产业部联合下发了《关于加强院前急救网络建设及"120"特服号码管理的通知》,针对多地"120"设置不规范、多点落地、多头管理等现象,提出了规范院前急救机构设置,加强院前急救工作管理的多项要求。2006年1月,国务院发布《国家突发公共事件应急总体预案》,明确了各类突发公共事件分级分类和预案框架体系,规定了国务院应对特别重大突发公共事件的组织体系、工作机制等内容。上述文件的颁发加大了全国急救体系建设的力度,标志着我国院前急救事业进入了一个新的快速发展期。

(五)法制化与精细化发展期(2011年至今)

2010年后,我国大中城市均已建立起较为完善的急诊医疗服务体系,基本满足了城市居民的急救需求,院前急救网络不断向着更广泛的区域延伸。2012年4月,为改善农村急救基础设施条件、建立健全农村急救体系,原卫生部联合原国家发展和改革委员会同印发了《农村急救体系建设方案(2011—2013年)》,使得我国农村急救体系硬件建设取得了较大进步。2013年11月,原国家卫生计生委颁布《院前医疗急救管理办法》,自2014年2月1日起施行,第一次以部门规章形式,对院前医疗急救的定义、公益性、急救网络、医疗救护员、呼叫号码、职业规范等作出明确规定,标志着院前急救法制化的重要一步。2017年3月15日,第十二届全国人民代表大会第五次会议通过的《中华人民共和国民法总则》第一百八十四条规定:因自愿实施紧急救助行为造成受助人损害的,救助人不承担民事责任。其用意是鼓励善意救助伤病的高尚行为。2021年12月,国家卫生健康委发布《公共场所自动体外除颤器配置指南(试行)》,推动在全国公共场所配置自动体外除颤器(automated external defibrillator, AED)。上述规范和指南的发布,标志着我国院前医疗急救的机构设置、执业行为、网络建设、监督管理等方面得到进一步规范,有效促进了院前医疗急救体系的规范化建设和运行,也意味着我国院前急救的公益性愈发突出,更加关注公众的急救需要。

回顾过去70年,我国院前急诊医疗服务经历了初步积累期、初步发展期、专业化发展期、快速发展期和法制化与精细化发展期,经过"队伍专业化、装备现代化、管理制度化、技术标准化、信息网络化、水平国际化"各方面的建设,从单纯粗糙的院前转运,逐步发展成集急救服务、灾难救援、重大公共卫生事件保障等功能为一体的急诊医疗体系。

二、中国急诊医疗服务主要模式及特征

我国幅员辽阔,经济发展情况复杂,各地院前医疗急救体系的基础和发展历程也不尽相同。纵观全国,几十年来各地"因地制宜",发展形成了多种院前急救模式。国内急诊医疗

领域对院前急救模式探讨已久,常见的分类方式包括两种:最为主流的分类方式是按照急救中心的行政归属和权责归纳为独立型、指挥型、院前型、依托型四种类型;或总结提炼具有代表性和参考意义的城市院前急救模式。近年来,围绕多种专业化精细化的院前模式,例如专职院前急救模式、基层协同模式、5G智慧医疗院前急救模式等的讨论也日益增多。

（一）急救中心功能范围

根据世界卫生组织提出的急诊医疗体系框架,急诊医疗体系的基本功能包括现场救治、调度转运、院前-院内衔接及院内救治三大部分。我国2013年颁布的《院前医疗急救管理办法》将院前医疗急救定义为:由急救中心(站)和承担院前医疗急救任务的网络医院按照统一指挥调度,在患者送达医疗机构救治前,在医疗机构外开展的以现场抢救、转运途中紧急救治以及监护为主的医疗活动。根据急救中心的行政归属和权责,即急救中心与网络医院在院前急救调度、转运、治疗这三项主要任务分担上的不同,国内学者将我国院前急救模式归纳为如下四种主要模式(表1-3)。

表1-3　我国四种主要院前急救模式的功能范围

模式类型	典型城市	调度功能	院前转运功能	院内救治功能
独立型	北京市	急救中心	急救中心	急救中心
院外型	上海市	急救中心	急救中心	网络医院
调度型	广州市	急救中心	网络医院	网络医院
依托型	重庆市	网络医院	网络医院	网络医院

独立型院前急救模式:以北京市为代表。一般以具有法人资质的独立机构为主,有独立的调度指导和院前急救人员队伍,也有专门的院内救治部门,院前的调度、转运和院内救治均由急救中心负责并统一管理。其特点在于具有院前、院内的全面服务功能,直接经济效益较好,但需大量专业技术人才,且不利于缩小抢救半径,与各医院协调也存在一定困难。

院外型院前急救模式:以上海市为代表,该模式下急救中心为独立的医疗卫生机构,负责院前急救指挥的总调度,并按城市地理区域,以派车半径为原则,设分站及站点,形成院外由急救中心负责,院内由医院负责的急救网络。其特点为院前急救速度快,便于人员管理,指挥调度效率和权威性较高,但需要政府的大量财政投入。

调度型院前急救模式:以广州市为代表,由急救中心负责全市急救工作的调度,但急救中心只有单纯的急救指挥调度权,与各医院无行政上的隶属关系。这一模式有利于缩小急救半径,急救中心编制人员少,投资少;但指挥的权威性缺乏保证,各医院协调存在问题,且各医院对急救中心统筹调配资源的响应程度有限。

依托型院前急救模式:以重庆市中心城区为代表,急救中心附属于一所大型综合性医院,该医院负责调度指挥自身和当地其他网络医院的救护车、急救设备和人员,院内治疗也视调度情况由本医院或其他网络医院负责。其特点在于财政投入较少,人员编制少,有利于急救工作的合理配合,但由于院外急救相对独立,指挥权威性欠保证,可能会出现"挑肥拣瘦""舍近求远"等事件,也会不可避免地出现医院间"抢夺患者"的现象。

目前,我国院前医疗急救模式在省会级城市以院外型为主,在地市级和县区级以依托型占大多数,而在实际运行中往往是多种模式的复合。无论何种模式,均是在不同基础、不同文化、不同经济投入的情况下,经过多年建设、发展和适应所形成的院前急救体系。

（二）我国各城市院前急救模式

如前所述,我国各地的院前急救模式往往在实际运行中呈现出多模式复合的特征,各具发展特色和参考意义。本部分将选取全国各地区多个具有代表性的城市,如北京市、上海市、天津市、重庆市、广州市、深圳市、南京市、苏州市、沈阳市和云南省(昆明市),并简述各城市的院前急救模式。

1. 北京市　北京是我国使用独立型院前急救模式最具代表的城市之一。对于北京市的院前医疗体系,一个常见的说法是"北京拥有两套急救系统",这里的"两套急救系统"分别指的北京市卫生健康委员会直属的北京急救中心(以下简称"北京120")以及北京市红十字会直属的北京红十字会999急救中心(以下简称"北京999")。北京120的前身为北京市红十字急救站。1983年,意大利政府与中国政府合作兴建了北京急救中心,1988年3月25日正式投入运转,同时开通了"120"急救电话,设有院前急救和院内医疗两部分。2004年,增设北京紧急医疗救援中心,2005年进行部分功能转型,撤销了院内医疗部分,其目前主要承担全市120指挥调度、日常医疗急救服务和突发事件的紧急医疗救援、急救网络建设与管理、急救知识普及培训等任务。2001年5月18日,经原国家邮电部电信总局和中国红十字会总会批准,999急救热线正式开通。999急救中心隶属于北京市红十字会,是经北京市编办批准的事业单位,分为院内救治系统及院外救治系统两大部分,用于北京市市民的医疗救护、应急救援、社会救助等服务。

在急救模式上,从急救理念的角度,北京120更接近强调院前抢救的"法德模式",而北京999注重快速转运,偏向于"英美模式";从功能范围的角度,二者都属于独立型院前模式,随着2005年北京120撤销其院内医疗部分,北京120的院前型属性更加凸显(负责调度及转运),而北京999仍保留着院内救治部分,始终是独立运营。

实际上,自北京999成立之初,由于功能重复、站点重叠、资源浪费以及不可避免的恶性竞争,对两个急救平台整合的呼声从未间断。2008年北京奥运会期间,双方曾建立协同机制。2011年,北京"120""999"院前医疗急救联合指挥调度平台在北京市急救中心正式启动,该平台可以共享双方每日值班信息和基本数据,还可以显示双方急救站的位置,救护车辆状态等信息。2019年,北京市人大常委会提出将推进120、999两个急救系统逐步整合,实现统一调度,利用3~5年时间,急救呼号统一为"120"。市红十字会紧急救援中心所使用的"999"号码逐步转变为非紧急救护及航空医疗救援呼号。2020年,北京市卫生健康委、北京市红十字会在北京急救中心举行北京市院前医疗急救"统一呼叫号码、统一指挥调度"工作启动仪式。根据部署,北京市院前医疗急救呼叫号码将统一为"120","999"号码将回归红十字会"救灾、救助、救护"职能,提供非急救转运和航空医疗服务。发生突发公共事件时,999系统可根据工作需要协助120系统开展紧急医疗救援工作。

2. 上海市　上海市医疗急救中心始建于1950年,原名上海市人民政府卫生局巡回医疗队,2002年更名为上海市医疗急救中心。1987年,建立起专业化的院前急救队伍。1990年,上海市开通"120"急救特种服务电话。进入21世纪,上海市院前急救发展被先后列入市府实施、上海公共卫生体系三年行动计划。2015年,上海市委、市政府印发了《关于深化本市院前急救体系改革与发展的指导意见》及相关的5项配套政策文件。2017年,上海市通过并施行《上海市急救医疗服务条例》。经过七十年的发展,上海市医疗急救中心建立了统一指挥、统一调度、分散布点、分类救护、现场救治、快速转运的院外型院前医疗急救服务模式。上海市急救中心和 9 个区急救中心均为独立建制,分属市、区卫生行政部门。全市共设急救分站 163 个,其中中心城区 54 个。市 120 调度指挥中心常设调度席位 24 个,统一受理全市报警,与各区调度指挥系统建立业务信息平台,实现资源实时掌控,就近派车。上海市院前急救的规模、业务总量和救治水平均处于全国前列,是国内最大规模的院前型城市急诊医疗体系。

3. 天津市 天津市医疗急救指挥中心成立于 1994 年 1 月,2005 年更名为天津市急救中心,同时增名天津市紧急医疗救援中心,是隶属于天津市卫生健康委员会的处级事业单位,为天津市唯一的院前医疗急救单位和急救绿色生命通道主干线,设有完整的通信网络系统覆盖全市,集院前医疗急救与快速转运服务功能为一体。天津市急救中心于 2005 年投入使用,作为国家应急体系建设项目,是"非典"后全国建成的首家省级急救中心,在建造之初即是按照院外型急救模式,以"完善院前急救功能为主,突出急救特点和平战结合"的理念所设计的。目前,天津市以急救中心为龙头,在全市 10 个区(包括新四区)设立 6 个急救分站,每分站下设 2~3 个急救点。另外,在开发区设立一个急救分中心,在市内 10 个区设立一个非急救分站,承担除急救任务以外的非急救任务。从而形成了具有本市特点的三级院前急救网络体系。

4. 重庆市 1988 年 3 月,重庆市急诊医疗中心在原重庆市急救站(成立于 1964 年)基础上依托重庆市第四人民医院(始建于 1939 年)组建。1996 年,重庆市开通 120 指挥调度中心,目前已建成一个市级中心(涵盖主城区 84 家网络医院)、7 个区域分中心、25 个区县急救站,覆盖全市行政区域的"三级 120 急救网络"。2001 年,重庆市开始了突发事件医疗救援体系框架建设。作为依托型院前急救模式的代表城市,重庆市急诊医疗中心的院前急救部是医院的一个科室,包括了 120 指挥调度中心和外出急救两部分,承担重庆市主城区的 120 急救指挥调度和部分现场急救任务、突发公共事件救援以及各项医疗保障任务,按照"就急、就近、就患者意愿、就医院能力"的综合服务理念进行有效调度。2018 年,重庆市 120 智慧调度云平台上线,包括智慧调度云数据平台和智慧调度云语音平台,实现全市急救调度软件和数据的统一部署和管理。

5. 广州市 20 世纪 50—80 年代,广州市的院前急救由医院分片承担,由于缺乏统一的组织管理机构,急救体系的应变能力有限。1989 年,广州市开通"120"急救专线电话,并在医院分片承担院前急救任务的基础上建立广州市急诊医疗指挥中心(下称广州急救中心),调度型院前急救模式开始初具雏形。广州市急救中心隶属于广州市卫生局,共有 25 家院前急救网络医院。1996 年,广州市通过《广州市社会急诊医疗管理条例》,是我国院前急救领域的第一个地方性法规。目前,广州市院前急救网络医院共 65 家,覆盖广州市中心城区,市区内平均急救半径小于 4km。广州模式最为突出的特点是急救中心无实体,仅负责对网络医院统一指挥调度,无行政管辖的医院和急救站,也无救护车辆、设备和救护人员,依靠强大的救治网络,政府集中投入少,充分利用了现有的医疗资源。

6. 深圳市 同样作为调度型院前急救模式的代表城市之一,与广州市院前急诊医疗体系模式不同的是,深圳市急救中心具有实体存在。深圳市急救中心筹建于 1994 年,于 1997年 11 月正式运行,是深圳市卫生健康委下属正处级事业单位。目前,已构建由 78 家急救网络单位、94 个急救站组成的 120 医疗急救系统,由 8 家航空救援网络医院和 1 家签约航空公司组成的空中紧急救援系统,由深圳市急救中心、深圳市海事局和2家海上救援网络医院组成的海上搜救救援系统,在全市范围内组成了一个广覆盖、统一指挥、统一调度、及时高效的海、陆、空三维急救服务体系。其模式可以概括为区域性连续性急诊医疗网络,主要特点在于:指挥体系高度权威、急诊医疗网络体系覆盖全市及制度保障体系有力。

7. 南京市　南京市急救中心始建于1956年,是全国最早开展院前急救工作的中心之一。南京市的院前急救体系实行"统一调度,分散救治"原则,覆盖除高淳、溧水、六合(原县管区)外的主城区,形成了以"市急救中心为基础、网络分站为骨干"的"院前+依托"模式。中心网络内设有34个急救分站(其中6个自管站,27个网络分站,1个非急救转运分站),其中自管分站由中心派驻在医疗机构内承担院前急救工作,网络分站依托于二级医疗机构以上的公立医院、部队医院、民营医院承担院前急救工作。在长期运行中,这一"院前+依托"的院前急救模式由于权责不清、职能分散、运行单一,表现出指挥调度权威性不足、统一指挥不力的弊端。2013年,南京市急救中心以信息化建设为突破口,提出城市大急救概念,将院前急救、急救指挥、紧急救援中心整合管理,实现整体建设协调发展。

8. 苏州市　苏州市急救中心成立于1959年,是苏州市卫生健康委直属全额拨款事业单位。很长一段时期,其院前急救为110/120并网运行模式,首次呼救由110指挥中心受理,呼救者就近医院的急救站经二次受理后调度出车。2010年,苏州市启动《完善和提高市区急救体系建设》工程,建立了专业的120指挥调度平台,并在全国率先引入医疗优先分级调派系统(Medical Priority Dispatch System,MPDS)。此后,苏州市开始智慧急救的探索:2010—2015年,着力建设智能化急救调度平台和重大事故预警平台;2016年至今,随着苏州市"健康市民531"行动计划的启动,苏州市重点建设智慧急救信息化平台,智能化改造救护车,实现院前急诊医疗文书无纸化,促进医院急诊分诊系统和专科中心与院前急救信息的有效对接。目前,苏州市急救中心辖区共设38个急救分站,部分为急救中心直属,部分归属于各医院,智慧急救模式也为急救中心高效统一的调度管理提供了技术支持。

9. 沈阳市　沈阳急救中心成立于1965年,自1988年起,开始探索建立院前院内救治一体化的发展模式,其特点是既有院前,也有院内,同时又有重症监护和住院部,是种"大而全"的模式。目前,沈阳急救中心由院前医疗急救和附属医院两部分组成,在市区内设置32个急救站点(包括14个急救分中心、13个急救站、5个急救网络医院),实行急救中心、急救分中心、急救站三级管理。在院前院内一体化模式下,急救中心医生的现场救治水平整体较高,现场急救设备完善,科室之间便于协调,但需要大量的资金投入和人才队伍来完善急救指挥系统和急救网络建设。

10. 云南省(昆明市)　云南省急救中心(云南省紧急医疗救援中心)成立于1992年2月,成立之初挂靠于云南省第二人民医院,在西南地区率先开通"120"医疗急救电话。2004年7月省急救中心独立设置,是云南省卫生健康委直属管理的公益一类正处级事业单位,属公共卫生机构,主要职能为:负责全省院前医疗急救工作的协调指挥和指导;开展院前医疗急救宣教和研究;负责昆明地区院前医疗急救工作。云南省急救中心已经建立了省级医疗卫生应急救援指挥平台,平台包括云南省医疗卫生应急救援指挥中心、120院外急救指挥调度中心、网络与数据平台等。在昆明地区,38家各级医院中有13家由省急救中心建立了院外急救站。在昆明市所属9县(区)均已按要求完成院外急救体系建设,但仅有禄劝、安宁、寻甸、石林、富民正式开通了"120"急救专线,尚有嵩明、东川、晋宁、宜良四县区未开通

"120"急救专线,呼救者需拨打当地县医院急诊科座机电话,但很多呼救者根本不知道当地县医院的急救座机电话,若直接拨打120则全部呼入省急救中心,造成救治延迟。另外,目前昆明部分县(市、区)是由云南省急救中心承担出诊任务,但由于这些远郊区域离城区较远且没有相应的急救站点,省急救中心也无法调派最近的乡镇卫生院急救车辆,导致急救半径大。

(三) 多种专业化精细化院前模式

近二十余年来,随着院前急救体系的运行和发展,以及学术界对院前模式的关注和讨论层次的加深,多种院前急救模式在实际运行中的利弊均逐渐显现。许多城市和地区自发性地分析利弊成因,并探索性地提出更加利于资源优化整合、更加专业化精细化的院前模式和概念,例如基层协同模式、"大急诊、大急救、大平台"的院前院内衔接模式、专职院前急救模式、5G智慧医疗院前急救模式、航空医疗救援等。本部分将对上述模式进行简述。

1. 基层协同模式　该模式的构想是基于家庭医生团队与急救120团队的异同点(相同点是均为三人一组上门诊疗,不同点则是诊疗疾病范围的不同),探讨二者相结合进行院前急救活动的可能性。在该模式的构想下,社区医院被纳入急救调度系统,服从调度,急救与基层相结合,共同开展院前救治活动:在救护车赶到现场前的等待空白期,社区医院的基层全科医生可从社区医院出发最先到达现场开展基本的救治处置,再与到达现场的专业救护人员衔接,协助将患者转运到就近综合医院进行救治。以每个社区医院为中心,辐射整个小区,每个急救分站为该片区域的中心,辐射多个小区,从而达到城市的全方位覆盖。社区医院还可承担健康咨询热线、常见急性病的诊疗等业务。通过打造社区—急救—医院立体化综合急救系统,将院外急诊医疗服务进一步前移,可缓解急救中心的超负荷运行,满足日益增长的急救需求。

2. "大急诊、大急救、大平台"　在《"健康中国2030"规划纲要》的指导下,近年来我国急诊医学逐步形成了"大急诊、大急救、大平台"的急诊医疗服务理念,旨在以患者和病情为核心,倡导院前、院内一体化无缝衔接,对传统的急诊医学理念进行了拓展和延伸。这一服务体系从总体上来说是"一横一纵一能力"的体系建设:"一横"即横向设计,讲求硬件设施上的物理融合;"一纵"即纵向设计,要求各类急危重症救治流程上的规范化、同质化的化学融合;"一能力"即急诊专科医师所需具备的能力,不仅包含救治和医疗服务能力,也包含管理能力、良好的医患沟通能力、急诊急救知识的运用及普及能力等。这一急诊与院前急救大平台建设以互联网为抓手,通过大数据、信息化手段,利用区块链技术,实现院前院内救治一体化,物理上整合急诊与专科救治的设施和空间,以"时间轴"为主要质控标准,极大提高患者救治效率,改善患者预后,同时节约救治成本。

3. 专职型院前急救模式　不同于前文的院前急救模式多是以急救中心为视角,专职院前急救模式的区分,是从院前急救精细化管理的角度出发,在城市急救中心统一调度的大背景下,探讨医院急救团队的人员配置问题。这里的专职化院前急救模式,指的是固定救护车医护人员进行院前急救的模式(专职型),与之相对应的,则是值班医生兼职院前急救组的院前急救模式(也称两栖型或兼职型)。多家医院针对这两种模式的运行情况和效果开展对比研究发现,专职型急诊出车时间、到达现场时间、患者存活率、救治有效率均优于两栖型/兼职型,从患者救治过程结局和生存结局的角度提示了专职型院前急救模式的优势。

4. 5G智慧医疗院前急救模式　5G智慧医疗院前急救模式是将以5G网络为基础的智

慧医疗技术应用到院前急救,提升院前救治能力的新手段。目前各地结合自身实际情况建立了多种院前急救模式,总体缺乏统一的标准,在实际工作中存在急救信息难以实时共享的问题,严重影响了急救的效率和效果的进一步提高。5G 智慧医疗院前急救模式借助 5G 网络的数据传输优势,具有实现区域医疗资源协调配合理化、生命体征信息传输实时化、患者基本信息同步化、远程急救和远程会诊精细化以及院前-院内急救无缝化衔接的特点。目前,上海市第一人民医院通过与中国移动通信集团上海有限公司合作,共同打造首个 5G 智慧医疗联合创伤中心,实现与上海医疗急救中心信息系统实时连接,开展了上海市域内的5G 救护车院前-院内急救演练,最大限度利用转运时间,实现诊疗救治关口前移。

5. 航空医疗救援　航空医疗救援是指利用直升机和固定翼飞机等提供急诊医疗服务和重大突发公共卫生事件救助。航空医疗救援可以很大程度上消除交通、地形和距离等对于地面救护车的限制,从而缩短转运时间,及时给予伤病员救治,具有高效、快速、合理等优势,缩短患者救治延迟,能够极大提高患者的存活率。德国、美国、澳大利亚、瑞士和日本等发达国家已经形成在航空医疗救援领域成熟并符合各自国情的救援体系和法律法规。最新的进展是利用"无人机"等设备提供检测、诊断试剂、急诊医疗包等医疗物资,并能够安全可行地为院外心搏骤停(out-of-hospital cardiac arrest,OHCA)提供自动体外除颤器,减少院外心搏骤停患者的除颤时间,提高生存率。我国航空医疗救援起步晚、发展慢,模式和体系的建设相对滞后,但已进入朝阳期,开始飞速发展。

三、中国急诊医疗服务现存问题及对策

通过回顾我国急诊医疗服务的发展历程、梳理我国院前急诊医疗服务现有的主要模式及特征,不难看出,自 20 世纪 50 年代至今,我国的院前急救体系克服了基础薄弱、设施落后、人员不足等重重困难,取得了跨越性的进展,已经形成了较为完善的城市现代院前急诊医疗体系,基本实现了"队伍专业化、装备现代化、管理制度化、技术标准化、信息网络化、水平国际化"的建设目标。然而,无论是在院前急救救治水平上,还是在设备、资金、组织架构上仍存在多项亟须解决的重大问题,可进一步概括为发展的"不充分、不平衡、不标准"三类问题。

(一) 我国急诊医疗服务发展不充分问题

我国经济发展、人口结构和疾病谱的变化都对院前急救提出了更高的要求,但急救体系的建设与发展水平往往滞后于经济社会发展,集中体现在急诊医疗服务的资源不足,无法满足人们日益增长的急救服务需求。主要问题有如下方面:

1. 急救网络覆盖不充分　急救网络的覆盖需全面且科学,应在总体上覆盖辖区,并科学设置分级站点以缩小站点半径,而我国很多城市仍存在急救网点数量不足、急救网点分布不合理的问题。例如,在南京,急救站点的数目未达到规划标准,急救网络分站依托医疗机构建立,部分网点急救半径过大,甚至长达 34.7km,造成"有车无人运转难、无人无车要车难"的两难现象,成为南京医疗卫生服务体系均衡发展的一个短板。另外,据云南省急救中心肖力屏教授发表的全国院前医疗急救资源调查分析,2009 年全国所有省会城市均开通了"120"急救电话,但地市级、县区级城市"120"急救电话开通率逐渐降低,"120"急救电话平均开通率为 94.16%;省会、地市、县区级院前医疗急救机构全年平均出诊量和电话受理次数依次降低,而回车率(欲派无车占有效呼救的百分比)却依次升高,平均回车率达 14.1%。

2. 急救人员配置不充分　院前急救专业人员力量单薄,人才队伍缺乏稳定性,人员的专业培训不足。经过几十年的发展和完善,我国院前急救医护人员的数量和专业知识水平虽然有了很大的提升。然而,与中国庞大的人口基数相比,院前急救医护人员的数量仍然不足。与其他医疗工作者相比,院前医疗急救工作的工作环境较差,风险系数较高,精神压力较大,工作强度较高,收入却相对较低,使得院前急救专业人员职业前景迷茫,人才后继匮乏。据统计,全国每个院前医疗急救机构平均在岗人数仅 24.5 人,编制内人数平均仅 17.58人,编制内人员仅占在岗总人数的 71.75%,编内人员明显不足,多数单位人员专业结构、技术素养等方面基础也相对薄弱。目前,我国已采取了一系列措施加强院前急救人员的培训,包括建立规范的急诊专科住院医师培训体系、建立急救人员职前培训制度、提高院前急救人员的工资和待遇等。

3. 急救车辆及设备配置不充分　近年来,我国院前急救技术不断进步,硬件设备的更新迭代迅速,无论是在救护车辆的数目和功能、车载急救设备的种类和数量、院前急救的信息化水平等方面均有了显著提升。但整体的急救设备仍然不足,信息系统建立仍不完善:全国平均每个院前医疗急救机构仅有救护车 4.86 辆、呼吸机 1.52 台、除颤器 1.79 台、心电图机2.12 台;全国仅 416 个(24.54%)院前医疗急救机构拥有计算机调度系统,且功能普遍偏低,还有 30.47% 的县区级调查机构没有配备任何通信调度设备)。急救装备数量和质量的不足,均会导致院前急救的接听时间、受理时间、调派时间、出车时间、到达时间的延长,无法满足院前医疗急救机构期望的"1 分钟受理、1 分钟调派、1 分钟出车,15 分钟到达现场"的目标,直接影响了救治效果。

4. 资金投入不充分　我国院前医疗急救作为社会保障体系的重要组成部分,是由政府主办的、非营利性的公益事业,由卫生行政部门建立稳定的经费保障机制,保证院前医疗急救与当地社会、经济发展和医疗服务需求相适应。然而,政府对此投入十分有限,普遍存在"重院内轻院前"的现象。调查显示,全国 1 695 个院前医疗急救机构平均总收入(含财政补助、上级补助和事业收入)为 177.10 万元,其中省、地、县级院前医疗急救机构分别为1 831.42 万元、317.15 万元和 112.71 万元;平均总支出(含事业支出、财政专项支出和人员支出)为 190.12 万元,其中省、地、县级院前医疗急救机构分别为 1 932.53 万元、371.86 万元、115.73 万元,揭示了我国院前急救收支不平衡的问题。

(二)我国急诊医疗服务不平衡问题

由于我国区域经济发展不平衡,地方政府对院前急诊医疗体系的支持和投入不尽相同,一些发达城市和地区的院前急诊医疗体系比较先进,而在欠发达地区和农村乡镇等,还没有独立的应急系统,有时会导致延误治疗。我国急诊医疗服务的不平衡问题,包括了城乡间不平衡和东中西部区域间不平衡。

1. 城乡间不平衡　近年来,我国大中城市均已建立起较为完善的急诊医疗服务体系,基本满足了城市居民的急救需求,城市边缘及农村居民院前急救的需求也呈现快速增长态势。随着我国城乡一体化建设的逐步深入,院前急救城乡一体化的概念也随之提出,即"以城市急救中心为中心、(区)县急救分中心(急救站)为纽带、乡镇急救站(急救分站)为基础,构筑市、县、乡(镇)三级新型的院前急救城乡全域覆盖的一体化急救网络体系,实现城乡居民同等共享院前急救资源"。尽管我国院前急救城乡一体化建设取得了长足的进步,但总体建设进度不平衡且处于较低水平,农村地区急救事业发展明显滞后、农村院前急救体系建设投入不足。2011—2015 年,我国急诊医疗机构平稳增长,农村增长速度较城市快,但城乡间分布差距仍然较大,城市地区每十万人拥有急诊医疗机构 1.26 所,农村地区每十万人拥有急诊医疗机构 0.84 所。此外,城乡之间的专业人力资源配置的差距仍然较大。在推进农村院外急救服务体系建设过程中,应正视客观存在的农村医疗资源短缺且急救人员水平不高、救治能力低下的现实。

2. 东中西部不平衡　除城乡差异外,我国急诊医疗服务在东中西部区域间也存在明显的发展不平衡。据中国急诊医疗卫生服务可及性研究,我国东部地区急救中心(站)数量几乎是中、西部地区数量的 2 倍,经济水平较高的东部地区配备的急诊医疗专职人员高于中部和西部地区,东部和中部地区每千人拥有急诊医疗卫生技术人员均高于西部地区。在居民到达急救中心(站)的距离和时间、服务半径上,西部地区城乡差异大于东、中部地区。整体而言,经济水平高的地区急救中心(站)数量、分布情况、急救资源配置等方面优于经济水平较低的地区,因此可从合理布局经济落后地区急救中心(站)的设置,缩短急救服务半径;增加急救中心(站)人员的数量,保证足够的急救人员;合理配置急救中心(站)急救床位,增加急诊医疗可得性三方面入手,改善急诊医疗服务可及性差距。

(三) 我国急诊医疗服务标准化不足问题

2004 年,海南省急救中心的吕传柱教授曾列出我国院前急救的十一项"非标准化"问题,包括:建设模式的非标准化、急救中心隶属的非标准化、急救电话号码的非标准化、急救中心建设的非标准化、院前急救行为的非标准化、院前急救管理行为的非标准化、院前急救从业人员的非标准化、院前急救教育的非标准化、院前急救规划的非标准化、院前急救装备的非标准化等。在当时,包括这十一个"非标准化"问题在内的多项问题是中国院前急救事业发展的重要制约因素。如今近 20 年过去,随着国家和行业各种指南、规范、规划的发布、实施,已解决了部分上述"非标准化"问题,我国院前医疗急救的机构设置、执业行为、网络建设、监督管理等都得到了进一步规范。然而,在院前急救立法标准、模式标准等方面仍有待加强。

1. 院前急救立法标准欠缺　由于我国院前急救服务规范不足,迫切需要以法律形式规范院前急救行为,提高急救能力和效率。截至 2020 年 6 月,我国现行有效的院前急救地方立法共 42 部,来自 42 个行政区域,少数省份尚未有院前急救相关立法。目前,我国院前急救地方立法仍存在以下问题:立法层级偏低,部分立法失修;院前急救体制机制不健全,对急救网络、急救人员、专项经费的规定不具体不完善,院前急救服务管理不规范,社会急救制度供给不足。

2. 院前急救模式标准问题　无论是全球多种急救模式分类,还是我国独立型/依托型/指挥型/院前型四种院前急救主要模式,均是各国家、城市或地区根据自己地区特点和发展趋势,在原有医疗体系前提下所形成的不同风格的管理模式。如今,急救领域的观念与二十年前不同,急救体系的建设目标并不是找到一个适用于所有情况的单一模式,而是要考虑不同地区的疾病负担、文化、政治和财政因素,建设、发展、适应并调整当地的急诊医疗模式,以满足当地民众的实际健康需要。如前所述,我国现存的四种主要模式或典型城市的模式各有特色,也各有利弊,各地也在根据实际情况不断创新方法改善运行。我国的院前急救不需要追求一个统一的标准模式,但需要在业界和学术界对各种模式和名词进行统一界定,只有这样,才能够更加深入地开展交流与建设,进一步发展和提高。

在我国,院前急救系统的建立和完善已逐渐成为社会倍加关注的焦点问题,我们需要结合我国国情,进一步构建更为完善的急诊医疗体系,以满足人们日益增长的急救服务需要。纵观我国急诊医疗服务的发展历程、急诊医疗服务主要模式和现存问题,为真正实现"急救专业化、急救系统网络化、通信与运输的现代化、设备和技术的标准化、质量管理科学化、急救知识和技术的社会化"的战略远景,我国院前急救的未来发展方向主要包括:进一步完善急救立法和相关体制机制,规范急救发展模式和工作标准;进一步关注并解决城乡间和区域间急诊医疗体系发展不平衡的问题;进一步加大院前急救的人力、物力和财力的投入,关注并解决院前急救团队稳定性和专业性不充分的问题。

(金音子、周　强)

参 考 文 献

[1] MOORE L. Measuring quality and effectiveness of prehospital EMS[J]. Prehosp Emerg Care,1999,3(4): 325-331.

[2] HSIA RY,THIND A,ZAKARIAH A,et al. Prehospital and Emergency Care:Updates from the Disease Control Priorities,Version 3[J]. World J Surg,2015,39(9):2161-2167.

[3] SURYANTO,PLUMMER V,Boyle M. EMS Systems in Lower-Middle Income Countries:A Literature Review [J]. Prehosp Disaster Med,2017,32(1):64-70.

[4] DEAN T JAMISON JGB,ANTHONY R,GEORGE A,et al.,editor. Disease Control Priorities in Developing Countries[M].2nd edition.New York:Oxford University Press,2006.

[5] WILSON MH,HABIG K,WRIGHT C,et al. Pre-hospital emergency medicine[J]. Lancet,2015,386(10012): 2526-2534.

[6] RAZZAK JA,KELLERMANN AL. Emergency medical care in developing countries:is it worthwhile？[J]. Bull World Health Organ,2002,80(11):900-905.

[7] ARNOLD JL,CORTE DF. International emergency medicine:recent trends and future challenges[J]. Eur J Emerg Med,2003,10(3):180-188.

[8] MORRIS SC. Emergency medicine and global health policy:history and next steps[J]. J Glob Health,2016,6 (2):020304.

[9] DICK WF. Anglo-American vs. Franco-German emergency medical services system[J]. Prehosp Disaster Med,2003,18(1):29-37.

[10] STOUT J,PEPE PE,MOSESSO VN Jr. All-advanced life support vs tiered-response ambulance systems[J]. Prehosp Emerg Care,2000,4(1):1-6.

[11] HUNG KK,CHEUNG CS,RAINER TH,et al. EMS systems in China[J]. Resuscitation,2009,80(7): 732-735.

[12] 张健,蒋小燕.2010年北京市院外急救现状调查及模式探讨[J].中国急救复苏与灾害医学杂志,2012, 7(10):919-920,937.

[13] 朱勤忠,钱文雄,张瑜,等.栉风沐雨谋发展,不忘初心永前行——上海打造国内最大规模的城市院前医疗急救体系[J].中国卫生资源,2019,22(05):337-338+354.

[14] 李金年,高仁山.院前急救型的天津市急救中心[J].中国医院建筑与装备,2011,12(10):18-20.

[15] 林旭伟,张民杰.广州市院前急救发展现状及对策[J].世界最新医学信息文摘,2018,18(86): 236-237.

[16] 张文武,冯旭明,田方,等.深圳市区域性急救医疗网络体系[J].中华急诊医学杂志,2006(05):

390-392.

[17] 傅瑞,彭宇竹,沈正善.现代大型城市急救体系的建设与管理刍议——以南京市为例[J].江苏卫生事业管理,2014,25(03):124-127.

[18] 谭伟良,杨齐英,周振祥,等.苏州智慧急救模式探索与实践[J].中华灾害救援医学,2019,7(06):347-349.

[19] 彭春晖.沈阳急救中心院前院内连续救治一体化急救模式的研究[D].吉林大学,2012.

[20] 普正武,罗扬珩,李万兵,等.云南省院外急救体系发展思路[J].中国急救复苏与灾害医学杂志,2017,12(8):778-780.20.

第二章

心搏骤停与生存链

AED

第一节　心搏骤停的概述

一、心搏骤停的定义

心搏骤停（cardiac arrest，CA），有时也被称为心跳骤停、心脏骤停、心脏停搏，是指原发性或继发性心脏原因导致的心脏机械活动突然停止，心脏失去有效泵血功能，导致循环征象消失。患者如果能及时被发现，并得到心肺复苏（cardiopulmonary resuscitation，CPR）等手段的及时抢救，则有较大可能恢复自主循环（restoration of spontaneous circulation，ROSC）。但如若得不到及时救治，绝大部分患者会死亡。CA 的发病特征和救治的难点之一在于其突然性、非预测性和意外性。非目击倒地的情况下，尽管目前"突然性"被定义为事件发生距离最近一次目击存活的时间在 1 小时内，但是许多流行病学专家也建议将这个时间窗延长至 24 小时。与之相对应的另外一个概念为心脏性猝死或心源性猝死（sudden cardiac death，SCD），是指由于心脏原因导致的突然死亡，常无任何显著的临床前表现，而表现为突然意识丧失、循环征象消失，往往在急性症状出现后 1 小时内死亡，属于非创伤性死亡。因 CA 与心脏性猝死概念和病例的高度相似性，临床中往往容易将两者视为同一概念，实际上心源性猝死往往是 CA 的最终结局，临床工作者应注意区分。

CA 传统上被归类为心源性或非心源性因素。CA 往往会被假定为心性因素所致，除非已知或可能由外伤、溺水、药物过量、窒息、失血或任何其他由医护人员确定的非心脏原因引起。然而，在临床实践中，准确分类是非常困难的，因此部分研究并未将两者区分。CA 根据发生的场所，可进一步分为院外心搏骤停（OHCA）和院内心搏骤停（in-hospital cardiac arrest，IHCA），实际上大部分的 CA 发生在院外。CA 发生时，心脏电活动可能是异常或者缺乏的，初始心律可表现为可除颤心律，包括室颤（ventricular fibrillation，VF）和无脉性室性心动过速（pulseless ventricular tachycardia，pVT），或非可除颤心律，包括心室停搏（asystole）和无脉电活动（pulseless electrical activity，PEA）。CA 患者初始心律的表现往往取决于 CA 的病因或诱因类型、地区和人群差异、有无目击者、OHCA 还是 IHCA、急诊医疗服务（EMS）反应时间。91% 以上的 CA 是心律失常所致，但某些非心电意外的情况，如心脏破裂、肺栓塞等亦可于 1 小时内迅速死亡,但其发生机制及防治则与心律失常性猝死相异。随着植入式心脏复律除颤器的广泛使用,通过植入式心脏复律除颤器的监护功能可对 CA 发生时的心电活动进一步的研究和了解。

二、心搏骤停的流行病学

了解 CA 的流行病学存在许多挑战,因为目前在我国还没有全国统一体系来监测 CA 的发生率和预后。此外,定义什么是"意外"或"突然"死亡具有挑战性。心脏性猝死被定义为在症状出现后 1 小时内(有目击者)或在非目击情况下距离上次被目击存活 24 小时内,没有明确非心脏原因的意外死亡。然而,这个定义在现实世界中难以实施。OHCA 的登记和临床试验通常包括由 EMS 医护人员评估或治疗的 CA 患者。EMS 系统区域差异和文化差异使得不同国家、地区对 CA 或 SCD 的诊断标准并不一致,纳入分析案例差异明显,可能也是导致不同国家、地区的发生率和生存率差异较大的原因之一。IHCA 的流行病学也存在类似的挑战。目前全球每年约有 1 700 万例心血管病相关死亡,其中 SCD 占 25%。在工业化国家中成人死亡的主要原因是冠心病导致的 SCD,SCD 的发生率为 36~128/(10 万人·年),但未将 IHCA 导致的死亡统计在内。因此,人群中 SCD 的实际发生率可能更高。

OHCA 和 IHCA 的流行病学数据通常各自收集和报告。OHCA 是全球死亡的主要原因,目前 OHCA 对公共卫生的确切负担是未知的,原因在于许多病例并没有通过 EMS 救治,而且报告系统和生存率都存在地区差异。OHCA 70% 发生在家里,12% 在工作中,7% 在旅途中,1% 发生在参加娱乐活动时,2% 发生在观看娱乐活动。估计,欧洲每年有 27.5 万 CA 患者通过 EMS 接受救治,其中只有 29 000 例患者存活出院。在英格兰,2014 年报告了 28 729 例接受 EMS 治疗的 OHCA 病例[即 53/(10 万人·年)],仅 7%~9% 的患者存活出院。在美国,来自 35 个社区的报告表明 OHCA 的发生率为 55/10 万人/年,根据此发生率估算,相当于每年有 155 000 例 OHCA 患者接受 EMS 的救治。在全球范围内,按 EMS 处理的 OHCA 的人年加权估计发生率为:在欧洲为 34.4/(10 万人·年),在北美为 53.1/(10 万人·年),在亚洲为 59.4/(10 万人·年),在澳大利亚为 49.7/(10 万人·年)。其中,出院存活率在欧洲为 7.6%,在北美为 6.8%,在亚洲为 3.0%,在澳大利亚为 9.7%。我国 OHCA 确切发生率尚不清楚,患者的出院生存率总体水平不高,与国际水平存在一定差距。在 2005—2006 年,我国在 4 个社会经济地位不同的地区进行了 CA 发生率的前瞻性研究。总共对 678 718 居民进行了 1 年的监测,观察到了 284 例 SCD 的发生,SCD 的发生率为 41.8/(10 万人·年)。2012 年的 1 项来自北京的研究报道,1 693 例患有心脏病的 OHCA 中,仅 85 例(5.0%)实现 ROSC,71 例(4.2%)存活入院,22 例(1.3%)存活出院,17 例(1%)神经功能良好。2019—2020 年,由齐鲁医院急诊科团队牵头建立的国内首个全国性、前瞻性、基于人群的院外心搏骤停队列研究——"中国人群心搏骤停发病率、病死率及危险因素调查"(BASIC-OHCA),共纳入 92 913 例 OHCA 患者,推算我国每年心搏骤停人数约为 103 万人。该研究发现在经过 EMS 救治的 28 969 例患者中,平均年龄为 65.79 岁 ± 17.36 岁,男性占 68.35%;恢复自主循环的患者为 1 733 例,占比 5.98%;出院生存的患者为 330 例,占比 1.15%;出院生存时神经功能(cerebral performance category,CPC)评分为 1 分或 2 分的患者为 238 例,占比 0.83%。我国现今心搏骤停患者人数众多、生存率较低。但随着"健康中国 2030"等重要战略目标的指引,医疗质量的持续性改进,我国院外心搏骤停患者的生存率也会逐步提升。

IHCA 的发生率缺乏全球性统计数据。目前大部分数据来自美国心脏协会的"Get With the Guidelines-Resuscitation"（GWTG-R）注册中心和英国国家 CA 审计数据库（the National Cardiac Arrest Audit from the Resuscitation Council, NCAA）和重症监护国家审计与研究中心（Intensive Care National Audit and Research Centre）。根据 2003—2007 年的 GWTG-R 数据，美国每年 IHCA 的发生率估计为每年 21.1 万，（6~7）/1 000 住院人数。2008 年至 2017 年的数据显示发病人数每年增加到 29.2 万，即（9~10）/1 000 住院人数。相比之下，根据 2011—2013 年的数据，英国的 IHCA 的发生率为 1.6/1 000 住院人数。根据 GWTG-R 的数据，在美国，IHCA 的平均年龄为 66 岁，男性为 58%，初始心律 81% 为不可除颤心律（心室停搏或 PEA）。IHCA 约有一半发生在病房，其余一半发生在其他地方，如重症监护室和手术室。在 2007 年的 1 项回顾性研究中，IHCA 的出院生存率波动在 0~42%，多数大型研究报告的生存率约为 20%。在过去的 20 年中，IHCA 的出院生存率一直在增长，并且在 2017 年，GWTG-R 数据显示 IHCA 出院存活率为 25%，其中有 85% 出院时神经功能良好，即脑功能分类评分为 1 分或 2 分。我国在地理位置、社会医疗系统、药物治疗和心脏介入手术方面均存在很大差异，导致我国 IHCA 患者的发生率、人口统计学特征、并发症、疾病模式和结局与西方国家存在显著不同。2012—2016 年福建省 3 所三级医院纳入的 21 337 例急性冠脉综合征患者中，有 320 例发生 IHCA（发生率为 15.0/1 000 人），41.9% 患者实现 ROSC，但仅 21.2% 患者存活出院。2014 年一项来自北京的 IHCA 调查报告显示，IHCA 的发生率为 17.5/1 000 人，35.5% 患者实现 ROSC，9.1% 患者存活出院，6.4% 出院时神经功能良好。各国在 IHCA 发生率和出院生存率方面的差异可能是由于以下几个方面的不同：①用于识别 IHCA 的定义；②纳入 IHCA 的比例；③总体历险人群；④不同国家/地区特定文化差异导致人们对 CPR、拒绝 CPR 和终止救治的态度不同；⑤心搏骤停期间和之后的治疗差异。因此，不同国家或注册管理机构之间的比较应谨慎。

值得注意的是，对比 OHCA 和 IHCA 数据，我们可以发现 OHCA 的出院生存率改善要显著慢于 IHCA。一项来自明尼苏达州研究报告发现 IHCA 死亡率的下降速度（每年 2%~3%）要比 OHCA 死亡率的下降速度要快。这些数据表明，IHCA 患者的存活率在不断提高，而 OHCA 患者死亡的社会负担越来越大。

三、心搏骤停的病因

CA 的病理生理学是复杂的，并且被认为需要诱因和病因之间的相互作用。这个过程会引起心电活动不稳定和致命的室性心律失常，然后是血流动力学崩溃。CA 的潜在病因可大致分为心源性因素和非心源性因素。可能引起 CA 的病因如表 2-1 所示。大多数 CA 是由心源性因素引起的。实际上，没有明显病因的 CA 患者都被归类为心源性因素了。由于临床诊断和死后诊断之间经常存在差异，因而 CA 的病因通常是不确定的。绝大多数 CA 患者是缺血性冠心病患者，也有部分患者是因为其他不同类型的心脏病理状态、遗传和环境因素而引起 CA 的。有研究表明在 100 例因心脏缺血导致的 OHCA 中 74 例患有冠状动脉血栓，在 26 例没有管腔内血栓证据的患者中有 21 例有斑块破裂的证据。另外 1 项 CA 后尸检研究发现，90 例 CA 患者中 51 例有冠状动脉斑块形态发生急性变化（血栓、斑块破裂或两者兼有）。在 1 项血管造影研究中，84 位 OHCA 幸存者有 70% 以上在 ROSC 后冠状动脉造影提示存在有临床意义的冠状动脉疾病，并且还发现了近 50% 患者有冠状动脉闭塞。1 项

表 2-1　CA 的潜在常见病因

心源性因素	非心源性因素
1. 缺血性心脏病	1. 创伤
（1）冠状动脉粥样硬化	2. 恶性肿瘤
1）急性心肌梗死或急性冠脉综合征	3. 非创伤性出血
2）慢性缺血性心肌病	（1）消化道大出血
（2）冠状动脉起源异常	（2）妇产科出血
（3）冠状动脉发育不全	（3）脑血管性出血
（4）冠状动脉栓塞或其他机械性阻塞	（4）急性主动脉夹层或动脉瘤破裂出血
（5）冠状动脉功能性阻塞	4. 窒息
1）冠状动脉痉挛	（1）溺水
2）心肌桥	（2）上吊
（6）冠状动脉夹层	5. 低氧血症
（7）冠状动脉炎	（1）肺炎
2. 无缺血性心脏病的致命性心律失常	（2）哮喘（特别是哮喘持续状态）
（1）WPW 综合征	（3）慢性阻塞性肺疾病
（2）长 Q-T 间期综合征	（4）一氧化碳中毒
（3）短 Q-T 间期综合征	（5）肺栓塞
（4）Brugada 综合征	6. 药物过量或药物中毒
（5）儿茶酚胺敏感性多形性室性心动过速	（1）抗心律失常药物（Ⅰa 类、Ⅰc 类和Ⅲ类）
（6）J 波综合征	（2）阿片类
（7）特发性室颤	（3）镇静安眠药或麻醉药
3. 心肌病	（4）其他药物：红霉素、克拉霉素、精神药物
（1）慢性心力衰竭急性发作	（三环类抗抑郁药、氟哌啶醇、酚噻嗪类药
（2）瓣膜性心脏病继发的急性心力衰竭	物）、磷酸二酯酶抑制剂、有机磷农药等
（3）心肌炎	7. 低血糖
（4）扩张型心肌病	8. 低体温
（5）左心室非致密性心肌病	9. 癫痫
（6）肥厚型心肌病	10. 脓毒症休克
（7）致心律失常性右心室心肌病	11. 脱水
（8）其他浸润性或炎症性心肌病，或两者兼而有之	12. 严重营养不良
4. 心脏瓣膜病	13. 其他：过度疲劳、强烈的情绪波动、应激等
（1）主动脉瓣狭窄/关闭不全	
（2）主动脉瓣反流	
（3）二尖瓣脱垂	
（4）感染性心内膜炎	
（5）人工瓣膜功能异常	
5. 先天性心脏病	
（1）法洛四联症	
（2）大血管转位	
（3）爱泼斯坦畸形	
（4）肺血管阻塞性疾病	
（5）先天性主动脉瓣或肺动脉瓣狭窄	
6. 急性心脏压塞或心脏破裂	
7. 假定的心脏起源（未知或无法确定的原因）	

研究显示,在非心源性因素引起的 OHCA 患者中,70% 患者至少有一个明显的冠状动脉病变,心电图上有 ST 段抬高的患者为 96%,无 ST 段抬高的患者为 58%。值得注意的是,在临床中识别急性心肌缺血患者存在诸多困难,因为循环中的儿茶酚胺增多、电解质紊乱、体温过低和脑损伤也可引起 ST 段偏离,从而误诊为急性心肌梗死。运动员、年轻人和儿童极少突然发生 CA,但需注意这些特定人群中普遍存在的某些非冠状动脉粥样硬化性心脏病病因,美国心脏协会(American Heart Association,AHA)和欧洲心脏病学会(European Society of Cardiology,ESC)的 CPR 指南或专家共识均建议年轻运动员在参加竞技运动之前应先进行心血管检查。运动员突发 CA 的发生率波动于(0.5~4.35)/(10 万运动员·年),这取决于筛选病例的方法、纳入和排除标准、研究的人群等。在加拿大安大略省的一个特定地区,纳入连续 OHCA 病例的 Rescu Epistry 数据库数据显示,参加竞技运动期间 CA 的发生率为 0.76/(1 万运动员·年)。按年龄分组,在 35 岁以下的人群中,结构性心脏(如扩张性型心肌病、肥厚型心肌病和致心律失常性右心室心肌病、原发性心律失常)常见,而在 35~45 岁之间的人群中,冠状动脉疾病是最常见的 CA 原因。

　　IHCA 患者发病前的中位住院时间为 1~2 天。IHCA 最常见的病因依然是心源性因素(50%~60%),如急性心肌梗死、心律失常或心力衰竭;第二大常见原因是呼吸功能不全(15%~40%);在医院内神经系统原因导致的 CA 较为罕见。深入了解 IHCA 的病因和发病机制,有助于更好地预防 IHCA,如延长 Q-T 间期的药物可能会导致恶性心律失常,而阿片类药物或镇静剂可能会导致呼吸功能不全。此外,败血症也是一种可预防的 IHCA 病因,IHCA 患者先前存在败血症的患病率为 13%~27%,脓毒症引起的器官衰竭可导致多种潜在的 CA 因素,包括循环衰竭、呼吸衰竭和代谢紊乱。

　　明确 CA 的病因很关键。首先,CPR 指南强调在 CA 期间应确定潜在的、可逆的病因/诱因,分为 6H 和 6T(表 2-2)。对于 IHCA 患者,尽管并非所有病因类别(例如体温过低)都适用,但多数 IHCA 患者可用这种方法对病因进行分类。其次,查明 CA 的病因有助于改善预后。最后,一旦实现 ROSC,不同 CA 的病因对 CA 后器官功能造成的影响不同,应相应地根据病因调整 CA 后的治疗。尽管如此,我们仍需要对 CA 的病因进行分类和识别。这样不仅可改善研究工作成果,更重要的是最终改善 CA 期间和之后的治疗措施,改善心脏病患者预后。

表 2-2　CA 的可逆性病因(6H6T)

6H	6T
1. 低氧血症/缺氧	1. 张力性气胸
2. 低血容量	2. 心脏压塞
3. 酸中毒	3. 毒素/中毒
4. 低/高钾血症	4. 冠脉血栓形成
5. 体温(过高/过低)	5. 肺栓塞
6. 低血糖	6. 创伤

四、心搏骤停的病理

　　尸检是 CA 患者明确死亡病理原因和分类的金标准。然而,CA 通常是突发事件导致的室性心动过速和心室颤动引起。这个过程非常突然，可能不会给病理学家留下任何宏观或微观的线索。另外，目前国内外尸检率已降至非常低的水平。在老年人口中尤其如此，因为死亡原因与法医无关，基于伦理、经济、文化等多方面因素，死者家属往往不会签署相关知情同意材料。尽管如此，根据尸体解剖发现，仍然有一些因心脏原因导致的院外猝死的研究。这些研究纳入病例也存在一定的偏向性和选择性，往往选择既往无明确相关病史而死亡原因不明的案例。有研究发现，在具备尸检报告的 CA 患者中，65% 患者有冠心病的解剖学证据；23% 患有先天性疾病，包括致心律失常性右室发育异常和肥厚型梗阻性心肌病；11% 患者有心肌炎；另外还有许多其他不常见的异常，并且有些心脏有时合并多种病理类型。此外，在一项针对大体标本未见明显异常而开展进一步检查的 76 个心脏病理检查的研究中，79% 患者在进行显微镜检查时发现了心脏病变证据（主要包括局部心肌炎和传导系统疾病）。同时，仍然有一小部分 CA 患者病理结果显示心脏结构正常，没有任何病理学证据，这类患者可能是继发于其他非心源性因素导致的 CA。

五、心搏骤停的病理生理

CA 发生时氧气和代谢底物的输送突然停止，代谢物不再被清除。CPR 后部分逆转了这一过程，实现了远低于正常水平的心输出量和全身氧供（DO_2）。在 CPR 期间，全身氧提取量发生代偿性增加，导致中心静脉血氧饱和度（$ScvO_2$）或混合静脉血氧饱和度显著降低。由于心肌功能障碍、血流动力学不稳定和微循环障碍，即使在 ROSC 后，组织氧输送不足仍可能持续存在。氧债（预计耗氧量［通常为 120~140ml/(kg·kg)］与实际耗氧量乘以持续时间之间的差异）量化了氧气输送不足的暴露程度。累积的氧债会导致内皮激活和全身炎症反应，并导致随后的多器官功能衰竭和死亡。CA 的全身缺血/再灌注、氧债导致免疫和凝血途径的广泛激活，增加了多器官功能衰竭和感染的风险，这种病理生理特征与脓毒症有许多类似之处。早在 CA 后 3 小时，各种细胞因子、可溶性受体和内毒素的血液浓度就会增加，可溶性细胞间黏附分子 1（sICAM-1）、可溶性血管细胞黏附分子 1（sVCAM-1）和 P 选择素和E-选择素在 CPR 期间和之后增加，表明白细胞活化或内皮损伤。在没有充分激活内源性纤溶的情况下激活凝血是可能导致微循环障碍的重要病理生理机制。在接受 CPR 的患者，尤其是 ROSC 时凝血/抗凝和纤溶/抗纤溶系统均被激活，进而引起凝血功能异常、内皮细胞损害、微循环障碍加重等。

CA 导致的全身性缺血/再灌注损伤，也会引起直接的细胞损伤和继发性损伤（如水肿形成）。CA 及 ROSC 后，心和脑损害最为明显且严重。水肿对脑部的危害尤其严重，脑组织的可扩张空间很小，CA 患者通常会出现颅内压升高和复苏后脑灌注减少。很大一部分成功复苏的患者有短期或长期脑功能障碍，表现为警觉性改变（从轻度意识改变到昏迷）、癫痫发作或两者兼有。多种机制导致了上述器官、细胞功能的障碍或细胞死亡。ATP 生成减少会导致膜完整性丧失，同时钾外流以及钠和钙内流。过量钠内流会导致细胞水肿。钙超载会损害线粒体（抑制 ATP 的产生），增加一氧化氮的产生（导致破坏性氧自由基的形成），并且进一步激活蛋白酶系统、细胞凋亡/焦亡途径和炎症通路。异常的离子通量还会导致神经元去极化，释放诸多神经递质，尤其是危害性神经递质（例如 GABA 激活特定的钙通道，使细胞内钙超载进一步恶化）。炎症因子（白细胞介素-1β、肿瘤坏死因子 α）导致微血管血栓形成和血管完整性丧失，并进一步形成水肿。同时炎症因子触发细胞凋亡，导致细胞死亡加速。

CA 及 CPR 期间全身组织、器官功能损害的病理生理过程存在 3 相学说。Weisfeldt 和 Becker 在 2002 年提出了 CA 和 CPR 期间的 3 相时间敏感模型作为阐述 CA 病理生理过程，以帮助基础科学研究、医学转化和临床实践。此 3 相学说可为制定 CA 处理策略提供帮助，例如 CA 发生 1 分钟及持续 15 分钟，所采取的策略可能是不同的。

（一）心电阶段（一般是指 CA 后的最初 4 分钟内）

心电阶段的长度在某种程度上也取决于 CPR 的质量，高质量的 CPR 可延长心电阶段的时间。此阶段，心脏电活动表现为室颤（VF）或无脉室速（pVT），此时及时的电除颤尤为重要。国外一项研究发现，接受过基础 CPR 和自动体外除颤器（AED）培训的赌场安保人员可以显著提高赌场环境中目击 CA 室颤患者的复苏成功率。如果从倒地到第一次电击的时间为 3 分钟，存活率为 74%；然而，如果除颤再延迟 3 分钟，则存活率下降到 49%。对于可除颤 CA 患者，每延迟除颤 1 分钟，除颤成功率下降 7%~10%，CA 猝倒 10 分钟后除颤，患者几乎难以被成功除颤。Kitamura 等报道，在日本全国范围内推广自动体外除颤器的使用缩短了室颤引起的 CA 患者的倒地至电击时间，并提高了 1 个月的生存率。心电阶段的 4 分钟后，患者病理生理发生动态变化，包括室颤波形由粗波变为细波，右心室扩张和进行性酸中毒，这些都会影响到除颤的成功率。总之，在心电阶段，快速除颤应优先于其他复苏措施（包括胸外按压）。因此，尤其 OHCA，公众在 4 分钟内获得 AED 并完成除颤尤为重要。当然，少数 CA 患者可能初始心律即为心室停搏或无脉电活动（PEA），则此时心电阶段无室颤波形，应立即胸外按压和给予肾上腺素，而不是首选电除颤。

（二）循环阶段（CA 后 4~10 分钟）

此阶段进行 CPR 有助于维持血压、冠状动脉灌注压、氧气输送和细胞线粒体呼吸链产生 ATP。如果是目击的 CA 且立即开始高质量的旁观者 CPR，从心电阶段过渡到循环阶段的时间往往难以分辨。如果没有旁观者 CPR，则认为这种转变发生在 CA 倒地约 4 分钟后。过渡到循环阶段后，除颤的成功率极低。Yakaitis 等在室颤的狗模型中证明，在室颤的前 3 分钟内进行除颤可达到非常高比例的复律；而一旦超过 3 分钟，则在除颤前进行高质量的 CPR，才能实现较为理想的 ROSC 比例。来自挪威奥斯陆一项院前研究中，200 名 OHCA 且初始心律为室颤的患者随机分配到立即除颤和 3 分钟胸外按压后再除颤组，2 组整体 ROSC 及出院生存率差异均无统计学意义。然而，在亚组分析时，当 EMS 响应时间为 5 分钟（共 119 名患者）时，优先胸外按压组的 ROSC 比例显著高于优先除颤组（58% vs 38%），患者出院生存率也明显提高（22% vs 4%）。

（三）代谢阶段（CA 后约 10 分钟后）

代谢阶段开始时间受 CA 原因、CA 时的初始心律以及 CPR 质量的影响。此阶段的代谢产物显著影响患者的病理生理学特征，活性氧、乳酸和炎症介质，被释放入血液并影响到远处组织、器官，严重的酸中毒可能是此时的突出表现。一个前瞻性观察性研究证实了室颤引起的 CA 三阶段模型的有效性：对于无旁观者 CPR 的 CA 患者，EMS 响应时间为 4 分钟有 40% 患者存活，响应时间在 4~10 分钟之间有 26.7% 患者存活，而 EMS 响应时间超过 10 分钟后没有患者存活。这项研究成果看起来比较极端，尽管并不意味着如果患者从倒地到接受 EMS 救治的时间超过 10 分钟后，没有患者能救治中获益，不过至少可提示没有旁观者 CPR 且 EMS 响应时间大于 10 分钟的患者，缺血导致的代谢障碍及代谢产物积累，使患者进入到更加难以被成功复苏的代谢阶段。此阶段，即使患者能复苏成功，大部分患者都会出现复苏后综合征且预后极差。当 CA 持续较长时间时,临床处理可能会出现 2 种常见可能性:继续进行常规 CPR,但 ROSC 成功率显著下降;或停止复苏尝试,认为进一步的胸部按压和除颤是徒劳的,然后宣布患者死亡。也会有 1 种不常见的可能性:紧急实施体外膜肺氧合(extracorporeal membrane oxygenation,ECMO)CPR(即 ECPR)以提供临时循环和通气,直到可以识别和纠正 CA 的病因。实施 ECPR 目前尚无明确定论,其潜在的价值仍需要进一步的评估。

当脑组织缺氧时,由于脑血管内皮细胞水肿致使脑血流机械性受阻,导致脑血管阻力增加和颅内压的轻度增高,使脑灌注进一步减少。脑组织的重量虽仅占体重 2%,但其代谢率高,氧和能量的消耗大。其所需的血液供应约相当于心输出量的 15%,其耗氧量约占全身的 20%。然而,脑组织中氧和能量的储备却很少,对缺氧和酸中毒的易损性很大。循环停止后,脑组织所储备的三磷酸腺苷和糖原在数分钟内即耗尽。如体温正常,在心搏骤停后 8~10 分钟内,即可导致脑细胞的不可逆性损伤。心脏在缺氧和酸中毒的情况下,心肌收缩力受到严重抑制,心肌处于弛缓状态,周围血管张力也减低,对儿茶酚胺的反应性大为减弱。此外,由于室颤阈值的降低,室颤常呈顽固性,最终心肌细胞停止收缩。肝脏和肾脏对缺氧也较敏感。前者首先发生小叶中心坏死,后者则产生肾小管坏死而致急性肾衰竭。

上述重要脏器在缺氧和酸中毒时发生的病理生理过程,尤其是心脑的病变,又可进一步加重缺氧和酸中毒,从而形成恶性循环。血液循环停止时间越长,复苏成功率就越低,复苏成功后患者的并发症也越多。如循环停止后抢救不及时脑组织的缺氧性损伤往往变为不可逆性,这也是 CA 的主要致死原因;即使暂时复苏成功,可能最终的结果是脑死亡;偶尔生命得以挽回,仍可因后遗永久脑损伤而造成残疾。因此,CA 的抢救必须分秒必争,真正体现了"时间就是生命"。

六、心搏骤停的临床表现和治疗

(一)心搏骤停的临床表现

CA 的临床过程可分为 4 个时期:

1. 前驱期 许多患者在发生 CA 前有数天或数周,甚至数月的前驱症状,如心绞痛、气急或心悸的加重,易疲劳,以及其他非特异性的主诉。这些前驱症状并非 CA 或 SCD 所特有,而常见于任何心脏病发作之前。有资料显示 50% SCD 者在猝死前一个月内曾求诊过,但其主诉常不一定与心脏疾病有关。OHCA 存活者中,28% 在 CA 前有心绞痛或气急加重,但前驱症状仅提示有发生心血管病的危险。

2. 发病期 即导致 CA 前的急性心血管疾病发作时期,通常不超过 1 小时。典型表现包括:长时间的心绞痛或急性心肌梗死的胸痛,急性呼吸困难,突然心悸,持续心动过速或头晕目眩等。如 CA 瞬间发生,事前无预兆,则 95% 为心源性,并有冠状动脉病变。从心源性猝死患者所获得的连续心电图记录中可见在猝死前数小时或数分钟内常有心电活动的改变,其中以心率增快和室性期前收缩的恶化升级为最常见。猝死于室颤者,常先有一阵持续的或非持续的室速。这些以心律失常发病的患者,在发病前大多清醒并可日常活动,发病期(自发病到心搏骤停)短,心电图异常大多为室颤。另有部分患者以循环衰竭发病,在心搏骤停前已处于不活动状态,甚至已昏迷,其发病期长。在临终心血管改变前常已有非心脏性疾病,异常心电图以心室停搏多见。

3. 心搏骤停期　意识完全丧失为该期的特征。如不立即抢救,一般在 10 分钟后罕有自发逆转者。心搏骤停的症状和体征依次出现如下:①心音消失;②脉搏扪不到,血压测不出;③意识突然丧失或伴有抽搐,抽搐常为全身性,多发生于心脏停搏后 10 秒内,有时伴眼球偏斜;④呼吸断续,呈叹息样,以后即停止,多发生在心脏停搏后 20~30 秒;⑤昏迷,多发生于心脏停搏 30 秒后;⑥瞳孔散大,多在心脏停搏后 30~60 秒出现。但此期尚未到生物学死亡,如给予及时恰当的抢救,有复苏的可能。其复苏成功率取决于:①复苏开始的时间;②心搏骤停发生的场所;③心电活动失常的类型(室速、室颤、心室停搏抑或无脉电活动);④在心搏骤停前患者的临床情况。如 CA 发生在可立即进行 CPR 的场所,则复苏成功率较高。在医院或 ICU 可立即进行抢救的条件下,复苏的成功率主要取决于患者在心搏骤停前的临床情况:若为急性心脏情况或暂时性代谢紊乱,则预后较佳;若为慢性心脏病晚期或严重的非心脏情况(如肾衰竭、肺炎、脓毒症、糖尿病或癌症),则复苏的成功率并不比 OHCA 的复苏成功率高。后者的成功率主要取决于 CA 时心电活动的类型,其中以室速的预后最好(成功率达 67%),室颤其次(25%),心室停搏和无脉电活动的预后很差。高龄也是一个重要的影响复苏成功的因素。

4. 生物学死亡期　从 CA 向生物学死亡的演进,主要取决于 CA 心电活动的类型和 CPR 是否及时。室颤或心室停搏,如在 CA 发生的前 4~6 分钟内未给予 CPR,则预后很差;如在前 10 分钟内未给予 CPR,除非在低温等特殊情况下,否则几乎无存活。从统计资料来看,目击者立即施行 CPR 和尽早除颤是避免生物学死亡的关键。心脏复苏后住院期死亡最常见的原因是中枢神经系统的损伤。缺氧性脑损伤和长期使用呼吸机的继发感染占死因的 60%,低心输出量占死因的 30%,而由于心律失常的复发致死者仅占 10%。

（二）心搏骤停的治疗

CA 治疗目的是尽早、及时地通过人工或机器的方法一定程度地恢复自主循环,维持重要器官功能(中枢神经系统、心脏和其他重要脏器)的有效血液、血氧供应,并通过纠正潜在诱因和病因,争取 ROSC。自 1960 年现代 CPR 技术出现后,CPR 是目前抢救 CA 最有效的措施,具体详见(心肺复苏章节)。CPR 是一系列提高 CA 后生存机会的救命措施,主要包括基础生命支持(basic life support,BLS)和高级生命支持(即加强生命支持)(advanced life support,ALS)。由于施救者、患者和可利用资源的差异,最佳 CPR 方法可能不同,但 CPR 的关键是如何尽早和有效地被实施。成功的 CPR 需要整套协调的措施,各个环节紧密衔接,即组成 6 环生存链,生存链每个环节的成功依赖于前面环节的效果(关于 CA 救治的详细内容,请参考"生存链"和"基础生命支持"等相关章节)。

七、心搏骤停的预后因素

有多项研究报告了 CA 发生率和死亡率在不同国家/地区之间的差异,并指出了影响存活机会并神经功能预后的因素。尽管某些预测变量在直观上是显而易见的,但许多预测因子的作用仍不清楚。总的来说,影响 CA 生存的预后因素可分为患者因素、事件因素、系统因素和治疗因素(表 2-3)。

CA 患者的合并症是指患者在发生事件之前所患有的慢性或急性疾病状态,但这些合并症并不总是导致 CA 的直接原因。心力衰竭、急性心肌梗死、心脏相关用药、糖尿病、高血压、胸痛、慢性肺部疾病、胃肠道疾病、癌症和其他慢性病等合并症,联合最近 2 天前相关症状的出现,可用于判断 OHCA 室颤患者能否生存。合并症被证明是 OHCA 生存预后强有力的预

表 2-3　影响 CA 患者生存的预后因素

1. 患者因素	2. 事件因素
性别	发病前的症状
年龄	发病地点
种族	发病时间
合并症	**目击者类型(有或无,普通群众或具备医学专业知识背景人员)**
饮食习惯	是否决定 CPR
肥胖	**是否进行旁观者 CPR**
用药	心搏骤停的病因
社会经济状况	**初始心律**
基因/遗传因素	是否使用 AED
3. 系统因素	4. 治疗相关因素
开始 CPR 的时间	药物
CPR 质量	心肺复苏阻抗阈值装置
除颤的时间	CPR 辅助装置
除颤和 CPR 的配合	单纯按压式 CPR
EMS 类型	气道管理
救助系统的规模	目标体温管理(TTM)
响应者人数	住院医疗治疗
医护人员占总人口比例	有创心脏介入治疗中心的距离
调度员电话辅助下 CPR	冠脉造影及时性、可用性
EMS 服务的治疗	
医疗质量的改善	
系统中组织的架构和文化	
行政支持	
培训的质量	
社区 CPR 培训	
公众除颤计划	

注:其中字体加黑的因素与患者的生存预后具有强相关关系。

测因素。此外,高龄和合并症在一起会影响 OHCA 患者生存预后的判断。一些(但不是全部)研究观察到合并症、年龄和生存结局之间存在独立且明显的联系。一项对密歇根大学急诊科非创伤性 OHCA 患者的回顾性观察队列研究中,在矫正主要混杂因素后,发现年龄与不良神经功能预后显著相关,但未发现 Charlson 合并症指数与生存结局具有相关性。研究表明,年龄每增长 10 岁都会使得良好生存预后的可能性降低 21%。实际上,是复苏相关的因素,而不是合并症的程度,决定了 OHCA 老年患者的转归。因此,年龄应被视为预后的独立预测指标,而不应简单地看作是合并症累积的替代指标。

社会经济地位是 CA 患者生存的重要预测因素。美国安大略省院前加强生命支持研究的研究人员发现,事件发生的物业价值每增加 10 万加元,接受旁观者 CPR 的机会就会增加($OR=1.07,95\%CI:1.01-1.14$)。同样,在我国台湾的 1 项非创伤性 OHCA 研究发现,在控制了多个混杂因素之后,低社会经济地位地区接受旁观者 CPR 的 $OR=0.72$(95%$CI:0.60-0.88$)。房地产价值再次被用作社会经济地位的指标。社会经济地位低与社会经济地位高的行政区的旁观者 CPR 比例存在显著差异。这些发现对将公共卫生资源集中在何处产生广泛的影响,例如有关自动体外除颤器最佳部署的决策。

众所周知,CA 患者的初始心律与生存密切相关。可除颤心律(如无脉性室速或室颤)的生存预后较佳,此效应在旁观者可早期实施除颤的地区尤为明显。相反,非可除颤心律(如心室停搏或 PEA)往往预示着预后不良。而可除颤心律向非可除颤心律转化(尤其是心室停搏),往往预示着 ROSC 率、出院生存率、出院 1 月生存率和出院 1 月神经功能良好的概率降低。此外,年轻、男性、有目击者、较短的反应时间和心源性因素的患者心律向可除颤心律转化的可能性显著增加。更重要的是,早期、及时、有效的 CPR 可延缓心动过速类心律失常向心室停搏转化。

八、心搏骤停的预防

欧洲心脏病学会(ESC)和美国心脏协会(AHA)/美国心脏病学会(American College of Cardiology,ACC)/美国心律协会(Heart Rhythm Society,HRS)均已发布相关指南以用于治疗室性心律失常和预防心源性猝死。CA 一级预防是在有风险但尚未发生 CA 或危及生命的心律失常的个体中降低心源性猝死风险。二级预防是针对已经发生 CA 或危及生命的心律失常的患者降低死亡的风险。对于患有缺血性或非缺血性心肌病的患者,植入式心脏复律除颤器是一级和二级预防心源性猝死的主要治疗手段。辅助药物治疗以及对有症状的早搏或室性心动过速进行导管射频消融的也是重要的预防手段。对高危患者进行分层和识别将有助于采取主动预防措施。值得注意的是,在易发生 CA 的地方(如学校、体育场馆、大型商场、地铁/火车/飞机站台等)或无可除颤设备的地方(如火车、高铁、游艇和飞机等)等公共场所配置 AED 已经被证实对 CA 的二级预防具有确切效果和重大意义。

我国急危重症专家们经过数代人的努力,也提出了具有中国特色的 CA 预防的理念和体系理念。我国著名 CPR 领域专家王一镗教授提出了"三分提高、七分普及"的"三七"理念。为规范和指导我国 CPR 理论探索与临床实践、突出具有中国特色的 CPR 整体方略和目标,提高 CPR 临床医疗水平,我国 CPR 领域专家,基于国际 CPR 指南的科学共识,结合我国国情和具体实践,制定出符合中国国情的中国 CPR 专家共识,并提出了涵盖了 CA 前期的预防、预识、预警的"三预"方针,CA 中期的标准化、多元化、个体化的"三化"方法与 CA 后期复生、超生、延生的"三生"方略。①"三防"中的"预防":在 CA 发生前,建立健全相对全面的综合预防体系("家庭初级预防、社区中级预防、医院高级预防"三位一体);"三防"中的"预识":对可能发生 CA 的高危患者进行溯源性预识,院内急危重症及高危患者的动态预识以及对 OHCA 患者发作前的即时性预识;"三防"中的"预警":基于循证医学为依据的易发生 CA 的病症、基于现代医学检测筛查的高危个体,通过现代医学大数据分析而得出的预警模式。②在 CA 患者心脏和呼吸骤停期间进行基础或加强生命支持的时段,采用标准化、多元化和个体化并重的"三化"方法,最大限度提高 CPR 的抢救成功率与生存率。③在 CA 患者经过 BLS 或 ALS 治疗后实现 ROSC 或复苏终止后,遵循复生(稳定复苏后血流动力学、优化生命参数及解除 CA 病因和诱因)、超生(从维持生命体征稳定到器官功能恢复,手段包括急诊冠脉造影、目标体温管理、神经功能的监测与保护、ECMO)及延生(通过器官捐献和器官移植,完成生命的接力)的"三生"方略,使 CA 患者获得最佳生命之转归。

(梁 炼)

第二节　心肺复苏

一、心肺复苏的历史及发展

现代心肺复苏（CPR）由 Safar、Jude 和 Kouwenhoven 确立于 1960 年。1966 年，*JAMA* 发表了美国国家科学院国家研究委员会下设的 CPR 专委会的一个关于 CPR 声明用以指导 CPR 的培训和实施。随后美国心脏协会发布了 4 个指南（1974 年、1980 年、1986 年和 1992 年）。1992 年国际复苏联络委员会（ILCOR）成立，用以识别和审查复苏科学领域的相关研究并为美国心脏协会或欧洲复苏委员会提供制定各自指南的依据，并随后发布了 2000 年、2005 年、2010 年、2015 年和 2020 年《美国心脏协会心肺复苏和心血管急救指南》（简称为"CPR 国际指南"）；2015 年后如有新的证据出现，ILCOR 均每年更新国际 CPR 指南。

CPR 的出现具有重要意义并一直受到关注，因为正是 CPR 这一简单易行的复苏技能，简单得甚至只用一双手（即徒手 CPR），就能让普通大众（不只是专业人员）挽救一个生命。在过去的 60 余年里，复苏科学领域取得了很大进展，极大地促进了全球 CPR 的培训和普及。

（一）CPR 的形成过程

人类一直在寻求着起死回生，但由于科学技术的落后和宗教的原因，长期以来对死亡的理解是一种宿命论的态度，总认为试图逆转"死亡"是不可能的，甚至是亵渎神明的。在西方受古罗马医学大师 Galen（129—200 年）理论的影响也很大，他认为"生命的内在热量"是在"心的熔炉"中产生的，在出生时被打开，在死亡时熄灭，永远不会再被点燃；另外，他对解剖和循环的错误观点也阻碍了复苏领域的发展。直到 18 世纪启蒙运动时期，盖伦的理论开始受到解剖学家 Vesalius 和 Harvey 等挑战，人们也开始认识到医生的责任应延长生命，这些促使了复苏领域的探索，最终在 20 世纪 60 年代早期形成了现代 CPR。

1. 胸外按压　1878 年，Boehm 第一个在活猫身上通过胸外按压成功实现人工循环，1891 年 Friedrich Maass 也首次报道了在人身上进行胸外按压。1898 年，Tuffier 和 Hallion 首次成功地进行并报道了人的开胸心脏按压。尽管闭合性胸外按压的有关探索仍在继续，但那时人们都不相信胸外按压能产生人工循环，所以胸外按压并没有被理解，很快就被貌似更具优势的开胸心脏按压所取代。

然而，胸外按压再次引起人们的关注源于动物实验室里一个细心而偶然的发现。60 多年前，Knickerbocker 作为约翰·霍普金斯医学院一名年轻的工程专业研究生，正致力于开发一种便携式体外除颤器用于抢救触电引起室颤的电力工人，他在用交流电诱导室颤的狗身上确定除颤后的心跳和血压情况。为了使除颤器放电，电极片需要非常有力地压在胸部，而当他用电极片按压胸部时却在监护仪股动脉压曲线上观察到一个向上的尖尖的波动。这个发现突然触发了他产生一个想法，即通过外部按压胸部可能会产生血流。当时他是在 Kouwenhoven 教授的实验室工作，还有一个年轻的外科医生 Jude，他们三人进一步在电诱导室颤的狗实验中探索并完善了胸外按压技术（按压速度 60 次/min，深度 3~4cm），并开创性地发现虽然仅靠胸外按压无法终止室颤，却可产生血流并在持续胸外按压的这个较长一段时间后也能使除颤成功，随后被应用于 CA 患者。1960 年 7 月 9 日，*JAMA* 刊登了一篇他们 3 人的里程碑性论文，对 20 个胸外按压病例（均为院内 CA，救活了 14 人）进行总结。这篇论文的发表也标志着现代 CPR 的到来。从此,人们就认识到胸外按压技术是如此的简单和重要,正如他们在这篇论文中所言:"现在任何人、任何地方都可以进行 CPR,需要的只是一双手",这一观点沿用至今,即徒手 CPR(compression-only CPR)。

近年来,国际 CPR 指南越来越重视胸外按压的重要性并高度重视胸外按压的质量。以前强调的对患者呼吸脉搏的评估及电除颤后心律的再评估,采用连续 3 次的电除颤,气管插管和人工呼吸等都被证明是造成胸外按压中断时间过长的主要原因,最近的 CPR 指南也均已尽量避免上述这些,尤其是建议在电除颤后应立即进行另外的 200 次胸外按压后再评估心律,否则主动脉压力会下降,很快出现心搏停止,这是因为在胸外按压暂停后,冠脉灌注压也会迅速下降到零,需要再进行 15 次以上的按压才能达到暂停前的冠脉灌注压值。

另外,胸外按压的速率,60 多年前现代 CPR 成立时推荐为 60 次/min;1986 和 1992 年美国心脏协会指南推荐 80~100 次/min;2000 和 2005 年指南推荐大约 100 次/min;2010 年指南推荐至少 100 次/min;2015 年和 2020 年指南推荐 100~120 次/min。这些改变源于按压频率与 ROSC 率相关,因为按压的频率与冠状动脉灌注压(冠脉压)和脑血流量均密切相关;且临床实践中许多人按压过慢,而较低的按压频率使 ROSC 率降低。当然也不是越快越好,因为人的生理限制导致过快的频率不仅使胸廓回弹不足,还减少按压的深度而使 ROSC 率和出院存活率均降低。一个前瞻性研究发现按压频率为 100~120 次/min 的出院存活率最高,而超过 120 次/min 则按压深度和 ROSC 率均降低。

胸外按压的深度在各版指南中不断更新。2000 年指南对按压深度未作要求,2005 年指南推荐 4~5cm,2010 年指南推荐至少 5cm,2015 年指南推荐 5~6cm,而 2020 年指南再次推荐为至少 5cm。胸外按压是通过增加胸廓内压力和直接压迫心脏产生血流,故按压深度与 CPP、脑血流量和预后密切相关,按压深度增加则出院存活率增加。但实际上若无反馈装置,很难控制按压深度,在临床实践中几乎半数的施救者按压幅度太浅而不是太深,这与除颤成功率、ROSC 率和出院存活率降低均密切相关。如按得过深(超过 6cm)又可能会增加医源性并发症(如肋骨骨折)。有研究认为按压深度在 4.03~5.53cm 之间出院存活率最高,但目前最有效的按压深度仍不清楚。这也提醒我们在临床实践中更应根据患者身材大小等实际情况而采取个体化的按压深度,更好的策略可能是有反馈系统实时监测按压深度并随时调整以取得最佳的呼气末 CO_2 分压或冠状动脉灌注压。

尽管机械胸外按压装置可提供一致的、高质量的胸外按压,但从 1966 年的第一个 CPR 指南开始都一直不被推荐常规使用。2000 年指南对机械胸外按压未作推荐,2005 年指南推荐使用,但其对存活率的有益影响无确切证据,2010 年、2015 年和 2020 年指南则弱化了机械胸外按压的重要性,只建议在难以持续进行高质量人工胸外按压或危险及特殊条件下(如施救者人手有限、长时间 CPR、移动的救护车内及转运时、心导管室及 ECMO 治疗前)可替代人工胸外按压。虽然高质量的胸外按压备受重视,但实施中与指南的要求差距很大。机械胸外按压可提供稳定的高质量胸外按压,在其刚出现时不少人以为从此 OHCA 患者预后可因此而显著改善,但由于其准备使用时延误或中断人工胸外按压,且临床试验中也没能证实它比徒手胸外按压更具优势,故目前其重要性被弱化。但随着机械设计和 CPR 相关的病理生理等研究逐步深入,这些缺陷有可能被克服。

2. 人工呼吸　1960 年以前,成功的复苏多局限于突发的呼吸骤停患者。比利时的医生和解剖学家 Vesalius 被认为是最早实施人工呼吸和气道控制的人,1555 年他用一根芦苇插在动物的气管里,以便在研究动物解剖时让它们存活。1732 年苏格兰外科医生 Tossach 第一次用口对口人工呼吸成功挽救了一个看似"死亡"的煤炭工人的生命。几年后,巴黎科学院建议对新溺水的人进行口对口人工呼吸。然而,由于卫生方面的原因,并且人们认为呼出气中的二氧化碳如果再进入受害者的肺部是有害的且无法为受害者提供足够的氧气,所以当时口对口人工呼吸并不被认可。不久,Paracelsus 提出的风箱吹气法推动英国皇家医学会于 1782 年建议用它代替口对口人工呼吸;到了 19 世纪中期,提倡用机械方法扩张和压缩胸壁;甚至 1954 年 Elam 确定呼出的空气足以维持足够的氧合后,人们仍不相信口对口人工通气优于其他技术。

1956 年,Safar 参与了人工呼吸的研究,第二年春天他确定了 3 个要点:简单地将患者头部向后倾斜会打开气道;其他人工通气方法提供的空气很少,而口对口通气可提供良好的人工呼吸;任何人都可轻松有效地进行口对口人工通气。1958 年 Safar 在 JAMA 杂志发表了口对口人工呼吸优于其他通气方法,同年美国科学院的国家研究委员会推荐将口对口人工呼吸作为首选急救技术,由此 Safar 被称为"心肺复苏之父"。1960 年 9 月 16 日,Safar、Jude 和 Kouwenhoven 在马里兰医学协会上交流了他们的研究成果,1961 年 Safar 在 JAMA 杂志上发表一篇论文将打开气道(airway)、口对口人工呼吸(breathing)和胸外按压(circulation)整合起来并形成影响至今的 CPR 基本操作(A-B-C)。为了最大限度地减少胸外按压的延迟和中断,2010 年后的 CPR 指南将基础生命支持的 CPR 顺序改为 C-A-B。

尽管在 CPR 出现的早期人工呼吸备受重视,但近年来却发现其问题很多,更因为口对口人工呼吸大大降低了旁观者 CPR 挽救 OHCA 患者生存的机会,最近 CPR 培训中已不再提倡。首先,旁观者一直不愿进行口对口通气,从而可能促使他们也不愿去进行标准的 CPR(通气+按压);其次,即使非专业人员进行最好的人工呼吸,也会导致胸外按压长时间中断,研究发现一个通过基础 CPR 认证的非专业人员为了进行 2 次被推荐的人工呼吸,胸外按压时间却中断约 16 秒;另外,口对口人工通气造成的正压通气增加胸膜腔内压,可减少回流到胸腔的静脉血及随后的心脏和大脑的灌注;口对口人工呼吸时进入胃部的气体量也多于进入肺部的,可导致近 50% 患者出现胃食管反流;最后,多数 OHCA 患者不需要口对口人工呼吸,因为他们一开始就有喘气,如果胸外按压很早开始并持续下去,许多患者会继续喘气,从而提供与按压产生血流的氧合所匹配的通气。另外,过度的正压通气也被终止了,因为可引起胸膜腔内压升高和胸外按压手抬起时不能产生负的胸膜腔内压,也对颅内压和脑灌注压造成不良影响。其实上述这些也证实了早在 60 年前 Kouwenhoven 在 JAMA 杂志上那篇标志性论文中就说过的那句话:"闭合性胸外按压可为肺部提供一定的通气,如只有一个人在实施 CPR,那么就应该把注意力集中在胸外按压上"。

关于胸外按压与人工呼吸之比和如何吹气,2000 年指南推荐 15∶2,建立高级气道后通气 10~12 次/min,深吸气后吹气 1~2 秒,对有循环征象而呼吸停止的患者可给予单独人工呼吸;而 2005 年和 2010 年指南均推荐 30∶2,建立高级气道后通气 8~10 次/min,但正常吸气即可,持续吹气 1 秒,每次通气须使胸廓起伏,并取消了只人工呼吸而不胸外按压的培训;2015 年指南继续推荐 30∶2,但建立高级气道后通气改为 10 次/min(便于学习、记忆和实施),非专业人员不再培训人工呼吸而仅培训徒手 CPR。由此看来,2000—2015 年指南是逐渐减少吹气时间,甚至取消吹气,其目的在于尽早恢复中断的胸外按压,也为了简化教学,另一方面也突出了立即高质量胸外按压的重要性。另外,尽管从 2005—2015 年指南均推荐单纯的胸外按压（compression-only），但鉴于新证据提示接受 30∶2 CPR 较单纯胸外按压的患者有较好的 ROSC 率和神经功能预后，故 2017 更新指南时强调对于经过 30∶2 CPR 训练的大众对 OHCA 成人患者除了进行胸外按压也给予人工呼吸是合适的。

在人工呼吸之前有时需要打开气道。打开气道在各版指南中也得到不断更新。2000 年、2005 年和 2010 年国际 CPR 指南均推荐仰头抬颏法打开气道。2015 年指南则推荐社区不再培训打开气道和人工呼吸，对成人 OHCA 仅培训单纯胸外按压；但对于医护人员若有 4 人以上在现场，其中 1 人可在球囊面罩人工通气前打开气道或建立高级气道（气管插管、食管气管导管或喉罩气道）。打开气道并进行口对口或气囊面罩人工呼吸的过程需要一定时间，对于医务人员气管插管实施起来也较难，即使是熟练者也很难在 10 秒内完成，鉴于在 CPR 早期胸外按压的重要性远高于通气，故 2015 年指南推荐非专业人员 CPR 时可直接胸外按压而不打开气道和人工呼吸，对于医务人员应延迟通气。由此看来，任何导致胸外按压延迟或中断的措施都在历届指南中力求简化或避免，因为这直接影响预后，CPR 时气管插管的患者出院存活率和神经功能预后反而更差。基于此，目前不再推荐对院内心搏骤停患者实施早期气管插管，可球囊面罩通气。但对于正在机械胸外按压的患者给予气管插管有可能改善存活率，故 2017 年指南更新时推荐专业的急救人员 CPR 过程中无论何时建立高级气道（气管插管或声门上装置）和通气都是合理的，前提是尽可能不中断胸外按压；另外，对于缺氧性 CA（婴儿、儿童）及由溺水、药物过量或创伤引起的 OHCA 患者，应及时打开气道并通气。

3. 电除颤　CPR 后要最终救活一个 CA 患者，还需要一种转复室颤的方法，因为 80% 以上的 OHCA 都是由室颤引起的。1899 年 Prevost 和 Battelli 在动物实验中发现直接或通过胸部的微弱电流可使心脏发生室颤，而更强的电流可终止室颤，但这个发现的重要性及其与人的相关性在其后 30 年都没被重视。1930 年 Hooker、Kouwenhoven 和 Langworthy 通过动物实验再次验证了电流对心脏的直接影响，在此基础上 Beck 制造了第一个胸腔内交流电除颤器，1947 年他在手术室第一次成功地实现了患者胸腔内心脏电除颤。

1955 年，Zoll 研发出体外电除颤器，但这种除颤器跟 Beck 的胸腔内电除颤器一样使用的是交流电，从而使除颤器又大又重，不便于临床使用。1962 年 Lown 发明了一种直流电除颤器并证明直流电除颤优于交流电除颤，解决了电除颤器可便携性问题。1979 年第一台便携式自动体外除颤器（automated external defibrillator，AED）被研制出来。1981 年 Mirowski 发表一篇具有里程碑性论文描述了植入式自动除颤器在人体中的应用。2017 年加拿大的多伦多通过优化无人机网络配置能快速地通过无人机把 AED 投递到 OHCA 患者身边，大大地缩短了患者倒地到电除颤之间的时间，这是一个很有前景的革新性投递 AED 措施，若将来能普及则很有可能显著提高患者的预后。

1995 年，美国率先启动公众除颤（Public Access Defibrillation，PAD）计划并通过相关立法，在全国公共场所普及应用 AED，从而使 OHCA 患者出院存活率显著提高。近年来我国 PAD 计划也逐渐被关注，期待这成为改善我国极低的 OHCA 患者出院存活率的一个关键因素。

关于电除颤的能量和次数不断更新。2000 年指南建议对于室颤和无脉室速，连续 3 次电除颤（单相波 200J，200~300J，360J；双相波 ≤200J），随后实施 1 分钟的 CPR 再评估循环，而每次电击期间不进行 CPR。2005 年、2010 年和 2015 年指南均推荐 1 次电除颤（单相波

360J，双相波200J）后立即胸外按压，5个周期CPR（约2分钟）后才检查是否出现ROSC；因双相波所需能量低于单相波且对心肌损害小，单相波除颤器逐渐被淘汰；自2005年起指南均建议应用AED。2010年指南废除了2000年和2005年指南推荐的胸前捶击用于无目击者的OHCA。如除颤器未到，可为有目击者、监护下的不稳定型室性心动过速患者进行胸前捶击，但不应延误胸外按压和电除颤。

近年来指南都推荐施救者不应在电除颤后立即检查脉搏，而应立即胸外按压，其原因如下：检查脉搏耗费时间，而长时间的按压中断危害极大；大部分除颤1次即可终止室颤，中断按压去检查可能并不存在的室颤并不合理；也无证据表明除颤后胸外按压可导致室颤复发；室颤终止后数分钟内，心脏并不能有效泵血，血压可能较低而致冠状动脉灌注压低，立即胸外按压十分必要；此外，连续3次除颤使胸外按压中断时间较长。

除颤的最佳能量也未确定。如首次电除颤不成功，后续电除颤应至少使用相当的能量级别，也可使用更高的能量级别。但还应考虑患者的具体情况，如体重、胖瘦、体毛多少、皮肤的湿度等，选择个体化的电除颤能量。

近年来关于除颤和胸外按压的先后争议较大。2000年指南建议A-B-C-D（电除颤）的流程，而2005年、2010年和2015年指南均建议OHCA或院内CA时若现场有除颤器，在准备除颤器时应立即胸外按压，除颤器准备好后即尽快除颤。因为室颤发生后每延迟1分钟电除颤，除颤成功率就减少7%~10%。另外，室颤发生后的4分钟内心肌组织处于电活动期，故4分钟内应先除颤后按压；而4分钟后心肌组织则处于循环期，室颤波幅变小，此时除颤不易成功，故应先按压再除颤。

4. 生存链　"生存链"是1992年AHA首次提出的，2000年和2005年国际CPR指南均由4个环组成，即早期识别和求救、早期CPR、早期电除颤、早期紧急救治，简便易行且环环相扣，形成一个完整的CPR急救模式。2010年指南在原"生存链"上增加一个环（第五环，即心搏骤停后救治）。这个改变意义重大，提示恢复自主循环（restoration of spontaneous circulation，ROSC）只是CPR的复杂病理生理过程和救治的开始，若想取得更好的预后，以后还需综合救治；另外，也真正体现CPR的两个最终目的：挽救生命（ROSC）和提高生活质量（良好的神经功能）。鉴于院外和院内CA患者获得救治途径的不同，2015年指南则将两者"生存链"分开。

2020年指南又增加一个环（第六环，即康复），建议心搏骤停存活者在出院前进行生理、神经、心肺和认知障碍方面的多模式康复评估和治疗；心搏骤停存活者及其护理人员接受全面的多学科出院计划，以纳入医疗和康复治疗建议及活动/工作恢复预期目标；对心搏骤停存活者及其护理人员进行焦虑、抑郁、创伤后应激反应和疲劳度的结构化评估。这说明心搏骤停患者在初次住院后需经过较长康复期，康复期间需要支持，以确保最佳生理、认知和情感健康及恢复社会/角色功能。此过程应从初次住院期间开始，并根据需要持续进行。

5. 早期识别和求救　对OHCA患者的早期识别包括：意识的识别（拍肩并呼叫"are you okay？"），呼吸（看、听和感觉）及脉搏的识别（触摸颈动脉）。对意识的识别尤其重要，2000—2015年指南对此一直推荐。针对早期呼吸和脉搏的识别变化较大，2000年和2005年指南建议医务人员要快速检查脉搏（<10秒）和打开气道后评估呼吸，但非专业人员不再检查脉搏，只要没有循环的迹象（正常呼吸、咳嗽、身体活动），即应立即做胸外按压；2005年指南略有改进，如患者仅有临终呼吸也可判为CA。但2010年和2015年指南则取消了非专业人员

对呼吸的识别,只强调专业人员自己或调度员帮助现场非专业人员可仅评估患者的反应及异常呼吸,对无意识、无呼吸或异常呼吸(如叹息样呼吸)的成人患者应快速启动急诊医疗体系(EMSS);且仅对专业人员要求判断或也可不判断脉搏,但不超过 10 秒。有这些改动是因为呼吸和脉搏的识别被证实浪费时间,即使是专业人员也不能保证在短时间内确认是否有呼吸和脉搏,非专业人员更是如此,这也提示随后的胸外按压才是 CPR 的重中之重,应尽可能避免胸外按压的延迟或中断。

求救(即启动 EMSS)的目的是求助于携带 AED 专业人员的施救。2000—2020 年指南一如既往地强调早期求救的重要性。但随着时代发展也有更新,2015 年和 2020 年指南推荐可用社会媒体呼叫施救者。近几年瑞典、英国、新加坡等国家将一种类似国内"滴滴打车"的应用程序(APP)装在手机上用于急救中心的调度员指派离患者最近的志愿者携带 AED 紧急赶往现场,这可明显提高旁观者 CPR 率及 CPR 成功率。目前这种急救联络体系在国内一些城市也在大力发展和实施。

(二) CPR 中的药物使用

1. 肾上腺素和血管升压素　2000—2015 年指南对心脏停搏和无脉电活动一直推荐肾上腺素 1mg/次,每 3~5 分钟静脉注射,不建议用大剂量肾上腺素(0.1mg/kg)。2010 年指南推荐可用 1 次血管升压素(40U,静脉/骨髓腔内注射)替代第 1 或第 2 剂肾上腺素,但因与单用肾上腺素相比没有优势,故在 2015 年指南中被废除。虽然肾上腺素能提高 ROSC 率,但并不提高患者的出院存活率和神经功能预后,甚至有不利影响,其原因是肾上腺素(尤其大剂量)可增加 ROSC 后心功能不全并降低脑的微循环。但在临床实际中还没有更好的肾上腺素替代药物,故目前肾上腺素的使用仍然有较大争议。

2. 阿托品　2000 年和 2005 年指南均推荐阿托品(1mg,每 3~5 分钟 1 次,静脉/骨髓腔内注射,可给 3 次)用于心脏停搏和无脉电活动;但 2010 年和 2015 年指南均不再推荐阿托品,其原因是阿托品对提高 ROSC 率没有益处。然而,在心率减慢至将要停搏时阿托品仍可能有效。

3. 胺碘酮和利多卡因　2000—2015 年指南一直推荐胺碘酮为治疗对室颤/室速无脉的首选用药,利多卡因虽然仍使用,但排在胺碘酮之后,可作为无胺碘酮时的替代药。

4. 碳酸氢钠　2000 年指南推荐 CPR 时酌情使用碳酸氢钠,2005 以后的指南则认为没有足够的证据支持使用碳酸氢钠。但对高钾血症所致心脏停搏或威胁生命的高血钾时可应用碳酸氢钠。

(三) 亚低温治疗

早期的低温医学多侧重于研究冻伤救治,1817 年拿破仑军队医生 Carrey 指出肢体手术时采用冷冻可使疼痛减轻。1849 年,Bennet 报道冷冻可使癌症的发展减慢、疼痛减轻。1928 年,Giraudeau 首次提出"Cryotherapie"(冷冻疗法)一词。20 世纪 40—60 年代,动物研究发现,低温治疗可能有利于改善心搏骤停和脑外伤患者的神经功能预后,当时认为低温治疗的机制为降低脑代谢,降低对氧和糖的需求。但采用的深度低温治疗(<30℃),降温方法不可靠,多用冰块、冰垫、冰冻的水或开窗户(冬天),低温持续时间 2~3 天,甚至 10 天,尤其当时重症监护治疗病房(intensive care unit,ICU)还没出现,因而,低温治疗的副作用很难控制,人们对低温治疗失去了兴趣。随着 2002 年 2 篇关于 CA 后亚低温治疗有里程碑意义的随机对照研究(randomized controlled trial,RCT)在《新英格兰杂志》上发表,亚低温治疗

受到持续关注并被 2005 年及以后的各版 CPR 国际指南和国内专家共识重点推荐为 ROSC 后昏迷患者脑保护的唯一治疗方法。鉴于对目标温度的不断探索和新证据的出现,2011 年 5 个专业协会建议将"治疗性低温"一词替换为"目标温度管理"(targeted temperature management,TTM),这意味着控制性目标温度的范围很广,甚至包括控制性常温。

TTM 在各版 CPR 国际指南不断更新。2005 年、2010 年、2015 年和 2020 年指南均推荐对室颤引起的 OHCA 患者若 ROSC 后仍昏迷应给予亚低温治疗。但降低的核心体温和维持的时间却不同,2005 年指南中降至 32~34℃ 并维持 12~24 小时;2005 年指南中降至 32~34℃ 并维持 24 小时;而 2015 年和 2020 年指南(已将亚低温治疗改称为目标温度管理)是降至 32~36℃ 并至少维持 24 小时。另外,2010 年指南推荐可在院前急救车上快速滴注冷生理盐水[30ml/(kg·h)],而这在 2015 年指南中被废除。目前国内外常用体表(ArcticSun 5000)和血管内(Coolguard 3000)降温。

TTM 是脑保护的一个重大突破。然而,目前对 TTM 的使用仍有许多误解。2021 年新发布的欧洲指南就指出,无论是院内还是院外 CA 患者,无论初始心律为可除颤还是不可除颤心律,仍建议对 ROSC 后昏迷的成年人使用 TTM。但目前最佳的目标温度仍然不确定。鉴于 ROSC 后患者常出现发热,且发热与更差的神经功能预后和更高的死亡率相关,将来临床医生也会关注避免患者发热,并更可能根据脑损伤程度和其他具体情况去选择给予控制性常温(37.0~37.5℃),还是亚低温治疗(32~36℃)以实施更恰当的 TTM。总之,新的 TTM 研究结果带来了新的挑战,但这些临床研究带给我们的关键信息并不是要停止使用高质量的 TTM,而是告诉我们要选择什么样的目标温度,以进行个体化的温度管理。期待将来会有更多的 RCT 研究去客观地评价 TTM,并探索出更理想的 TTM 方案,以便于让 ROSC 后患者更多地获益。

(四)经皮冠状动脉介入治疗

2000 年指南建议以下情况可行急诊经皮冠脉介入术(percutaneous coronary intervention,PCI):心源性休克且<75 岁;不宜溶栓;收缩压 ≤100mmHg、心率>100 次/min 或 1/3 以上肺有水泡音的广泛前壁梗死。2010 指南建议对 OHCA 后确诊和疑似急性冠脉综合征的患者应转送到有能做 PCI 的医院。2015 年指南推荐所有 ST 段抬高患者或非 ST 段抬高但血流动力学或心电不稳定患者,均应紧急行冠脉造影。这是因为 OHCA 患者中有 71% 存在冠脉阻塞,48% 为冠脉闭塞,而 PCI 可使 OHCA 的成人患者预后更好。因此,2010 年和 2015 年指南明确建议要将 OHCA 患者转运到一个具备 PCI 和亚低温治疗的医疗中心。在国内,我们可将 OHCA 复苏中心与目前普遍设立的胸痛中心连为一体,以便于加强生命支持和 PCI 有效结合,以提高出院生存率。

(五)CPR 培训和普及

众所周知,多数 CA 发生在医院外且现场抢救决定患者的预后,所以如果没有经过训练的社会大众来操作 CPR,那么 CPR 的用处和影响就不大。现代 CPR 诞生后,在 CPR 培训和普及的逐步开展中挪威挪度公司创始人 Laerdal 起着非常重要的推动作用。正如 Safar 所说,"没有 Laerdal,CPR 就不会如此迅速和广泛普及"。1960 年 Laerdal 受 Safar 的委托,模仿了一位淹死在塞纳河的无名女孩的著名面孔,在他的塑料玩具公司生产了一种广受欢迎的用来 CPR 培训的模拟人称之为"复苏安妮"(Resusci Anne)。后来他还专门资助了早期的一系列关于 CPR 指南的制定和其他相关的国际会议,极大地推动了 CPR 的发展和普及。向大众培训 CPR 的概念是由 Beck 首先倡导的,他创建了一个教学短片并于 1961 年在美国克利夫兰第一次培训了一群非专业的民众,此后培训的规模不断扩大。1966 年美国第一个关于 CPR 的专家声明,鼓励用模拟人进行 CPR 练习,但出于对医源性并发症的考虑,不赞成对非专业人员进行 CPR 教学;到了 1974 年对非专业人员的培训也得到政府正式批准。为了便于 CPR 的培训和实施,1992 年美国心脏协会提出了"生存链"概念。

迄今为止,全球许多地方 OHCA 患者的出院存活率还只是个位数,但一些社区却能使室颤引起的 OHCA 患者存活率达到 50% 或更高。为了帮助其他地方做到这一点,2008 年美国的 Eisenberg〔华盛顿大学急诊医学系教授,King 地区成立了复苏学院用以对 EMS 主管、医疗主管、消防主管、EMS 培训主管和调度中心主管等进行高级培训,以提高一个社区的 OHCA 存活率。它的口号是"改善 OHCA 患者的存活率,一次一个社区"。复苏学院的指南列出了 10 个步骤:建立 OHCA 登记处;开始电话指导-CPR(即调度员指导的 CPR)并进行持续地培训和质量控制;开始高质量 CPR(专业人员实施的 CPR)并进行持续地培训和质量控制;开始快速调度;使用除颤器自带的反馈装置检测专业 CPR 的质量;为急救人员开展 AED 项目;利用智能手机通知 OHCA 患者附近的志愿者提供早期旁观者 CPR 和除颤;在学校和社区强制推行 CPR 培训;致力于问责制——向社区提交年度报告;营造卓越的复苏文化(每月召集领导开会分析数据并反馈)。经过这个高级培训后一些社区 OHCA 患者的存活率已超过 50%,这些结果说明提高 OHCA 患者的存活率不仅是未来的一种可能性,而且只要集中精力,齐心协力,现在就有可能实现。

2000—2020 年指南一直强调 CPR 培训的重要性。2000 年指南推荐先看录像带,再由老师指导并练习。2010 年、2015 年和 2020 年指南推荐看录像和/或电脑模块自学 CPR 并动手练习以代替教师主导课程,可在培训中使用 CPR 反馈装置和高仿真模型,尤其强调团队协作和领导能力的培训。此外,2020 年指南还建议现场培训(即在实际临床场景中进行复苏教育)可用于增强学习效果和改善复苏表现;虚拟现实(指利用计算机界面打造沉浸式环境)和游戏化学习(指与其他学员展开比赛和竞争)这两种方式可以纳入培训中;应当对初中和高中年龄段青少年进行培训。OHCA 出院存活率差异之大的一个关键原因就是社会公众对 CPR 的认识、培训和实施的差异。CPR 培训涉及社会进步和人文素质,需要从政府到公众,从社区到 EMSS、急诊科和 ICU 的全社会参与。另外,CPR 培训应定期反复进行,2010 年指南建议每 2 年认证并培训一次,而 2015 年指南则认为应缩短间隔时间,指南还强调团队协作的重要性,并且要对 CPR 过程进行评估和反馈以便于持续改进 CPR 质量。然而,在我国社会大众的 CPR 培训率不足 1%,故 CPR 培训在我国仍任重道远。

(六)个体化 CPR

1. 后室颤的变化及处理策略 对 CA 患者应进行个体化 CPR 的一个很重要的原因是 CA 为一种时间-敏感性的病理状态。2002 年 Weisfeldt 和 Becker 提出与时间密切相关的 3 阶段 CPR 模型,即 CA 的最佳处理方式跟所处 3 个阶段(电、循环和代谢阶段)有关。第一阶段(电阶段)从 CA 的开始到 CA 后约 4 分钟,心电图能观察到室颤的振幅高和表观粗度大(尽管随时间也有所衰减),动物实验发现这个阶段心肌 ATP 含量随时间逐渐下降但心肌仍有较多的能量储备;此阶段最重要的干预是电除颤,这也是植入式除颤器起作用的原因,它能在室颤开始的 15~20 秒内电除颤且几乎没有不成功的。第二阶段(循环阶段)从室颤发生后的约第 4~10 分钟,心电图能观察到室颤的振幅和表观粗度随时间显著衰减,因为这个阶段纤颤的心肌已消耗了大量的 ATP 储备;此阶段最重要的干预是先胸外按压 2 分钟再除颤,除颤前后通过胸外按压产生足够的脑和冠脉灌注压对预后至关重要,如果优先除颤则室颤可能转变为心搏停止或无脉电活动。第三阶段(代谢阶段)为室颤发生后第 10 分钟后,心电图观察到的室颤常与停搏难以区分,ATP 的耗竭使细胞水肿而功能障碍;此阶段电除颤后室颤将变为心搏停止或无脉电活动,此时应立即开始 CPR 和体外膜肺氧合(extracorporeal membrane oxygenation,ECMO),并尽早亚低温治疗。

2. 通过"分层模型"实现 CPR 的个体化　为了从根本上提高 CA 患者的存活率,2019 年美国的 Kuschner 和 Becker 提出现代复苏的"分层模型"(图 2-1)。复苏从模型的底层开始,然后逐步向顶层发展。模型的底层是最简单的徒手 CPR,然后评估施救者胸外按压的质量(操作是否符合指南要求),更高层次的是通过监测脉搏、ETCO₂、氧耗、动脉压、脑灌注等评估 CPR 对患者生理的直接影响,最后可根据患者需求选择更高级的复苏方案(如 ECMO、PCI、亚低温,以及恢复细胞代谢和预防再灌注损伤的多种药物组合应用等)。这个"分层模型"固然有不足之处且需要继续完善,却反映了真实世界里 CA 患者的现状和需求,即需要实施个体化的 CPR。

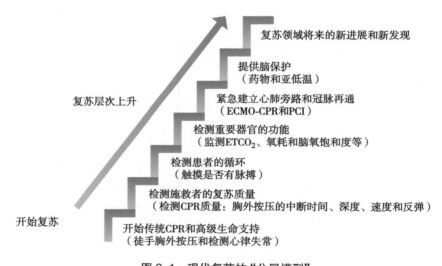

图 2-1　现代复苏的"分层模型"

注:引自《中华急诊医学杂志》,2020,29(1):3-7.

(七)心脑复苏

2003 年美国亚利桑那大学 Sarver 心脏中心提出了心脑复苏(cardiocerebral resuscitation,CCR)。CCR 提倡对目击的 CA 患者进行连续胸外按压而不提供口对口人工呼吸。由 3 个部分组成:旁观者 CPR,EMS 实施的加强生命支持和积极的复苏后治疗(包括亚低温和 PCI)。此外,还提倡延迟气管插管,避免过度通气和早期应用肾上腺素。CCR 于 2003 年 11 月在亚利桑那州的图森市开始实施,到 2007 年已在全州大部分地区实施。研究发现,CCR 可显著提高被目击的和有可除颤心率的 OHCA 患者存活率。2005 年,美国心脏协会推荐了 CCR 的一些改进方法。2008 年,美国心脏协会发表了一份科学声明,支持对成人 CA 可仅进行持续胸外按压。

（八）CPR 的实验研究

现代 CPR 诞生以来,人们一直在复苏科学领域进行各类研究,在早期很大程度上是通过动物实验研究确定了如何优化 CPR 的各个组成部分,如胸外按压的速度和深度,在何种剂量、何种情况下使用何种药物等。做这些研究主要是基于一个认识:如果 CPR 的每个部分都得到优化,那么 CPR 的整个过程就会得到优化。

事实上,基于 CPR 研究的特点和目的,其研究范围已从最初的动物实验(猪、狗、猫等大体动物,大小鼠等小动物)扩展到细胞氧糖剥脱/恢复模型的构建,CA 患者 Utstein 模式登记资料的大数据回顾性分析,以及高度仿生化的模拟人研究等,这些研究各有其优缺点,但都为国际 CPR 指南的更新提供了科学依据,为提高患者的预后提供了新的思路和新的救治手段。

（九）小结

现代 CPR 已走过了六十余年,虽然 CPR 有许多令人不满意的地方,但 CPR 的推动者和践行者一直在路上。为了让 CA 患者活下来和更好地活着,从社会大众到医务人员,从院前到院内,从基础科研人员到临床研究者等,都在积极行动着并做出各自的贡献。期待着在不远的将来,CPR 相关的方案、技术设备和人文关怀等越来越成熟,让自然将死者死得有尊严,让意外将死者能起死回生并活得有质量。

二、基础生命支持与生存链

（一）基础生命支持

基础生命支持(BLS),又称现场急救或初期复苏处理,是指专业救护人员或非专业救护人员进行徒手抢救。其主要包括以下三个步骤,被归纳为 A、B、C,即 A(zirway)——开放气道;B(breathing)——人工呼吸;C(circulation)——胸外按压。2010 年美国心脏协会心肺复苏及心血管急救指南中已建议将成人及儿童的基础生命支持程序从 A-B-C(开放气道、人工呼吸、胸外按压)调整为 C-A-B(胸外按压、开放气道、人工呼吸)。BLS 主要目标是向心、脑及全身重要脏器供氧,延长机体耐受临床死亡的时间并促使患者恢复自主循环。

1. 成人基础生命支持

（1）判断环境安全:院外发现患者突然倒地时,施救人员(包括专业施救人员及非专业施救人员)应首先环顾四周快速判断病发现场是否有危及患者及施救者生命安全的危险因素,若有相关危险因素应及时规避或脱离危险后再进行施救,比如给因一氧化碳中毒而导致心搏骤停患者施救时应首先关闭煤气或热水器,开窗通风并将患者移至安全环境后再施救;又如给因触电而导致心搏骤停患者施救时应首先断开电源后再施救;再如给在马路中央发生心搏骤停患者施救时应首先将患者移至人行道后再施救等。总而言之,施救者应切记施救之前首先判断施救环境是否安全,切勿将自身置于危险施救环境中。

（2）判断患者意识:确认施救环境安全后,通过动作或声音刺激判断患者有无意识,比如拍打患者双肩并在双侧耳边大声呼叫:"喂,您怎么了?"或者"您还好吗",观察患者有无言语、表情或动作反应,以判断患者是否意识丧失。

（3）启动应急反应系统:初步判断患者意识后如发现患者意识丧失,立即拨打 120 急救电话,电话接通后应向 120 指挥中心汇报发病现场的具体位置、患者人数、患者发病情况以及已采取的措施,如有可能尽快获取 AED(或除颤器)。单人施救者拨打 120 及取回 AED(如有可能)后再回到患者身边施救;两人以上施救人员在场时,一名施救人员立即拨打 120 及取回 AED(如有可能),另一名施救人员继续判断患者呼吸及脉搏。

(4)检查呼吸与脉搏:检查呼吸时施救者跪在患者同侧压额、抬颏,身体下倾并眼朝患者胸腹部以观察胸廓有无起伏,判断时间为 5~10 秒。实践中常遇见无反应患者呈叹息样呼吸,需要警惕的是叹息样呼吸不是正常呼吸,它是一些无反应患者心脏停搏的信号,其可能发生于心搏骤停后的数分钟内,叹息的患者通常看起来像要迅速吸进大量空气的样子。患者的口可能是打开的,下颌、头或脖子可能随着叹息移动。叹息表现可强可弱,叹息之间可能还会有时间间隔,叹息可能听起来像哼声、鼾声或呻吟声。总之,当患者无呼吸或者呼吸不正常(即呈叹息样呼吸),对于非专业施救者需要立即开始胸外按压。

已有证据表明,施救人员在急救时要在 10 秒内确定患者是否有脉搏是比较困难的,故对于非专业施救人员已不再强调检查脉搏的重要性。对于专业施救人员(如医务人员),建议检查颈动脉脉搏时间不得超过 10 秒,如果 10 秒内没有明确地感受到脉搏,应开始胸外按压。确定颈动脉搏动的步骤如下:①首先使用 2 个或 3 个手指找到患者气管位置;②再将这 2 个或 3 个手指滑到气管或颈侧肌肉之间的沟内,此处即可触摸到颈动脉搏动;③感触脉搏至少 5 秒钟,但不要超过 10 秒。如果没有明确地感受到脉搏,从胸外按压开始 CPR(C-A-B 程序),需要指出的是对于溺水所致心搏骤停患者,心肺复苏时首先应给予 5 次通气后再胸外按压。

(5)胸外按压:胸外按压是 CPR 的基础,通过胸外按压能够模拟心脏的收缩功能产生血流,继而将血流泵入身体其他脏器,维持脑、心等重要脏器的基础血流灌注。有效的胸外按压能产生 60~80mmHg 的动脉压。成人胸外按压实施步骤及注意事项如下:

1)复苏体位:首先确保患者仰卧在坚固的平坦表面上,这样施加的按压力量将更有可能按压在胸部和心脏上并形成血流,而不是仅仅将患者压入褥垫或其他柔软的表面,导致按压力量被缓冲,不能形成有效的按压。另外,如果患者俯卧,应小心地将其调整至仰卧位。如果怀疑患者有颈部损伤,将患者翻转为仰卧位时应尽量使其头部、颈部和躯干保持在一条直线上。施救者跪于患者的一侧并与患者肩部平齐,双膝之间距离与施救者肩部等宽。

2)按压部位:胸外按压前首先要确保按压部位的准确性。将一只手的掌根部放在患者胸骨中下 1/3 交点处,即乳头连线与胸骨中线交界处,再将另一只手的掌根部置于第一只手上。有研究发现,相比较于按压部位在胸骨中部的患者,按压部位在胸骨中下 1/3 的患者在按压期有较高的动脉压峰值(114mmHg ± 51mmHg vs. 95mmHg ± 42mmHg)及呼气末二氧化碳分压(11mmHg ± 6.7mmHg vs. 9.6mmHg ± 6.9mmHg),但是两者在胸廓回弹期的动脉压,以及右房压峰值、冠脉灌注压无明显统计学差异。2020 年美国心脏协会心肺复苏及心血管急救指南仍建议成人心搏骤停患者按压部位在胸骨中下 1/3 交界处。

3)按压手法:按压时双手指紧扣,身体稍前倾,使肩、肘、腕关节置于同一轴线上,并与患者身体平面垂直,用上身重力用力按压、快速按压,但不可冲击式按压。

4)按压深度:施救者应以至少 5cm 的深度对普通成人进行胸外按压,同时避免胸部按压深度大于 6cm。按压主要是通过增加胸廓内压力以及直接压迫心脏来产生血流,进而为心脏和大脑提供必需的血流以及氧气,但施救者往往没有以足够的深度进行胸部按压。2015 年美国心脏协会心肺复苏指南更新中加入了新的证据,建议在至少有 5cm 的按压深度的同时,按压深度应有个上限(大于 6cm),超过此深度则可能出现并发症。近 5 年,因尚未有关于按压深度与复苏结局与预后新的高质量的 RCT 研究证据,2020 年美国心脏协会心肺复苏及心血管急救指南建议成人心搏骤停患者按压深度至少 5cm,但不超过 6cm。

5)按压频率:施救者应以每分钟 100~120 次/min 的按压速率进行胸外按压。心肺复苏过程中每分钟的胸外按压次数对于患者能否恢复自主循环(ROSC)以及存活后是否具有良好的神经系统功能非常重要。每分钟的实际按压次数由胸外按压速率以及按压中断(如气管插管、电除颤等)的次数和持续时间决定,在一项临床 RCT 及若干观察性研究中发现更多按压次数可提高存活率,但当按压速率超过每分钟 120 次后,按压深度会由于剂量依存的原理而减少。2015 年 AHA 心肺复苏指南更新中建议施救者以每分钟 100~120 次按压速率较为合理。近 5 年,缺乏高质量大样本的关于按压速率的新的 RCT 研究,故 2020 年美国心脏协会心肺复苏及心血管急救指南仍建议对于心搏骤停的成年患者,施救者的胸外按压速率为 100~120 次/min。

6)使胸廓完全回弹:每次按压结束后,确保胸廓完全回弹以模拟心室舒张期促进静脉血回流至心室。胸外按压和胸廓回弹/放松时间应该大致相同(1:1),在按压间隙如倚靠在患者胸壁上会妨碍胸廓充分回弹,回弹不充分会增加胸腔内压力,减少静脉回流,灌注动脉灌注压和心肌血流,影响复苏存活率。2020 年美国心脏协会心肺复苏及心血管急救指南强调高质量心肺复苏时建议胸外按压间隙避免倚靠在患者胸壁上,促使胸廓充分回弹。

7)减少按压中断次数和时间:施救者应尽可能减少胸外按压中断的次数和时间,尽可能增加每分钟按压次数。对于没有高级气道接受心肺复苏的成人心搏骤停患者,实施心肺复苏的目标应该是尽量提高胸外按压时间在整个心肺复苏时间中的比例,目标比例为至少 60%。复苏过程中如因分析心律、检查脉搏和其他治疗措施需要中断胸外按压,则中断胸外按压时间需<10 秒。

8)按压/通气比:对于没有建立高级气道的心肺复苏患者,按压通气比为 30:2,每个周期为 5 组 30:2 的 CPR,每个周期时间约为 2 分钟。2015 年后国际心肺复苏联络委员会的一项大样本的系统综述及 Meta 分析显示,在成人心搏骤停心肺复苏过程中,30:2 的按压-通气频率与较高的复苏后存活率以及较好的神经功能预后密切相关。2020 年美国心脏协会心肺复苏及心血管急救指南仍然建议成人心搏骤停患者心肺复苏时按压/通气比为 30:2。建立高级气道后通气频率设定为 10 次/min,100~120 次/min 的按压频率持续按压。

9)CPR 周期及心律复检、轮替互换:2020 年美国心脏协会心肺复苏及心血管急救指南根据现有的 2 个高质量 RCT 研究证据建议 CPR 过程中每隔 2 分钟复检心律,如仍无自主呼吸及心率,轮替互换后继续下一个 2 分钟周期的 CPR,以免按压者疲劳致使按压质量和按压频率降低。轮换时要求动作快,尽量减少中断按压。

10)高质量胸外按压:越来越多的证据表明高质量的胸外按压是患者存活的必要条件。基础生命支持中高质量胸外按压的动作要点总结如下:①按压部位正确:掌根部位于胸骨中下 1/3 交点处或乳头连线与胸骨中线交点处;②按压姿势正确:双手交叠,肘关节伸直,双上肢与患者水平面垂直;③按压频率正确:以 100~120 次/min 的速率实施胸外按压;④按压深度为 5~6cm;⑤每次按压后让胸廓充分完全回弹;⑥尽可能减少按压中段次数和时间。

2. 儿童基础生命支持 在美国,每年有超过 20 000 名儿童发生心搏骤停,儿童发生心搏骤停原因多为呼吸功能障碍所致。因而复苏早期更要注重呼吸支持,改善缺氧。尽管儿童 IHCA 后生存率提高,神经系统预后良好率相对较高,但儿童 OHCA 生存率仍然较差,掌握好儿童基础生命支持技术尤为重要。儿童基础生命支持的程序和技能与成人基础生命支持的程序相似,但又有所差异,关键要点如下:

（1）判断环境安全:院外发生儿童心搏骤停,施救者同样应切记施救之前首先判断施救环境是否安全,切勿因公受伤。

（2）判断意识、呼吸和脉搏:首先需要通过评估患儿意识状态、呼吸及脉搏情况,对无反应的儿童,应检查是否有呼吸,如果没有呼吸或仅仅喘息,最多用 10 秒触摸脉搏。如果在 10 秒内没有感受到脉搏或不确定是否感受到脉搏,应开始进行胸外按压。

（3）启动应急反应系统:一般认为很多儿童在发生心搏骤停前先出现呼吸停止,如果施救者离开呼吸停止的患儿去启动应急反应系统,患儿可能发展为心脏停搏,并且生存的概率也大大降低。如果单人施救者发现无呼吸或仅喘息的无反应患儿,对于无人目击的猝倒,应该先给予 2 分钟 5 个周期的心肺复苏,再离开患者去启动应急反应系统并取 AED,然后回到患儿身边继续心肺复苏;而对有目击者的猝倒,先启动应急反应系统并取 AED,再回到患儿身边心肺复苏。

（4）胸外按压部位:将双手或者一只手(适用于很小的儿童)放在胸骨的下半部。

（5）胸外按压深度:至少为胸廓前后径的 1/3,大约 2 英寸（5cm）。

（6）胸外按压速率:对于儿童也采用成人的按压速率,即每分钟 100~120 次。

（7）人工呼吸:辅助通气频率为每分钟通气 20~30 次/min。

（8）按压通气比:对于没有建立高级气道的心肺复苏患者,按压通气比为 30∶2,每个周期为 5 组 30∶2 的 CPR,每个周期时间约为 2 分钟。医务人员建立气管插管等高级气道后,心肺复苏时每分钟通气 20~30 次/min,以 100~120 次/min 的速率持续按压。

（9）儿童高质量心肺复苏要点:高质量的 CPR 可提高患儿的存活的概率,高质量心肺复苏要点包括如下:①用力按压、快速按压:按压速率为每分钟 100~120 次,按压深度大约为 5cm（胸廓前后径的 1/3）;②每次按压后让胸廓完全回弹;③尽量减少按压中断的时间和次数（中断时间<10 秒）;④给予有效的人工呼吸;⑤避免过度通气。

（二）生存链

生存链,顾名思义即患者发生心搏骤停后拯救患者生命继而得以健康生存的紧密相连的链式工作环节。根据患者发生心搏骤停场景的不同分为院内心搏骤停（in-hospital cardiac arrest,IHCA）患者生存链和院外心搏骤停（OHCA）患者生存链。《2020 年美国心脏协会心肺复苏及心血管急救指南》中新的"生存链"概念包括六个环节（图 2-2）,具体如下:

1. 院内心搏骤停患者生存链　①早期识别及预防心搏骤停;②启动应急反应系统;③高质量 CPR;④电除颤;⑤心搏骤停恢复自主循环后治疗;⑥康复。

2. 院外心搏骤停患者生存链　①启动应急反应系统;②高质量 CPR;③电除颤;④高级心肺复苏;⑤心搏骤停恢复自主循环后治疗;⑥康复。

当患者发生心搏骤停后,只有及早识别并启动应急反应系统,早期开展高质量 CPR 及电除颤,患者才有机会最短时间内恢复自主循环,继而通过后续系统的加强生命支持治疗,改善复苏后综合征促进器官功能的恢复,再通过系统康复锻炼达到功能康复,最后健康生存。上述生存链环环相扣（图 2-2）,紧密联系,缺一不可,任何环节的缺失或推迟都会导致心搏骤停患者的健康生存概率的下降。

IHCA

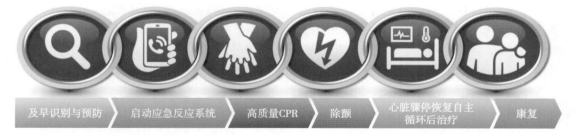

及早识别与预防 　启动应急反应系统　高质量CPR　除颤　心脏骤停恢复自主循环后治疗　康复

OHCA

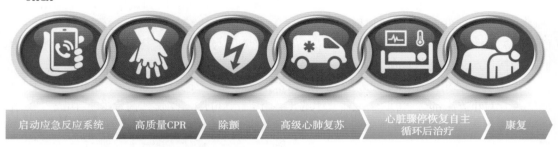

启动应急反应系统　高质量CPR　除颤　高级心肺复苏　心脏骤停恢复自主循环后治疗　康复

图 2-2　院内心搏骤停及院外心搏骤停患者生存链
注:引自《2020 年美国心脏协会心肺复苏及心血管急救指南》

(三)早期除颤

当患者发生心搏骤停时,抢救的时效性非常重要,研究表明抢救时间每延迟 1 分钟,患者生存率则会降低 7%~10%。大量临床实践发现患者发生心搏骤停前初始心脏节律 80% 为心室颤动,而终止心室颤动最有效的手段及方法为电除颤,且成功除颤的可能性随着时间的流逝而迅速降低。既往研究发现除颤时间每延迟 1 分钟,患者恢复自主循环可能性下降 10%。而当患者发生心搏骤停后 1 分钟中及时有效实施心肺复苏,3~5 分钟内进行 AED 或手动除颤器除颤,可使患者存活率提高至 50%~70%。由此可见,早期对心搏骤停患者进行电除颤能大大提高患者的生存率。因而,早期电除颤为心搏骤停患者生存链中非常重要的一环。

三、气道管理与人工通气

(一)心搏骤停时人工通气的生理

细胞有氧代谢是机体维持生命的基本条件之一,正常生理条件下空气中的氧气通过肺的通气及换气功能弥散至血液循环中,再经血液循环输送至组织细胞间与细胞弥散交换,供细胞有氧代谢,而代谢产生的二氧化碳则通过血液循环致肺部通过肺的通气功能排出体外。心搏骤停之后呼吸也会逐渐停止,肺的通气及弥散功能也随之停止。在心搏骤停的最初几分钟内,机体肺内及血液中仍保存有一定水平的氧储备,因而此时尽快恢复心输出量才是提高氧输送的关键因素,这也是美国心脏协会心肺复苏指南中强调对于有目击者的心搏骤停患者,在复苏开始几分钟内胸外按压比呼吸支持更重要的原因所在。但是随着 CPR 时间的延长,心搏骤停患者体内的储备氧逐渐消耗殆尽,此时如何没有适当的通气而仅进行单纯的胸外按压,只能提供给重要脏器一定量的血液灌注,但是因无法进行肺的通气及换气,导致灌注血流内氧气含量很低,重要脏器组织细胞处于缺氧状态,细胞出现无氧代谢以及代谢性酸中毒,继而会明显降低心肺复苏自主循环恢复成功率,因而在心肺复苏进行一段时间按压后给予适时的人工通气同样重要,此时必须给予人工呼吸,这样才能提高血液的氧气含量,改善细胞缺氧状态,提高复苏成功率。

心肺复苏的主要目标是一方面尽快恢复心脏的血流灌注和对组织器官的氧输送,使之尽可能地复跳并恢复自主循环;另一方面是尽早对缺氧非常敏感的神经系统的氧输送,尽可能地减轻神经系统损伤和功能缺失。因而心肺复苏过程中保证足够的氧输送至关重要。氧输送的计算公式=每搏量(SV)×心率(HR)×[血红蛋白(Hb,g/dl)×血氧饱和度(SaO$_2$)×1.39+0.003 1×动脉血氧分压(PaO$_2$)]。由氧输送公式可见氧输送取决于两个方面:每搏量及动脉血氧分压,而每搏量及动脉血氧分压与胸外按压及人工通气密切相关,因而心外按压与人工通气同等重要。

人工通气是指运用人为的办法,依据肺内压与大气压之间压力差原理,借助口对口或者通气装置(如呼吸球囊等)使空气有节律的进入肺内,让呼吸心搏骤停者获得被动式呼吸,继而氧气弥散入血,二氧化碳则通过胸廓及肺组织的弹性回缩力排出体外,如此周而复始以模拟自主呼吸过程,维持基础的生命支持。在基础生命支持和加强生命支持阶段短时间内推荐吸入100%的纯氧以增加动脉血氧含量及氧分压进而提高机体氧输送。同时,正常人呼吸时肺的通气/血流比例约为0.84,由于心肺复苏时产生的血流较正常人相对减少,实际经过肺的血流亦明显减少(为正常的25%~39%),维持相对恒定的通气血流比例,潮气量和呼吸频率均较生理状态下的需求更低,因而心肺复苏过程中应避免急速、过大潮气量的人工通气,通气以可见胸廓起伏即可。同时也可以避免胃胀气导致膈肌上抬,继而使肺的顺应性下降,或胃内容反流造成误吸引起吸入性肺炎。

(二)心搏骤停人工通气

1. 开放气道 心搏骤停患者意识丧失,由于舌根后坠会阻塞上呼吸道,故人工通气前需要开放气道。常用的开放气道方法有仰头提颏法和托颌法。

(1)压额抬颏法:患者取仰卧位,施救者跪在患者一侧,将一只手小鱼际侧置于患者的前额,然后用力压头使头后仰,同时将另一只手食指和中指置于下颌骨下方,用力上抬使下颌尖角、耳垂连线与地面垂直。需要注意的是:①切勿用力压迫颏下软组织以免可能阻塞气道;②切勿使用拇指抬颏;③切勿完全闭合患者的口(除非对患者选择口对鼻人工呼吸时)。

(2)托颌法:在怀疑患者有颈椎损伤时使用。患者取平卧位,施救者位于患者头侧,两手拇指置于患者双侧口角旁,余双手四指托住患者下颌部位,在保证头部和颈部固定的前提下,用力将患者下颌向上抬起,使下齿高于上齿,避免颈部的大范围活动。

2. 人工通气技术方法 人工通气的技术方法有口对口人工呼吸、口对鼻人工呼吸、口对防护装置人工呼吸、口对面罩人工呼吸、球囊面罩辅助通气等。具体操作流程及注意问题如下:

(1)口对口人工呼吸:口对口人工呼吸是一种为患者提供氧气的快速、有效的方法。施救者呼出的气体含有大约17%的氧气,基本可以满足患者的需要。具体操作如下:首先用压额抬颏法开放患者气道,再用拇指和食指捏住患者鼻子(使用放在前额的手),施救者正常吸一口气,用嘴唇封住患者的口周不漏气,然后给予一次呼吸(吹气1秒),吹气时注意观察胸廓有无抬起。鉴于口对口呼吸有潜在感染传染性疾病风险,目前指南已不强制建议必须行口对口人工呼吸,对于未经训练的非专业施救人员可以进行单纯胸外按压式心肺复苏。

（2）口对鼻人工呼吸:用于口唇受伤或牙关紧闭者,施救者稍上抬患者下颌以使口闭合,开放气道后用口封住患者鼻子不漏气,将气体吹入患者鼻腔中。该方法同样有潜在感染传染性疾病的风险。

（3）口对防护装置人工呼吸:防护面罩通常有一个单向阀门,可阻止患者呼出的气体进入施救者的口腔,从而降低发生传染的危险性,但实践中较难第一时间获得防护面罩,实用性较低。

（4）口对面罩人工呼吸:在口对面罩的人工呼吸中,可使用具有或没有单向阀门的面罩。单向阀门允许施救者呼出的气体进入患者口鼻,但阻止患者呼出的气体进入施救者口腔,从而降低传染性疾病的发生风险,同样实践中较难第一时间获得,实用性较低。

（5）球囊面罩辅助通气:球囊面罩装置是由一个面罩及一个与之相连的气囊组成,部分包括一个单向阀门。球囊面罩装置是医务人员进行CPR时给予正压通气的最常用方法。使用时运用E-C钳手法,具体操作如下:①施救者位于患者头部的正上方位置;②患者仰卧,将面罩置于患者脸上,面罩狭窄处位于患者鼻梁处,将一只手的拇指和食指放在面罩两边形成C形,并将面罩边缘压向患者面部,同时剩余3指呈E形提起下颌角以开放气道,同时使面部紧贴面罩;③挤压气囊给予通气(每次1秒),同时观察胸廓是否起伏。

（三）气道梗阻的管理

气道异物梗阻(foreign body airway obstruction,FBAO)是导致窒息的危急情况,如不及时解除,数分钟内即可导致患者死亡,因而对于呼吸心搏骤停患者应考虑气道异物梗阻可能。气道异物梗阻管理的关键是首先识别FBAO,其次是及时解除气道异物梗阻。

1. 气道异物的识别

（1）气道完全梗阻:当患者气道被异物完全阻塞后,患者因为无法呼吸往往不能发声言语,双手触摸颈部,表情惊慌,呼吸费力。施救者应及时识别此乃气道异物阻塞征象,应立刻询问患者是否被异物卡住气道无法呼吸,如患者点头确认,应立即马上予以施救协助解除气道异物梗阻。如气道异物不能及时排出,患者将无法呼吸并很快出现意识丧失及死亡。

（2）气道部分梗阻:患者气道被异物部分阻塞后,患者仍能进行呼吸,能有咳嗽和发声,但咳嗽停止时可闻见喘息声。施救者发现患者不适症状时应首先跟患者确认是否气道有异物,如患者确认后鼓励患者用力咳嗽,利用咳嗽反射的气流冲击力将气道异物排出,同时施救者守护在患者身边密切观察,如患者不能自行排出气道异物且呼吸困难加重,不能言语及发绀,应及时呼叫"120"并协助患者解除气道异物梗阻。

2. 气道异物梗阻的解除　对于气道完全被异物阻塞的患者施救者应争分夺秒的运用恰当的方法驱使肺部残余气体形成一股气流,利用这股带有冲击性、方向性的长驱直入气管内的气流协助患者将异物从气道内排出,常见方法如下:

（1）腹部冲击法:施救者站在患者身后,一只脚置于患者胯下,另一只脚向后撑地,双臂环抱患者腰部,一手握拳,另一只手复握拳头置于患者剑突及肚脐连线中间部位,然后利用握紧的拳头反复快速向上、向内冲击患者腹部,继而形成冲击性的气流把异物排出。当患者身边无旁人搭救时,患者可利用身边环境物品进行自救,可将上腹部压在一个硬质窄边的物体上（如椅背、桌缘等）快速用力冲击上腹部直至异物排出。

（2）胸部冲击法：对于晚期妊娠及过度腹型肥胖者，施救者无法环抱患者腰部时，可采用环抱胸部法冲击。施救者同样站在患者身后摆好稳定体位，将上肢通过患者腋窝环抱患者胸部，握紧的拳头置于胸骨中线位置，快速用力向后上冲击胸部直至异物排出。

（3）拍背/冲击胸部法：对于婴儿气道异物阻塞时，推荐使用拍背/冲击胸部法。施救者取坐位，将患儿俯卧位于施救者一侧前臂上，同时前臂置于施救者同侧大腿上，手指张开托住患儿下颌并固定头部，然后用另一只手掌根部在患儿背部肩胛区用力拍背 5 次。拍背 5 次，随后前臂托住患儿背部，手指托住患儿头颈部，在另一只手的协助下将婴儿翻转过来并置于大腿上实施 5 次快速胸部冲击，依次重复上述动作直至异物排出。

运用上述方法施救过程中如不能将异物从气道排出致患者失去意识后，应首先判断患者脉搏及呼吸，如脉搏及呼吸则进入心肺复苏流程。

四、胸外按压

（一）心搏骤停时胸外按压的生理

1. 概述　胸外按压（chest compressions）是通过增加胸腔内压力和直接按压心脏驱动血流，有效的胸外按压能产生峰值达 60~80mmHg 的动脉压力。因而，胸外按压是建立人工循环最为简便和有效的方法，其重要性不言而喻。国外 1878 年 Boehm 首次报道胸外按压术，其通过对猫的实验表明闭胸心脏外部挤压可能为体循环提供一定程度的血液供应；直至 1960 年，约翰·霍普金斯大学教授 Kouweuhoven 等在 *JAMA* 上发表了关于胸外心脏按压的里程碑式意义的论文标志着现代胸外按压术的开始；由于文中提到的复苏方法简单可行，可以由任何人在任何地方实施，自此胸外心脏按压便逐步取代开胸按压并被广泛推广。

祖国传统医学中亦曾提及胸外按压。早在 1 700 多年前的东汉时期，名医张仲景就曾在《金匮要略》中提到对自缢者，应在使其平卧后进行胸外连续按压，即"救自缢死……徐徐抱解，不得截绳，上下按被卧之。一人以脚踏其两肩，手少挽其发，常弦弦勿纵之；一人以手按据胸上，数动之……"成为已知的与现代心肺复苏技术最接近的抢救方法。至上世纪五十年代，天津医学院附属医院麻醉科的王源昶教授于 1957 年发表在《中华外科杂志》上的《硬脊膜外阻滞麻醉之意外及其处理》一文就在世界上首先报道了胸外心脏按压进行心肺复苏成功的病例，并详细描述了其应用的具体方法，这在心肺复苏术领域是具有里程碑意义的。然而，受到国际公认的却是 Kouweuhoven 教授，这或许与我国当时在世界上的学术影响力尚不足有关。

胸外按压在 BLS 的中的地位越来越受到重视，而对于胸外按压时的确切机制目前仍有争论。其中，较为公认的心泵学说和胸泵学说是胸外按压的两大主流机制。目前认为，这两种机制在心肺复苏胸外按压过程中都有作用。

2. 心泵理论　在半个多世纪以前，人们首次尝试解释心脏按压在心肺复苏术中的作用。Kouwenhoven 等提出了假设，即心脏按压过程中的血液流动是由两个心室的压缩和由此产生的心室内的压力上升直接产生的，而心室充盈是通过释放时的心室内压力降低而产生的被动"舒张"吸引机制实现的。因此，在按压过程中，房室瓣关闭，当心室内压力超过主动脉和肺动脉舒张压时，主动脉瓣和肺动脉瓣打开；在按压完毕后的胸廓回弹过程中，心室内压力迅速下降，房室瓣膜打开——允许血液流入心室腔——主动脉瓣和肺动脉瓣关闭；这一理论还要求在心肺复苏过程中心室大小发生显著变化,类似于正常心脏周期时的收缩期挤压和舒张期放松。随后的一系列观察性研究证实了这一理论。Maier 等在狗的模型中发现,在固定的每搏量下,增加按压频率——而不是按压力量——会导致心输出量和冠状动脉血流的增加,提示心脏的直接压缩是每搏量的主要决定因素;另一项在狗身上进行的实验表明,二尖瓣在按压期是关闭的,在放松期是打开的。经食管超声心动图的进一步研究发现,胸外按压时二尖瓣关闭,心室腔缩小,放松期二尖瓣打开,支持心脏泵理论。Kim 等对非外伤性心搏骤停患者进行了经食管超声心动图造影剂检查,所有病例经猪尾导管向左心室注射混合生理盐水后,在心肺复苏按压期均观察到流向左心房的逆行血流与从左心室流向主动脉的前向血流。在向主动脉根部注射混合生理盐水后,连续胸外按压,可见造影剂泡逐渐顺行清除,中断按压时,只有少量造影剂进入左心室。在每个 CPR 周期中,二尖瓣在按压时关闭,放松时打开;此外,主动脉瓣在按压时打开,放松时关闭,这与胸外按压时左心室就像一个泵的假设一致。然而,逆行血流量的程度在个体间存在显著差异,这表明可能有其他机制显著促进了血流量。

3. 胸泵理论　在 20 世纪 80 年代早期,一些研究提出了一种不同的理论来解释心肺复苏过程中导致血流产生的机制。这一理论认为,血液流动不是通过心脏直接压迫而产生的,而是通过胸腔泵机制。在按压过程中,胸腔内压力的增加迫使血液从胸腔血管进入体循环,心脏充当的是管道而不是泵。按压导致整个胸腔的腔室内压力均匀升高,胸腔入口静脉塌陷和静脉瓣闭合抑制了静脉血液的逆行流动。这一理论要求二尖瓣在整个心脏周期内保持开放,心室大小在心肺复苏周期中显示出最小的变化。一些观察性研究也支持这一理论。一篇病例报道一例心室颤动患者在导管室反复咳嗽,在没有任何按压的情况下维持血流和意识长达 40 秒之久。Porter 等报道了两组不同的患者在进行 CPR 时,其中一组符合心泵理论,另一组在胸部按压时经食管超声心动图显示二尖瓣开放,进一步支持了胸泵理论;有趣的是,本研究发现,与胸外按压时二尖瓣关闭组相比,在胸外按压时二尖瓣打开的患者经二尖瓣前向血流量更低,临床预后更差。Halperin 等以狗为实验对象进行研究,解释了气道开放时胸腔内压力升高的机制:按压时,小支气管水平发生气道塌陷,阻止肺泡中气体逸出,导致气体残留在肺泡内,使胸腔内压力上升;放松后,小支气管恢复原状,气体逸出,胸腔内压力下降,这一实验为"胸泵机制"提供了强有力的证据。但胸泵理论不能解释在 CPR 中所有血流动力学的发现,如不能解释在开放性气胸行 CPR 没有减少血流,也提供不了冠脉循环的血流机制等。然而,不可否认,胸泵机制的提出对心肺复苏理论研究和临床实践起到了巨大的推动作用。

4. 其他理论　近几年的证据表明,心泵机制和胸泵机制这两种经典的理论并不能完全解释其机制,因而促使新的理论的产生,如"肺泵理论""左房泵理论""呼吸泵理论"。但不管哪一种理论,胸外按压的效率是心肺复苏成败的关键决定因素。

(1)肺泵理论:Shaw 等介绍了"肺泵"的概念。在这个模型中,心脏是泵的一部分,泵由三部分组成:一个进口阀,一个压缩室和一个出口阀。由肺动脉瓣代表进口阀,肺血管和左心房、左心室代表压缩室,主动脉瓣代表出口阀。因此,心脏既不是一个泵,也不是心泵学说或胸泵学说所描述的被动管道,而是一个更大的泵系统的重要组成部分。在胸外按压时,胸腔内压力会上升,并均匀地传递到胸腔内所有结构。虽然少量的血液可以从肺动脉反向流入右心室和全身静脉,直到肺动脉瓣关闭,但剩余的血液必须通过左心室和主动脉瓣流出;放松时,胸腔内压力降至低于胸外血管压力,血液经全身静脉流入胸腔,右心室血流使得肺血管容量恢复。

（2）左房泵理论:Ma 等基于一些患者在胸外按压二尖瓣开放时同时有前向血流和肺静脉反向血流的证据提出了"左房泵"的概念。在这个理论中,胸外按压时左房室瓣开放,左房内径明显变化,压力变化特点是左心房>左心室>主动脉,从而认为在早期按压阶段左心房,而不是左心室,是胸外按压时的主要的血流动力源。他们还注意到,从循环崩溃到心肺复苏的时间是所能观察到的泵机制的主要决定因素:较短时间心肺复苏与心泵机制相关,较长时间心肺复苏与胸泵或左心房泵机制相关。这通常被解释为心肺复苏启动延迟的影响,这可能会通过改变心脏和肺的顺应性来改变胸外按压时的机制,即在复苏的后期,由于心肌相对僵硬,胸泵机制可能是前向血流产生的主要决定因素。

（3）呼吸泵理论:Convertino 等提出了"呼吸泵"的概念——胸泵的另一种变异形式。心搏骤停接受 CPR 的患者,在按压放松阶段使用阻抗阈值装置增强吸气阻力的阻力阀装置（impedance threshold device,ITD）增加了流向心脏和大脑的血流量,这种方式产生的心肺相互作用与自主呼吸的患者相似。每次胸廓回弹时,胸腔内压力立即下降,促进血液回流至心脏。这项研究可能表明,在心肺复苏的按压和放松阶段,优化胸腔泵可以使得重要脏器血流量增加。

综合目前对心脏按压机制的研究,我们推测,心泵理论或心泵与胸泵理论的结合可能代表了人类心肺复苏时主动脉前向血流的最实际的机制。心泵理论可能是心肺复苏初期的主要机制,胸泵机制的作用可能在复苏过程中逐渐增加,与长程心肺复苏过程相关。其余理论尽管可能在特定病例中发挥作用,但他们的临床相关性仍有待证实。

（二）人工胸外按压技术

详见第二章第二节"基础生命支持与生存链"部分。

（三）其他胸外按压技术

心搏骤停患者的生存率与心肺复苏时所能给心脏和大脑提供的血流量有关。人工胸外按压常常做的不正确,特别是在运输过程中。在这方面,可以假设,自动化设备可以消除人工 CPR 固有的异质性和疲劳,减少中断,增加气道机制,改善血流和生存率。迄今为止,已经出现了三种不同类型的机械按压装置:机械活塞式、履带式和主动按压减压机械装置。

1. 活塞式机械装置　这中装置是基于一个简单的活塞机制,由压缩气体或一个放置在胸骨上的电力驱动活塞提供。由于是对胸骨局部的按压,且没有与任何主动的机械减压偶联,这些设备的潜在功效主要取决于心泵理论下的病理生理学假设,因为与人工心肺复苏相比,机械活塞能够更好地压缩左心室和右心室。1908 年,Pike 等首次尝试使用活塞装置观察到与人工心肺复苏相比,机械按压没有任何获益;在随后的几十年里,出现多种这种类型的装置。Taylor 等使用了气动装置（密歇根仪器公司的 Thumper）,对 50 名患者进行机械或人工心肺复苏,发现只有在特定条件下,即缺乏训练有素的人员或人工按压在技术上难以实施时,机械按压才与人工按压具有可比性。此外,还发现 Thumper 组胸骨骨折率增加。两项连续的小型 RCT 研究发现,使用 Thumper 设备进行心肺复苏术的患者和那些进行标准心肺复苏的患者之间生存率没有差异。

最新版的 Thumper 设备（图 2-3a）能够提供每分钟 100 次胸外按压频率,可调节行程范围和脉冲按压波形,以优化效率,然而临床研究的结果却不一致。在电击诱发的猪心室颤

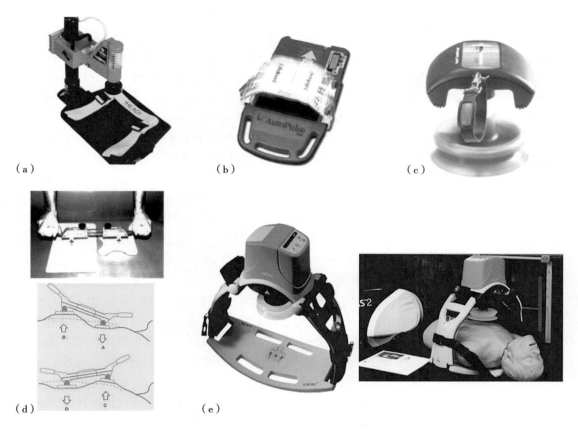

图 2-3 不同胸外按压技术

注:引自 Cipani,et al. J Intensive Care Soc,2019,20(1):2-10.

动模型中,Thumper 装置被证明与血管加压药物一样能提高冠状动脉灌注压。在一项前瞻性研究中,使用救护车上设置的数字视频记录系统,使用 Thumper 设备进行的机械 CPR 与人工 CPR 相比,无按压间隔时间相似,平均按压频率和平均通气率更低。这表明,在设备激活后,较低的无按压间隔时间的优势,被在运输时间较短的系统中更长的设备激活时间所平衡。

2. 履带式机械装置 1980 年以后,一种被称为 CPR 背心的新的机械装置设计被发明。该装置是基于胸泵理论的病理生理学原理,该背心被设计为围绕患者的胸部迅速充气和放气,遵循类似的原则,开发出了一个更灵活的版本,即 Auto-Pulse CPR 荷载分配履带(图 2-3b)。尽管最初的结果令人鼓舞,后续的研究并没有证实这些设备的临床用途。在对院外心搏骤停患者的大型多中心临床试验 ASPIRE 研究中,Auto-Pulse CPR 的使用与更糟的神经功能预后和四小时存活率下降的趋势相关。在 CIRC 研究中,纳入了 4 573 例 OHCA 患者,Auto-Pulse CPR 获得了与人工 CPR 相当的生存率,且出院时的神经功能状态没有差异。

3. 主动按压减压机械装置 主动按压减压(active compression decompression,ACD)方法的基本原理是主动减压——在减压阶段用吸盘抬高前胸部,产生胸腔内负压力——可能有利于增加静脉回流和心室充盈。这一假设与胸泵模型相一致,减压期静脉回流的增加可提高按压效果。ACD 原理最初产生了两个不同的设备,称为 ResQ pump 和 Cardio Pump

（图 2-3c）。这些设备既需要推也需要拉，而且发现对救援人员来说，比执行标准的 CPR 需要更多的体力消耗。它们的临床应用再次产生了矛盾的结果。一些临床研究显示，与传统 CPR 相比，其短期生存率更高。在一项针对 OHCA 患者的随机试验，法国 ACD-CPR 研究中发现，与人工标准 CPR 相比，CardioPump CPR 与较高的无神经功能损伤出院率和一年生存率相关。然而，一些大型前瞻性随机临床试验比较了进行 ACD-CPR 与常规 CPR 在 OHCA 患者和 IHCA 患者中的生存率均无差异。

另外两种基于 ACD 原理的机械装置是 Lifestick 和 Lund 大学心肺辅助系统（卢卡斯）。Lifestick 是一种手持设备，能够提供胸腹分阶段的按压-减压序列（图 2-3d）。一项关于 OHCA 的前瞻性随机临床研究显示，与常规 CPR 相比，使用此装置进行 CPR 的患者出院生存率并无差异。LUCAS 是一种易于操作的由气体驱动或电力驱动的设备，它包括一个安装在两条腿上的气缸，连接到一个坚硬的后背板上，还有一个硅胶吸盘，吸附在胸骨上，当胸骨缩回时，它会回到起始位置（图 2-3e）。在院前心搏骤停的情形时，与人工 CPR 相比，该装置被证明可以提供更高的充分按压率与更少的总脱手时间。先后进行的两项针对 OHCA 患者的临床试验，LINC 研究与 PARAMEDIC 研究，发现在早期与晚期生存率方面，机械 CPR 与人工 CPR 相比均无更好的获益。此外，在 PARAMEDIC 研究中，机械 CPR 组在 3 个月时无明显神经功能损伤的生存概率比人工 CPR 组更低。2002 年，Cochrane 对几项研究的荟萃分析显示，ACD-CPR 与常规 CPR 相比，在生存率或神经系统预后方面没有差异。最近的一项荟萃分析发现 ACD 复苏虽不能改善自主循环的恢复，但有两个重要的预后因素可在一定程度上提高 ACD 的疗效，即目击状态和较短的反应时间。

由于缺乏确切的证据，在 CPR 中使用机械装置仍有争议。大多数研究集中在 OHCA 患者身上，大部产生了令人失望的结果。根据最近一份 OHCA 管理的联合声明，人工胸外按压仍然是标准方式，因为目前的证据并不支持使用机械活塞或负荷分布带装置比人工按压更能带来临床益处。只有经过适当训练的人员使用这些设备进行机械按压才是合理的（Ⅱb 级，证据 B 级），在对施救者来说很难进行充分的人工按压或置身于危险的特定情景中，或可以考虑使用这种装置（活塞机械装置为Ⅱb 级，证据等级为 C 级；负载分配带装置证据等级为 E 级）。在这方面，必须强调的是，评估 CPR 提供者的安全性是任何复苏尝试的首要行动之一。有临床指南指出，目前的证据并不支持 ACD+ITD 组合的常规使用，尽管在有可用设备和经过适当培训的人员的环境下，这可能被认为是一种合理的替代方案（Ⅱb 级，证据等级 C）。类似的推荐还见于 2015 年欧洲复苏委员会的复苏指南。

（四）小结

基于目前的证据，单一的理论可能不足以解释每位患者在心肺复苏术中前向血流的产生和维持，心泵理论和胸泵理论似乎更有说服力，可能分别代表心肺复苏早期和晚期的主要机制。然而，在特殊情况下，可能还涉及其他机制，每种机制对心脏按压效率的相对贡献取决于临床和病理生理因素之间的复杂相互作用。其中，年龄、体形、胸部柔韧性、可能的人工通气、心室僵硬度和大小、从循环崩溃到心肺复苏开始的延迟时间、按压的力度和速率、气道压力、心肺复苏的早期或晚期、在每个特定的病例中，当时的心电图表现可能是最终影响泵的机制的主要决定因素。例如，如果左房的尺寸很大，左房泵理论可能对这个特定的病例更重要。我们可以在不同的临床背景下，通过反复的对比剂增强超声心动图检查来观察心脏复苏过程中的血流和瓣膜运动，从而弄清这个多理论问题的真相。这些机制的复杂性，以及在紧急情况下正确使用机械装置所需的充分培训,可能也解释了机械装置在大多数 OHCA 患者的临床研究中效果较差的原因。尽管一些研究表明,机械 CPR 可能会改善 IHCA 患者的预后,但迄今为止,证据水平还很低。直到新的研究提供更多关于机械 CPR 设备作用的信息之前,只有在对 CPR 提供者来说很难进行充分的人工按压或置身于危险的特定情景中,考虑采用机械 CPR 或许是合理的。

(李　欣、龚　平、郑光辉)

第三节　电除颤与自动体外除颤器

一、电除颤原理

在正常情况下,心脏通过节律性的收缩与舒张为人体的循环系统提供动力,在这个过程中,各个部分心肌的运动都是通过窦房结传导的电信号来指挥的。窦房结是心脏自动节律性最高的起搏点,成年人窦房结每分钟产生 60~100 次可传播的动作电位,沿着固定路径由房室结、房室束传到心室,由此支配心脏的收缩与舒张。在 VF 发生时,心室功能紊乱,心脏活动节律表现异常,此时窦房结无法支配心室的收缩与舒张,主要表现为心室肌快而微弱的收缩或不协调的快速乱颤,其结果是心脏无排血,心音和脉搏消失,心、脑等器官和周围组织血液灌注停止,此时需要尽快终止这种无序的状况,并及时恢复心脏正常的窦性心律。

由于目前对 VF 产生的机制还未完全明确,因此无法从根本上治疗 VF。但是人们通过对 VF 外在病理特征尝试并掌握了一些治疗 VF 的方法,这些方法称为除颤。临床上使用过的除颤方法有机械除颤、药物除颤以及电除颤。关于电除颤的机制,不同的学者有不同的解读,例如有研究发现电击心脏的能量达到一定值时可以使心肌细胞进入不应期,这个不应期要比正常不应期时间长,研究人员据此提出了"不应期延长"假说,假说认为电击使全部心肌细胞电活动受到抑制,使它们同时进入不应期,停止紊乱的电活动信号传播,同时重新接受窦房结的节律信号,重新恢复正常的窦性心律。之后的研究发现电击不需要抑制全部的心肌细胞,只需要抑制一定百分比的心肌细胞即可成功除颤,这个百分比被称作"临界质量",从而研究人员根据这个现象提出了"临界质量"假说,但目前为止还没有研究能明确"临界质量"的确切数值。另外还有研究发现,除颤成功前后心肌的电激动方式是不一致的,而除颤失败时的心肌电激动方式确是一致的,由此该研究人员提出了"易损期上界"假说。该假说提出除颤成功需要两个条件:①电击可以瞬时终止全部的心脏电活动;②到达心脏的能量必须高于心肌"易损期上界"。假说认为当除颤能量低于心肌"易损期上界"时,实际上并没有起到除颤的作用,而是诱颤的作用。综合以上几种假说的观点,可以发现这些关于 VF 产生的原理猜想有一个共同的特点,即除颤成功与否表现为"全或无"的特性,若要除颤成功则需要使得除颤能量超过某个阈值,而除颤能量低于这个阈值时,除颤是无效的,问题则在于这个阈值并非某一确定的数值,而是与多方面的因素相关,这一点我们将在后面的内容中着重叙述。

即便目前在 VF 产生和电除颤为何有效这个问题上仍然存在争议,并没有形成统一的认识,但大多数人已经认同的观点是,电除颤的原理是让电路中的储能元件产生一次极短暂的高能量强大脉冲电流直接或经胸壁作用于心脏,该放电动作产生的强电场作用能够使得大部分心肌细胞在瞬间被强制同时除极并进入不应期,中断折返通路,消除异位兴奋灶,使得 VF 的波前无法继续传播,原本紊乱的电活动得到抑制,进而使得窦房结发出的脉冲信号能够重新主导心脏的活动,使心脏节律转复为正常窦性心律。

到目前为止,电除颤的疗效已经形成共识,国际复苏指南也明确指出电除颤是目前治疗 VF 唯一有效的方法。追本溯源,电除颤有效性的发现源于瑞士的 Jean-Louis Prevost 医生和 Frederic Battelli 医生等人的一项动物实验,他们在实验中发现微弱电击可诱发 VF,此后通过幅值较大的电流可以终止 VF。据相关文献记载,在该方法被发现之后,有多个案例证明了电除颤原理的可行性并被沿用发展至今。

心脏除颤器就是依据上述原理在临床实践中完成电除颤操作的医疗设备,其功能是产生足以终止 VF 的电能量,通过除颤电极向心脏输送短时间的强大电脉冲,从而达到最终恢复心脏窦性心律和自主循环的目的。物理上,心脏除颤器通过将一个已充电的电容器在极短时间内瞬时放电的方式产生较大功率的脉冲电流,而后将其通过电极释放到人体。

(一)心脏除颤器的类型

1. 按是否与 R 波同步分类

(1)同步型除颤器(synchronized defibrillator):同步型除颤器在除颤时与患者自身的 R 波同步。同步型除颤器可用于治疗除 VF 和室扑以外的所有快速性心律失常,如室上性及室性心动过速、房颤和房扑等。同步除颤器对除颤时间有同步要求,即除颤时间不能超过 QRS 波波峰后 60ms,主要原因是 QRS 波波峰 60ms 过后可能会由于心室复极而进入心脏易损期,此时若进行电除颤操作,有可能使得心脏进入紊乱状态,严重时甚至会引发 VF。所以在进行除颤前,需要对人体进行 QRS 波检测,准确定位 QRS 波峰,并且该检测操作必须在 35ms 之内完成,然后将 QRS 峰标志位输入到除颤端,再进行同步除颤,所以在该类除颤器中均配备 R 波检测电路和电子控制电路,利用人体心电信号中的 R 波控制电流脉冲的释放,使除颤脉冲刚好出现在 R 波的下降支,这样可以使除颤电流脉冲不会出现在心肌细胞的易激期,从而避免 VF 的发生。

(2)非同步型除颤器(non synchronized defibrillator):非同步型除颤器的特点时在除颤时不需要与患者自身的 R 波同步,非同步除颤器主要用于治疗 VF 和室扑等恶性心律。由于在 VF 和室扑发生时,患者心肌细胞的电活动已完全紊乱,无任何规律可循,心电图 R 波的幅值以及斜率均会显著变小,此时很难利用技术手段检测出 R 波所在的准确位置,所以需要采用非同步方式除颤。

2. 按电极放置的位置分类

(1)体内除颤器:该类除颤器早期的应用场景一般是在对患者进行开胸心脏手术时,将电极放置在患者的胸内直接接触心肌实施除颤,其特点是装置结构相对简单,但是需要专业性较强的医护人员来操作。现代的体内除颤器较之早期已经有了长足的进步,一般采用植入人体的形式,通过心内膜或心外膜电极来感知心脏的节律形式,进而判断是否发生心律失常,被称为植入式心律转复除颤器(implantable cardioverter defibrillator,ICD),它除了能够自动除颤以外,还能对患者进行自动监护,实时分析和判断心律失常的类型,并选择合适的方案进行治疗。目前,ICD 所用的心内膜电极集感知、起搏和除颤等多种功能于一身,最远端为一对起搏和感知电极,其后为除颤电极,增加了抗心动过速起搏(anti-arrhythmia pacing,ATP)、心室抑制型起搏(Ventricular Inhibited Pacing,VVI)或全自动起搏(full automatic pacing,DDD）治疗的功能,大大降低了由室速（ventricular tachycardia,VT）引发 VF 的概率,能够有效提高除颤的可靠性与安全性。

（2）体外除颤器:体外除颤器的使用方法是将电极放置于胸壁,经胸间接接触心肌实施除颤。目前临床使用的除颤器大部分属于这种类型。近年来,自动体外除颤器（AED）的发展日新月异,AED 技术可以看成是 ICD 技术的体外化,它的优势在于可以利用振幅较低、干扰较大的体表心电信号进行恶性室性心律失常的自动诊断,并通过自动的充放电过程完成对患者的电除颤治疗。同时,能够使用除颤器的群体也从原来的医学专业人员扩大为受过专门培训的人员,甚至是仅受过简单指导的人员等。而随之诞生的公众启动除颤（PAD）使得 AED 变得更加社会化,其广泛应用使得院外猝死抢救的成功率从 3%~8% 提高到 50% 左右,成为人类征服猝死的又一个里程碑,为心肺复苏这一医学领域注入了新的活力。

（二）心脏除颤器典型放电技术方式

1. 交流除颤器　最早的除颤器是将工业用交流电经变压器变压后获得高电压和大电流,经胸壁或直接对心脏除颤。其电路原理图如图 2-4a 所示。交流电经变压器变换为多种电压（通常为 80~720V 之间,电流为 4~6A）,以抽头开关的形式选择所需电压值,经除颤电极作用于人体。体外除颤时一般选用 160~720V,体内除颤时选用 80~300V。接通启动开关后,脉冲时间控制器使开关 S 接通约 250s 时间,在此期间电极输出 10~12 个正弦电压周期,其输出波形如图 2-4b 所示。

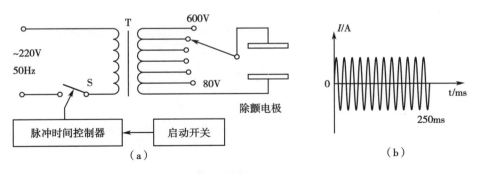

图 2-4　交流除颤器电路原理图及其输出波形

交流除颤器的优点是结构简单,但相比之后出现的直流除颤器,其所需要的除颤能量大,除颤作用时间也长,由于释放的较大电流脉冲会刺激骨骼肌,因而会对患者的身体造成一定损害,尤其在临近除颤结束时可能导致重现 VF 和骨骼痉挛,甚至还出现过因触电而伤亡的事件,故目前除了在心脏手术中有时还采用交流除颤器外,临床上交流除颤器已经逐渐被直流除颤器所取代。

2. 电容放电式直流除颤器　电容放电式直流除颤器的核心部分为充电电路、放电电路及充放电控制电路。充电电路由低压直流电源、电压变换器、高压整流组成,放电电路由电容器组成,充放电控制电路由继电器、瓦特表等组成。电容放电式直流除颤器的工作原理如图 2-5 所示。该装置在储能阶段将直流低压变换成为高压脉冲,然后经高压整流后向储能电容器充电,使电容器获得一定电能,该储能过程时间很短暂,持续不到 1 分钟;而后在除颤治疗阶段,首先高压继电器动作,切断充电回路,接通放电回路,使得在电容器中储存的电能经过电感、导线及人体构成的放电回路产生高压放电脉冲,通过人体的胸部由一个极板到另

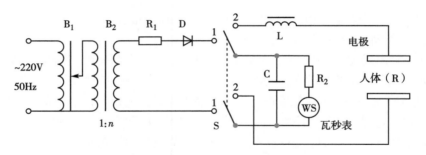

图 2-5 电容放电式直流除颤器电路原理图

一个极板。通过电击,可终止某些恶性心律,使之恢复正常。在图 2-5 中,B_1 为自耦变压器,用于调节输出电压大小。B_2 为升压变压器,交流市电经升压后,再经 R_1 和 D 组成的整流器变成直流电压。当高压继电器 S 置于位置"1"时,高压电容器 C 被充电。电路元件的典型数值是 $C=16\mu F$,$L=100H$。为了获得剂量约 400J 的除颤能量,高压电容器 C 上充电电压值应当达到 2~9kV。除颤时将高压继电器 S 置于位置"2",此时电容 C 上所储存的电能通过电感器 L 放电,经电极板向人体释放除颤电流脉冲。此时储能电容 C、电感 L 及人体(负载)串联接通,使之构成 RLC(R 为人体电阻、导线本身电阻、人体与电极的接电阻三者之和)串联谐振衰减振荡电路,即为阻尼振荡放电电路。若一次电除颤未成功,继续上述充放电过程,直至电除颤成功。

当高压储能电容 C 向人体放电时,其输出能量 E 可由公式 2-1 计算得到:

$$E = \int_{t_0}^{t_1} I^2 R \mathrm{d}t = \int_{t_0}^{t_1} \frac{U^2}{R} \mathrm{d}t$$ 公式 2-1

式中,

I 为电容输出电流;

U 为除颤电压;

R 为患者胸阻抗;

t_0 和 t_1 分别表示除颤波形的起始时刻与结束时刻。

目前使用的除颤器均采用能量作为电除颤的剂量单位,在选定除颤能量之后,除颤器会将高压储能电容 C 充电至与除颤能量对应的电压值,之后向人体放电。电感是为了防止在放电的起始阶段释放的电流过大或电压过高,从而降低峰值电压。但是尽管如此,直流除颤器在放电时的电压峰值仍可达到 3kV 以上。

在图 2-5 中,电感 L 的作用是对输出波形起整形作用。如果不设置 L,除颤电路变为 RC 放电结构,则放电曲线将呈指数波形,如图 2-6 中曲线 a 所示。而加置 L 后,除颤电路成为 RLC 结构,放电曲线变为阻尼正弦波,如图 2-6 中曲线 b 所示。

指数放电波的波幅高,起始时能量过分集中于瞬间,对心肌组织损伤较大,除颤效果差。而阻尼正弦放电波的波幅较低,峰值变圆,动物实验和临床使用均证明这种放电波形对心肌损害小,除颤效果好,所需电能量约为

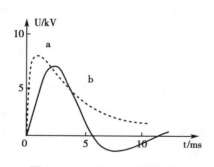

图 2-6 RC 和 RLC 放电曲线

RC 放电式的一半。RLC 除颤器电路中的电流,可由公式 2-2 求得,其初始条件为:①流过电感器的电流是 0;②充电后电容器两端的电压为 U。

$$\frac{\mathrm{d}^2 i}{\mathrm{d}t^2} + \frac{R}{L}\frac{\mathrm{d}i}{\mathrm{d}t} + \frac{1}{LC}i = 0 \hspace{3cm} \text{公式 2-2}$$

需要注意,电容器的输出电流可能是欠阻尼、临界阻尼或过阻尼,这决定于在除颤器电路元件的选择以及输出回路的阻抗(包括治疗对象的阻抗)。图 2-7 总结了在不同阻尼时方程公式 2-2 解的电流波形。

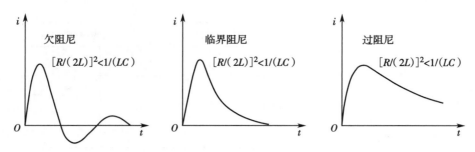

图 2-7　RLC 除颤器的三种输出状态

图 2-5 的 RLC 除颤电路的充电时间常数 R_1C 一般为 2 秒,通常经过 5 倍的 R_1C 时间,即可使电容器 C 充电达幅值的 99%。放电时间一般为 4~10ms,可以通过适当选取 L、C 的值来实现。电感 L 应采用开路铁心线圈,以防止放电时因大电流引起铁心饱和造成电感值下降,从而使得输出波形改变。另外,除颤中存在高电压,对操作者和患者都有意外电击危险,因此必须防止错误操作和采取各种防护电路。电路中接有瓦秒表,可直接读出电能量值。临床实践证明,电容 C 上储存的能量中仅有 60% 可以传递给人体,其余部分都消耗在放电回路中和电极上,因而实际上 RLC 除颤电路的效率是比较低的。

3. 延迟线式电容放电直流除颤器　延迟线式电容放电直流除颤器的电路原理图如图 2-8 所示。其中 L_1 和 L_2 构成延迟线路,调节其互感系数 M,即可改变输出波形。延迟线式电容放电除颤器的放电波形如图 2-9 所示,它具有长方形特点。与电容放电式除颤器相比,在电路储存能量相同的条件下,它输出波形的维持时间较长,即它的能量集中在平顶期,因此在相同除颤能量要求下,它所用的放电电流可以较小。但延迟型波形中有一段较长的拖尾,将影响除颤效果。因为"长拖尾"的波形可能会引起心室再次颤动。下面讨论的方波除颤器可以克服这个弊端。

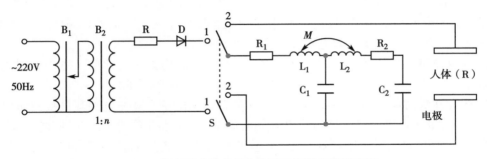

图 2-8　延迟线式电容放电直流除颤器电路原理图

4. 方波除颤器 方波除颤器原理框图如图 2-10 所示,它包括一个充电电容器和两个可控硅元件。其中可控硅 D_1 与电容器 C 串联,控制电路产生的控制电压 U_g 改变 D_1 的导通角,从而控制对 C 充电电压的大小。D_2 与电容器 C 并联,除颤时接通开关 S,电容 C 上储存的电能立即经电极向人体释放。其放电时间长短取决于放电时间控制电路何时输出控制脉冲,一旦控制脉冲使 D_2 管导通,则电容 C 放电,立刻终止向人体释放能量,电容 C 储存的电能通过 D_2 迅速释放,从而消除了放电波形的拖尾现象,改善了除颤效果。方波除颤器的主要优点是在其电路中没有使用电感器,同时充放电电容 C 尺寸较小。

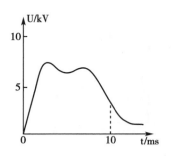

图 2-9　延迟线式电容放电波形　　　　　图 2-10　方波除颤器原理图

(三) 心脏除颤器的主要性能指标

1. 最大储能值 在除颤器实施电击之前必须首先向除颤器内的电容器进行充电,使之储存一定量的电能,那么在电容器上所能加载电能的最大值就是最大储能值,其单位是焦耳(J)。经过大量动物实验和临床实践证明,对人体实施电除颤的安全能量最大不宜超过400J,即除颤器的最大储能值应当设定为低于 400J。电容 C 所能存储的能量与极板两端电压之间的关系可以由公式 2-3 描述如下:

$$W= \frac{1}{2} CU^2$$

公式 2-3

2. 释放电能量 所谓释放电能量,是指心脏除颤器在除颤过程中实际向患者释放电能的大小。该性能指标十分关键,因为它将直接影响到除颤剂量的实际值。比较储能和释放能这两者的定义就不难知道,能量储存值并不等价于释放给患者的能量值,这是有许多因素会影响到电极在除颤过程中的电能释放,例如,电容器自身存在的电阻、电极和皮肤接触时所产生的电阻以及电极接插件的接触电阻等都会消耗掉一部分电能,所以对于存在个体差异的不同患者,他们在整个电路中就相当于不同的负载,因此,即便是相同的储存电能,释放到终端负载的电能量也不尽相同,因此,释放电能量的大小是与一定的负载值密切相关的。通常情况下,可以认为人体等效电阻值的均值为 50Ω。

3. 释放效率 释放效率被定义为释放电能量和储存电能量的比值。对于不同的心脏除颤器有不同的释放效率。大多除颤器释放效率在 50%~80% 之间。

4. 最大储能时间 最大储能时间是指把电容器从电量为 0 充电到其最大储能值整个过程所消耗的时间,也可以被称为是电路的时间常数,时间常数越小,说明储能时间越短,系统的响应速度越快,就可以有效缩短 VF 患者抢救和治疗的准备时间,所以在心脏除颤器电路设计的时候希望能够尽可能减小时间常数的值,但是因为电源存在内阻,不可忽略不计,因此也无法无限制的缩短该时间值,目前市面上的心脏除颤器的最大储能时间一般多在5~10秒范围内。

5. 最大释放电压　最大释放电压是指心脏除颤器以最大储能值向一定负载释放电能时在负载上所产生电压的最大值。这也是一个重要的安全指标,其目的在于避免患者在除颤过程中承受过高的电压。国际电工委员会规定:心脏除颤器以最大储能值向 100Ω 电阻负载释放电能时,在该负载上的电压值不得超过 5 000V。

心脏除颤器质量控制检测应由具备相应资质的医学工程科或者第三方计量机构来完成。其质检应符合经原国家质量监督检验检疫总局 2006 年 5 月 23 日批准实施的 JJF 1149—2006《心脏除颤器和心脏除颤监护仪校准规范》中所规定的系列要求。在该规范中所包含的主要检测项目列举如下:

（1）释放能量准确度:当电容放电的负载为 50Ω 时,最大允许误差为测得值 ± 15% 或者 ± 4J（取较大值）。该测量值确定的前提是依据如下假定:若除颤能量释放过低则无法终止心律失常,若除颤能量释放过高则会加重对心肌细胞的损害。

（2）充电时间和充电次数:除颤器一次完全充电（由无电能到最大储能值）时间不得大于 15 秒,且在 1 分钟之内应当最少能够完成 3 次充电和对 50Ω 负载进行放电的完整循环操作过程。若充电时间过长,则可能导致错过最佳的抢救时机。

（3）能量损失率:在充电完成后 30 秒或者任何自动内部放电之前（二者取较短者）,除颤器应能释放一个不小于其初始释放能量 85% 的脉冲。若能量损失率过高,则可能导致充电一段时间后除颤释放的能量偏低。

二、电除颤的方法学

如前所述,电除颤是以一定量的电流冲击心脏使 VF 终止的方法。如果已开胸,可将电极板直接放在心室壁上进行电击,称胸内除颤。将电极板置于胸壁进行电击者为胸外除颤。

（一）非同步除颤的适应证

VF、室扑是最主要的适应证。还有就是无法识别 R 波的快速室性心动过速,由于无法同步直流电电复律,只能非同步电击（相当于除颤）。

非同步除颤适于转复各类异位快速心律失常,尤其是药物治疗无效者。转复心室颤动、心房颤动和扑动,可首选电除颤;转复室性和室上性心动过速,则多先用药物或其他治疗,无效或伴有显著血流动力障碍时应用本法;性质未明或并发于预激综合征的异位快速心律失常,选用药物常有困难,宜用同步电复律治疗。电复律治疗异位性快速心律失常即时转复成功率在室性心动过速和心房扑动几乎达到 100%,室上性心动过速和心房颤动则分别为 80% 和 90% 左右。

（二）非同步除颤的禁忌证

1. 缓慢心律失常,包括病态窦房结综合征。

2. 洋地黄过量引起的心律失常不需要除颤（除 VF 外）。

3. 伴有高度或完全性传导阻滞的房颤、房扑、房速。

4. 严重的低血钾暂不宜做电复律。

5. 左房巨大,心房颤动持续一年以上,长期心室率不快者。

（三）非同步除颤的操作步骤-胸外除颤

1. 评估　了解患者病情状况、评估患者意识消失、颈动脉及股动脉搏动消失、呼吸断续或停止,皮肤发绀,心音消失、血压测不出,心电图状态以及是否有 VF 波。

2. 操作前准备

(1)除颤器处于完好备用状态,准备抢救物品、导电糊、电极片、治疗碗内放纱布 5 块、摆放有序。

(2)患者平卧,暴露胸部,清洁监护导联部位皮肤,按电极片,连接导联线。

(3)电除颤时需配备各种抢救和心肺复苏所需要的器械和药品,如氧气、吸引器、气管插管用品、血压和心电监测设备,及配有常规抢救药品的抢救车等,以备急需。

(4)正确开启除颤器,调至监护位置;观察显示仪上心电波形。

3. 操作

(1)将患者摆放为复苏体位,迅速擦干患者皮肤。

(2)选择除颤能量:对于成人,单相除颤器选择 360J,双相除颤器选择 200J;对于儿童,按照 1~8 岁单首次每千克体重 2J,第二次续后每千克体重 4J 计算能量,确认电复律状态为非同步方式。

(3)迅速擦干患者胸部皮肤,手持电极板时不能面向自己,将手控除颤电极板涂以专用导电糊,并均匀分布于两块电极板上。

(4)电极板位置安放正确("STERNVM"电极板上缘放于胸骨右侧第二肋间。"APEX"电极板上缘置于左腋中线第四肋间)电极板与皮肤紧密接触。

(5)充电,注意请无关人员离开。

(6)电极板压力适当,再次观察心电示波,再次确认仍为 VF。

(7)环顾患者四周,确定周围人员无直接或间接与患者接触(操作者身体后退一小步,不能与患者接触)。

(8)双手拇指同时按压放电按钮电除颤(从启用手控除颤电极板至第一次除颤完毕,全过程不超过 20 秒)。

(9)除颤结束,评价除颤效果:电除颤后立即继续 CPR,经过 5 组 CPR 后,检查心律,有指征时再次给予电除颤。

(10)移开电极板。

(11)旋钮回位至监护,清洁除颤电极板。

(12)协助患者取舒适卧位,报告:密切观察生命体征变化,继续做好后续治疗;患者病情稳定,停用心电监护。取下电极片,擦净皮肤。

(13)电极板正确回位,关机。

4. 操作后

(1)擦干胸壁皮肤,整理患者衣物,协助舒适卧位。

(2)密切观察并及时记录生命体征变化:VF 再次除颤;心室静止心肺复苏,恢复窦性心律,监测呼吸、心律、血压;电极板接触部位的皮肤情况。

(3)整理用物:整理用物,清洁擦拭除颤器。

(4)洗手,记录。

5. 注意事项

(1)快速证实心博骤停:意识消失、颈动脉及股动脉搏动消失、呼吸断续或停止,皮肤发绀,心音消失、血压测不出、瞳孔散大、心电图直线。

（2）除颤果断、迅速、争分夺秒。

（3）心肺复苏中除颤，因每次除颤而中止心外按压的时间要尽可能短，要在呼气末放电除颤，以减少跨胸电阻抗。

（4）体重和心脏大小：决定电能大小的选择，儿童能量选择：首次 2J/kg，第 2 次 2~4J/kg，第 3 次 4J/kg。

（5）电极板和局部阻抗：电极板小、和胸壁接触不严密、电极板位置过近、电极板之间形成短路，电流不能通过心脏。保持电极板的清洁、间隔>10cm。

（6）除颤同时，用药纠正酸碱失衡和电解质紊乱，利于除颤成功。

（7）安装有起搏器的患者除颤时，电极板距离起搏器至少 2.5cm。

（8）如果一次除颤后不能消除 VF，常规需要在 20~30 秒内恢复窦性节律，移开电极板后应立即进行胸外按压。

（9）均匀涂抹专用导电糊，如果没有可以选择盐水纱布，但是绝对不能选择酒精纱布，容易引起皮肤灼伤。

（10）误充电需要在除颤器上放电，不能空放电，电极板不能对击。

（11）IB 类抗心律失常药物如：利多卡因和肾上腺素可以让 VF 波变大，易于转复。

6. 并发症　电除颤相对来说安全高效，但也存有风险。尤其临床中有七种并发症需注意。

（1）心律失常：电击后仍是 VF 或心动过缓。

（2）电除颤会诱发急性肺水肿，心肌酶升高。

（3）可能诱发肺栓塞或其他部位栓塞，可用抗凝治疗对抗。

（4）导电糊或导电纱布准备不足，可能会导致皮肤烧伤。

（5）喉痉挛：可能由镇静剂对呼吸中枢抑制或电击本身引起。

（6）低血压：与电击后的短时的心肌损伤或顿抑有关。

（7）心肌损伤：除颤后，心肌酶会短暂升高。

7. 除颤监护仪常见问题的处理　除颤监护仪所具有的功能比一般普通监护仪更多，所以在使用维护中所遇到的问题也相应增多，有的是设备本身软硬件引起，有的是认为操作不当造成。其主要问题及处理方法如下：

（1）低压电源（或电池）问题：除颤监护仪多数为交、直流两用，使用交流电源时，机内电路自动转换为 AC/DC 功能，并同时给电池充电。当无交流电源或外出急救时，可使用电池供电。电池容量不同，监护时间或除颤次数不同，一般用户手册均有明确说明。

1）现象：开机后主要功能无响应（例如：监视器黑屏，不能除颤，不能记录）。

2）判断和维修：上述现象多为低压电源问题。若使用电池还可以工作，一般是 AC/DC 电路问题。若可以使用交流电而使用电池不行，则可能是电池充电不足或失效。有的除颤监护仪只能使用电池，且这种电池具有容量指示器，操作者可很容易判断电池容量。低压电源本身问题，医护人员无法排除，只能由工程技术人员维修。

（2）除颤单元问题

1）现象：监护功能、记录功能正常，但无法进行除颤，或充电-电击循环速度很慢。

2）判断和维修：这种现象一般不是人为操作引起，而是高压充放电电路故障或储能元件本身问题。若电击正常，只是充电速度慢，多为充电电路故障；若可充电但不能施行电击，则放电回路有问题。储能元件(高压电容)损坏的机会很少见到。

（3）监视器或记录器问题

1）现象:除颤监护仪常见的另一个问题是监视器只显示一条直线,无 ECG 显示。

2）判断和维修:这种情况原因较多,一是电极与人体接触不良或脱落;二是 ECG 门限设置不当;三是导联线有断点;四是监视器本身电路故障等。如果既无 ECG 显示,又无法记录 ECG 波形,故障多出在信号运算电路之前或人为操作引起,或记录器本身也可能有故障;若无 ECG 显示但能记录 ECG 波形,则多为显示器电路故障,且是非人为操作故障,需由工程技术人员设法解决。

（4）信号处理运算单元(母板)问题

1）现象:在使用过程中,遇到功能紊乱,按键不起作用,参数无法设置和改变等现象。

2）判断和维修:这种情况多为中央控制单元(又称主板或母板)故障,且多为硬故障。对于医护人员来讲是束手无策的,有时对工程技术人员来讲也无能为力。因为主板主要是由大规模集成电路和贴片元件构成,一般无法维修,只能跟公司、厂家联系更换。

（5）电磁干扰问题

1）现象:屏幕显示波形紊乱、字符抖动等。

2）判断和维修:除颤监护仪通常均已采取屏蔽措施,具有一定的抗干扰能力。但高频医疗设备、蜂窝电话、信息技术设备以及无线电/电视发射系统等有时还会对该设备的监护除颤功能造成影响。这时需要尽快判断干扰的来源并采取相应措施,以保证设备的正常使用。

(四) 胸内除颤

胸内直流电除颤通常在开胸手术患者中进行。步骤如下:

1. 切开心包,直接显露心脏。

2. 做心脏按压和人工呼吸至少 2 分钟。

3. 需要时可先心内注射肾上腺素 0.5~1.0mg(或加大剂量),使心肌转红润、张力增强,细纤颤转为粗纤颤。

4. 除颤器的准备和操作同胸外除颤。

5. 将电极板分别放置在心脏的前后,并夹紧。电极应用湿棉巾包裹以降低电阻抗,以免灼伤心肌。

6. 尽可能用小量电能除颤。成人可自 2.5~3.5J 开始,一般不大于 10J。

7. 若除颤一次无效,不宜无限制增加电能,可如前述胸外除颤处理和用药,并进一步纠正不利于除颤的因素(如心肌缺血、血钾过低、温度低于 30℃、严重酸血症、存在顽固的异位兴奋灶和手术造成的血流动力学障碍等)后,再行电除颤。

三、影响电除颤的因素

电除颤是终止心室颤动是目前已确认的最重要也是唯一有效的手段。心肺复苏时,电除颤是否成功直接决定了心肺复苏的最终结果。因此正确认识影响除颤效能的因素,厘清其因果关系,而后采取正确的选择和操作,是确保除颤成功的必要条件,对于提高心肺复苏的成功率意义重大。实际上,电除颤能够终止恶性心律的原因是能够产生足够大并且能量适当的经心电流,同时持续适当的作用时间,根据欧姆定律,经心电流的数值取决于除颤能量和经胸阻抗（trans thoracic impedance，TTI）的大小。当然，电除颤是一个非常复杂的电生理过程，可能影响其效果的因素也很多，例如经胸阻抗、除颤波形、充电电压、输送的电流和能量、除颤脉宽、正负向脉宽的比例等，对这些因素进行分析和总结，大致可以将其分为如下三类：一是充放电过程中的高压电击所产生电场在时间上和空间上的特性，即电除颤波形的相关物理参数；二是患者本身的生理特征，如经胸阻抗的大小、VF 的持续时间以及心肺复苏增加的冠状动脉灌注程度；三是高压电击瞬间所产生的空间电场与患者心脏自身的电活动之间的相互作用。

下面选择以上三方面因素中几个典型的影响因素进行分析和探讨。

（一）高能量电击对心肌的影响

基于目前大家达成的共识，成功的电除颤需要电击强度超过某一个阈值，即若要终止患者的 VF，就必须使得向患者心脏输送的短暂电流脉冲达到足够大的某个数值并持续一段时间，而电击操作无疑会对心肌造成一定程度的损伤，所以除颤器能量选择的目的就是在输送足够大的电流以停止纤维性颤动，恢复自主循环（return of spontaneous circulation，ROSC）的同时，尽可能降低由于电击而导致的额外心肌损伤。由于在衡量电击强度的时候既要考虑电流大小，又要兼顾持续时间，那么最方便的就是选择电击能量作为参考指标，因此一般情况下，心脏除颤器都采用除颤能量作为主要的标称参数。

根据以上分析，既然成功的电除颤需要达到一定的阈值，那么心脏除颤器的能量应当如何选择，是否能量越高效果越好呢？答案是否定的，因为除颤时的强电流脉冲可能导致心脏在某些方面的损伤，例如：

1. 对心脏的高能量电击特别是多次电击可能会导致心肌细胞内肌钙蛋白和心肌酶的释放，在抽血化验时会发现肌钙蛋白和心肌酶指标的升高。

2. 对心脏的高能量电击会造成血管扩张，血容量相对不足，引发血流动力学方面和心肌机械功能的短期障碍，例如心肌收缩力减弱等症状。

3. 对心脏进行电除颤时，人体就会成为整个电回路中导体的一部分，电流会通过人体与电回路接触的部位向人体内扩散，进而破坏心肌细胞的内外离子原有的平衡状态，在这个过程中所产生的电热反应还可能会致使心肌细胞受损而出现心肌缺血性改变。

4. 对心脏进行电除颤时，由于电流对心肌和迷走神经的刺激、患者自身基础性疾病、电除颤之前服用抗心律失常药物等方面的原因，可能还会引发其他形式的心律失常，例如房室传导阻滞、窦性停搏、窦性心动过缓、早搏等。

为了分析电除颤时所释放的能量与心肌损伤之间的关系，Walcott 等人在实验中以不同的电击能量对狗实施体外除颤，并依据实验结果绘制了能量剂量响应曲线图，如图 2-11a 所示。由图 2-11a 可见，当电击能量超过除颤能量阈值的 5 倍时，可造成心肌的组织学损伤；当电击能量超过除颤能量阈值的 20 倍时，则会导致动物死亡。Gold 等人给出了不同除颤电流大小和不同除颤电流持续时间这两个因素与除颤成功率之间的关系图，如图 2-11b 所示，该图被称为"轮廓图"。由该图可以发现，在某些电流脉冲持续时间下，高安培数的大电流电除颤反而对应更低的除颤成功率。

同时，我们也注意到，虽然从宏观趋势上讲，电击能量水平的提高能够提升除颤的成功率，然而在初始电击后采用更高的除颤能量是否能够提升除颤成功率，却无法直接得到证实。在一项针对 100 名 VF 患者的研究对比了低能量除颤（200~240J）、中等能量除颤

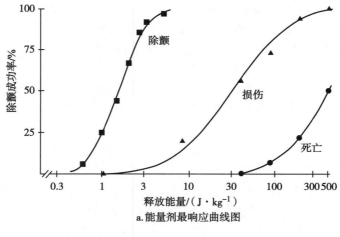

a. 能量剂最响应曲线图

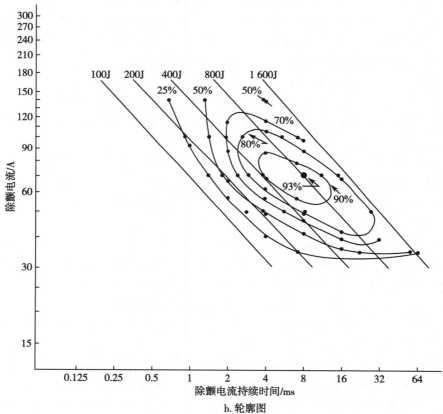

b. 轮廓图

图 2-11　能量剂最响应曲线和轮廓图

（300~320J）和高能量除颤（400~440J）与治疗 VF 成功率之间的关系，由采集到的数据发现，首次电击疗效低能量除颤组的成功率为 39%，中等能量除颤组的成功率为 58%，高能量除颤组的成功率为 56%，虽然这些数据存在差异，但是并没有达到统计学意义。因此，欧洲复苏学会也明确指出，"除颤需要施加足够的电击能量，以使心肌的临界质量除颤，消除 VF 的波阵面并以有组织的节律形式恢复自发的同步电活动。除颤的最佳能量含有两方面的含义,一是实现成功除颤,二是最大程度降低对心肌的损害程度。另外,如果在除颤中选择了恰当的能量水平一次除颤成功,则能够减少重复性电击的次数,从而有效限制除颤过程对心肌的损害。"

因此,理想的除颤过程希望以尽可能低的能量使得患者恢复窦性心律,从而降低除颤器释放的强电流脉冲对患者造成的伤害。目前对如何实现低能量成功除颤的研究,主要集中在分析和研判不同类型的因素在何种情况下能够达到用较低的除颤能量实现较高除颤成功率的效果,例如研究除颤波形、经胸阻抗、除颤电极(电极的形状、面积以及安放位置等)以及放电时的电流分布等因素对除颤效果的影响。

根据以往的研究经验,除颤波形和经胸阻抗对于降低除颤能量有明显的效果,所以现如今的研究也主要集中在改进除颤波形和对经胸阻抗的补偿。这两方面的因素我们也会在后面详细探讨。

当然,并不能因为高能量除颤会对心肌造成损害就在一切情况下对高能量除颤都采取排斥的态度,具体问题具体分析,不同除颤能量的选择对应不同的应用场景,在临床上,某些病例和场合在当前的医疗条件下,就需要使用高能量进行除颤。例如,对于心脏基础较差、本身就患有心脏基础病的病例,对其进行除颤的难度会有所增加,一般若要除颤成功对其所施加的除颤能量会比一般患者要高。除此之外,通过对临床病例的数据研究也发现,高体质量的患者,其胸阻抗值较之一般患者也较高,对其实施电除颤治疗时亦需要施加更高的电能量,使得除颤器能够产生足够大的经心电流来终止患者的心律失常使其恢复窦性心律。另外,除颤电极片放置的位置不良也可能造成经心电流减小,从而降低电除颤的成功率,在这种情况下,使用高能量除颤可以在一定程度上减少由于电极片位置不佳对除颤结果的负面影响。

同时,还需指出的是,虽然心脏除颤器目前仍然以除颤能量作为产品标准和除颤时的行为规范,但是目前公认的观点是,流经心肌细胞的电流强度比除颤能量更能决定除颤是否能够取得成功。由于不同患者的经胸阻抗不同,同样的电击能量在不同的患者(即阻抗不同的负载)身上所产生的电击效果也是不同的。Kerber 等研究发现,同样是 100J 的除颤能量,对于经胸阻抗较低的患者,除颤器储能的 70% 可有效作用于除颤,但对于经胸阻抗较高(>97Ω)的患者,仅有 20% 的除颤器储能可有效作用于电除颤。已有多项研究证实,经胸电流的大小与除颤成功率有较高的一致性。该结论也已经获得美国心脏病学会和欧洲复苏委员会的认可与支持。欧洲复苏委员会发布的临床指南明确指出,虽然电除颤一般以除颤能量水平作为标准,但实际上与除颤效果直接相关其实是流经心肌细胞的电流脉冲的强度,电流大小与成功的除颤和心脏复律有很好的相关性。现在越来越明确的是,无论是除颤波形的不同或是阻抗补偿技术的使用等因素的影响,在相同的除颤能量下,都有可能因为经胸电流不同而导致不同的除颤效果,因此除颤能量和除颤效果并不存在很好的一致性,将能量作为衡量不同心脏除颤设备的指标并不是一个很好的选择。除颤时的最佳除颤能量水平可能会因为不同的制造商、不同的除颤波形,甚至是不同的人群等而有所不同。

目前更被医学界所认可的合理说法是,除颤是否能够取得成功依赖于是否能够选择一个恰当的除颤能量用以产生足够的除颤电流。除颤能量是原因,除颤电流是结果,而决定除颤效果的是这个结果,若除颤能量及电流太低,没有达到相应的阈值,则电击不能达到终止恶性心律失常恢复窦性心律的效果,若除颤能量及电流太高,又有很大的可能会导致心肌损伤或心肌坏死情况的发生。Mercier 等综述了青少年心搏骤停患者初始除颤能量剂量的选择与恢复自主循环之间的关系,发现除颤能量的水平及阈值和青少年患者体重之间仅具有弱相关性。Anantharaman 等则通过多中心、前瞻性随机分组对照临床试验,比较了采用150J-150J-150J 的恒定能量模式和采用 200J-300J-360J 的递增能量模式对需要进行多次除颤患者复苏结果的影响。该研究发现采用能量递进模式对复苏结果(除颤成功率:66.7% vs 64.4%;自主循环恢复率:25.6% vs 29.7%)并没有显著影响,即通过除颤能量水平的增加并不能达到提高除颤及复苏成功率的效果。

综上所述,对于是否存在理想的电击能量尚无定论,目前只能确定能量越小,对心肌的损害也越小,如除颤能量超过 400J,就有可能造成轻微心肌坏死。目前,临床上单相波电击能量应控制在 200~400J,双相波除颤能量应控制在 200J 以内。美国心脏协会心肺复苏与心血管急救指南建议:对成人除颤时,单相衰减正弦波(monophasic damped sine waveform,MDS)除颤器无论是首次还是后续电击一律采用 360J;双相指数截尾波(biphasic truncated exponential waveform,BTE)除颤器首次电击能量为 150~200J,双相方波(rectilinear biphasic waveform,RBW)除颤器首次电击能量为 120J;如不熟悉设备有效能量范围,首次电击为200J,其后能量相同或更高;若成功除颤后心 VF 动频发,再次除颤时采用先前成功除颤的电击能量。对儿童(1~8 岁或体重<25kg)除颤时,无论是单相波还是双相波除颤,首次电除颤均按 2J/kg 选择能量,其后按 4J/kg 选择能量。

(二)VF 持续时间

心搏骤停患者最常见的心律失常形式是 VF。当 VF 发生时,心室肌的收缩处于混乱无序的状态,无法产生强有效的收缩期张力,导致动脉压急剧下降到一个极低的水平。此时由于人体内的许多重要器官均无法得到氧气供应,故如果抢救不及时,患者一般会在 10 分钟以内死亡。

目前已确认的治疗 VF 唯一有效的方法就是电除颤,未行转复的 VF 在数分钟内就很有可能转变为心脏停搏。因此,能够成功除颤的时间窗口是非常短暂的,机会转瞬即逝,同时必须注意的是,基本 CPR 操作技术只能为提升除颤的成功率提供准备,而并不能将 VF 转为正常窦性心律。在临床实践中必须恪守早期电除颤的原则,对患者实施电除颤的时间是越早越好,早期除颤的目标就是从患者发病至实施电除颤的时间不超过 3 分钟 ± 1 分钟。

尽早除颤是影响除颤效果的关键因素,能够使得患者在尽可能短的时间内获得医疗资源,对患者进行及时的电除颤是治疗 VF 最为重要的一步。大量的已有研究已经证实,从 VF开始到实施除颤动作之间所经历的时间越长,除颤成功的可能性就越小。除颤成功率和 VF持续时间两者之间的关系曲线,如图 2-12 所示,由该图可以大致得到如下结论:实施除颤动作每延迟 1 分钟,VF 致心搏骤停患者的生存率就下降 7%~10%。如果能在患者心搏骤停发生后的 2~3 分钟之内对患者实施电除颤则其生存概率最大,若是在 5 分钟之内电除颤效果较好,如果 VF 时间超过 10 分钟再实施电除颤,则成功除颤的概率近似为零。

但值得一提的是,虽然 CPR 无法使得患者的 VF 节律转化为窦性心律,但是对患者的有效 CPR 能够改善患者心脏等重要脏器的血氧供应,延长患者的心脏组织对缺氧的耐受,从而使得图 2-12 中近似直线的斜率发生变化,增加复苏成功的概率。

另外一方面,从 VF 类型的角度去分析,原发性 VF 与低血压和失代偿充血性心力衰竭所导致的继发性 VF 相比,原发性 VF 除颤的难度较低,更容易通过电除颤转复为窦性心律。

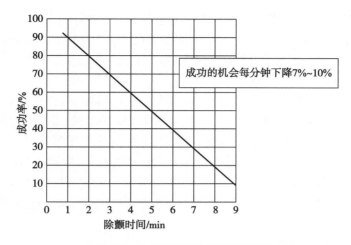

成功的机会每分钟下降7%~10%

除颤时间/min

图 2-12　存活率与除颤时间的关系

从理论角度而言,规则的室性心律失常比不规则的室性心律失常更加容易处理,因为规则的室性心律失常,例如单形性持续性室性心动过速等,其形成机制是起源于一个离散的折返环路,因而使用较小的电流脉冲即可将其除极;而不规则的室性心律失常,例如多形性室性心动过速和 VF,其特点是存在多个波阵面,且涉及数量更多的心肌细胞,除颤难度更高,而且一般需要施加更高的电击能量才能终止该类恶性心律。并且终止 VF 相较于终止室性心动过速所需要施加的电击能量一般更高。对于发生 VF 的患者而言,其心律失常持续时间的长短决定了电冲动规则化的程度,越是新发的 VF,其颤动波的振幅越大,除颤难度越低,而如果 VF 持续超过 10~30 秒,其颤动波的振幅将会逐渐变得细小,即所谓的细颤,此时成功除颤的概率将会显著下降。

既往研究中,何晴团队曾经探讨了实施除颤的时间与心搏骤停患者除颤复苏成功率两者之间的因果关系。其方法是抽取 2018 年 1 月—2019 年 7 月救治的 100 例行除颤复苏的心搏骤停患者,利用统计方法分析不同除颤时间患者在除颤成功率上的差异。数据分析结果提示除颤时间<2 分钟组复苏成功率为 90.48%,2~5 分钟组的苏成功率为 55.17%、5~10 分钟组的苏成功率为 29.41%、>10 分钟的复苏成功率为 20.00%,除颤时间<2 分钟组的除颤成功率明显高于其他组,除颤时间 2~5 分钟组除颤成功率明显高于 5~10 分钟组和>10 分钟组;与此同时,除颤时间<2 分钟组患者的心功能指标水平均高于 2~5 分钟、5~10 分钟和>10 分钟三组。除颤时间<2 分钟组患者钠离子、钙离子和钾离子、浓度与 2~5 分钟、5~10 分钟和>10 分钟三组相比均具有显著差异;经 Pearson 相关性分析表明,心搏骤停患者的电除颤时间与除颤成功率呈现出明显的负相关性。因此可以得出如下结论:电除颤时间与心搏骤停患者除颤成功率呈负相关性,也就是说,除颤时间越早,除颤成功率越高。

为了定量评估除颤时间对 VF 患者治疗效果的影响程度,徐津申等分析了临床 119 例使用自动体外除颤器实施除颤的患者,研究结果亦证实了除颤成功率与从患者 VF 发作到除颤完成所需的时间成反比:在 VF 发生后的 1 分钟内实施电除颤,除颤成功率为 93.3%,在 1~4 分钟内实施电除颤,除颤成功率为 74.1%;而在 4~10 分钟内实施电除颤,除颤成功率则骤减为 48.0%。Patel 等则对比了从 VF 发生到完成电除颤所需要的时间长度对患者复苏结局的影响,他们在研究中把样本分为两组,即在<2 分钟完成电除颤的患者和电除颤总时

间≥2分钟组,研究发现在<2分钟组无论是1年生存率(25.7% vs 15.5%)、3年生存率(19.1% vs 11.0%)还是5年生存率(14.7% vs 7.9%),均显著高于≥2分钟组。Bircher等对57 312例心搏骤停患者的研究结果显示,除颤的响应时间每延误1分钟,患者的长期生存率就下降1%。

正是因为如此,如果患者在院外发生心搏骤停,由于无法及时得到医护人员的救治而无法及时进行电除颤,在这种情况下,由于等待的时间过长,即使对患者进行了心肺复苏,患者的生存率依然非常低。因此,为了有效提升院外VF患者的生存率,就必须尽一切努力使得患者在尽可能短的时间内获得医疗资源。为了实现上述目标,政府正积极扩大心肺复苏方法和自动体外除颤器使用方法的培训范围,逐步拓展到广大的人民群众,以及落实并推进完备的公众启动除颤工程,使得公众都能够具备实施救治的能力,最大程度提升VF患者的生存率。

(三)缺血/心肌梗死因素

急性心肌梗死(acute myocardial infarction,AMI)是指因持久而严重的心肌缺血所致的部分心肌急性坏死,它是心源性猝死(sudden cardiac death,SCD)的主要基础疾病,占据几乎60%以上的发生事件。在西方国家,SCD大约有80%以上是由冠心病导致的,在冠心病患者中,有20%~25%以猝死为首发表现。即使是发生在院内的SCD,其主要基础疾病也是以冠心病和急性心肌梗死为主,两者的发生率分别为66%和50%以上。目前我国冠心病的发病率较之西方国家略低,但从趋势上来讲近年来发病率迅速上升,SCD发生率也呈现出逐步上升的趋势。多数SCD来源于严重室性心律紊乱,一般而言,VF和VT是导致SCD的主要原因。急性心肌梗死的病理基础是冠状动脉粥样硬化,并在此基础上出现不稳定斑块破裂、血栓堵塞血管、冠状动脉狭窄等,导致心脏冠状动脉血流供应不足或中断、对应区域心肌细胞由于供氧不足而坏死等一系列症状,AMI并发VF心律失常是心血管疾病领域最为紧迫的突发状况之一,必须立即进行电除颤治疗。无论是院内可获得的床边除颤器还是院外配置简易AED,都是可以挽救患者生命的医疗设备。然而,随着医学界对心梗急救认知的不断进步,AMI合并VF的患者的预后在这几十年的医疗发展中是否有明显改善呢? *Eur Heart J* 在2022年10月发表了一篇来自法国的研究成果,该成果的研究者分析了在1995—2015年这段时间内,法国的5个前瞻性队列研究组成的FAST-MI项目的数据,The FAST-MI计划是一项由法国心脏协会组织发起并进行的全国性大型回顾性研究,研究每5年进行一次,收集了法国75%的医疗机构中,急性ST抬高型或者非ST段抬高型心肌梗死住院患者1个月以上的数据,其中包括了患者的基本信息、院前及院内管理和结局等信息。该研究共纳入了该数据库中14 423名AMI病例(年龄为66岁±14岁,其中72%为男性,59%ST抬高心肌梗死)。数据统计结果显示,出现院内VF的病例比例从1995年的3.9%下降到2015年的1.8%。一年内死亡率从1995年的60.7%下降到2015年的24.6%。然而,与没有发生VF的病例相比,与VF相关的1年内死亡率的额外风险随着时间的推移并没有得到显著改善(1995年,*HR*=6.78,95% *CI*:5.03-9.14;2015年,*HR*=6.64,95% *CI*:4.20-10.49)。同时研究发现,VF组的死亡率增加的主要原因是出院前发生的致命事件,占1年死亡率的86.2%,并且在VF组的病例中植入ICD的比率非常低(2.6%)。

该研究可以发现:1995—2015年,AMI合并VF的发生率显著下降(3.9%降至1.8%),意味着AMI的治疗更加有效与及时,而且一年内的死亡率也下降了一半多(61%降至25%)。

然而,发生过 VF 患者的额外死亡风险仍然是没有发生 VF 患者的 6 倍多,我们由此可以认为 AMI 合并 VF 的死亡率下降是得益于 AMI 救治的进步,但我们实际对 VF 没有更好的处置手段。AMI 合并 VF 组患者的死亡有 86% 发生在出院前,且由于 AMI 患者不推荐 40 天内的 ICD 植入,因此除了床边除颤外,有效地处置手段较少。因此有些研究机构都在致力于开发一种可以实时监测预警 VF 等恶性事件的可穿戴设备,甚至可以配备自动除颤功能,特别适合于那些在 AMI 40 天内窗口期有 VF 复发风险的患者,包括 AMI 一年后易损期的心血管事件的居家监测预警。

另外,为了探讨缺血对除颤效果的影响,有相关研究人员设计了人为干预的实验方法,制造出心肌缺血性 VF 动物模型,在模型上进行实验的结果显示缺血组比电击诱颤组更难取得除颤的成功,缺血组所需除颤能量较之诱颤组有显著提高。与此类似的情况是,为了成功除颤,使得患者的恶性心律失常得以终止,对于具有心脏基础疾病的患者,其电除颤所需要的除颤能量一般也高于普通患者所需要的除颤能量,在这种情况下,如果仍然按照普通患者的剂量使用常规能量或维持原除颤能量,可能会造成电除颤的失败。临床上针对患有心脏基础病的心搏骤停病例,其除颤方案一般会考虑适当提高除颤能量,以减少使患者恢复窦性心律所需要的除颤次数,缩短患者心律失常所可能持续的时间,进而提高心搏骤停患者的救治成功率。

(四) 成人除颤与儿童除颤

目前,针对 8 岁以上儿童的心肺复苏可采用与成人相同的原则,这主要是基于患者身材和年龄的考量,而不是基于院前心搏骤停的原因。8 岁以上的儿童体重能够达到 25~30kg,大致能够承受 200J 的成人除颤电能(合 6~8J/kg)。

一般认为,对于 1~8 岁(或青春期前)、体重小于 25kg 的儿童可以接受电除颤治疗,对所使用的除颤器没有特别的要求,可以是手动除颤器,也可以是 AED,能够获得儿童除颤的首选装备儿科剂量衰减系统的 AED,其特点能降低电除颤的能量使之适用于儿童,如果没有儿科剂量衰减系统,则可以退而求其次使用标准的 AED。对儿童实施除颤的波形可以选择单相波也可以选择双相波形,与成人除颤的不同之处在于需要使用面积较小的儿童专用除颤电极板(片),另外在除颤能量水平和 CPR 的细节方式上也与成人存在差异。

对于儿童来说,VF 和 VT 仍然是除颤治疗的明确指征,其存活率为 17%~20%。Samson 等对院内发生心搏骤停患儿所做的多中心研究显示,初始心律为 VF/VT 者,出院存活率高于继发性 VF/VT 者(35% vs 11%)。同时需注意治疗方案中应尽量缩短电击和按压之间的时间停顿,这样可以最大限度地改善电击预后。所以,指南强调复苏人员应在电击时随时准备开始胸外按压,电击后立即开始。

在能量选择方面,儿童除颤所需的能量水平低于成人。在 VF/VT 儿童的治疗中可以观察到,首次单相能量 2J/kg 只能使 18%~50% 的患儿终止 VF,而相同能量的双相电流除颤则有效率达 48%,提示双相电流的电击效果可能优于单相电流。根据成人临床资料和年幼动物模型资料,双相电击至少和单相电击一样有效而危害小。目前尚不清楚婴儿和儿童有效除颤的最小能量和安全除颤的上限。Tibballs 等报道,首次给予 VF/VT 儿童双相 2J/kg 除颤电流可能不足,3~5J/kg 似乎更为合适,多次除颤不能提高自主循环恢复率。但目前至少可以得到的结论是大于 4J/kg(最高 9J/kg)的能量能在儿童和年幼动物模型有效除颤不造成明显不良后果。

目前指南建议初始能量使用 2~4J/kg,但为便于教学,建议初始能量为 2J/kg(Ⅱa 级),对于难治性 VF,可增加能量至 4J/kg;之后的能量至少为 4J/kg(未定级),最大不超过 10J/kg 或成人最大能量。另外某些型号的自动体外除颤器可以用于儿童电除颤,其特点是善于识别儿童的可除颤性心律,而且能够自行降低电击的能量。

(五)其他影响因素

1. 除颤器的相关因素

(1)电极位置:电除颤时,要保障有足够有效的电流作用于心脏,心脏就应尽可能位于外加电流的通路上,因此除颤电极在胸部的放置位置至关重要。目前有两种常用的电极安放位置:前-侧位(电极板放置在左侧第五肋间与腋中线交界处及胸骨右缘第二肋间)和前-后位(电极板放置在左腋前线第 5~6 肋间和右背肩胛骨下角部)。针对心房颤动患者心脏复律的研究表明:前-后位放置电极所需能量较小且成功率较高。但对于心室颤动患者,目前没有研究能证实这两种电极放置方式中的哪个更有明显优势。多版心肺复苏国际指南建议:前-侧位电极位置是合适的默认位置,前-后位更适用于右胸部装有永久起搏器者。

(2)电极类型:目前还没有相关研究比较手持式电极板与自粘式电极片孰优孰劣。但对于持续心房颤动需要电复律的患者,一项随机研究表明采用手持式电极板转复比粘贴式电极片更有效,这可能与手持式电极板与皮肤接触更佳使经胸阻抗降低有关。因此,电除颤时使用哪种电极类型应该取决于当时可获取的仪器设备以及操作者根据患者具体情况做出的判断。对于 24~48 小时内需多次放电除颤(或复律)的情况(如室速风暴),前-后位粘贴式电极片应该更优。

(3)电极板大小:电极板大小是决定电除颤时经胸电流大小的一个重要因素。较大面积的电极片或电极板可使阻抗降低、电流增加。成人除颤电极直径为 8~12cm。在此范围内,电极板面积越大除颤成功率越高,但是超过此范围的电极反而会导致电流密度的下降。

2. 除颤波形

除颤波形是心脏除颤器对心脏电击放电时,其两个输出电极端的电压或者电流随时间变化的曲线,是直接影响除颤成功率的关键技术之一。自心脏除颤器诞生以来,医学界在如何选择除颤波形这个问题上已经通过实验或者临床实践积累了丰富的经验,在技术上也取得了长足的进步,心脏除颤器在其发展历史上所使用过的一些主流除颤波形如图 2-13 所示。

在除颤技术诞生及其发展的初级阶段,交流电除颤是主流方法,但用直流电实施除颤和交流电实施除颤究竟孰好孰坏的问题一直存在争议。直到 20 世纪 60 年代,Lawn 团队在其

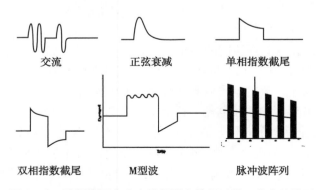

图 2-13 除颤发展史上在除颤器上使用过的一些主流波形

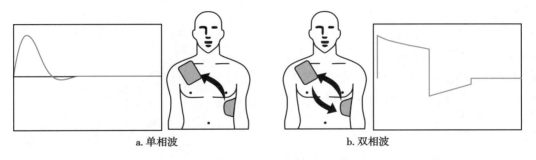

a. 单相波　　　　　　　　　b. 双相波

图 2-14　单相波和双相波除颤器电流输出方式

工作中论证了直流电相对于交流电的安全性和优越性之后,直流除颤器才逐步取代了交流除颤而占据了临床应用中的主要地位。

临床上使用的直流除颤器,按照除颤器输出电流脉冲通过心脏的方向可以分为单相波除颤器双相波除颤器两种。早期的除颤器一般采用单相波输出的形式,其特点是只有一个时相,即除颤电流脉冲流动的方向是固定不变的,电流在正负两个电极之间始终保持单向流动,从一个电极流向另一个电极,其电流输出方式的示意图如图 2-14a 所示。

与单相波不同,双相波输出的方式的特点是除颤波形由两个极性相反的电流脉冲构成,按照时序依次有两个时相:第一相为正相,此时电流脉冲由正极流向负极;第二相是负相,彼时电流脉冲在正负电极间反向流动,由负极流向正极。由此可见,所谓双相波,就是指电压/电流的极性在电除颤的过程中会发生翻转,其示意图如图 2-14b 所示。

具体而言,在除颤波形的使用上,20 世纪 60 年代起被广泛使用第一代心脏除颤器使用的都是单相波,但是不同生产厂商所采用的单相波却存在差异,其中最经典的单相除颤波是单相衰减正弦波(monophasic damped sine waveform,MDS),该波形又被称为单相阻尼正弦波,如图 2-15 所示。由图中可以看出,单相衰减正弦波的幅值在到达峰值之后是按照正弦衰减的模式逐渐降低,直至达到基线水平,即电流值为零。

20 世纪 80 年代,随着植入式除颤器的出现,单相指数截尾波(monophasic truncated exponential waveform,MTE)被生产厂商广泛使用,如图 2-16 所示。由图中可以看出,单相指数截尾波的幅值在波形临近结束时是急剧下降到电流值为零的。

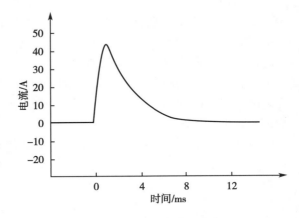

图 2-15　单相衰减正弦波

自心脏除颤器诞生以后 30 多年里,单相波在现代医疗急救中起到了巨大的作用,是心脏除颤器或者除颤监护仪中使用最多的除颤波形,单相波的使用使得心搏骤停患者抢救成功率较之交流除颤阶段得到了非常大的提升。但是随着临床实践经验的不断积累,单相波除颤的副作用也逐渐显露出来:首先,单相波除颤依然需要较高的能量,由于除颤电流脉冲的峰值较大,因此容易导致对患者心肌细胞造成不可逆转的损伤;再者,如果患者的经胸阻抗比较低,那么闭环电路的时间常数较低,电容中的储能将在较短的时间内释放完毕,由此形成的高密度电流极易造成对患者心脏的损害;同时,单相波除颤中所产生的较大电流脉冲会在电极表面产生极化现象,该效应会增加除颤回路的阻抗,并且通电时间越长,回路阻抗就越高,从而会降低除颤电流。由于很难消除单相电压脉冲在极板上形成的极化效应,使得在电除颤过程末期的电量损耗在电极皮肤界面,从而

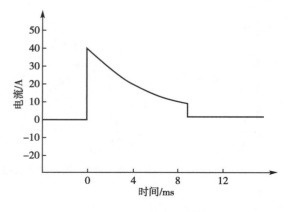

图 2-16　单相指数截尾波

减少了电容储能中被有效利用于除颤的能量的比例,并且加重了对患者皮肤的灼伤。此外,单相波对于不同的经胸阻抗没有采用自动补偿的功能,所以当患者的经胸阻抗较高时,由于能用于实际除颤的能量比例较低,因此导致除颤效果并不理想,甚至有时还有可能诱发形成新的 VF。

在使用单相波除颤的时期内,推荐的电除颤能量水平一般为360J。之后医学界为了减小单相波在治疗过程中的副作用,针对单相波有可能产生的危害,不断改进除颤技术,在20世纪90年代研发出了新的除颤波形,即双相波。双相波的特点是除颤电流在电除颤的过程中会由开始的正向流动转变为负向流动,在双相波中应用较多的波形出现过双相指数截尾波(biphasic truncated exponential waveform,BTE)和双相方波(rectilinear biphasic waveform,RBW)。其中,双相指数截尾波出现较早,常见于 Philips 公司所研发出的 Smart 双相波除颤技术,如图 2-17 所示。双相波技术的优点是由于其除颤电流的方向交替变化,能够有效缓解除颤电极上的极化效应,一般而言,可以设置每 5ms 发生一次电流反转,该反转的作用在于可以抵消之前的极化现象,降低回路的阻抗,增大除颤的有效电流值,将除颤中可能消耗在电极皮肤界面的能量损失降至最低,不仅有利于提升除颤效果,还有利于降低对患者皮肤灼伤的程度。

双相方波如图 2-18 所示,除颤时电流均值较高,除颤成功率高,而且电流峰值小,对患

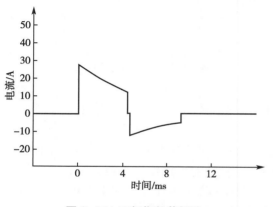

图 2-17　双相指数截尾波

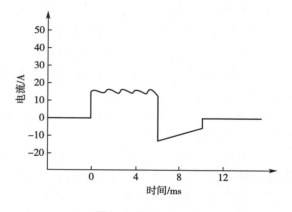

图 2-18　双相方波

者心肌细胞损伤小,常见于 Zoll 公司生产的心脏除颤器。

另一种在临床中已有应用的双相波是双相脉冲波(pulsed biphasic waveform,PBW),它和 BTE 以及 RBW 的对比图如图 2-19 所示。

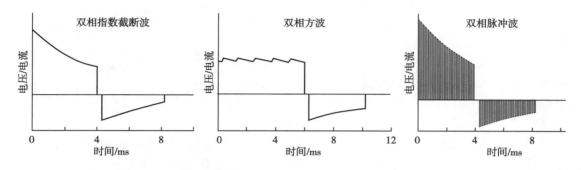

图 2-19 双相脉冲波与其他波形比较

一般而言,双相波较单相波具有明显的优势,主要表现在如下几个方面:首先,双相波除颤器所产生的除颤电流具有自适应功能,能够随着胸壁阻抗值的变化进行自动调整,其首次电击成功率明显高于单相波;其次,双相波在除颤过程中所需除颤能量低于单相波除颤,双相波的峰值电流明显低于单相波,因此双相波可以有效降低对患者心肌细胞损伤和对患者皮肤灼伤的程度;最后,双相波使用方向交替变换的电流,可以通过反向的第二相电流消除第一相残留电荷,并以此减少除颤后 VF 复发的可能性。

研究者在 ORCA 试验、ORBIT 试验、TIMBER 试验等数项有关 VF 的随机试验中,比较了单相波除颤和双相波除颤的治疗情况:虽然在这几个典型实验中,采用双相波和单相波两种治疗方案的病例的存活出院率差异并无统计学意义,但 ORCA 试验中双相波除颤组的除颤成功率显著高于单相波除颤组,双相波除颤组的自主循环恢复率也更高;在 ORBIT 试验中也得到了类似的结论,双相波组的除颤成功率明显高于单相波组,两组病例在自主循环恢复率差异上无统计学意义;而在 TIMBER 试验中,研究者发现双相波组能够使得病例更快恢复自主循环,并且提升病例的总存活率。

分析双相波除颤方式成功率高的原因,目前主要有如下几种可能得解释:

(1)根据心肌细胞的电生理机制,心脏电除颤的效果主要由除颤电流通过患者心脏时所形成的瞬时电场所决定,如果贯穿全部或者大部分心室肌的电压梯度的一致性能够保持足够高的水平时,就可实现对已激动的心肌细胞的除极,并且使得原已除极化的心肌细胞的兴奋不应期延长,以此终止 VF 的发生,而电压梯度的变化则取决于除颤波形,双相波的第一相波可以活化心肌细胞的离子通道,而第二相波能够在第一相波的基础上激活心肌细胞,提高了复苏率。

(2)双相波可以随患者经胸阻抗的变化而自适应调整,并且第二相可以消除第一相波末出现的复颤。

由于心肺复苏的紧迫性和复杂性和,鉴于双相波表现出了更高的有效性、优越性,更少的可能会对患者造成损伤的证据,以及利于患者临床试验结局的获益倾向,因此临床应用中应首选双相波除颤。

在最近的一项前瞻性随机临床研究中，Schmidt 等比较了 BTE 和 PBW 两种除颤波形电复律房颤的效率。该研究结果提示 BTE 在电复律效率指标上显著高于 PBW 波形（86% vs 62%），但两种波形在除颤安全性方面在统计学上并无差异。Huang 等在研究中设计了第一相上升的双相波（biphasic waveform with ascending first phase，ASC），如图 2-20 所示，研究组在得到上升波形的除颤效率明显高于衰减波形这一结论之后，使用家猪 VF 模型，分析了第一相上升的双相波 ASC 与第一相衰减的双相波 BTE 在完成电除颤以后对动物心肌损伤的影响程度。

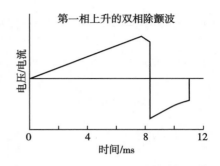

图 2-20　第一相上升的双相除颤波

该研究从组织学分析、电生理学指标和生化指标三个方面对电击所引起的心肌损伤和心肌坏死进行了比较和评价，结果显示在使用相同的除颤能量对家猪实施电击以后，上升波形 ASC 引起的心肌损伤和心肌坏死程度明显低于衰减波形 BTE。Okamura 等则设计了一种双向量双向除颤波，其放电电压/电流在幅值上的变化相当于在第一个双相波的时间轴末端再放置一个双相波形成依次放电的四相波，如图 2-21 所示。该研究中所使用的除颤电极与传统临床种所使用的双除颤电极不同，他们设计了两两正交的四个除颤电极，从而形成双矢量除颤。虽然这是一种创新的思路，但遗憾的是经过动物实验的论证，发现该除颤波形的除颤效率与 RBW 在统计学上并无差异。目前临床上使用的心脏除颤器所采用的除颤波形均属于毫秒波，即输出除颤电流脉冲的持续时间在一般在 6~32ms 这个范围之内，其理论依据依然是除颤能量的最小化，因为参照心肌的电刺激强度-作用时间曲线，在该脉宽范围内实施电除颤所需要消耗的能量最低。美国欧道明大学的 Varghese 等人设计了一种脉冲宽度约为 300ns 的单相除颤波，如图 2-22 所示，研究者通过离体心脏的实验发现，虽然纳秒波的除颤电压远高于传统的毫秒波（2.3kV ± 0.2kV vs 37V ± 2V），但纳秒波在除颤过程中所需要的能量将大幅度降低，大约仅为传统双相波 BTE 的 13%（64mJ ± 4mJ vs 530mJ ± 35mJ）。在此基础上，该大学的 Semenov 等研究者将刺激心肌细胞的强度-持续时间曲线拓展到 200ns 以下，并且分析了不同脉宽下电击强度与心肌细胞电穿孔损伤程度之间的关系，该研究结果说明纳秒级电击可能会成为一种更安全有效的除颤方法，并支持进一步探索如何构造性能更优的纳秒除颤波形的。随着在新型除颤波形设计方面研究的不断深入，相关成果一方面为新型心脏除颤器的设计奠定了理论基础，另一方面这些成果的实用化又成为工程实践中新的

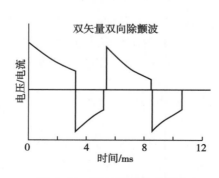

图 2-21　双矢量双向除颤波

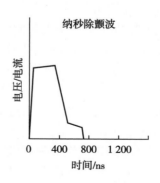

图 2-22　纳秒除颤波

挑战。

对于使用不同的双相波是否存在除颤效率方面的差异,医学界仍有争论,因此,开发新型体外除颤波形并与现有双相波的除颤效率进行对比,一直是除颤器技术研究的一个重要方向。例如 Didon 在其研究中将 PBW 的除颤效率与 BTE 进行了对比。该研究的样本是 104 名以 VF 为主要节律的院外心搏骤停患者。研究数据表明,利用脉冲双相波终止 VF 的首次电击成功率与院外心搏骤停中使用双相截断指数波形报告的成功率相当。

除上述对波形本身的研究外,医学界围绕双相波除颤能量使用的安全性以及除颤效果也展开了一系列的研究。研究发现,使用 150~200J 的双相波除颤可以与 360J 的单相波所能达到的成功率相当或者更高。同时,双相波在对心脏功能的影响和预后效果等方面,也都优于单相波。例如,Clark 研究团队在实验中对比了单相指数截尾波和双相指数截尾波用于经胸廓除颤时的除颤效果,根据实验数据分析得到的除颤能量和除颤成功率之间的关系。实验结果表明,在心脏除颤器输出能量低于 200J 的前提下,BTE 的除颤成功率明显优于 MTE,双相波的优势一个更明显的体现就是除颤器输出能量为 100J 的 BTE 的除颤成功率已经超过了除颤器输出能量为 200J 的 MTE。Reddy RK 等的研究也和上述观点达成一致,其研究表明:使用 115J 和 130J 的双相波除颤后,ECG 中 ST 段的改变要小于使用 200J 单相波除颤后的改变,他们的研究结论认为双相波的除颤效率优于单相波,并且双相波的除颤阈值比单相波的除颤阈值低,这样可在保持除颤成功率基本不变的情况下施加较低的电除颤能量,以降低除颤电流对患者心肌细胞的损伤。

Tang W 等的研究则证实了在采用三个非递增的低能量(150J-150J-50J)双相波对患者实施除颤之后,其发生心室功能障碍概率要低于采用逐级递增能量(200J-300J-360J)的单相波除颤。因此,除颤能量水平的使用趋势是依据面向最小化心肌损伤的低能量化原则,在基本保持甚至提升原有除颤效率的前提下,逐步减少心脏除颤器用于终止 VF 所需要施加的电击能量是除颤技术发展的长远目标和必然趋势。

1996 年 9 月,FDA 批准了第一款采用双相波的除颤器,即 HeartStream 公司(现飞利浦公司)的 ForeRunner™,该除颤器采用双相指数截尾波,从此开启了双相波除颤的新时代。20 世纪 90 年代末,美国心脏病学会 AHA 组织专家对双相波除颤的安全性和有效性进行了系统性的研究论证,最终认为低能量双相波是"安全的、可接受的和临床上有效的",从此以后,双相波进入 AHA 和 ERC 的临床指南,取代单相波成为临床上主要推荐的除颤波形。

3. 经胸阻抗　自电除颤技术诞生以来,医学界研究者一直都在致力于寻找理想的除颤模式和除颤参数,尽管目前大家认为决定除颤效果的关键因素可能是除颤电流而不是除颤能量,但是由于除颤电流这个指标的影响因素太多,受到众多技术条件所限,所以心脏除颤器自临床实用以来一直都采用除颤能量作为除颤剂量的单位。然而,这种以除颤能量作为剂量标准的除颤方法虽然在标识上简单易行,但是可能导致向经胸阻抗低的患者输送过大的除颤电流,同时,向经胸阻抗高的患者输送过小的电流。如果假定需要超过某个阈值的电流通过患者心肌才能实现成功的电除颤,使之除极,那么经胸阻抗就会成为决定电除颤过程中有多少电流到达心脏的关键因素。

电除颤时心脏的电气模型如图 2-23 所示,在该模型中,经胸阻抗可以等效描述为回路中一个与心脏串联的电阻,假如这个串联电阻的阻值过大,就会使得流经心肌的电流的变小,并且由于电阻分压的作用,使部分电容中储存的电能在到达患者心脏之前就已经被损耗掉,同时如若电极接触阻抗过高,甚至有可能会造成胸壁皮肤与电极接触处出现灼伤,增加患者痛苦。

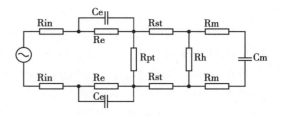

图 2-23 除颤时心脏等效电气模型

由电路基本理论可知:

$$R = \rho \frac{l}{s}, C = \frac{\varepsilon S}{4\pi k d}$$ 公式 2-4

由公式 2-4 可知,决定电阻大小的因素主要有导体的长度、导体的横截面积、导体的电阻率等,为了有效降低经胸阻抗,一种可行的方式是减少极板与皮肤界面之间导体的电阻率,即可以考虑增加导电介质的浓度,例如在皮肤与电极板间加涂导电膏或者生理氯化钠纱布。除此之外,在手持电极时应适当用力压迫,这样可以增加极板与皮肤之间的接触面积,并减小两者之间的空隙,也就是减小公式 2-4 中的 d 值,从而进一步降低等效的电极与人体接触电阻 Re 的值,增加电容 Ce 的值,使得除颤阈值有所降低。

同时,在医疗实践的探索中,可以通过实时测量患者经胸阻抗的大小,从而自适应地调整除颤时的能量、电压、电流、时长等参数,得到最佳的放电波形,从而在降低除颤能量的前提下达到更好的除颤效果,这就是除颤中阻抗补偿技术。该技术与双相波技术一样,都是低能量除颤领域的重要研究成果,在临床实践中得到了广泛支持和认可。

一般而言,除颤能量水平的高低和除颤电流脉冲的大小均是在除颤过程中的核心参数。目前在市面上的心脏除颤中主要集成了两种类型的阻抗补偿策略,第一类补偿策略的目标是控制除颤能量水平保持稳定一致,该策略可以简称为基于能量的阻抗补偿策略,另一类补偿策略的目标控制除颤电流水平保持稳定一致,该策略可以简称为基于电流的阻抗补偿策略。这两类补偿策略在设计思想、实现方法等方面均存在差异,所能达到的阻抗补偿效果也有各自的侧重点和不同的优势,根据调研,在目前市售的心脏除颤器中,更为常用的是基于能量的阻抗补偿策略,其主要原因可能是除颤器自应用之始直到现在均以除颤能量作为除颤剂量的选择标准。

在阻抗补偿技术方面,Kerber 等对阻抗补偿技术进行了研究,他们通过测量经胸阻抗,在阻抗超过一定阈值时,将除颤能量提高 40%~100%。通过对狗的动物实验研究,他们发现该方案可以有效地提高高阻抗情况下的除颤电流,进而有效地提高除颤成功率。Gliner 等的专利给出了实用的配合双向指数截尾波的阻抗补偿方案。研究发现,双相波的倾斜度(即放电结束电压与初始放电电压的比值)会对除颤效果产生影响。倾斜度较低的放电波形能得到更好除颤效果。然而,对于相同的初始放电电压和放电时长,由于患者经胸阻抗的不同,对于高阻抗的患者其波形倾斜度会比较高,这进一步导致了高阻抗的患者除颤效果较差。该方案通过对放电电压和时长等参数进行调整,使得在高阻抗和低阻抗的患者的都达到相近的波形斜率,从而有效的改进除颤效果。

另外,从低能量除颤的角度出发,心脏除颤器输出的能量最好应当是恰好能够消除 VF 的最低能量,若能量值和电流值过低则无法消除心律失常,能量值和电流值过高则会造成心肌细胞受损。分析从电容储能到除颤器能量释放用以消除 VF 的这个过程,如果假定除颤效果取决于而经心电流大小,而经心电流的大小又取决于除颤能量和经胸阻抗,那么可以知道经胸阻抗是使得患者自主循环恢复(return of spontaneous circulation,ROSC)的关键因素。ROSC 依赖于患者大部分心肌细胞的去极化,而除颤能量由于经胸阻抗会产生一定的能量消耗,经过衰减之后才能到达电敏感心肌纤维,因此,经胸阻抗的存在可能导致除颤能量被分流到肺、胸廓以及其他胸部结构,经胸阻抗越高,能够到达心脏的有效电流值就越低。为了保证到达心脏的电流达到一定的幅值,可以选择高幅值电流电击的方式,虽然这种方法可以确保心肌的去极化,但其副作用也是显而易见的,强电流脉冲可能会造成心脏的不可逆损伤,因此,在电除颤操作时一定要注意流程和动作的规范性。

第一,要避免将电极放置在患者的胸骨上,否则有可能会增加除颤过程中的经胸阻抗,且要保持两块电极板之间的距离始终大于 10cm。

第二,要关注电极与患者皮肤是否紧密接触,在操作时要将导电糊均匀地涂抹在电极板上,在电除颤时要对电极板施加足够大的压力,确保电极板边缘不能处于翘起的状态,目的就是使得电极板与皮肤充分接触用以最大限度地降低胸壁阻抗,若遇到胸毛较多者则还需要备皮。

第三,若患者仍有自主呼吸,则应想方设法选择在患者呼气末进行除颤操作,目的也是为了减小经胸阻抗。

第四,如果患者经过多次电击,由于肌肉血流量增加和组织水肿,可能造成经胸阻抗值的降低;同时胸壁的外伤、手术以及胸腔积液也可能使得经胸阻抗值下降。

4. 患者相关因素　　患者如果患有某些其他疾病可能会影响除颤的效率,例如严重缺氧、酸中毒、低钾血症、高钾血症以及某些药物因素(如洋地黄过量)等都可以降低电除颤的成功率,应在除颤过程中予以注意。同时,抗心律失常药物的应用也有可能增加或减少 VF 患者成功除颤所需要的电击能量。总的来说钾离子通道阻滞剂(例如索他洛尔、胺碘酮)和儿茶酚胺能够降低除颤所需能量;而钠离子通道阻滞剂(例如利多卡因)可增加成功除颤所需的能量,如果在电除颤前使用肾上腺素,则可能使得原先的细颤转化为粗颤,提高心肌的兴奋性,从而有利于提高除颤成功率,其机制可能是其对心动周期长度、同步化以及颤动波的复极离散有影响。

四、手动除颤器和自动体外除颤器

AED 被称为自动体外除颤器、自动除颤器、自动电击器、自动体外电击器、及傻瓜电击器等,其优势在于它是一种便携式的医疗设备,也是一种可以被非专业人士使用的用于抢救心搏骤停患者的医疗设备。其原理是在直流除颤器的基础上增加阻抗测量模块、阻抗补偿模块、心电节律辨识模块等,使其能够自动采集患者的心电信号,再经过滤波处理等环节后自动辨识心电信号的节律形式,并根据统计算法或者人工智能算法自动分析该体征是否适合电除颤。当心电信号的节律辨识结果为 VF、VT 等可电击心律时,AED 系统会自动完成后续的充放电过程,第一时间对患者进行电除颤,其智能化还体现在 AED 会实时监测患者的经胸阻抗等指标,并且据此自动调整 AED 放电的参数,以终止心脏紊乱的电活动,使其恢复正常化。

与医院中所使用的专业除颤器不同的是,AED 的使用对医学专业程度要求较低,普通人员在不依赖于专业人士辅助的前提下,经过短期的培训即可掌握操作流程,另外,AED 的语音提示功能对于非医学专业的人员也十分友好,可以指导大部分人按照指令完成电除颤过程。鉴于 AED 的便携性和易操作性,可以将 AED 配置在人员密集、心搏骤停发生率高的公共场所,这样能将患者发生心搏骤停后的首次电除颤时间大大提前。最近的研究也证实,在急诊医疗服务(EMS)到达之前,得到 AED 除颤的患者存活率几乎翻倍,并且有着更好的预后。

手动除颤器和自动体外除颤器的主要区别体现在如下几个方面:

（一）是否建议电击的决定者不同

手动除颤器是由专业医生来使用的,必须由医生根据心电图指标来进行相关操作,其前提条件是必须具备专业的医疗知识。简单来讲就是:是否对患者进行除颤,必须由医生来决定。但在 AED 里有内置的分析和决策算法,能够自动根据心电节律判断是否需要对患者实施电击。简单来讲就是:是否对患者进行除颤,是由 AED 来决定的。

（二）使用的人群不同

手动除颤器是三类医疗设备,必须由经过专业培训的医务人员来使用,这是因为是否需要对患者实施除颤需要根据其心电图的节律特征来决定,而心电图的知识属于专业知识领域,相对比较复杂,一般人员难以掌握,因而无法确定正确的除颤时机。所以,只有医务人员才能使用手动除颤器。而 AED 虽然也属于三类医疗设备,但它既可以由医护人员使用,也可以由接受过相关急救知识培训的人员使用。对于 AED,在注册证里也已经说明只要接受过培训的人员就可以使用。

（三）与人体连接方式不同

手动除颤器在我们国家大多数情况都是用手柄(类似两个电熨斗)来实施除颤的,AED 是通过自粘式的电极片实施除颤的。

（四）使用环境不同

手动除颤器是医务人员使用的专业设备,所以往往是在有医务人员的环境下才可以使用,比如医院里,比如专业急救人员赶来后的急救的现场。AED 则一般被包括医院在内的机场、地铁、客运站、学校、商场、大型场馆、公园景区等各个公共场所,方便在患者被发现心搏骤停后的几分钟之内能被快速发现并且获得除颤资源。

（五）使用的流程不同

AED 的使用流程较为简单,一般而言,AED 开机后根据其语音指令进行操作即可完成除颤。而手动除颤器的使用方法比较专业和复杂,仅是其面板的构造就包括监护显示仪、同步开关和非同步开关、蓄能开关、蓄能显示、能量释放开关、电机板等,其中,起搏功能键也有多个,能决定起搏率、模式与电流输出,以及断开起搏器功能,在具体操作上不同的医院甚至都可能会有不同的流程。

（六）功能不同

大多数 AED 的主要功能就是除颤,AED 的类别一般分为两种,即全自动 AED 和半自动 AED,其差异在于半自动 AED 在完成对心脏节律的研判给出电除颤的建议后,需要人工点击除颤键来完成释放除颤电流脉冲的动作;而全自动 AED 则没有人工确认这个步骤,在检测到可以电击的心脏节律后就会自动释放电流脉冲完成除颤动作。相比而言,手动除颤器的功能则更加丰富,例如同步电复律、起搏、监护,甚至加上一些插件还可以测量血压、血氧饱和度、呼气末二氧化碳等。

（徐 军）

参 考 文 献

［1］王立祥，孟庆义，余涛.2016 中国心肺复苏专家共识［J］.中华灾害救援医学，2017，01：1-23.

［2］杨可慧，桑文涛，潘畅，等.心搏骤停与复苏调查的现状及展望［J］.中国实用内科杂志，2019，10：842-846.

［3］陈灏珠，林果为，王吉耀，等.实用内科学［M］.15 版.北京：人民卫生出版社，2017.

［4］龚平.现代心肺复苏 60 年［J］.中华急诊医学杂志，2020，29（1）：3-8.

［5］龚平.2000-2018 年美国心脏协会心肺复苏及心血管急救指南主要变化给我们的启示［J］.中华急诊医学杂志［J］，2019，28（1）：2-7.

［6］李宗浩，葛鑫.心搏骤停与 AED 第二篇：AED 原理与低能量除颤［J］.中国急救复苏与灾害医学杂志，2020，15（7）：756-762.

［7］李伟明，谢佳玲，彭莉，等.心脏体外电除颤技术的研究进展［J］.生物医学工程学杂志，2020，37（06）：1095-1100.

［8］温伟，张新超.影响成功电除颤的因素研究进展［J］.中华卫生应急电子杂志，2021，7（1）：42-43.

［9］袁全，王澄，杨平，王磊.高能量电除颤的临床价值研究［J］.中国医药指南，2021，19（36）：35-37.

［10］何晴，许波，秦崇臻.除颤时间与心搏骤停患者除颤复苏成功率的相关性研究［J］.现代医院，2021，21（1）：154-158.

［11］贾建革，张亚冬，武文君，等.除颤器释放能量溯源方法的研究［J］.中国医疗设备，2014，29（6）：54-57.

［12］惠杰，朱宗成，谷云飞，等.自动体外除颤器的研制［J］.中国医疗设备，2013，28（7）：20-23.

［13］刘成杰，关紫云，李晚泉，等.不同波形自动除颤器在院外心肺复苏中的疗效比较［J］.中国急救医学，2012，32（7）：606-610.

［14］ORNATO JP，ORNATO，PEBERDY MA. Cardiopulmonary Resuscitation［J］. The United States of America：Humana Press，2004.

［15］MYAT A，SONG KJ，REA T. Out-of-hospital cardiac arrest：current concepts［J］. Lancet，2018，391（10124）：970-979.

［16］ANDERSEN LW，HOLMBERG MJ，BERG KM，et.al. In-Hospital Cardiac Arrest：A Review［J］. JAMA，2019，321（12）：1200-1210.

［17］PANCHAL AR，BERG KM，HIRSCH KG，et.al. 2019 American Heart Association Focused Update on Advanced Cardiovascular Life Support：Use of Advanced Airways，Vasopressors，and Extracorporeal Cardiopulmonary Resuscitation During Cardiac Arrest：An Update to the American Heart Association Guidelines for Cardiopulmonary Resuscitation and Emergency Cardiovascular Care［J］. Circulation，2019，140（24）：e881-e894.

［18］THERESA M，OLASVEENGEN，MARY E，et al. Adult basic life support 2020 international consensus on cardiopulmonary resuscitation and emergency cardiovascular care science with treatment recommendations［J］. Resuscitaiton，2020，156：35-79.

［19］IAN K，MACONOCHIE，RICHARD AICKIN，et al. Pediatric life support 2020 international consensus on cardiopulmonary resuscitation and emergency cardiovascular care science with treatment recommendations［J］. Resuscitaiton，2020，156：120-155.

［20］CONVERTINO VA，RYAN KL，RICKARDS CA，et al. Optimizing the respiratory pump：harnessing inspiratory resistance to treat systemic hypotension［J］. Respir Care，2011，56（6）：846-857.

［21］IDRIS AH，GUFFEY D，PEPE PE，et al. Chest compression rates and survival following out-of-hospital cardiac arrest［J］. Crit Care Med，2015，43（4）：840-848.

［22］RUBERTSSON S，LINDGREN E，SMEKAL D，et al. Mechanical chest compressions and simultaneous defibrillation vs conventional cardiopulmonary resuscitation in out-of-hospital cardiac arrest：the LINC randomized trial［J］. JAMA，2014，311（1）：53-61.

［23］PERKINS GD，LALL R，QUINN T，et al. Mechanical versus manual chest compression for out-of-hospital cardiac arrest（PARAMEDIC）：a pragmatic，cluster randomised controlled trial［J］. Lancet，2015，385（9972）：947-955.

［24］WANG CH，TSAI MS，CHANG WT，et al. Active compression-decompression resuscitation and impedance threshold device for out-of-hospital cardiac arrest：a systematic review and metaanalysis of randomized controlled trials［J］. Crit Care Med，2015，43（4）：889-896.

第三章

自动体外除颤器原理与适应证

AED

第一节　自动体外除颤器的沿革、原理及进展

一、自动体外除颤器的发展历史

近年来，用于治疗各种室性和室上性心律失常的消融和抗心律失常疗法迅速普及。然而，心脏复律和除颤仍然是恢复正常窦性心律的主要方式。它们简单、可靠、安全，是目前为止最有效的恢复窦性心律的方法。

电除颤的发展史是一个漫长的过程。从电击动物到对人进行按需除颤，医生、生物医学家、生理学家和两个非医学产业（电力业和电话业）研究者的通力合作，逐步实现了当前这种能够评估心律、实时指导用户以及实施自动或半自动电击的自动体外除颤器（AED）。

电力在生物医学中的应用可以追溯到 18 世纪中叶。第一个能够在玻璃容器中存储电能的电容器早在 1745 年就被发现，被称为莱顿瓶。1775 年，法国医生 Peter Abildgaard 使用莱顿瓶捕获电荷并将其施加到鸡身上。他在鸡的不同部位施加电刺激，当电刺激施加在鸡头部时，可能会使其失去生命，而施加到胸部的电击可以使其心脏恢复活力。1774 年，法国一个 3 岁的小女孩名叫 Catherine Sophie Greenhill 不幸从楼上摔下而引起心搏骤停，医生诊断为"死亡"后，一名非医务人员在她的胸部电击后起死回生。

1781 年，Luigi Galvani 首次清楚地描述了电和生物系统存在联系。在他的实验中，通过在雷电天气中用一把剪刀触摸一只剥了皮的青蛙的腿，进而发现这只青蛙腿踢腿。这个现象引起了他对活生物体中电的强烈兴趣，并导致应用电来复活"死者"。1788 年，Charles Kite 第一次报道了使用电击成功复苏的案例。他在英格兰皇家援救溺水协会年鉴上发表了一篇《关于目击下死亡的复苏》的文章，文中描述了一位住在事故发生地对面的医生使用了"一个储能的电容器、一个充电调钮和两个放置胸部的电极"的装置挽救了一位"所有目击者都以为死了"的溺水的女孩。Fell 于 1792 年在《绅士杂志》上发表了一份类似的报告，并且描述了第一个现代除颤器的原型（图 3-1）。同年，英国科学家 James Curry 发表了一篇关于复苏案例的综述，并建议"在不同方向通过胸部进行适度电击，以便在可能的情况下让心脏跳动。"

正是由于数次成功的复苏的案例,英国皇家人道协会在 1802 年发表了一份报告,建议应用电击来区分"真实死亡和表面死亡",并宣传电复苏的潜力。

当时的科学家们并不知道,电击复苏可能是由于成功终止了心室颤动。Ludwig 和 Hoffa 在 1849 年首次描述了这种心律失常,当时他们观察到在心室上施加电流时会出现奇怪而混乱的心电表现。他们将这种现象解释为神经网络内异常产生和传导的结果,在当时这种神经源性理论备受青睐。法国神经

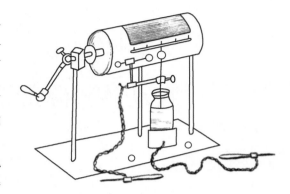

图 3-1　Fell 设计的除颤器原型

生理学家 Edme Vulpian 创造了纤颤一词,并首先提出心脏本身负责产生和维持这种不规则节律。

1889 年,苏格兰阿伯丁的 John McWilliam 用哺乳动物心脏进行实验,通过在心脏上施加电流引起心室颤动。通过试验,他提出人类猝死的机制是心室颤动而不是心脏停搏。他和瑞士日内瓦大学的两位医生,Jean-Louis Prevost(Vulpian 的学生)和 Frederic Battelli 在共同研究心室颤动的机制时验证了通过胸部施加少量电流可以诱发心室颤动这种现象,并且他们进一步观察到较大的电击可成功恢复心脏正常的窦性心律。

据此,Prevost 和 Battelli 提出了所谓的失能理论,即电击可导致心肌完全机电失能而终止心室颤动,但同时也消除了心脏的正常电信号和阻止了机械功的恢复。因此,他们建议直接按摩心脏以支持循环,直至心脏的电机械功能恢复。Carl Wigger 进一步完善了这个理论,但是这些方法都是以动物实验进行的,直至 Claude Beck 将这种方法应用于人身上。

19 世纪末 20 世纪初,电力的应用领域不断扩展,随之而来的是,涉及触电的事故越来越多。此时人们发现大部分此类死亡是由室颤引起的。约翰·霍普金斯大学的医生 Orthello Langwards 和 Donald Hooker 以及电气工程师 William Kouwenhoven 调查了这些触电事故的原因及潜在救治办法。他们研究了交流电击和直流电击,得出交流电击在终止室颤方面更有效的结论。1933 年,约翰·霍普金斯大学的研究团队在对狗进行第二次电击时成功终止了室颤,因此出现术语 "countershock"。1936 年,由工程师和心脏病专家组成的另一个团队,Ferris 及其同事报告了第一次使用交流电击对绵羊进行胸外除颤。

1947 年,由西储大学/俄亥俄州克利夫兰大学医院的心胸外科医生 Claude Beck 首次对裸露的人体心脏进行了除颤。当 Beck 在人体中进行第一次已知的心室颤动除颤时,他的手术对象是一名 14 岁的男孩,在伤口缝合过程中发生了脉搏停止,受到了 Wigger 理论的影响,Beck 不认为经胸除颤是有效的。随即伤口被重新打开,并在接下来的 45 分钟内进行心脏按摩。第一次电击后,Beck 通过心电图确认除颤失败。在心脏内注射盐酸普鲁卡因后,他进行了第二次电击,心脏恢复了窦性心律。这一成功案例导致除颤开始被广泛接受。

Beck 除颤器使用的是墙上插座中的交流电。他和 James Rand III 共同建造了该设备。这个设备最显著的缺点是它只能用于除颤暴露的心脏。因此,多年来仅在手术室中使用。Beck 开发的最初的原型除颤器如图 3-2 所示。同时,Beck 和他的同事们发展一些今天仍在使用的心肺复苏(CPR)实践技能。在 CPR 实践方面,他们培训了超过 3 000 名医生和护士,

并为外派人员开发了 CPR 课程。

20 世纪 50 年代初，Kouwenhoven 开始尝试设计使用直流电供电的便携式除颤器。然而，由于当时没有足够大的电池实现除颤能量的储存，直流电除颤器的发展受到了限制。1957 年，Kouwenhoven 成功发明了一台闭胸除颤器。该设备使用交流电向成人心脏输送 480V 电击，唯一的缺点是它的重量超过 120kg，这使得它完全不适合用作便携式设备。1961 年，Kouwenhoven 和他的团队研发出了重约 20kg 的便携式除颤器。

Zoll 于 1947 年开始对室颤治疗进行研究。1952 年，Zoll 使用体外除颤对两名心搏骤停患者进行复苏。虽然第一个患者只存活了 20 分钟，但第二个患者在苏醒后存活了将近一年。Zoll 继续发展自己的技术，截至 1956

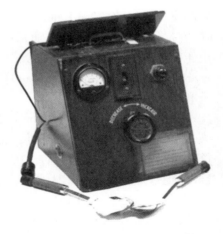

图 3-2 Claude Beck 发明的除颤器

年，他发明了一种新的体外除颤的方法，这种方法能够向患者提供 750V 电压等级的除颤。

在 20 世纪 30、40 年代，西方如火如荼地对除颤方法及除颤器进行研究的同时，苏联也在除颤机制和方法上投入了极大的努力。最终，苏联在现代除颤波形和使用直流电电击方面做出了巨大的贡献。Gurvich 在直流电电击和除颤波形方面的巨大成就，使其成为研究室颤和除颤领域的一个关键人物。在此之前，交流电击受到青睐，被认为是除颤的最有效方法。1939 年，Gurvich 和 Yuniev 提出使用电容的放电来终止心室颤动，从而有效地引入了用于除颤的直流电击。Gurvich 在博士研究（1933—1939 年）期间发现，患者对频率为 50~500Hz 的交流电击耐受性不好，并容易导致室颤。同时他发现使用电容的单次放电形成的直流电击可以终止心室颤动。直流电击的优点是可以在较短的时间内释放大量能量。20 世纪 40 年代，通过他的研究并结合 Wiggers-Wegria 模型中的易损期，他提出了基于双相波除颤的概念。1939 年，Gurvich 首先报告了使用电容和电感产生的圆形双相波进行除颤，不过当时他并不知道该波形优于单相波。通过试验和研究，Gurvich 提出了除颤"电刺激"理论，这个理论表明对心肌的直接刺激能够在不会妨碍正常窦性心律的恢复的同时防止心脏的颤动。在美国，MacKay 和 Leeds 于 1953 年报告了他们在犬中首次使用直流电击的经验。他们的结论与 Gurvich 的结论相似。他们指出，直流电击比交流电击更有效和更安全，他们还建议在人体中使用直流电击。所有这些报告都开辟了使用直流电击的途径。1952 年，Gurvich 设计了世界上第一台经胸直流除颤器。1952 年首次出版的苏联卫生部复苏指南详细描述了该装置的应用。指南要求大医院每个手术室都要有一台除颤器。第一台直流电除颤器 ID-1-VEI 使用单相波，这种波形在 10 年后被称为 Lown 波。1970 年，Gurvich 开发了第一台双相波经胸除颤器，从那时起使用这种除颤器成为苏联医疗实践中的一部分。

1957 年，来自捷克斯洛伐克布拉格的 Bohumil Peleška 报告了经胸使用较低的直流电击进行除颤。1959 年 2 月在苏联，Vishnevskii 和 Tsukerman 使用直流电击进行了第一例的房颤复律。患者有 3 年的房颤史，在二尖瓣手术过程中通过电复律恢复了正常窦性心律。在 1960 年，该小组又报告了使用经胸直流电对 20 名房性心律失常的患者成功复律。

随着时间推移，欧美对于除颤的研究和认知也在不断发展。1960 年在法国巴黎拉里博瓦西埃尔医院工作的电气工程师兼医生 Fred Zacouto 完成了第一台自动体外除颤器/起搏器的设计。他的"Bloc Réanimateur"能够感知附着在患者身体不同部位(耳垂和手指)的脉搏,并提供经皮起搏,直至心脏活动恢复。同时,它可以通过心电信号检测心室颤动,并提供电压和持续时间可调的交流电击。1960年11月该设备首次成功对患者除颤。到1968年,Zacouto的Savita公司和Thomson-CFTH分别生产和销售了68个设备。该设备曾在法国、瑞士和德国的医院使用过。

心脏病学先驱Bernard Lown是西方第一位将除颤与设备的便携性和安全性相联系的人。1959年,在一名室性心动过速反复发作的患者中,Lown率先使用Zoll除颤器经胸腔施加电击成功终止心室颤动。在该事件中,因为普鲁卡因胺静脉给药未能终止患者的心室颤动,通过经胸电击变得十分有必要。在当时,Lown的团队对于除颤的安全性和有效性并不知晓,之后他们提出了一系列问题:"电击是否带来疼痛?是否需要麻醉?是否有适当的电压设置来逆转室性心动过速?如果电击失败,可以追加多少次电击?放电是否导致心脏损伤或神经系统损伤?是否会灼伤皮肤?对旁观者是否有危害?接受氧气的患者是否易爆?"这些安全和有效性问题在之后的Lown-Berkovits研究小组中得到了解决。

1961年4月,Lown和Berkovits开始对犬使用直流电除颤的研究。随后他们进行了一系列密集实验,其中包括测试多种波形的有效性以及评估直流电击的安全性。在这些实验中,Lown-Berkovits研究小组意识到避免易感期的重要性。他们首次引入了一个新概念,从心电图感知的QRS波群中进行同步除颤。Lown创造了电复律(cardioversion)一词。通过这些研究,他们还找到一种有较高有效性和安全性的单相波,并将之称为"Lown波"。Lown随后继续扩大直流电复律的治疗范围,成功治疗了房性和室性心律失常。1962年,Berkovits通过美国光学公司申请了直流电除颤器的专利。这个"新技术"的影响深远,可使院内心搏骤停患者导致的"死亡"通过简单电除颤就能实现复活。

对于发生在医院外的心搏骤停,J.Frank Pantridge与英国贝尔法斯特皇家维多利亚医院的John Geddes合作创建了第一个移动式冠状动脉护理装置,该装置于1966年1月1日开始运行。该移动式装置的除颤器最初由两节汽车电池、一个静态逆变器和一个美国光学除颤器组成,重70kg。Pantridge团队进一步改进了除颤器的设计。Pantridge利用为美国国家航空航天局开发的微型电容器与生物医学工程师John Anderson一起开发了一款3.2kg的便携式除颤器,该除颤器于1971年上市。Pantridge主张让除颤设备在任何地方都易于获得,这种理念首先在美国被广泛接受。

为了更方便被公众所接受,1978年来自俄勒冈州波特兰的一组成员提供了更易用的解决方案。医师Arch Diack和W. Stanley Welple与工程师Robert Rullman合作,开发了一款简易的便携式除颤器。他们开发了Heart-Aid,这是第一款可从市场上购买的为进行过基础训练的人员提供的AED,使用者可在紧急情况下安全使用。设备芯片可以检测电极上的心电活动,并确定是否存在可电击节律。除颤器中配置的可粘贴电极片保证了未经培训的用户安全,因为它允许使用者靠近患者并避免因电极板操作不当而导致的意外电击。最后,该装置配备了实时语音指导,未经培训的用户可以旁听并进行急救。

虽然Heart-Aid从未取得重大的商业成功,但它为现代AED奠定了基础。目前生产的每一台AED都依赖该设备的设计,包括使用电极片、心律评估和语音指导。随着不断发展,便携式除颤器的使用方式从仅供医生使用逐渐演变为护理人员、消防员和公众使用。当前AED具有小巧、价廉、易学、易用等特点。美国心脏协会、国际复苏联合会、红十字会及健康专家倡导更广泛地使用 AED,使 CPR 走出医院围墙,走进社会,走进家庭,挽救了不少濒死者的生命,这是近代复苏领域里的一次革命。现在 AED 的广泛应用已成为不争事实,美国实施公众使用电除颤计划后,患者的存活率是以往的 2 倍。

AED 产业主要集中在前三大生产商:飞利浦、卓尔和菲康,其他还包括瑞士席勒、日本光电、德国普美康(被鱼跃收购)等。飞利浦虽然在 AED 领域不是最早布局的,但是拥有第一个被批准在家庭使用的 AED 产品。2002 年 11 月飞利浦 Heart Start AED 被批准在家庭使用,其研制的产品 HeartStart OnSite 于 2014 年进入中国。

在中国,医院内使用除颤器的历史可追溯到 20 世纪 70 年代。国内 AED 工程于 2004年启动。2006 年,北京首都机场二号航站楼内安装了 11 台 AED,开创了国内公共场所安装 AED 的先河。当时中国所有 AED 都是外资品牌,因价格较高,AED 在中国推广普及进展缓慢。中国 AED 生产企业起步较晚,直到 2010 年国家食品与药品监督管理局才开始收到中国企业产品的申请。直到 2013 年迈瑞发布了中国第一款自主研发的双相波 AED 产品,改写了中国 AED 产品完全依赖进口的现状。在迈瑞产品投放市场前,中国市场上的 AED 全部由飞利浦、卓尔和菲康这三家公司所垄断。当时,每台 AED 价格在 4 万元以上。为填补AED 技术的国内空白,国家科技部将 AED 项目列为国家科技支撑计划,项目落户迈瑞公司。迈瑞的加入,使每台 AED 的价格从 4 万元下降到了 2 万元,极大地改变了 AED 的市场格局。

二、AED 的工作原理

(一) AED 的概述

AED 指一种便携轻便的计算机化设备,它整合了心律分析和除颤系统,并使用语音和/或视觉提示指导救援人员和医疗保健提供者对因室颤或无脉性室性心动过速导致的心搏骤停患者进行安全除颤。AED 有两种类型(表 3-1):半自动除颤型,除颤时需要操作者通过按下按钮进行电击;全自动除颤型,能够自主实施电击,无须人为干预。

表 3-1 半自动除颤和全自动除颤的比较

	半自动	全自动
操作	除颤时需要操作者按下除颤按钮	无须人为干预即可实施电击
优势	1. 根据现行复苏指南推荐 2. 广泛使用 3. 更安全,由救援人员手动操作进行放电,减少操作者因接触患者而被电击的风险	1. 易于使用,更适合非专业人员使用 2. 减少操作者由于不熟悉设备,或不敢按电击按钮,造成除颤放电的延迟
劣势	1. 对于未经培训的施救者,使用时操作步骤相对较多 2. 更难与现场救援人员的 CPR 操作同步	1. 使用不当可能导致救援人员触电 2. 除特殊情况外,当前指南不建议

(二) AED 的结构与工作原理

AED 一般由心电检测部分、高压除颤部分、主控电路部分以及其他附件部分组成,其系统原理框图如图所示(图 3-3)。

1. 心电检测部分,包括心电检测模块、心电电极等,是 AED 的重要组成部分。心律异常是室颤最显著的特征,通过心电测量能够最快速、最准确地识别室颤波形,及时对患者进行下一步治疗。

2. 高压除颤部分,包括升压储能模块、除颤放电模块、经胸阻抗检测模块以及除颤电极等部分,是 AED 的核心组成。经胸阻抗检测模块检测经胸阻抗,阻抗的大小是除颤成功与否的重要因素,经胸阻抗决定了除颤时经过心脏的电流和能量大小,从而影响除颤的成功率。

3. 主控电路部分,包括微处理器控制模块、数据传输模块、数据处理模块、开关控制模块等,是 AED 的主导部分。数据传输模块将检测到的心电信号经胸阻

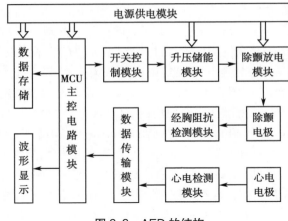

图 3-3　AED 的结构

抗信号传输到微处理器进行分析处理,微处理器可根据分析结果对开关控制模块进行控制,从而控制充电能量、放电波形、放电时间等除颤参数。

4. 其他附件部分,包括电源部分、显示部分、数据存储部分以及相关接口电路和隔离保护电路等部分。电源部分包括直流供电电路以及电池充电电路,为系统提供电力;显示部分用以观测患者心电情况;数据存储可将患者数据和操作记录存储下来方便日后查阅;接口电路提供各个模块之间的连接接口;隔离保护电路用以将高压部分与低压部分隔离从而保证操作者和患者的安全。

（三）AED 的工作模式

大多数 AED 都是基于能量的,即设备将一个或多个电容充电到选定的电压,然后以焦耳为单位输送至患者。AED 输送到患者心肌的能量取决于所选电压和经胸阻抗。

临床上存在过基于胸阻抗的 AED 和基于电流的 AED。基于胸阻抗的 AED 可根据经胸阻抗选择应用的电流。最初通过测试脉冲估计经胸阻抗,然后将电容充电至合适的电压并放电。在高胸阻抗患者中,与能量调节除颤器相比,使用这种方法可显著提高电击成功率。基于电流的 AED 提供固定的电流,这样除颤阈值就会和胸阻抗无关。心室除颤的最佳电流是 30~40A,经胸阻抗和体重无关,因此这种实现除颤的能量远低于基于传统能量的方法。

当前的 AED 都基于能量的,通过患者胸阻抗对能量进行补偿,补偿的方式有三种:第一种是通过调节放电电流大小来实现能量调节,该方式的放电回路阻抗由患者胸阻抗和 AED 内部阻抗共同构成,通过仪器内部电阻来调节流经患者的除颤电流;第二种是通过调节除颤脉冲的宽度来调节除颤能量;第三种是通过改变除颤时电容上的初始电压值来调节除颤能量。

1. 除颤波形　除颤波形主要为单相波、双相波或三相波（图 3-4）。

（1）单相波:这种波形的 AED 以一个方向向患者输送电流。单相波的波形通过电流脉冲减少到零的速率进一步分类。如果单相波的形态逐渐下降到零,则使用衰减正弦曲线来描述。如果波形快速下降,则使用指数截断来描述。

（2）双相波:AED 释放的电流在规定的时间内以正方向流动,然后在放电剩余的时间内以反方向流动。使用双相波会降低除颤阈值,且降低所使用的能量,减小心肌损伤。

（3）三相波:三相波在双向波的基础上增加了一相放电。尚无人体试验支持使用多相

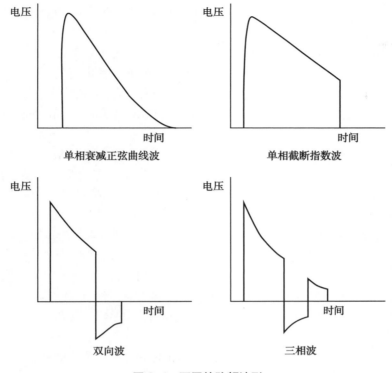

图 3-4　不同的除颤波形

波优于双相波形。一部分动物实验研究表明,使用三相波形可以利用双相波的优势,第二相可以降低除颤阈值,第三相可以最小化损害。

2. 自动节律分析　AED 最重要的特征之一是节律分析的准确性,要求很高的灵敏度和特异性。心律失常分析算法提供节律分析的结果:建议(或在全自动系统中,提供)电击,或者不建议电击(并且不提供电击)。

(1)可电击节律:包括粗波的心室颤动和无脉性室性心动过速,这些节律几乎总是与无脉、无反应的患者相关。除非进行快速除颤,否则会导致患者死亡。

(2)不可电击节律:包括正常窦性心律、室上性心动过速、窦性心动过缓、心房颤动和扑动、心脏传导阻滞、室性早搏、心室停搏和无脉电活动(PEA),以及伴有可触及脉搏和/或在有意识的患者中发生的其他心律。心搏停止也属于不可电击节律。对于有不可电击节律的患者,给予电击不会有任何益处,还可能导致节律恶化。

(3)中间节律:包括细波的室颤(与无脉搏和低存活率相关)和不符合可电击节律的节律。对于有中间节律的患者,除颤效果有限或不确定。

三、AED 在 CPR 中的应用

(一) AED 与 CPR 指南

为推动中国 CPR 的技术培训和科学普及,中国研究型医院学会 CPR 学专业委员会联合中华医学会科学普及分会制定了《2018 中国心肺复苏培训专家共识》;其形成是以《2016 中国心肺复苏专家共识》为总纲,并结合了中国的具体国情和临床实践,落实心搏骤停前期的预防、预识、预警"三预"方针,心搏骤停中期的标准化、多元化、个体化"三化"方法,以及心搏骤停后期的复生、超生、延生"三生"方略等重要策略。

《2016中国心肺复苏专家共识》认为,大多数成人突发非创伤性心搏骤停的原因是室颤,电除颤是救治室颤最为有效的方法。研究证实,对于室颤患者每延迟1min除颤,抢救成功率降低7%~10%,因此早期电除颤是心搏骤停患者复苏成功的关键之一。心律分析证实为室颤/无脉性室颤应立即行电除颤,之后做5组CPR(2分钟),再检查心律,必要时再次除颤。

《2020年美国心脏协会心肺复苏和心血管急救指南》中总结了AED在心搏骤停中的使用,认为将AED整合到院外公共场所生存链的救治系统中十分重要。如果患者要想获得最佳的生存机会,心搏骤停后最早行动中的前3个措施极为关键,即启动急救系统、提供CPR和除颤器及时除颤。

CPR指南建议使用AED进行早期除颤。在启动紧急反应系统后,单独的施救者马上去取AED,立即回到患者身边进行高质量的CPR并使用AED。当有2名或以上的施救者在场的时候,应该一人进行CPR,另一人同时拿AED。AED要尽快使用,并且两名施救者要轮流进行胸外按压。CPR指南表明,除颤器有单相波和双向波两种,无论哪种除颤器,如要除颤成功都需要有足够的能量来终止室颤/无脉性室性心动过速。如第一次除颤失败,随后的除颤能量可以增加。

欧洲复苏委员会(European Resuscitation Council,ERC)发布的欧洲复苏指南是基于国际复苏联络委员会(International LiaisonCommittee on Resuscitation,ILCOR)的全球科学和治疗建议共识,该指南是欧洲内外复苏实践和培训的标准。指南介绍AED是一种便携式、电池供电的设备,电极片贴在怀疑心搏骤停患者的胸前以检测心律。如果胸部毛发过多和/或电极粘得不牢,可能需要刮胸毛。如果心律为室颤(或室性心动过速),则给予操作者视觉或声觉提示,进行直流电击。对于其他心律(包括停搏和正常心律),不建议进行电击。AED会进一步的提示操作者何时开始和停止CPR。AED对心律的判读非常准确,非专业人员使用时安全有效。

(二) AED的安全性

根据国家药品监督管理局的相关规定,AED需要满足GB 9706.1—2020《医用电气设备第1部分:基本安全和基本性能的通用要求》、GB 9706.103—2020《医用电气设备 第1-3部分:基本安全和基本性能的通用要求并列标准:诊断X射线设备的辐射防护》、GB/T 14710—2009《医用电器环境要求及试验方法》、GB/T 16886系列的医疗器械生物学评价等要求。

除颤期间,操作者需要与患者以及与患者连接的金属物品(包括床和担架)保持足够距离,否则可能导致严重伤害或死亡。避免接触患者的身体,如头部、肢体裸露皮肤部分,或导电液体,如盐水、血液、凝胶,以及床架或担架等金属物体,防止形成除颤电流通路。多功能电极片不能互相接触或接触其他ECG监护电极、导联线、衣物等。与金属物体相连可能产生电弧并灼伤患者的皮肤。对带输氧管的患者进行除颤治疗时,应妥善安置输氧管,不要将其安放在电极片附近,以防发生火灾或爆炸。

在除颤过程中,皮肤和多功能电极片之间的气泡可能会导致患者皮肤灼伤。使用者需要确保多功能电极片与皮肤完全粘合,以免形成气泡。

(王　鹏、杨正飞)

第二节 自动体外除颤器的种类与使用方法

一、AED 的种类

(一) AED 的分类方式

自动体外除颤器(AED)是一种便携式、易于操作的、为现场急救设计的、稍加培训就能熟练使用的急救设备。按照是否需要施救者进行放电操作分为半自动 AED 和全自动 AED。按照功能差异分为基本型 AED 和专业型 AED。

半自动 AED 需要施救者根据主机的声音或者图文提示完成除颤放电操作。当主机检测到电极片连接良好且为可电击节律时,主机自动完成充电,当充电结束后提示施救者按下电击按键进行除颤。全自动 AED 放电由主机自动完成,一般提供语音或图文提示,进行倒计时完成除颤放电。

基本型 AED 仅提供基本的除颤功能,系统设计简单可靠,交互简单易操作,主要应用于院外和院内等公共场所,适用于提供基本急救培训的非专业人士使用。专业型 AED 可额外提供手动除颤模式、大容量的可充电电池、独立的心电导联监测心电信号、CPR 传感器等功能,主要应用于院内或救护车使用场景,可供专业的医护人员使用。

(二) 常见国内外 AED 品牌及产品的特点/特征

1. 国外主要厂商及产品

(1) 美国卓尔(Zoll):Zoll 是全球除颤器市场占有率排名第一的企业,专业型 AED 有 AED PRO,基本型 AED 有 AED PLUS,目前较新推出的产品有 AED 3(图 3-5)。每款产品均提供半自动版本和全自动版本两种类型。目前北美、西欧和亚太为其主要市场。

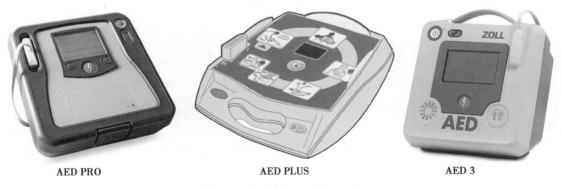

AED PRO AED PLUS AED 3

图 3-5 美国卓尔 AED 的型号

AED PRO 为专业型 AED,主要覆盖院内公共和院前救护车市场;AED 3 和 AED PLUS 主要覆盖公共场所应用。

(2) 荷兰飞利浦(Philips):Philips 也是主要的除颤器生产厂家,主要设计和生产院内专业型除颤器。2001 年收购 Agilent Technologies 医疗事业部,获得其专业的 AED 厂商 Heartstream 的产品 FR 系列。最近产品更新较慢,主要产品有 FRx、FR2、FR3 及 HS1(图 3-6)。各区域市场占比平均,亚太地区因中日韩均有较强的本土对手,占有率略低。

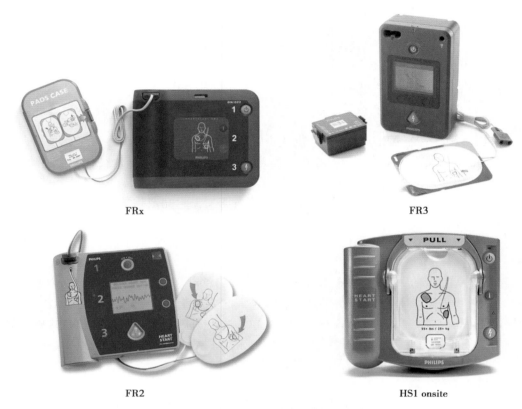

FRx

FR3

FR2

HS1 onsite

图 3-6　荷兰飞利浦 AED 的型号

　　FR3 为专业型 AED,主要覆盖院内公共和院前救护车市场,FRx 和 HS onsite 主要覆盖公共场所,其中 HS onsite 主要面向家用市场。

　　(3)美国菲康(Physic-Control):美敦力菲康公司是生产除颤器的专业厂家,公司成立于 1955 年,生产出世界上第一台便携式直流电除颤器,2014 年菲康公司从美敦力剥离出来,2016 年被 Stryker 公司收购。菲康公司产品 LIFEPAK 系列广泛应用于手术室、ICU、CCU 病房及院前急救,北美、欧洲和亚太地区为主要市场,在北美市场占有率排名第一,但在亚太中的中国市场表现较差。

　　LIFEPAK 系列中 AED 有 LIFEPAK CR、LIFEPAK CR2、LIFEPAK 1000。LIFEPAK CR、LIFEPAK CR2 为基本型 AED(图 3-7),更加便携易用,主要覆盖公共场所急救。LIFEPAK 1000 为专业型 AED,操作稍显复杂,主要覆盖专业型急救场合,如救护车。

　　(4)日本光电(Nihon-Kohden):日本光电工业株式会社成立于 1951 年,是世界领先的医疗设备研发制造厂商之一,产品涵盖了心电、监护、神经电生理、急救、临床检验、实验室设备、临床信息系统以及家庭医疗保健等诸多领域。

　　除颤器全线产品为日本制造,重点打造中高端产品,特别是院前市场,光电以日本市场为本,2013 年收购了美国 Defitech 公司,AED 业务大幅增长。AED 产品有 AED-2152 和 AED-3100,其中 AED-2152 主要覆盖院内和院前救护车市场,AED-3100 主要覆盖公共市场(图 3-8)。光电收购了 Defitech 后的 Lifeline DDU 系列产品比较全面,覆盖全自动和半自动

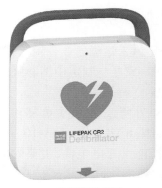 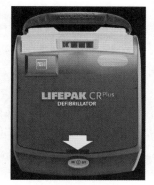 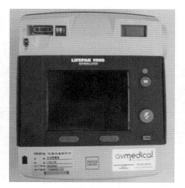

LIFEPAK CR2　　　　　　　LIFEPAK CR　　　　　　　LIFEPAK 1000

图 3-7　美国菲康 AED 的型号

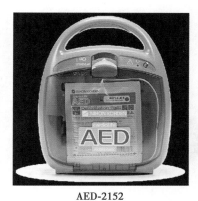 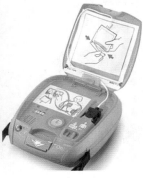 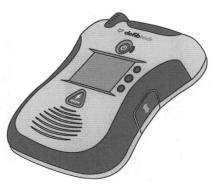

AED-2152　　　　　　　　AED-3100　　　　　　　　DDU-2300

图 3-8　日本光电 AED 的型号

机型、专业型和基本型产品,在北美市场占有率大幅提升。

（5）德国普美康（PRIMEDIC）:PRIMEDIC 系列除颤器是德国 Metrax GmbH 公司研发、设计和生产的除颤系列产品。2017 年中国鱼跃医疗收购 PRIMEDIC 系列 AED 并开始国产化。目前在售的产品主要还是原来普美康的系列,主要有覆盖院内公共场所和院前救护车市场的 HeartSave AED-M 和覆盖公共场所市场的 HeartSave AED/PAD（图 3-9）。HeartSave

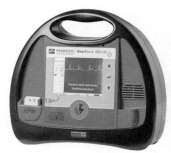 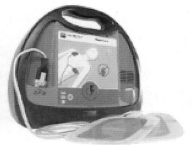 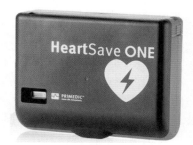

HeartSave AED-M　　　　　HeartSave AED/PAD　　　　　HeartSave one

图 3-9　德国普美康 AED 的型号

one 主要面向家用市场。

2. 国内主要厂商及产品

（1）深圳迈瑞（Mindray）：迈瑞创始于 1991 年，从 2009 年开始进入除颤器业务领域，迈瑞除颤器是中国第一台具有自主知识产权的产品，迈瑞也是唯一一家参与制定中国心脏除颤器国家标准的厂商。

迈瑞除颤器以功能齐全、配置丰富、开机和充电快、维护简单方便、产品安全可靠和性价比高著称，现有产品中 AED 产品有 BeneHeart D1 PRO 和 BeneHeart D1 Pub（图 3-10），以及新推出的 BeneHeart C/S 系列 AED。BeneHeart D1 PRO 配备智能可充电电池，主要面向院内和院前救护车应用。除 AED 模式外，还提供手动除颤模式和 3-lead ECG 监护功能。BeneHeart D1 Pub 配备免维护的一次性电池，主要面向公共场所应用。BeneHeart C/S 系列 AED 主要面向公共场所 PAD 计划，更加易用和性价比更高。

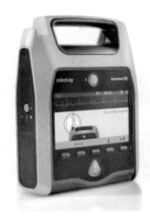 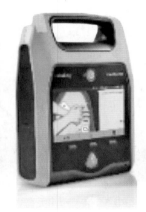 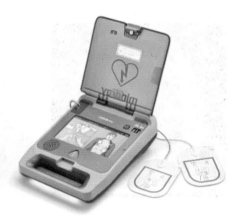

BeneHeart D1 PRO   BeneHeart D1 Pub   BeneHeart C/S AED

图 3-10 深圳迈瑞 AED 的型号

迈瑞产品在除日本和北美国家外的全球市场销售，国内市场占据第一的位置。

（2）江苏久心医疗科技有限公司：久心医疗科技有限公司于 2012 年在苏州工业园区成立，主要研发和生产 AED 设备。目前有两款 AED：型号为 AED-S1 和 AED-S2（图 3-11）。

（三）AED 厂家的全球占有率比较及 AED 的发展趋势

目前市场上的 AED 产品主要有两种类型：一是专业型 AED，集成的功能较丰富，适合专业医护人员使用；二是基本型 AED，功能简单，操作简易，主要面向公共场所中的非专业人员。从市场容量和占有率来看，基本型 AED 占据绝大多数。

及时除颤对患者抢救成功率至关重要，因此在公共场所推行公众除颤（PAD）计划是大势所趋。因此，AED 产品朝着小型化、智能化方向发展，并追求极致的易用性。由于大部分的心搏骤停均发生在医院外，所以在西方一些发达国家（如美国、日本等），AED 已经得到广泛推广，大量的 AED 布置在患者家庭、突发事件现场、办公楼、运动场等医院以外的场合，并产生了很好的社会效益。

（四）国内外 AED 优劣势的对比

选取 AED 市场占有率前六大生产商 Philips、Zoll、Nikon、迈瑞、Physic Control、Primedic

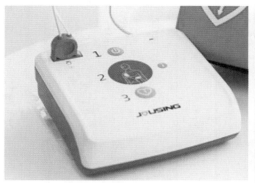
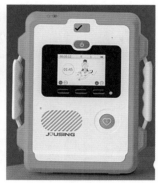

AED-S1　　　　　　　　　　AED-S2

图 3-11　江苏久心医疗科技有限公司 AED 的型号

及其代表产品做了优劣势对比分析（表 3-2 和表 3-3）。

二、AED 的使用方法

（一）AED 的急救使用方法

根据 2020 版美国心脏协会心肺复苏指南和 2021 版欧洲心肺复苏委员会指南，如果发现有人昏倒，应遵循以下急救流程以及 AED 的使用方法。

1. 评估现场是否安全　发现患者昏倒在地时，应首先确认现场及周边环境是否安全，如果现场存在不安全因素，如现场可闻到异常气味（可能存在有毒气体）、有电线落地或与此人直接接触（可能发生触电事故）、附近存在可造成潜在危险的物体（比如重物倒塌、疾驰的车辆等）。施救前应排除这些不安全因素后（必要时应转移患者）再开始现场救援，以确保施救者的自身安全和避免患者发生二次伤害。

2. 检查患者的反应和意识　确认现场环境安全后，立即让患者平躺在平地或硬板上并置于仰卧位，轻拍患者双肩，并在患者耳边高声呼喊（你还好吧？你怎么了？），观察患者有无反应，包括语言和任何自主的肢体运动。如果没有任何反应，则判断为无意识（图 3-12）。

3. 开放气道并判断患者呼吸　如果患者无意识，应立即检查呼吸，首先需要开放患者的气道，最常用的方法是采用仰头抬颌法开放气道（图 3-13），用一手掌侧放在患者的前额，

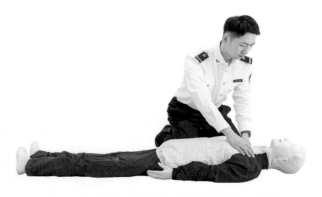

图 3-12　检查患者的反应和检查患者的意识

表 3-2　专业型 AED 性能的对比

性能指标	迈瑞 BeneHeart D1 PRO	Philips HeartStart FR3	Zoll AED PRO	Nihon Kohden AED-2152	Physic Control LIFEPAK 1000	Primedic HeartSave AED-M
优点	1. 彩屏，可实时 3-lead ECG 监护和报警； 2. 最大支持 360J 双相波，集成手动除颤模式和同步电复律模式； 3. 可充电智能电池，12J 监护，300 次监护，200 次放电 200J 放电或 360 次 360J 放电； 4. AED ALERT 远程集中管理及维护设备，节省日常管理与维护的费用	1. 整机重量较轻； 2. 可以配置 QCPR，提供按压质量检测及反馈，提高 CPR 操作质量； 3. 提供多种附件包和安装柜/上架方案	1. 彩屏，3-lead ECG 监护； 2. CPR 按压质量检测及反馈，提高 CPR 操作复苏操作质量； 3. PLUSTrac 系统远程集中管理及维护设备	整机体积较小、重量轻	1. 大屏高分辨率； 2. 最大 360J 高能量放电，挽救更多患者，支持大于 400 次能量放电，应对任何紧急状态	大屏高分辨率，能显示 3 道以上 ECG 波形

表 3-3　基本型 AED 性能的对比

性能指标	迈瑞 BeneHeart C/S	PHILIPS FR3	Zoll AED 3	Nihon Kohden AED-3100	Physic Control LIFEPAK CR2	Primedic HeartSave AED
优点	1. 大屏幕动画操作指导； 2. CPR 按压质量监测及反馈，提高复苏操作质量； 3. AED ALERT 远程集中管理及维护设备，节省日常管理与维护的费用	1. 整机重量较轻； 2. 可以配置 QCPR，提供按压质量检测及反馈，提高 CPR 操作质量； 3. 提供多种附件包和安装柜/上架方案	1. 彩屏动画操作指导； 2. CPR 按压质量监测及反馈，提高复苏操作质量； 3. PLUSTrac 系统远程集中管理及维护设备	整机体积较小、重量轻	1. 电极片托盘设计比较易用，并且成人小儿共用电极片； 2. 通过电极片检测阻抗变化，可以监测按压频率； 3. 支持 CPR 按压过程分析心律，减少按压中断时间； 4. 设备状态管理系统功能比较强大，集设备状态管理和数据管理于一体	/

轻轻地下压使其头部后仰,另一手的食指和中指放在患者下颌的下方,将下颌向前抬起以打开气道;然后施救者将自己耳朵贴近患者口鼻部,听患者有无呼吸音,同时看患者胸部有无起伏,并感觉患者有无呼出气体,听、看和感觉患者呼吸的时间应不超过 10 秒,如果患者没有呼吸音、没有胸部起伏、没有呼出气体或者呼出的气体非常微弱,则判断为无呼吸(图3-14)。对于专业急救者,需要同时通过触摸颈动脉检查脉搏搏动来判断患者有无自主循环情况,要注意检查脉搏的时间不能超过 10 秒。然而,根据 2020 版美国心脏协会心肺复苏指南和 2021 版欧洲心肺复苏委员会指南,开放气道并判断患者呼吸可以不做,且在对大众CPR 培训中也可不培训该步骤。

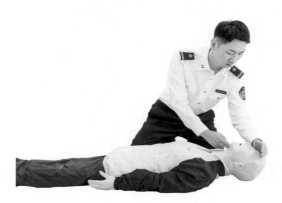

图 3-13　仰头抬颌法开放气道

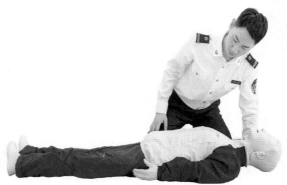

图 3-14　判断患者呼吸

4. 拨打急救电话并快速取得 AED　如果判断患者无意识后,施救者应马上指定一名现场人员拨打急救电话 120(图 3-15),同时派人去寻找并取来附近的 AED(图 3-16),并同时立即对患者实施 CPR。如果现场只有施救者一人,请不要离开患者,立即拨打急救电话并开始 CPR。

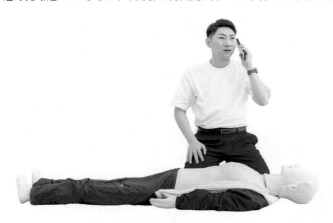

图 3-15　拨打急救电话 120

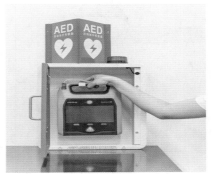

图 3-16　获取 AED

5. 使用 AED 进行除颤　当取得 AED 后,将 AED 放置在患者身边,按照以下步骤操作AED。

(1)打开 AED:一般打开 AED 的盖子即会自动开机(有些没有盖子的型号需要按下电

源键开机),按照机器屏幕的界面和语音提示进行操作。

（2）解开患者胸部衣服：解开患者衣物,确保粘贴电极片时无遮挡,并保证患者胸部干燥,如患者为溺水者应擦干胸部。

（3）粘贴电极片：AED 通常都已经预连接了电极片插头(如果没有预连接,则要将电极片插头插入机器主机插孔里面),从机器里面取出电极片包装袋,撕开包装袋取出电极片,撕掉电极片电极上的薄膜,按照机器界面或电极片上的指示,将两个电极片分别粘贴在患者右侧锁骨下方和左腋下中线位置,并确保电极片充分接触患者皮肤(如果有不止一名施救者在场,则应在粘贴电极片过程中继续进行胸外心脏按压)(图 3-17)。

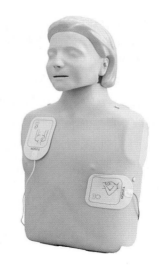

图 3-17　粘贴 AED 电极片

（4）除颤：粘贴好电极片后 AED 会自动开始分析心律,按照机器语音提示进行操作,分析心律时避免接触患者,以免导致分析不准确;分析完毕后,机器将会发出是否进行除颤的建议,操作者需要提醒并确保所有人都没有接触患者后,按下“放电”键进行除颤(图 3-18)。

6. 除颤后处理　除颤完成后,如果患者还没有恢复心跳,应按照 AED 语音提示,继续对患者进行 2 分钟胸外心脏按压,跟随机器语音指示操作直到医护人员赶到接手急救。

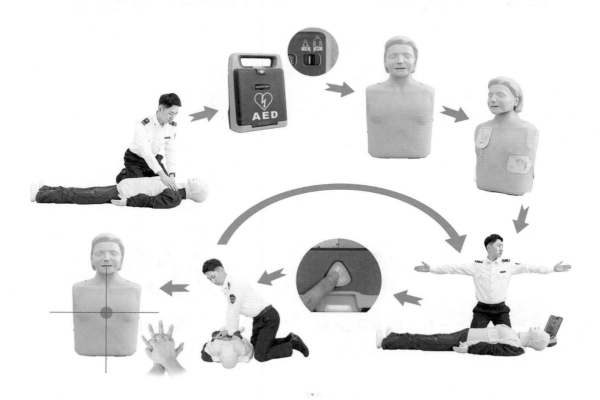

图 3-18　AED 操作流程

（二）日常维护

1. AED 的安装要求

（1）根据美国心脏协会建议在公共场所配置 AED 应该遵循"3 分钟之内，能够有训练有素的施救者拿着 AED 赶到患者身边"的原则，合理规划安装场所 AED 的密度。在人流密度高，以及有较高概率出现心搏骤停的环境等则需相应增加 AED 分配。

（2）AED 安装位置要有醒目标识，尽可能靠近联络电话，最好设有报警装置，尽量靠近有人员长期值守的地点，特别是接受过急救培训的人员。

（3）AED 安放之后禁止锁闭、遮挡和设置障碍物，并绘制 AED 存放位置示意图或指示牌，以保证在公共场所紧急使用时，施救者可以快速获知 AED 放置位置并取得 AED。同时由于 AED 安装于公共场所，放置 AED 的机柜应具备防盗报警装置，通常机柜都带有开门报警的功能，以便设备管理员可以及时获知 AED 被取走。

（4）对于配置了无线联网功能（包括 WiFi 和 4G/5G 移动通信网络）的 AED，还应考虑无线信号强度的要求，保证 AED 网络可以正常联网通信。

2. AED 的日常维护　　设置有 AED 的公共场所或机构应当建立完善的维护计划，设立专门管理员对 AED 进行维护管理，确保 AED 时刻处于正常可用状态。设备管理员负责 AED 的日常巡检和定期清洁维护等工作，保证机器正常运作，并进行检查记录，妥善保存备查。

（1）日常巡检

1）检查放置 AED 的箱体或机柜是否完好：发现箱体或机柜破损应及时报修或更换。

2）检查设备是否完好及其使用期限：确保设备完好无损坏，设备损坏或使用年限到期应及时报修更换。

3）检查设备状态是否正常：AED 都有一个状态指示灯来指示当前设备状态是否正常可用，通常 AED 会有自动检测功能，机器会在固定的时间自己启动自检功能，设备状态指示灯会根据自检结果来指示设备状态，设备正常状态时会闪烁绿灯或绿灯常亮，设备异常状态时会闪烁红灯；日常巡检需要查看设备状态指示灯，如果状态指示灯为绿灯则表示机器处于正常可用状态，如果状态指示灯为绿灯则表示机器存在故障或是耗材需要更换维护，发现无法自行解决的故障及损坏问题应及时维修解决。

4）检查耗材是否正确安装及其使用期限：确保除颤电极片和电池正常可用，如果设备电池处于低电量或电量耗尽、电极片有效使用期限即将或已经过期，应及时维护更换。

5）做好日常巡检记录，并妥善保存记录以备查阅。

（2）定期清洁维护

1）需要定期开展 AED 的清洁，至少每周清洁 1 次，在环境污染严重或风沙较大的地区，应提高清洁的频度。需要确认设备支持的清洁剂，建议使用厂家推荐的清洁剂对设备进行清洁，以免损伤设备。

2）AED 每次急救使用结束后，应及时补充更换新的电极片，并执行用户检测，以确保设备正常可用，如果设备存在故障或电池处于低电量或电量耗尽，应及时报修或更换。

3）需要定期对 AED 进行除颤能量精度校准，至少每年校准 1 次，必须由具备检测资质的第三方检测机构进行 AED 的校准，如所在地计量检测机构，校准完毕应记录当次校准有效期的时间范围。

（3）AED智能化管理:随着公共场所越来越多普及AED,AED设备数量每年递增分布广泛,日常巡检工作量越来越大,管理人工成本不断增加。为了提高AED日常巡检的效率,节省人工管理成本,越来越多厂商提供了AED智能化管理系统,实现了公共场所AED的远程智能化管理,包括:

1）设备状态实时监测:AED将设备自检结果实时上传到设备管理系统,在设备管理系统上可以随时查看AED的设备状态,包括设备是否有故障、电极片是否过期、电池是否低电量或耗尽。

2）机器存在故障或是耗材需要更换维护,自动发送报警提醒:如果AED发生故障,或是电极片过期、电池低电量或耗尽等情况,设备管理系统会自动推送信息告知设备管理员（通过短信或电子邮件等方式）,及时进行维护更换。

3）机器偏移自动报警提醒:通过AED内置的定位模块（如GPS定位或移动通信基站定位等）,设备管理系统可以获知机器的位置信息,当机器被拿走使用后没有归位,或是发生被盗,机器当前位置离开了原安装放置位置时,设备管理系统会自动推送信息告知设备管理员,及时找回机器。

4）机器急救使用自动报警提醒:当机器被取出开机并用于患者急救使用时,机器会将该情况发送到设备管理系统上,设备管理系统会将该急救使用信息及发生地点位置自动推送告知设备管理员,如果在设备管理系统上有注册录入急救人员信息,设备管理系统也会将该急救信息推送给急救人员,可以快速获知急救情况并赶往事发地点。

5）机器急救使用数据及耗材更换数量等统计:设备管理系统还可以统计AED的各种使用数据,包括机器使用时间、急救使用次数、电极片有效期、电池剩余电量、耗材更换次数等,可以对AED的使用情况一目了然,更好地对AED及耗材更换维护进行统筹管理。

三、AED使用的注意事项

1. AED作为紧急情况下使用的急救设备,不建议对存放机器的机柜进行上锁,以及各种智能开锁打开机柜或箱体,包括远程开锁、扫码开锁、刷证件开锁等方式都会延误急救使用时间。

2. 在非紧急情况下,应禁止其他无关人员在未经管理员许可的情况下随意取用,随意拆卸电池,撕开电极片包装,随意更改AED的设置。

3. 不可在富含氧气的环境下,或在放置有麻醉剂等易燃或易爆物品的环境中使用AED,以防发生火灾或爆炸;同时应保证除颤器以及其周边区域清洁和干燥。

4. 在AED除颤放电期间,操作者不能与患者或与患者连接的金属物品接触,否则可能发生触电或电击危险。

5. 在除颤放电过程中,患者皮肤和电极片之间的气泡可能会导致患者皮肤灼伤,应确保电极片与患者皮肤完全贴合,以免形成气泡。

6. 对于8岁及以上的患者,使用成人电极片;对婴儿或8岁以下的儿童患者,建议使用小儿电极片,如果没有小儿电极片时,可以使用成人电极片,但需确保两个电极片粘贴时没有接触或重叠在一起,并且将患者类型切换到小儿模式。但是不建议成人使用儿童电极片。

7. 在紧急状况下,如果没有其他备用电极片,请不要因为电极片过期、电极片异常等情况延误对患者的救治。

8.当患者佩戴金属项链时,应尽量去除患者的金属项链或者将金属项链远离胸部,再贴放电极片。

9.贴放电极片应尽量去除患者胸部衣物,女性患者应脱去内衣,女性内衣的金属钢圈会导电并灼烧皮肤,可以在粘贴好电极片后用衣服等在上方遮盖的方式保护患者隐私,但都要以不耽误施救时间为前提。

四、AED 在特殊环境下的使用

1.在使用担架或救护车运送患者时,在转运移动患者时切勿使用 AED 心律分析,因为移动患者会产生伪迹信号干扰心律分析,施救者必须确保担架或救护车完全停止后才能重新分析心律(对于某些宣称抗运动干扰的 AED,可以在救护车行驶过程进行心律分析)。

2.如果患者胸前毛发较多,会造成电极片与患者皮肤粘贴接触不良,从而影响除颤电击的效果,需使用剃刀等工具剃除毛发后再粘贴电极片(如现场无工具可忽略此操作,用力向下按压每个电极片,使电极片尽可能与患者皮肤贴合)。

3.如果患者在水中,应先将患者从水中抬出,切勿在水中使用 AED,如果患者胸部有较多水分或汗液,可能会传导电击电流穿过患者胸部的皮肤,这将妨碍对心脏释放足够的电击能量,应使用干燥纸巾或纱布将患者胸部水分擦干再粘贴电极片。

4.如果患者胸部皮肤破溃感染,电极片应尽可能避开破溃皮肤部位贴放,如果实在无法避开需要将电极片粘贴在破溃皮肤位置,需要用力按实每个电极片,使电极片尽可能与患者皮肤贴合。

5.对佩戴有植入式起搏器或者除颤器的患者进行治疗时(这些患者的胸部上方或腹部的皮肤下会因植入这些装置有一个硬块,大小相当于纸牌的一半大小,并且上面还有一道很小的瘢痕),电极片粘贴位置应尽可能避开植入性装置 5cm 左右。

6.如果患者胸部贴有硝酸甘油、芬太尼、止痛膏等药物治疗性贴片,切勿将电极片直接粘贴在这些药物贴片上,药物贴片会阻碍除颤能量从电极片传导到患者心脏,还可能对患者皮肤造成灼伤,应将药物贴片揭下来并擦拭干净皮肤再贴放电极片。

（王　鹏、杨正飞）

第三节　自动体外除颤器的适应证与禁忌证

自动体外除颤器(AED)是针对非急救专业人员和"第一反应者"设计的、由计算机编程与控制的、能自动识别可除颤节律并进行电除颤的自动化傻瓜型体外除颤器。大量研究和实践表明,在公共场所配备 AED 能够有效缩短除颤时间,从而大大提高院外心搏骤停(OHCA)患者的复苏成功率和存活率。若发现 OHCA 患者,施救者只需取出 AED 并打开电源,脱掉或撕开患者的上衣,选择合适的电极片并将其粘贴在患者的右上胸和左下胸裸露皮肤处,AED 就会立即对 OHCA 者的心电节律进行自动分析,一旦识别到可除颤节律(室颤或无脉性室速),就会自动充电并通过语音提示和屏幕显示的方式,提示施救者按下"电击"按钮以实施电除颤。此外,最新的 AED 还有心肺复苏(CPR)指导功能,除提示施救者进行呼救、检查患者的反应、在节律分析和除颤过程中不能触碰患者外,还能指导施救者进行胸外按压和人工通气,并对胸外按压的质量进行监测和反馈,以保证心肺复苏的质量。然而,

AED 也有禁忌证,并不能够适用于所有的患者。此外,在创伤、孕妇、儿童、传染病等特殊人群中使用 AED 也有需要特别注意的事项。

一、AED 的适应证

1. 经人工判断为无创伤(不包括患者因 OHCA 突然意识丧失而摔倒后造成的外伤)、无反应、无意识、无心跳,同时没有呼吸或者仅有濒死喘息的患者。

2. 患者的心电节律表现为各类异位快速性心律失常,包括心室颤动、心室扑动和室性心动过速。

3. 当患者年龄小于 8 岁(体重低于 25kg)时,AED 产品具有可供选择的专为儿童设计的儿童除颤电极片。

二、AED 的禁忌证

1. 有严重创伤或大量失血的患者。

2. 有反应、有意识或者具有可以探测到的脉搏或者其他循环征兆。

3. 患者的心电节律表现为各类非除颤节律,包括正常窦性心律、具有心室期外收缩特征的窦性心律、室上性心动过速、窦性心动过缓、心房颤动、心房扑动、心脏传导阻滞、室性自主心律、起搏器心律、心搏停止等。

4. 洋地黄过量所致的心律失常、严重低血钾、病态窦房结综合征、近期有栓塞史以及大量使用抑制性抗心律失常药物者。

5. 当患者年龄小于 8 岁(体重低于 25kg)时,AED 产品无可供选择的专为儿童设计的儿童除颤电极片。

三、AED 在特殊人群中使用(孕妇/婴幼儿/儿童/传染病/创伤患者)

(一) 孕妇

对妊娠期心搏骤停患者实施救治时,必须考虑到妊娠期特殊的生理改变。对孕期患者,高质量复苏以及对引起心搏骤停的最大可能性因素采取治疗性干预,是至关重要的。美国心脏协会(AHA)发布的《2020 年美国心脏协会心肺复苏与心血管急救指南》中,孕妇心搏骤停管理以孕妇复苏为重点,CPR 5 分钟后仍然未出现自主循环恢复(return of spontaneous circulation,ROSC)者,应实施围死亡期剖宫产,以挽救婴儿生命并提高母体复苏成功率。为了能够成功处置妊娠期心搏骤停,应当对疾病发生后的应急处置方案提前进行计划,做好相关准备:

1. 妊娠期心搏骤停的应急处置小组计划应与产科、新生儿、急诊、麻醉科、重症监护和心搏骤停服务部门合作进行。

2. 由于 ROSC 不总是能够立即实现,因此一旦发现怀孕后半期的孕妇发生心搏骤停,应当立即调用当地资源进行围死亡期剖宫产。

3. 应制定妊娠期心搏骤停管理方案,以便及时转移到有能力立即进行围死亡期剖宫产的中心,同时提供持续 CPR。

AHA 复苏指南中,妊娠期心搏骤停院内加强生命支持流程如图 3-19 所示。

当发现孕妇发生心搏骤停时,可采取如下措施:

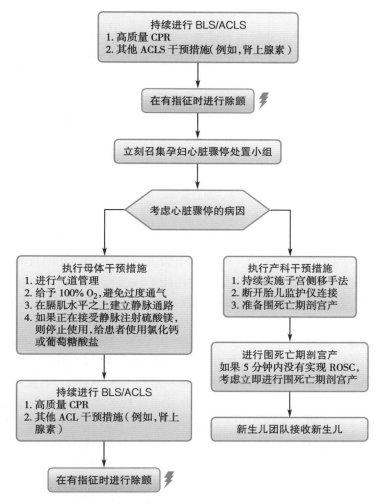

图 3-19　妊娠期心搏骤停院内加强生命支持流程

注:引自《2020 年美国心脏协会心肺复苏及心血管急救指南》

1. 对发生心搏骤停的孕妇,优先提供持续有效的高质量 CPR。AHA 心肺复苏与心血管急救指南推荐胸外按压频率为 100~120 次/min。若实施人工通气,应采用 30∶2 的按压-通气比率。

2. 妊娠晚期,下腔静脉和腹主动脉受压严重影响复苏时胸外按压的效率,此时可以通过让患者向左侧倾斜 15~30℃,或将妊娠子宫推向一侧以减少对于下腔静脉和腹主动脉的压迫,增加按压时的回心血量和心排血量。关于按压位置,由于腹部膨隆膈肌上抬,故心脏按压的位置应较标准 CPR 时略上移,一般位于胸骨上段,但需根据腹部膨隆情况进行调整。

3. 由于孕期患者更容易出现缺氧,所以在复苏过程中,应优先考虑氧合以及气道管理,给予高浓度氧气支持。

4. 由于对母体复苏存在潜在干扰,在妊娠期心搏骤停期间停止胎儿监护。

5. 对复苏后仍处于昏迷状态的孕妇进行有针对性的体温管理。

6. 在对孕妇进行针对性的体温管理时,建议持续监测胎儿有无心动过缓的潜在并发症,并寻求产科和新生儿科会诊。

7. 目前尚无证据显示对孕妇实施电除颤会对胎儿心脏造成不良影响。因此对孕妇持续复苏时,可以使用 AED/除颤器进行电除颤。除颤能量和方法与一般人群相同(单相波除颤器 360J,双向波除颤器 120~200J),但电击前应摘除胎心监护设备。

8. 关于复苏药物的使用,尽管肾上腺素和多巴胺等药物可减少子宫血流量,对胎儿可能产生不利影响,但在复苏情况下别无选择,尽早实现 ROSC 是关键,所以应按照 AHA 复苏指南推荐的一般成人剂量使用复苏药物[4]。

在进行上述处置时,CPR、电除颤以及药物使用可按照图 3-20 所示的成人一般流程相互配合进行。

（二）婴幼儿/儿童

在联合国《儿童权利公约》以及中国《未成年人保护法》等法律规定儿童是 0~18 岁,而医学界主要是以 0~14 岁的儿童作为儿科研究对象。人卫版高等医药院校教材《儿科学》将儿童年龄从 0~20 岁划分为 7 个时期。其中,自出生至 1 周岁为婴儿期,1~3 周岁为幼儿期。《2020 年美国心脏协会心肺复苏与心血管急救指南》中,"婴幼儿指南"适用于 1 岁以前婴幼儿,"儿童指南"适用于 1 岁左右至青春期以前的儿童,而对于已经出现青春期发育迹象的青少年,则适用成人指南。

美国心脏协会在 2000 年发布的《心肺复苏与心血管急救指南》中,不建议对 8 岁以下或体重 25kg 以下儿童使用 AED。自 2003 年起,AHA 开始建议对 OHCA 的 1 岁以上小儿患者使用 AED。最新研究表明,电除颤仍然是处置室颤和无脉性室速的权威疗法,即使是用于婴幼儿患者,益处也是大于风险的。同时,AED 在可除颤节律的识别方面具有很高的特异性。因此,在婴幼儿及儿童心搏骤停的处置中,可以使用 AED,但使用方法与成人有所区别。结合美国红十字会科学咨询委员会相关研究以及 2020 AHA 心肺复苏指南,建议如下:

1. 对 8 岁以下患者使用 AED 时,应使用小儿专用衰减器来减小电击能量。

2. 在有专业医护人员以及手动除颤器的情况下,对婴幼儿最好是使用手动除颤器,因为可以设定除颤能量。

3. 若不具备以上条件,那么未配备衰减器的普通 AED 也可使用。

4. 在除颤电极的选择上,建议使用大号(或小儿专用)的电极板或自粘型电极片,当使用自粘型电极片时,可采用前-外放置或前-后放置;若没有小儿电极片,那么应当使用普通成人电极片。

AHA 复苏指南中,分别对非专业人士以及医护工作者救治小儿心搏骤停提出了指导建议,非专业施救者处置流程为(图 3-21):

1. 确保现场安全,查看患者是否清醒,呼吸是否正常。

2. 大声呼救。若只有一个施救者,首先拨打 120,然后实施 CPR(30 次按压,2 次通气)5 个循环,然后寻找 AED,如果暂时没有手机,也可先实施 CPR 5 个循环之后,再拨打 120 和寻找 AED;若现场有其他施救者,首先拨打 120,然后其中一人实施 CPR 的同时,另一人去寻找 AED。

3. 不断重复 CPR 循环(30 次按压,2 次通气),直到 AED 设备到达现场后,立即使用 AED 除颤。根据 AED 语音提示,持续进行 CPR 以及电除颤(当心电识别为可除颤时),直到急救人员到达现场。

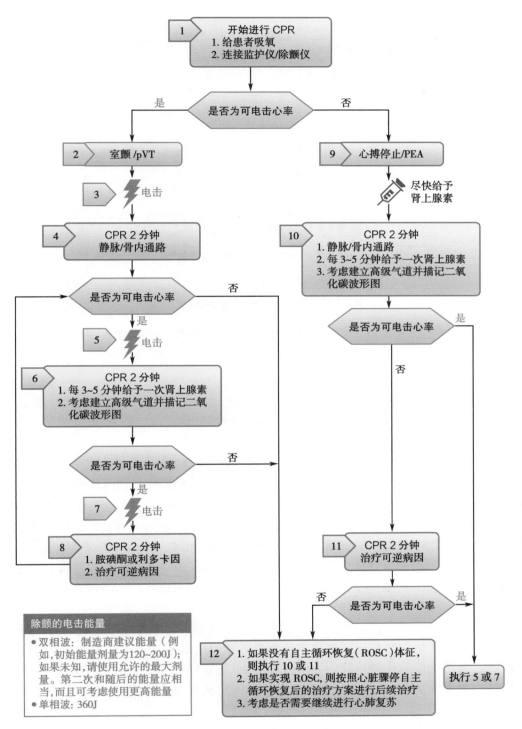

图 3-20　成人心搏骤停复苏流程

注:引自《2020 年美国心脏协会心肺复苏及心血管急救指南》

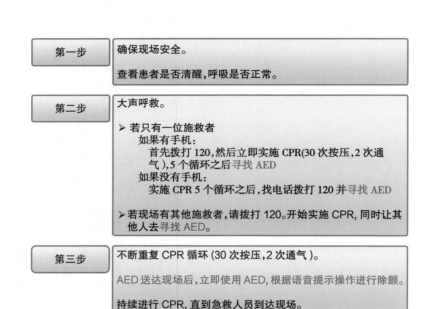

第一步	确保现场安全。 查看患者是否清醒,呼吸是否正常。
第二步	大声呼救。 ➤ 若只有一位施救者 　如果有手机: 　　首先拨打120,然后立即实施CPR(30次按压,2次通气),5个循环之后寻找AED 　如果没有手机: 　　实施CPR 5个循环之后,找电话拨打120并寻找AED ➤若现场有其他施救者,请拨打120。开始实施CPR,同时让其他人去寻找AED。
第三步	不断重复CPR循环(30次按压,2次通气)。 AED送达现场后,立即使用AED,根据语音提示操作进行除颤。 持续进行CPR,直到急救人员到达现场。

图3-21　非专业施救者提供小儿基础生命支持的基本步骤
注:引自《2020年美国心脏协会心肺复苏及心血管急救指南》

专业医护人员的处置流程如图3-22和图3-23所示。在救治小儿心搏骤停时,CPR、电除颤以及药物使用应按照图3-24所示的流程相互配合进行。

（三）新冠感染等呼吸道传染疾病

自新冠感染（COVID-19）疫情暴发以来,全球心搏骤停的流行病学特点和临床结局发生了巨大变化。鉴于COVID-19等呼吸道疾病的传染性和致病性,针对疑似或确诊呼吸道传染疾病的心搏骤停患者,欧洲复苏委员会（ERC）以及美国心脏协会（AHA）发布的最新复苏指南都新增了疫情期间心肺复苏的指导建议。指南主要强调对施救人员的保护并减少潜在的疾病传播风险。此外,对不确定是否感染疾病的患者,指南推荐施救者应通过动态风险评估决定治疗措施,该评估应该考虑当前区域COVID-19等传染疾病的发病率、患者的临床特点及表现（如COVID-19接触史或症状）、治疗有效的可能性、个人防护设备的可用性和施救者的个人风险等。

对非专业人员而言,为减少感染风险,指南建议施救者不打开呼吸道,不将脸靠近患者的口鼻。在开始胸外按压或电除颤前为患者佩戴口罩或毛巾等遮盖口鼻,从而降低胸外按压造成的气溶胶传播风险。心肺复苏结束后,应尽快用肥皂水彻底清洗双手或使用含酒精的洗手液消毒,并联系当地卫生部门咨询接触疑似或确诊COVID-19人员之后的筛查。

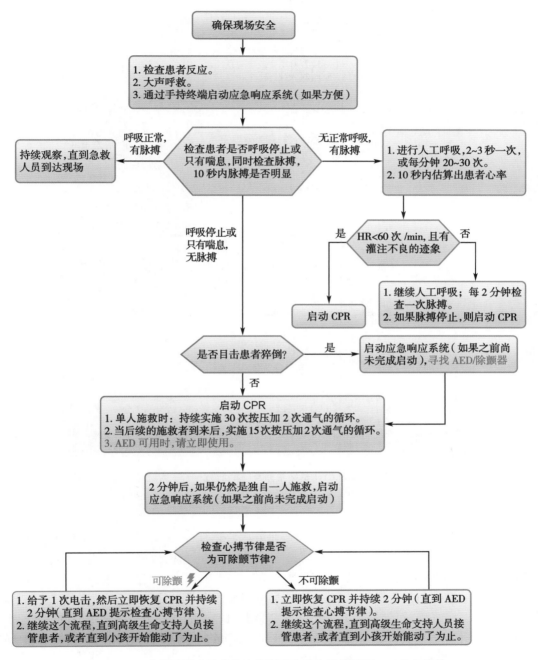

图 3-22　专业医护人员实施小儿基础生命支持的流程——单人施救

注：引自《2020 年美国心脏协会心肺复苏及心血管急救指南》

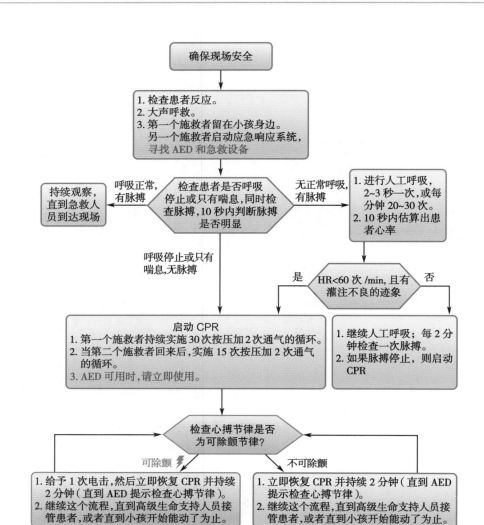

图 3-23　专业医护人员实施小儿基础生命支持的流程——2 人或 2 人以上人员施救

注：引自《2020 年美国心脏协会心肺复苏及心血管急救指南》

对专业急救人员而言，不管是 OHCA 还是院内心搏骤停，复苏团队都应该仅由受过专业培训并且配备防护设备的人员组成。简易呼吸器和气道（包括面罩、声门上通气装置、气管导管）之间应该安装病毒过滤器，以过滤呼出气体。在防护设备到位的情况下应该尽早置入声门上通气装置或行气管插管，以减少面罩通气时间。条件允许的情况下，应该优先选择视频喉镜进行气管插管，可使插管人员适当远离患者口鼻。如果需要延长复苏时间，应该考虑使用机械胸外按压装置。在复苏过程中应该时刻做好个人防护，并使用防护设备以最大限度地降低个人感染和气溶胶传播的风险。

AHA 在 2022 年发布的针对疑似或确诊 COVID-19 的患者发生心搏骤停的急救指南中，分别制定了对成人、孕妇、儿童及新生儿患者的施救流程（如图 3-25、图 3-26、图 3-27、图 3-28、图 3-29、图 3-30 所示）。除 COVID-19 以外的其他呼吸道传染疾病患者的处置也可按照这些流程进行。

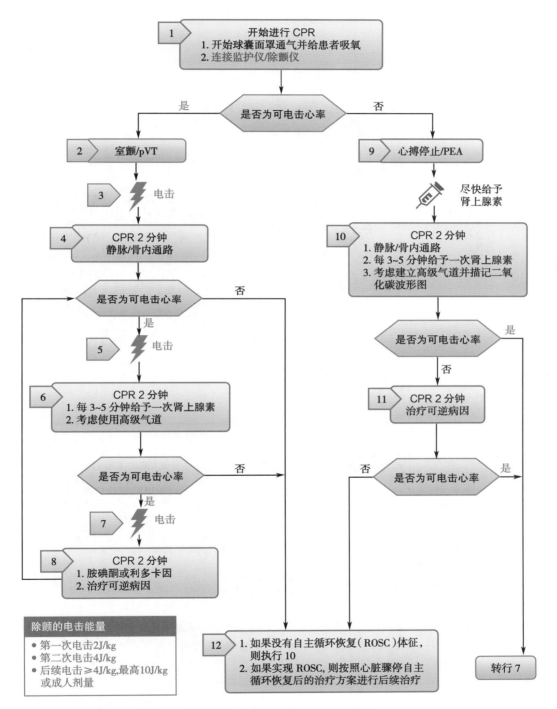

图 3-24　小儿心搏骤停复苏的流程

注:引自《2020 年美国心脏协会心肺复苏及心血管急救指南》

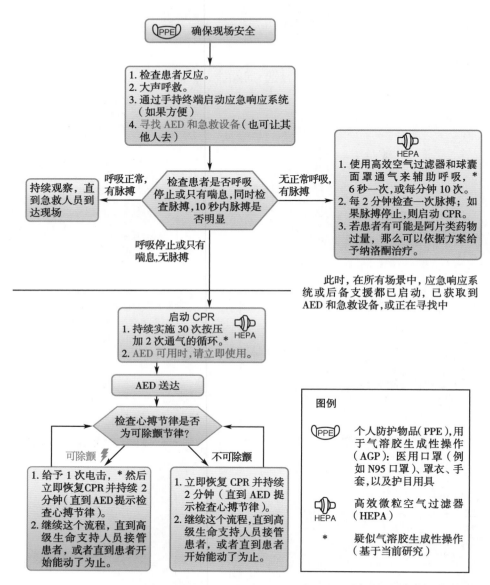

图 3-25　医护人员针对疑似或确诊 COVID-19 患者的成人基础生命支持的流程图
注:引自《2020 年美国心脏协会心肺复苏及心血管急救指南》

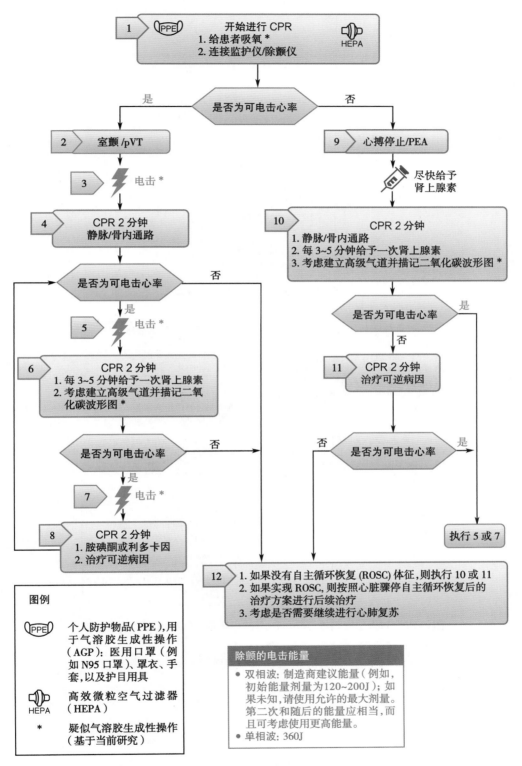

图 3-26　疑似或确诊 COVID-19 患者的成人心搏骤停复苏流程图（VF/pVT/停搏/PEA）

注：引自《2020 年美国心脏协会心肺复苏及心血管急救指南》

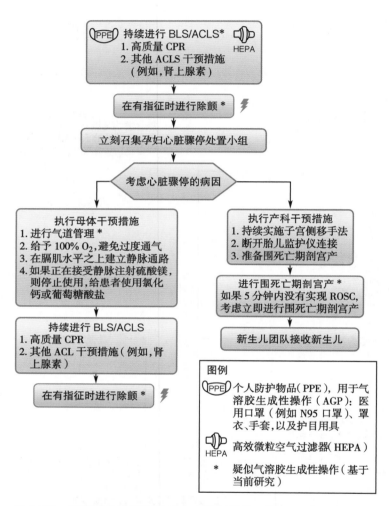

图 3-27　对疑似或确诊 COVID-19 的妊娠期心搏骤停院内加强生命支持的流程图

注:引自《2020 年美国心脏协会心肺复苏及心血管急救指南》

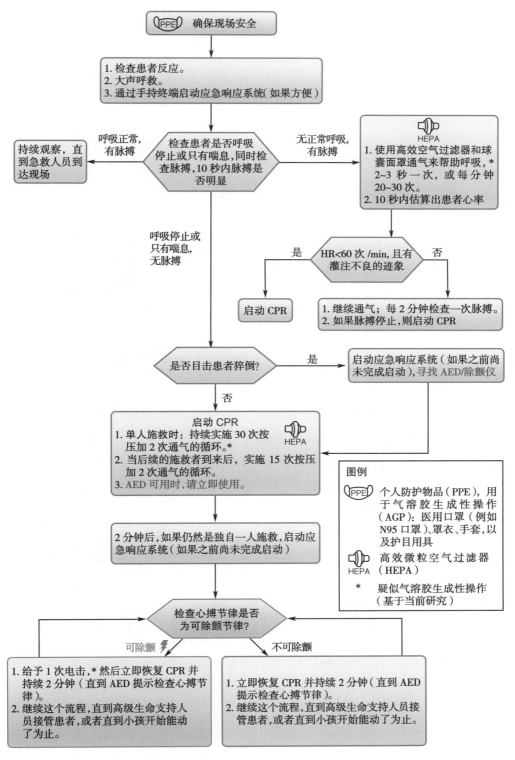

图 3-28　医护人员针对疑似或确诊 COVID-19 患者的小儿基础生命支持流程图——单人施救
注：引自《2020 年美国心脏协会心肺复苏及心血管急救指南》

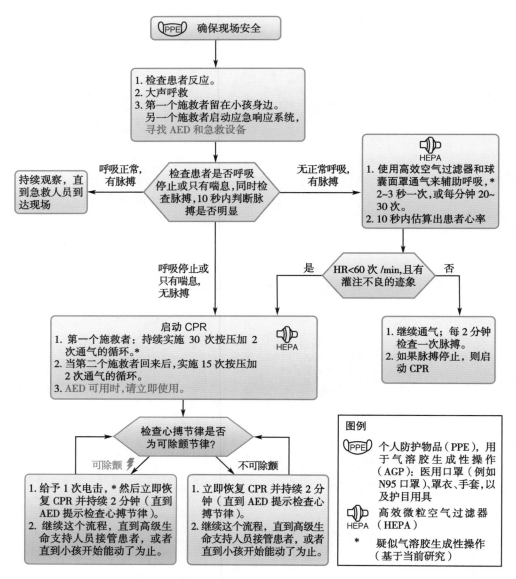

图 3-29 医护人员针对疑似或确诊 COVID-19 患者的小儿基础生命支持的流程图——2 人或 2 人以上人员施救

注：引自《2020 年美国心脏协会心肺复苏及心血管急救指南》

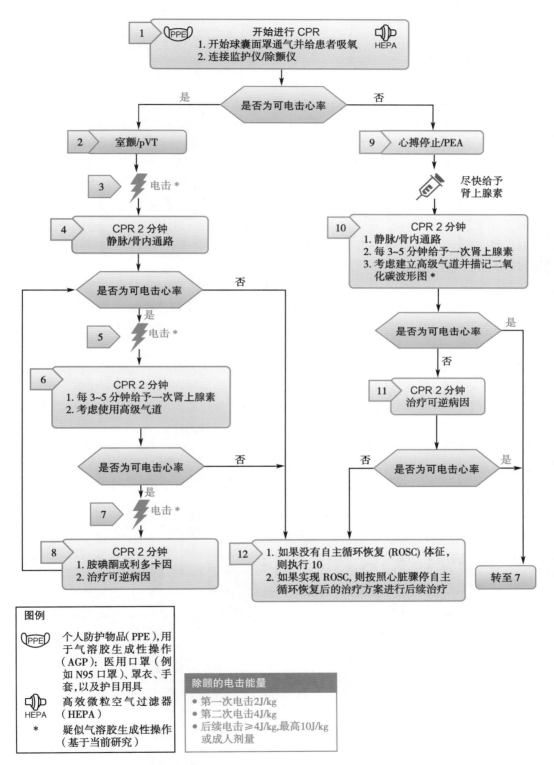

图 3-30 疑似或确诊 COVID-19 患者的小儿心搏骤停复苏的流程图

注:引自《2020 年美国心脏协会心肺复苏及心血管急救指南》

（四）创伤性心搏骤停患者

创伤性心搏骤停是指患者在外部暴力下造成重要脏器(脑、心脏、肺脏等)的机械性损伤、创伤性缺氧及严重失血而导致的心搏骤停。创伤性心搏骤停是院外心搏骤停中最常见的非医学病因,发病率约为10%。它通常是由心外因素引起的前负荷不足、缺氧、严重神经损伤或直接心脏创伤,导致有效心排血量的丧失。主要病因包括:①可逆性病因,如低血容量、低氧血症、张力性气胸或心脏压塞等;②不可逆病因,如颅脑、躯体等损毁伤;③心脏震荡(因钝性撞击力撞击胸壁而导致的恶性心律失常)和电击伤。此外,其他原因(如低血糖、中风、癫痫发作)导致心搏骤停或突然意识丧失的情况下也可能发生继发性创伤事件。

创伤性心搏骤停患者以男性为主,90%身体健康且年龄小于60岁。发生地点以院外相对居多,发生原因以意外情况和事故居多。患者的初始心律以心搏停止(60%左右)最为常见,其次是无脉性电活动(超过30%)。心室颤动(3%左右)占比相对较小,但这些患者的预后最好。一项研究报告表明,初始心律为心室颤动的患者有36.4%有良好的神经功能结局。相对之下,无脉性电活动和心搏停止仅为7%和2.7%。

与非创伤性心搏骤停相比,创伤性心搏骤停的复苏应优先考虑心搏骤停可逆原因的即时同步治疗,强调应用止血带控制肢体外出血、止血剂控制非肢体外出血、胸腔/心包减压和骨盆外固定。心脏和腹部超声、胸部和骨盆X线等影像学检查有助于定位,但不应延迟复苏干预,而心脏按压和肾上腺素的使用价值也有所不同。

创伤救治和心肺复苏都应尽早展开,但抢救的内容有所不同。对非创伤性心搏骤停患者应实施心肺复苏,即通过胸外按压、人工通气和电除颤促使患者恢复自主循环。而对创伤性心搏骤停患者,仅实施心肺复苏是不够的,还应解决导致心搏骤停的可逆病因,如止血、呼吸支持、气胸减压等,心肺复苏应在解决可逆病因的基础上进行。此外,对可逆原因的干预还要优先于心肺复苏,这也是欧洲复苏协会2021年复苏指南的重要观点(图3-31)。

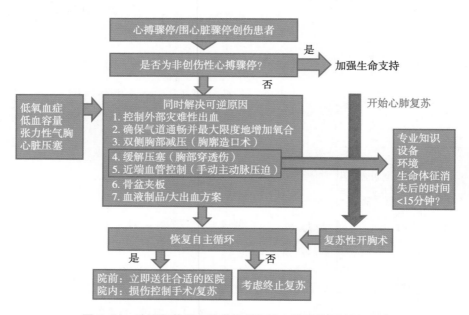

图3-31 欧洲复苏指南推荐的创伤性心搏骤停救治的流程

由于大部分创伤性心搏骤停患者最有效的治疗(如输血、手术、止血剂、修复等)只能在医院完成,故对于失血性休克、创伤性呼吸障碍、张力性气胸、心脏压塞等患者的抢救不应滞留在现场进行,不推荐以牺牲时间为代价对创伤性心搏骤停患者实施现场的加强生命支持,除非能够确认患者是非创伤性心搏骤停。因此,对确认为创伤性心搏骤停患者的抢救应该在救护车送院途中进行,患者在院前停留的时间越短,存活率越高。而对心脏震击综合征、挤压综合征和电击伤导致室颤的患者,只要环境安全,应就地实施高质量心肺复苏(高质量胸外按压和电除颤),不要因急于转运送院而影响心肺复苏质量,否则将降低生存率。

　　我国学者冯庚在针对创伤性心搏骤停和非创伤心搏骤停的不同,总结了现场急救时对围创伤性心搏骤停期患者的救援思路,具体包括 7 个步骤(图 3-22):①首先要确认现场环境是否安全,如有危险,则应呼叫增援,切勿贸然进入现场,以免受到伤害。②在确认环境安全的前提下进入现场后,应首先了解患者有无活动性出血,如有则立即止血。③如无出血则

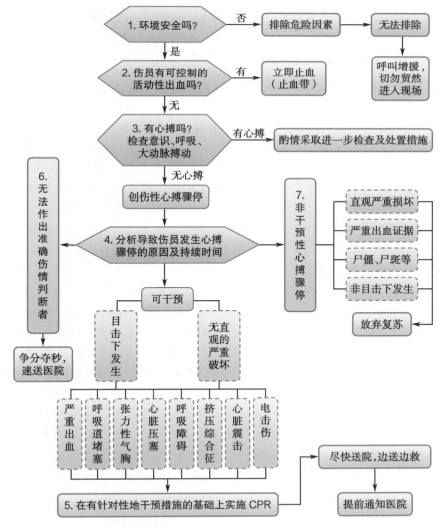

图 3-32　现场急救时对围创伤性心搏骤停期患者的救援思路

立即判断患者是否有心跳。通过检查患者意识、呼吸、大动脉搏动、伤情及出血情况的估测等措施加以认定。如果患者有心跳,则需酌情采取进一步诊疗措施。如果患者无心跳,即可确认为创伤性心搏骤停。④此时急救者最重要的是立即分析患者心搏骤停的原因及发生时间。⑤立即针对创伤性心搏骤停的可逆因素(呼吸道堵塞、气胸、心脏压塞、呼吸障碍、挤压综合征、心脏震击综合征、电击伤等),采取有针对性的干预措施,同时实施心肺复苏,启动患者有氧血液循环。边抢救边送患者去医院。⑥对于无法认定心搏骤停的原因,同时患者有严重生命体征异常时(如低血压、脉搏异常、出汗、面色苍白、发绀等),应争分夺秒送其去医院,切勿在现场实施无明显针对性的所谓"治疗",以免耽误时间。⑦对于不可逆转的创伤性心搏骤停患者(有直观的脏器伤害、严重出血证据、尸僵、尸斑、非目击下发生等),在有确切证据的情况下不对这些患者实施复苏。

(王　鹏、杨正飞)

第四节　不同人群对自动体外除颤器的认知和使用现状

一、医护人员对自动体外除颤器的认知和使用现状

据报道,我国每年发生心源性猝死的患者约 103 万。在一分钟内对非创伤性院外心搏骤停(OHCA)患者进行心肺复苏(CPR),在 3~5 分钟内进行除颤,OHCA 患者存活率可达 50%~70%,因此判断 OHCA 患者是否发生心室颤动并及时对其进行电除颤的时间点是决定 OHCA 患者院外生存率的关键。自动体外除颤器(AED)作为"救命神器",不仅可以通过监测心律并判断是否需要实施电除颤,而且可以有效规避对非室颤 OHCA 患者进行除颤的风险。但由于发生 OHCA 时,医务人员受周围环境影响或无法及时到达现场进行救治,造成院外 OHCA 患者存活率每分钟下降 7%~10%。AED 作为我国三类医疗器械,在国家药品监督管理局颁发的注册证上明确表示:该产品由接受过设备操作培训的合格医务人员以及在基础生命支持、加强生命支持和除颤方面培训合格的人员在急救场合中使用。据统计,截止到 2020 年末,全国卫生人员总数达 1 347.5 万人,比上年增加 54.7 万人(增长 4.2%)。急救技能是每位执业医师的必修课,对 AED 的熟练应用也包含在内。有研究显示,我国除了必须掌握急救技能科室(如急诊科、心血管内科、重症医学科)外,大部分临床科室还需要进行培训后才能熟练应用 AED。我国院前急救人员的配备状况不容乐观,根据有关调查显示,发达国家平均每名急救人员负责 1 万人口的急救工作,而我国平均每名急救人员却需要负责约 11 万人口的急救工作。有研究统计,随着院前急救医生数目的减少,未来我国院前急救医生平均每人大概需要负责 13 万甚至更多人口的急救工作。不仅如此,我国院前急救人员的学历水平普遍低于医院的专科医生,而且少数研究生等高学历急救人员的急救技能也没有达到院前急救职业专业人才应具备的高度。另一方面,国内担负院前急救工作的人员大都是未受过专业急救培训的普通医生和护士,且国内不仅没有统一的急救人员上岗认证标准,也没有完善的院前急救培训体系,这直接影响到了我国院前急救的整体救治水平。但根据国家卫生健康委 2019 年发布的《健康中国行动》称,预计到 2022 年和 2030 年,取得急救培训证书的人员分别达到 1% 和 3%。

美国于 1979 年推出 AED,开始关注"第一目击者"在急救中的重要作用,因此面向公

众,如警察、消防员、司机及其他职业者开设现场急救知识学习课程,包括评估创伤情况、肺损伤、脑供血相关疾病和控制外伤出血,为患者提供基础生命支持的方法与技能,并通过考核进行资格认证,美国心脏协会(AHA)于1995年通过立法推出公众普及除颤。美国的急救系统不仅在救护车中配备有齐全的急救人员个人防护用品,还重点加强了对AED、呼吸机等急救设备的研发改进,对转运患者的担架配备以及急救物资配备的科学性上也做得十分出色。美国一项关于公众CPR培训和使用情况的研究显示,2007—2009年公众CPR培训率和使用率相比1980—1982年均有显著增加,且熟悉除颤的医疗保健专业人员依旧需要定期进行简短的培训,才可以最大限度地减少除颤延迟。针对日本石川高中教师、学生、急诊医生和医学生对AED的认识的一项调查研究显示:在3 328名参与者中,15%的学生和44%的教师对AED有所了解,超过70%的非医务人员由于不了解除颤,所以对AED及其操作并不熟悉。法国的院前急救人员主要是由各级医疗救护人员以及消防队人员共同组成,就其中占比40%的全科医生来说,不仅"6+3"的培养模式的培养周期长,而且接触临床早,参与急诊实践机会多,总体上培训模式完整,知识技能水平较高,对于急救器材(如AED)的使用也得心应手。除此之外,德国的院前急救主要依靠经过特殊培训且持有急救资格证的医生实行,而荷兰的院前急救工作则主要由护理领域的相关人员负责。

二、公众对AED的认知和使用现状

由于我国对于急救相关知识普及较晚,普及力度及范围较小,故我国公众对于AED了解程度较欧美国家低。根据2019年9月一项针对我国居民对AED了解情况的一项调查研究显示:在1918例受试者中,35.6%能够准确描述AED的名称,25.6%能够清楚描述AED的作用,而能够准确描述出AED如何使用的仅有22.9%。不同职业人群对AED名称知晓率无明显差异。对心搏骤停患者愿意施救者1 623例(84.6%),且均掌握CPR和AED的方法;会使用AED前提下愿意施救者1 856例(96.8%);愿意学习AED相关知识者1 832例(95.5%)。2021年一项针对华中师范大学高校大学生急救知识了解情况的调查显示:CPR相关急救知识知晓率为75.3%,在所调查项目中排位较低,而CPR急救知识相关问题回答正确率仅为10.0%。2021年针对医学院校在校学生急救知识掌握情况的调查显示:常见急救知识的回答正确率较低;12.6%的学生有信心做好急救,提示大部分学生在掌握一定急救理论知识的前提下缺乏施救经验。专业方面,医学专业学生急救知识明显比非医学专业学生掌握得更好。2020年一项针对我国居民急救相关知识了解情况显示:33.2%的调查对象表示自己了解急救知识,41.4%的居民接受过急救知识和技能培训,远低于国家卫生计生委关于印发《突发事件紧急医学救援"十三五"规划(2016—2020年)》中提出的要求(超过70%)。居民急救知识和技能匮乏,同时缺乏系统培训;94.8%的调查对象觉得有必要掌握常见的急救知识和技能,95.9%的调查对象对开展急救知识和技能培训持支持态度。近年来,我国已开始重视公众现场急救知识的培训,红十字会和急救中心两个机构已对警察、消防、保安等特殊人群开始培训,并且率先在一些发达城市开展公众急救培训,如北京、上海、广州等。部分高校通过开设选修课或依托体育课等方式对学生这一特殊人群进行急救培训,并且取得了较好的效果,如上海市医疗急救中心和同济大学合作联合9所高校开展了急救选修课,但对于实践技能的训练仍需加强。由此可见,我国面向公众的急救知识技能培训不到位,公众对于急救知识技能包括AED适应证、使用方法等知识需求比例相当大,但较前已有进步,正稳步提升。

大多数发达国家拥有较好的群众医疗急救知识普及体系,美国不仅开设了"第一目击者认证考试"来提高群众应对突发紧急事件的应急救护反应能力,还通过红十字会定期开展急救知识与技能的普及和考核,通过考核的居民持证即可对于 OHCA 患者进行救治。法国将急救知识技能考核加入规定的考核考试中,荷兰 10 岁儿童就必须掌握急救知识技能。澳大利亚近 80% 公众均接受过急救技能培训,拥有 28% 的急救持证率。瑞典有 45% 的公众参加过 CPR 技能培训,并且要求所有救援人员必须经过规范化培训才能开展救援工作。英国强调对公民和警察进行急救知识的教育,力求全民都具备一定急救技能,同时医疗保健研究发展所对普通人和专业人员进行资格认证和授权。另外,英国还设立了由志愿者组成的社区急救方案,为居民提供拯救生命的急救直至急救车到达。挪威自 1961 年,将 CPR 及一些现场急救训练纳入学校必修课程中,挪威 OHCA 公众施行 CPR 率为 70.7%。在亚洲国家中,日本的急救知识普及率居第一,因日本处于地震多发地带,故每年均会举办抗震急救活动,普及公民在地震中的自救互救知识。

三、公众对 AED 认知和使用的困境与解决策略

(一) 加强公众 AED 知识的培训力度

我国公众现场急救知识普及效果不佳,除与公众急救意识不足有关外,与政府职能部门对其重视程度不够及宣传力度不足关系密切。公众急救教育及急救知识宣传为各国红十字会的核心工作内容,其网站均有急救知识相关板块,包括急救知识及操作指导,且设有 CPR 等急救技能的专门学习网站,如英国红十字会官方发布的急救技术宣传片供公众自行学习。然而,我国红十字会网站应急救援板块内容之前一度陈旧,缺乏正规的急救知识及技能培训网站供公众浏览学习。因此,积极响应国家"健康中国 2030"的全民健康政策,全面推进急救知识与急救技能的普及推广。江苏省镇江市急救中心通过公众号、视频号、抖音号等新媒体平台,向公众进行急救知识宣传推广,改变人们对于急诊急救的传统态度,提高全民自救互救意识;不仅如此,还可以针对不同职业,不同社会地位的人群,开展切实有效的宣讲宣教,在大、中、小学开设急救知识与技能的相关课程,定期组织理论知识与急救技能的考试考核。大力开展社区急救健康知识宣讲宣教,利用调查问卷等形式实时跟进掌握居民急救自我意识的现状,增设政府公务员、公安消防人员急救知识与技能入职考试考核项目。对不同职业进行专业化急救知识技能培训,要求司机掌握严重创伤自救互救基本技能,电力、煤矿、化工等行业从业人员不仅要掌握基本的 CPR、创伤急救等技能,还要掌握瓦斯毒气应急处置处理方式方法。

(二) 普及 AED 在公众中的使用

2015 年,美国心脏协会 CPR 指南中建议:在很可能有目击者且 OHCA 发生率相对较高的公共场所(如机场、赌场、运动设施等)实施公众除颤(PAD)计划。PAD 计划是指在人员密集的公共场所与大型社区安放 AED,在心搏骤停发生时,由熟悉 AED 使用的现场目击者或"第一目击者"(通常是非专业人员),在第一时间实施除颤,从而挽救患者的生命。因此,目前我国宣传重点应针对"第一目击者"。对上海医疗救护中心的 874 例院外猝死临床分析显示,先由目击者进行,复苏有效率为 66.7%。然而,医务人员到现场后再实施 CPR 并应用 AED 的患者自主循环恢复率仅 5.3%。因此,对于严重创伤、心搏骤停及其他重症患者救

治成功与否就有赖于现场"第一目击者"的及时有效的现场急救。大量研究显示,在我国事故或疾病发生后,目击者进行呼救后往往消极等待急救人员到达,几乎不会对患者进行 CPR 等基本急救。表明我国公众现场急救意识薄弱,现场急救能力低下,而在欧美等发达国家现场急救知识已在公众中得到一定普及,这往往是导致我国与发达国家相比院外急救成功率较低的原因。"第一目击者"可能是不同职业、不同年龄、不同教育背景甚至是不同种族的人群,需对其进行充分的急救知识技能的宣传与考核,提高全民应对 OHCA 的素质。2015 年美国心脏病学会 CPR 指南指出:当施救者可以立即取得 AED 时,对于成人 OHCA 患者,应尽快使用除颤器,若不能立刻取得 AED,应该在他人前往获取时开始进行 CPR,在设备提供后尽快尝试进行除颤。与院内使用的半自动除颤器相比,AED 小巧、便捷、易学、易用,它自动化极高,能自动分析心律,再通过语音提示指导操作者进行除颤。由"第一目击者"使用 AED 救治 OHCA 患者与非专业人士利用 AED 现场除颤并等待专业救援相比,患者生存率由 43% 升至 66.5%,而预后良好者比例则由 32.7% 激增至 57.1%。

（三）增加现场急救的法律保障

目前我国公众的现场急救普及工作迫切需要政府部门加大支持力度和组织力度,健全急救培训支撑体系,主要体现在为几个方面。①立法工作的支持:应尽快完善现场急救培训相关的法律法规和统一的认证考核制度,对考核通过人员颁发相应的具有法律效力的资质证明,并制定合理的公众现场急救免责法律,避免纠纷的发生,减少公众施救的顾虑。②明确急救培训的主要责任单位:红十字会和急救中心的培训任务分工明确,培训方案及教材应规范化。③增加现场急救设备的投入:在公共场所和社区配备简易的公众现场急救设备,如 AED 等,同时开展针对该现场急救设备使用的培训。④社会力量的纳入:我国急救知识的普及和急救体系的发展,单依靠政府的力量,发展速度有限,急需将企业、事业单位等社会力量纳入,社会力量的纳入不足不但加重了政府自身的负担,也限制了我国急救事业的发展。

为积极响应"健康中国 2030"计划,切实保障全国人民生命安全,对 OHCA 进行一级预防,提高全民急救意识,对现场急救等进行立法普法,并向公众进行大力宣传。对比国外,我国 AED 的使用与普及相对落后,随着人们对于健康生活的要求提高,全民进行 AED 培训的任务也应被提上日程,充分利用现在的自媒体平台进行宣传,以耳濡目染的方式渗透进人们的日常生活中。目前我国对于 AED 配置以及公众对其的掌握程度尚处于初步阶段,困境尚未摆脱,仍需努力发展。

（孙　鹏）

参 考 文 献

［1］CAKULEV I,EFIMOV IR,WALDO AL. Cardioversion:past,present,and future［J］. Circulation,2009,120（16）:1623-1632.

［2］何庆,万智. 心脏电除颤发展史［J］. 中华医史杂志,2007,37（3）:161-164.

［3］吕鹏飞. 体外除颤技术及应用研究进展［J］. 中国医疗器械杂志,2018,42（3）:188-192.

［4］WALKER RG,et al. Defibrillation probability and impedance change between shocks during resuscitation from out-of-hospital cardiac arrest［J］. Resuscitation,2009,80（7）:773-777.

［5］KHAYKIN Y,et al. Biphasic versus monophasic cardioversion in shock-resistant atrial fibrillation［J］. J Cardiovasc Electrophysiol,2003,14（8）:868-872.

［6］RASHBA EJ, et al. Efficacy of transthoracic cardioversion of atrial fibrillation using a biphasic, truncated exponential shock waveform at variable initial shock energies［J］. Am J Cardiol, 2004, 94（12）: 1572-1574.

［7］PANCHAL AR, BARTOS JA, CABAÑAS JG, et al. Part 3: Adult Basic and Advanced Life Support: 2020 American Heart Association Guidelines for Cardiopulmonary Resuscitation and Emergency Cardiovascular Care ［J］. Circulation, 2020, 142（16_suppl_2）: S366-S468.

［8］OLASVEENGEN TM, SEMERARO F, RISTAGNO G, et al. European Resuscitation Council Guidelines 2021: Basic Life Support［J］. Resuscitation, 2021, 161: 98-114.

［9］中华医学会急诊医学分会, 等. 中国 AED 布局与投放专家共识［J］. 中华急诊医学杂志, 2020, 29（8）: 1025-1030.

［10］中华医学救援协会, 中华护理学会. 现场心肺复苏和自动体外心脏除颤技术规范［J］. 中华护理杂志, 2018, 53（S1）: 33-37.

［11］ROSSANO JW, JONES WE, LERAKIS S, et al. The Use of Automated External Defibrillators in Infants: A Report From the American Red Cross Scientific Advisory Council［J］. Pediatr Emerg Care, 2015, 31（7）: 526-530.

［12］姚鹏, 王智渊, 唐颂龄, 等. 新型冠状病毒肺炎疫情期间成人心肺复苏最新研究进展［J］. 华西医学, 2021, 36（11）: 1481-1487.

［13］PERKINS GD, GRAESNER JT, SEMERARO F, et al. European resuscitation council guidelines 2021: executive summary［J］. Resuscitation, 2021, 161: 1-60.

［14］NOLAN JP, MONSIEURS KG, BOSSAERT L, et al. European resuscitation council COVID-19 guidelines executive summary［J］. Resuscitation, 2020, 153: 45-55.

［15］中国心胸血管麻醉学会心肺复苏委员会, 中国心胸血管麻醉学会急救与复苏分会. 新型冠状病毒肺炎流行期间心肺复苏专家共识［J］. 中国循环杂志, 2021, 36（5）: 417-422.

［16］张茂, 徐杰丰. 重视与提高创伤性心搏骤停的复苏水平［J］. 中华急诊医学杂志, 2018; 27（5）: 469-473.

［17］LOTT C, TRUHLÁŘ A, ALFONZO A, et al. ERC Special Circumstances Writing Group Collaborators. European Resuscitation Council Guidelines 2021: Cardiac arrest in special circumstances［J］. Resuscitation, 2021, 161: 152-219.

［18］骆丁, 等. 自动体外除颤器的配置现状及实施研究进展［J］. 中国急救医学, 2021, 41（02）: 182-185.

［19］陈珊珊. 院前急救医生队伍离职因素调查及对策建议［J］. 中国卫生人才, 2016（09）: 74-79.

［20］KIYOHARA K, et al. Public-access automated external defibrillation and bystander-initiated cardiopulmonary resuscitation in schools: a nationwide investigation in Japan［J］. Europace, 2019, 21（3）: 451-458.

［21］倪绍洲, 等. 我国居民自动体外除颤器使用和知晓情况的现状调查［J］. 中国全科医学, 2019, 22（26）: 3171-3174.

［22］冯庚. 围创伤性心搏骤停期患者的院前急救（下）［J］. 中华卫生应急电子杂志, 2018, 4（4）: 233-236.

第四章

公共场所自动体外除颤器配置的理论证据

AED

第一节　公共场所自动体外除颤器配置的必要性与可行性

一、公共场所配置自动体外除颤器的必要性

心搏骤停（sudden cardiac arrest，SCA）时因心脏射血功能突然终止，导致全身缺血缺氧，重要脏器血供中断，进而造成患者死亡。据统计，我国年发病率约 41.8/10 万，年发病超 50 万人；每年发病人数正在逐年增加中，并且呈年轻化趋势。

早期除颤作为 SCA 患者救治生存链中的关键一环，其重要性已经广为人知。其原因主要是以下几点：

1. SCA 事件发生后，患者最常见的初始心律一般为室性颤动（ventricular fibrillation，VF）。

2. 成功除颤的概率会随着时间的推移迅速降低。

3. 几分钟后，VF 就会转为停搏。

4. 最有效的治疗方法是电除颤，一旦除颤成功转为自主心律，能最大可能地减少患者全身缺血时间，极大地改善患者的出院存活率和患者神经功能预后。

国外早期的研究记录了除颤时间和旁观者 CPR 对 SCA 生存率的影响。在 SCA 事件发生到除颤，如果不提供心肺复苏，每过 1 分钟，患者的存活率会下降 7%~10%。当旁观者提供心肺复苏术时，每过 1 分钟，患者的存活率会下降 3%~4%。如果旁观者立即提供心肺复苏并在 5 分钟内除颤，很多初始心律为 VF 的成人 SCA 患者出院后神经功能恢复良好。CPR 操作能够提供少量的全身血液流动，可输送部分氧气和营养底物到心脏和大脑，可以除颤的时间窗口期得到一定程度的延长，但是，单纯心肺复苏操作不太可能消除 VF 并恢复心脏自主节律，这也意味着尽快除颤的无可替代性。然而现实情况中大部分的 SCA 事件发生在院外，受交通限制，专业的急救人员很难在 5 分钟以内到达事发现场，因此目击 SCA 事件发生的公众能够快速进行除颤显得尤为重要。

自动体外除颤器（AED）正是基于让公众快速除颤的目的而设计的产品，它具备电脑自动判断心律波形功能，如果判断是可除颤心律，即可实施电除颤。其最大特点是使用者无须

具备专业背景,在接受一定时间的培训后即可使用。

国外研究数据显示,AED 的使用能够有效提高 SCA 患者的抢救成功率。研究表明,AED 联合心肺复苏组患者生存率是单心肺复苏组的 1.42~3.57 倍(表 4-1)。AED 的密度、可获得性与患者生存率呈正相关。纵观世界发达国家和地区经验,大规模开展公众除颤(PAD)计划的时间基本上均历时 10 年左右,SCA 患者的出院存活率均从之前的小于 10% 上升到了 20% 以上。其中做得好的地区,如果初始心律是室颤的患者,出院存活率能达到 50% 以上,充分说明了公众应用 AED 除颤能够非常有效地提升一个地区的 SCA 患者出院存活率。

表 4-1　院前 AED 使用对生存率的影响

国家	作者	研究年份	单心肺复苏组	AED 心肺复苏组	生存率提升比例
美国	HALLSTROM	2000—2003	14.0%	23.4%	1.67%
	WEISFELDT 等	2005—2007	8.7%	23.9%	2.75%
	MALTA 等	2010—2013	18.3%	25.9%	1.42%
日本	KITAMURA 等	2005—2013	27.9%	44.7%	1.60%
	KIYOHARA 等	2011—2012	6.3%	22.5%	3.57%

中国目前还没有全国性的心肺复苏数据库,全国各地报道的心肺复苏成功率参差不齐,据报道,北京 2013—2017 年 SCA 患者自主循环恢复率为 4.2%~6.3%,出院存活率为 1.2%~1.6%,作为国内院前急救和院内急诊水平较高的城市,可以说这个数据基本上代表了国内大部分城市的较高水平。近两年,北京有学者也报道了 2014—2019 年国内公共场所使用 AED 现场急救 54 例的临床病案,AED 对可除颤节律识别及除颤建议的正确率为 100%(识别心搏骤停患者 45 例,排除 9 例),对室颤电击成功率为 97.22%,无脉性室速成功率为 100%;临床结局:脑复苏出院 40 例(88.9%),死亡 5 例(11.1%),其中 1 例为现场恢复自主循环在院内死亡。

综合国内外应用 AED 的经验和循证医学证据,必须要把公共场所配置 AED 的工作提升到促进全民健康的重要部分来看待。目前迫切任务是需要提高公共场所配置 AED 的数量,只有提升到一定的密度(约 100 台/10 万人)以上,国内的院外心肺复苏救治水平才能得到质的提升。

二、公共场所配置自动体外除颤器的可行性

(一)除颤器的历史及发展

在最早期,除颤器是一个复杂的事物,除颤操作只能在医院由医生进行。1966 年,Belfast 在医院引入了第一个移动除颤器,1967 年,Pantridge 和 Geddes 报告了第一个院外 SCA 患者成功除颤案例。20 世纪 80 年代末,多位学者相继报道了 AED 在院前的成功应用。从那时起,AED 设备相关技术进入了高速发展期。AED 的黏性除颤电极和内置的微处理器能够有效区分 VT/VF 和有组织的自主节律,这种检测可除颤节律的算法具有极高的灵敏度和特异度。现代的 AED 还能为操作者提供电极放置、CPR 和除颤的视听指导,有些还提供 CPR 实时反馈功能。如今的 AED 体积小、耐用、价格相对便宜、安全性高、易于使用等特点。这些特点都是为了在公共场所大量配置 AED,让受训或者没有受训过的公众,都能够方便、

安全、准确、有效地在 SCA 事件发生现场使用 AED。

（二）国外 PAD 项目的成功经验

美国心脏协会在 20 世纪 90 年代提出了 PAD 项目，旨在当院外 SCA 事件发生时，受训或者没有受训过的公众能够取得 AED 进行除颤。自此，发达国家和地区开始了在公共场所大量配置 AED 的 PAD 项目，初步统计，公共场所配备 AED 数量为：美国 864 台/10 万人（2017年）、瑞典 420 台/10 万人（2010年），荷兰 470 台/10 万人（2014年），日本 330 台/10 万人（2013年），所取得的效果前文已经有所表述，不再重复。我国作为发展中国家，心搏骤停患者的院前急救水平还比较落后，但是随着经济的发展和人民群众对生命健康的不断重视，我们迫切需要学习国外的先进技术和管理经验，来改变目前落后的现状。可喜的是，国内急诊急救和公共卫生领域的很多专家学者认识到了这一点，也了解到了国外发达国家 PAD 项目的巨大成功，希望能结合国情和成功的经验，在国内尽快开展 PAD 项目。这些成功的经验包括：

1. 针对不同目标人群，分步分阶段配置 AED。国外多项研究证实了非医疗的专业人员比如公共交通工具的乘务人员、警察、消防员、保安等能够在院前环境中安全有效地应用 AED，也取得了很好的效果。国外学者将此类人群作为专业反应者或者"有责任"的反应人。通过专项的法律和针对性的强化训练，这些"非医疗"的专业人员能够心无旁骛地、熟练地操作 AED 进行现场除颤。这些经验告诉我们，在有专职工作人员值守的人群密集公共场所：比如机场、地铁站、火车站等交通枢纽；学校、体育馆等文体设施，配置 AED 能够取得很好的社会效益。深圳和杭州的多个公共场所工作人员使用 AED 成功救治患者的案例也证实了这一点。因此在国内开展 PAD 项目时，应分析不同行业、不同场所的人群特点和 SCA 事件发生概率大小，优先布置在 SCA 事件发生概率大、有专职人员值守的场所。

2. 针对常见的急救流程，消除使用 AED 的障碍。如果现场有受过训练的专职工作人员使用 AED，那么一般来说可以预见患者存活出院的比例会比较高。但是按照最常见的急救流程，现场人员往往是没有受过 AED 培训的公众，我们梳理了整个急救流程和可能会影响 AED 使用的各个环节，结合国内院前急救的流程，提出了"公众使用 AED 成功链"的概念，通过改善这个链条上的关键环节，增强国内 PAD 项目的可行性。这个概念主要包括：①现场旁观者和/或调度员能够及时识别出心搏骤停；②在院外 SCA 事件发生地点附近，有一个可获取的 AED（100m 内最佳）；③旁观者能够立即主动或按照调度员指示，查找最近的可获取的 AED；④旁观者愿意并且能够使用 AED；⑤AED 设置必须处在正常待机状态；⑥当 AED 使用时，SCA 患者的心律为室颤。在近 5 年来，这一链条中的几乎所有环节在国内都得到了加强，这将大大增加 PAD 项目的可行性，使得供公众使用 AED 除颤的数量显著增加，最终提高 SCA 患者的生存率。

（三）PAD 项目的可行性和改进策略

1. 强化公众急救知识和技能的培训　急救培训在欧美、日本、新加坡等国家都得到了积极地推行，其中日本是亚洲急救知识普及率最高的国家，通过课堂普及是日本的成功经验之一。在日本的中小学课程中，为不同年龄段的学生设立了不同的急救课程，从小学一年级开始贯彻整个学校教育阶段。在小学阶段设立逃生课；在中学阶段设立自救互救课，通过规范的授课普及急救知识和技能。德国，联邦政府法律规定：每个成年人必须当义务兵或参加 7 年的急救义务工作，两者必选其一。公民在考取一般驾照前，必须接受 8 学时的急救知识技能课程培训，主要内容为基础生命支持技术。公民在考取卡车驾照前、参加运动协会前，必须接受 16 学时的急救知识、技能培训。德国北莱茵州由国家出资每年培训学生 17 000名，现有 400 万志愿者参加急救服务，还对志愿者不断分级进行急救知识、急救技能培训。1966 年美国心脏协会提倡在公众中普及心肺复苏初步救生术，20 世纪 70 年代便开始关注"第一目击者"在急救中的作用。针对公众，针对警察、消防员、司机及其他职业者开设现场急救知识学习课程。迄今为止，美国已有 25% 的人口接受过此项培训并有救护员证。新加坡接受过卫生救护知识培训并持证的人数占总人口的 20%，悉尼 2002 年为 64%，波兰 2004年约为 75%。以受训人口占总人口比例计算，美国约为 65%（2017 年），挪威为 90%（2017年），澳大利亚为 70%（2016 年），日本为接近 90%（2017 年）。纵观所有的急救培训效果，学校及社区内急救培训效果最佳。因为参与培训人群基数大，相应地，北美、澳大利亚和欧洲总的旁观者 CPR 比例也非常高，分别为 54.6%、44% 和 35%，其中最高的国家或城市是挪威 73%、西雅图 66%（2008 年数据）、荷兰 60%，相应的心脏性猝死患者出院生存率达到了25%、23% 及 21%。

截至 2023 年，我国公众急救培训数量还没有准确的统计数字，2016 年哈尔滨医科大学发起互联网调查显示，国内目前心肺复苏受训比例约为 25.6%，持证比例没有明确的报道；杭州市受训人口在 20% 左右，持证人口比例约占总人口的 1.4%。

在 20 世纪 70 年代，我国政府主管部门已经开始重视急救知识的培训工作。2001 年，中国红十字会总会与教育部、公安部等 15 个部委办联合发布"中国红十字会关于广泛深入开展救护工作的意见"，提出建立救护培训基地、扩大培训范围、提高普及率的目标。北京市政府要求在 2008 年奥运会召开之前使北京市民接受急救培训的比例达到 1/80，而参加奥运会的志愿者必须经过急救技能的培训。2012 年 12 月《交通运输部公安部印发机动车驾驶培训教学与考试大纲的通知》，规定"发生交通事故后的处置、事故处置原则"为培训内容，明确驾驶员须"掌握昏迷不醒、失血、烧伤、中毒、骨折伤员等自救、急救方法；掌握常用的伤员止血方法"，培训方式为理论授课，课时安排 3 学时左右。目前，全国各地已加大急救知识的培训力度，部分地区如江苏省昆山市将卫生救护培训普及率列入健康城市的指标体系中；北京市各区县红十字会均开展了救护培训工作，市内多个行业纷纷参加急救知识的普及和培训；广州市红十字会提出：由于出租车司机的流动性，对出租车司机进行急救知识的培训，让出租车在特殊的情况下起到"流动的救护车"的作用。部分城市地方性法规要求机场、火车站等人员密集场所单位应当组织人员参加急救知识和技能培训，并取得相应证书，同时对各机关、企事业单位、人民警察、学生等参加急救培训提出明确要求。

对国外和国内的 SCA 事件发生地点进行分析，我们发现超过半数的院外 SCA 事件发生在居民区，所以针对社区的心肺复苏术培训也非常重要。2022 年《浙江省人民政府关于推进健康浙江行动的实施意见》明确指出，到 2030 年，急救知识普及率要达到 40%。

随着国内各个地区对公众培训工作的推进，国内 SCA 事件发生后旁观者 CPR 率也在提高，做得好的一些城市可以达到 25%~30%，这也为下一步 AED 除颤起到了关键性的桥梁作用。我们应该认识到的是，作为提高 OHCA 患者生存率的第一步，提高旁观者 CPR 率是一切救治行动的基础，否则 PAD 项目没有可行性。

2. **现场旁观者和/或调度员及时识别心搏骤停**　如果不能发现和识别院外 SCA 事件，旁观者也不会清楚需要采取哪些适当的行动，如立刻拨打急救电话、向其他人求助、开始心肺复苏、查找附近的 AED 等。正如之前所述，这些知识和技能是需要专门的培训才能掌握的。与此同时,调度员的作用也至关重要,发生 SCA 事件后,呼救人第一反应通常是拨打 120 电话,调度员接警后,通过专门的询问流程:比如"他有反应吗?""他有呼吸吗?"等,能够第一时间识别 SCA 事件并进行专业的现场急救指导,同时调度员还能查询附近的 AED 并推送给呼救人,这将极大地增加公众获取 AED 除颤的机会。研究表明,欧美国家的院前急救系统使用了程序化的接警流程,按照固定的程序,根据呼救人的回答对病情进行分级,并据此进入不同的电话医学辅助指导流程。不断强化培训、严格遵守工作流程,能够有效地提高调度员快速识别 SCA 事件的特异度和灵敏度。据报道,美国西雅图地区是全世界心肺复苏水平最高的地区之一,其院前急救调度员识别 SCA 事件的特异度为 100%,敏感度为 96%,通过调度人员的电话医学指导进行心肺复苏的比例超过了 56%,这非常值得我们学习和借鉴。随着国内移动互联网的普及,我们也可以尝试将视频通话呼救功能与调度系统对接,这在未来能更好地提高 SCA 识别率,电话医学指导的建议也会更有针对性,优化 CPR 的效果。

3. AED 可及时获取　因为院外 SCA 事件都带有一定的偶然性,很难预测,且本身发生概率也不高,所以公共场所必须有足够数量和分布密度的 AED,才能确保有需要的时候公众能及时获取。有学者建议在 100m 或 1.5 分钟快走范围内应该有一个 AED,但是这样的覆盖率会造成极大的资源浪费。目前每台 AED 设备价格并不低廉,而且根据最新的国内急救专家关于 AED 的投放共识,全国需要达到 100~200 台/10 万人的初步目标,再加上培训和后期的 AED 设备维护管理等费用,将需要巨额的费用;PAD 项目所占用的社会资源也需要进一步评估成本-效益比,生命固然是无价的,但是资源的更优化配置能够挽救更多的生命。为了避免无序的 AED 投放,需要政府卫生健康行政部门的统一规划和管理。这些规划必须基于既往的院前急救数据、本地区 SCA 事件发生率高低、人口和地理大数据,利用数学模型进行科学测算,以识别 OHCA 高风险场所,避免 AED 放置盲区,才能真正做到合理投放 AED 设备。学校、体育场馆和交通枢纽等场所已被公认为需要配置 AED,但是居民社区的配置率却很低,而事实上根据国内现有的 EMS 数据,超过 50% 的 SCA 事件发生在社区内,那么理想状态是每个社区都配置 AED,但是短时间内却很难配置到位,而且既往的研究也表明,大部分 AED 从未被使用,这样做会造成极大的资源浪费。所以结合国外的经验,在社区卫生服务中心投放 AED 的决策就顺理成章了。当 AED 数量增加的时候,AED 的可获取性更需要引起我们的关注。优化公共场所 AED 可获取时间,增加 24 小时都可获取的 AED 也是必要的。

除了"人找 AED"的方式,还可以通过"AED 找人"的方式让 AED 到达 SCA 事件发生地点。国外一些城市和地区尝试通过短信的方式通知事发地点附近的急救志愿者,让志愿者收到相关信息后能够获取 AED 并带到急救现场。随着技术的发展,将 AED 地图位置信息和智能手机志愿者 APP 相结合的方式已经在国内一些城市中开始应用,前景也令人期待。另一种将 AED 带到院外 SCA 患者身边的方法可能是使用无人机。无人机可以携带一个 AED,具有体积小、可以远程控制、移动速度快和投放位置精准等优点。院前急救调度员能够根据需求,远程发送无人机,根据导航信息和图像识别技术等,以全自动的方式飞到急救地点。目前,无人机投放 AED 应用虽然存在立法和实际实施问题等许多障碍,但仿真研究和理论模型都显示出了良好的效果。将"现场"可获取的 AED 转变为应急人员"运输"AED 到达是一个非常有前途的概念,有望提高 SCA 患者的总生存率。

最后,我们需要通过质控 PDCA 的管理模式,对 PAD 项目在规划、AED 投放、后续的维护保养、使用等进行统一的管理和不断优化,相信这样的方式更加适合国情,可以起到事半功倍的功效。

4. 加强 AED 宣传,提高公众使用 AED 的意愿和能力。有几项研究评估了公众在发生院外 SCA 事件时使用 AED 的态度。使用 AED 的意愿从 5% 到 65% 不等,这个结果一部分是源于文化差异,但是对于生命的尊重是全世界人民的共识,人类作为群体生活的物种,天性中带有"利他性",同时 AED 相关知识和使用培训方面的努力可能会显著增加公众对使用 AED 的信心。公众不愿使用 AED 的还有一个重要原因是担心承担法律责任或错误使用该设备会造成一些不良的后果,这些问题需要通过不断的培训和宣讲来克服。除了标准的急救知识和技能培训课程外,基于移动互联网的应用程序和互动教育也可以成为增加知识和降低公众使用 AED 障碍的一种方式。国外 PAD 项目经验告诉我们,如果单纯投放 AED,很少有公众知道附近有 AED,人们也不知道在哪里或如何找到最近的 AED。只有不断加强对 AED 的宣传和培训,让公众更多地了解 AED,才能增强公众使用意愿和能力,同时对投放的 AED 进行统一注册管理,让有需要的公众可以随时查找自身附近的 AED 设备,利用地图导航快速地获取和使用 AED。

5. 保持良好的 AED 性能　　AED 的有效性取决于该设备能够及时、准确地检测到危及生命的心律失常并在需要时提供电除颤的能力,有些设备同时还会有一些辅助使用的功能。目前在售的 AED 都符合相应的心脏节律检测、除颤等功能指标标准和确保旁观者安全的标准。但是,AED 设备仍旧有技术改进的空间。在目前的心肺复苏指南中,反复强调在心肺复苏期间尽量减少"按压中断",但是使用 AED 设备的时候还是需要一定的中断按压时间来进行节律分析和除颤。那么改进 AED 心律检测算法,可以在"不中断按压"的情况下检测心律,同时缩短充电时间以实现尽快除颤的目的等,都能进一步提升 AED 的可用性。随着公共使用的 AED 数量的增加,AED 使用失败的报告也在增加。未能提供适当的电击可能是由于操作不当,也有部分源于技术故障,如心脏节律检测错误或电极片或电池功能障碍,因此,开发更高效的心律检测算法、研发更稳定的电极片和电池是未来技术改进的方向。另外,应用物联网和移动互联网技术,将公共场所 AED 统一纳入智能信息管理平台,对发生故障或者需要更换电池/电极片的 AED 及时发现和预警处置,结合配置场所的日常管理,是确保 AED 设备性能完好的重要管理手段。AED 投放过程中我们也发现有一个日益严重的问题,私人企业自行投放的 AED 出于防盗的理由,不愿意将 AED 放在公共空间,或者对设备上锁,事实上这种错误的看法和投放方式有可能会产生严重的后果。

6. 当 AED 使用时,SCA 患者的心律为室颤。在过去的 20 年里,EMS 记录的初始心律为室颤的 SCA 的发生率显著下降,其原因可能是多因素的。这种下降是由于最初处于 VT 或 VF 的患者比例较低,还是由于最初的可除颤节律更迅速恶化为停搏或无脉搏电活动尚不清楚。最近的一项研究表明,SCA 事件发生后早期的 VF 比例仍然很高,而 VF 的下降主要是由于 EMS 检测的初始心律为可除颤心律的比例下降,这有可能与未被目击的院外 SCA 增加和发生在家中的 SCA 事件发生率明显提高有关。国外 PAD 研究数据也显示,在最初几分钟内就使用 AED 的病例中,VT/VF 的比例并不低。也有研究发现,发生在家庭中的 SCA 患者初始心律为室颤的比例明显较低,但原因还不清楚,可能与冠心病的治疗药物或者心脏起搏器的广泛应用等都有关系。但无论原因是什么,尽早赶到患者身边进行 CPR,尽早使用

AED 肯定能挽救更多的生命。

综上所述，国内开展 PAD 项目的各项条件都已经成熟，如果能做好以上几点，执行好应对策略，有望能够快速地在中国实现公众除颤计划的成功。

（王建岗、龚　平）

第二节　公共场所自动体外除颤器配置的伦理与法律依据

一、公共场所配置自动体外除颤器的伦理依据

当代"伦理"概念蕴含着西方文化的理性、科学、公共意志等属性，是一门宏大的学科。随着东西方文化的交融，西方"伦理"和东方"道德"互相交融，"伦理学"又称道德哲学，是对人类行为的社会规范的研究。生命伦理学隶属于应用伦理学范畴，是应用规范伦理学的一个分支学科，主要研究生物医学和人类行为研究的伦理。孔子说的"己所不欲，勿施于人"，就是伦理规则。伦理包含了考虑他人利益的社会期望，是人类社会持续发展的必需。

生命伦理主要遵循四个原则：有利原则、无伤原则、尊重原则和公正原则。公共场所配置和使用 AED，主要目标是挽救患者生命，恢复健康，解除病痛和减少伤残。这个目标体现了对生命的尊重，对他人利益的保护，减少受助者所受的伤害。同时在公共场所配置急救资源的行为也是社会公正的体现，PAD 项目很好地契合了生命伦理学的四个基本原则。

无论是东方还是西方社会，"助人为乐"的精神都是社会主流意识弘扬的一种精神，同时为了免除救助人的后顾之忧，各个国家的"好心人法"对于善意救助他人的行为给予了法律和制度上的保障，比如《中华人民共和国民法典》第一百八十四条规定：因自愿实施紧急救助行为造成受助人损害的，救助人不承担民事责任。这是对见义勇为行为的保护和鼓励，能够维护社会和谐，匡正社会风气，既是对我国优良传统的维护，也是社会主义核心价值观的体现。PAD 项目的实施过程就是旁观者见义勇为的行动过程，其价值理应得到全社会的支持和肯定。

二、公共场所配置自动体外除颤器的法律支持

（一）国外对于 PAD 项目的立法过程

国外许多国家和地区已经有 AED 立法或相关公众除颤计划，其中美国的立法过程堪称典范。1994 年，伦纳德（Leonard）教授提出在公共场所应用 AED 的概念；1997 年，美国 AED 专家组发表"关于公众电除颤"的倡议，建议使用 AED 的人员应扩展至非医务人员；同年，美国国会与美国心脏病学会（AHA）共同立法，解除非专业人员不能使用 AED 的法律约束。1999 年美国食品药品管理局（food and drug administration，FDA）认可非医务人员使用 AED，其间"好心人法"积极提倡第一目击者应用 AED 进行心肺复苏。同年 3 月美国红十字会将 AED 使用纳入心肺复苏培训内容，以便在突发事件的现场受训第一目击者能在 AED 的帮助下进行高效的急救。至此，AED 成功地从医院完整地走向了社会，为它在心搏骤停的现场发挥至关重要的作用奠定了扎实的基础。2000 年美国时任总统克林顿呼吁在公共场所和民航飞机安装 AED，致力于推动 AED 的全美立法，并于 2000 年签署了联邦心搏骤停生存法案。相关法规规定，凡人数超过万人的公共场合，必须配备 AED。2002 年美国国会也出

台了公共场所配置 AED 的法案,且鼓励私营公司购买 AED 及派雇员参加培训。同时给予每年 3 000 万美元联邦基金用于 AED 公共场所的配置和 AED 相关的心肺复苏培训,部分州政府也匹配了 AED 社会化安装的预算。到 2004 年,全美各州已基本完善了 AED 公共化配置和使用立法工作,实现了全国范围内公共场所 AED 的社会化覆盖。同年美国联邦航空局要求所有的国内航班必须安装 AED 并对乘务员进行 AED 相关的心肺复苏培训。在 4 年的时间内,美国所有的州均完成了 AED 立法、公共场合的部署、社会化的心肺复苏培训,应用 AED 的心肺复苏遍布社会的每一个公共角落。2007 年美国国会立法将每年 6 月 1~7 日定为心肺复苏和 AED 急救意识宣传周,目的是呼吁政府部门增加公共场所 AED 的装备密度和范围,督促当地政府要求红十字会提供广泛的心肺复苏、AED 培训和鼓励群众参与该项培训活动。AED 的使用和急救知识大众化普及是被多机构、多学科、多国家的专家所反复共识的基本核心内容。美国在创造立法典范的同时也享受着立法带来的巨大回报,美国心脏协会数据显示 AED 相关条例立法后,AED 每年至少可以挽救 20 000 名心搏骤停患者的生命。在高危的公共地区如学校、运动场、机场、交通中心和赌场已经挽救无数人的生命。在拉斯维加斯的饭店和赌场中 AED 的配置和使用,使得 SCA 患者的急救存活率从 14% 显著提高到了 57%,尤其是 3 分钟内除颤者生存率达到了 74%。在配备了充足数量 AED 的美国大城市,SCA 患者出院存活率也从 5% 提高到了 20% 左右。欧洲各个国家、日本、新加坡等亚洲国家也学习美国经验,相继启动了 AED 立法工作。目前,日本、新加坡院前心肺复苏成功率均达到了 30% 左右,出院存活率能够达到 15% 以上。发达国家和地区在法律的支撑下向世界证明了 AED 走出医院,走向社会化才使它发挥最大的急救作用。这是急救的成功范例,是一个值得急救立法较为欠缺发展中国家学习的成功经验。

（二）中国 PAD 项目的法律支持

近年来,人大、政协多次会议上都有相关委员相继提案要求大力推进公共场所 AED 配置,但是实际配置过程中,我们发现还面临多个问题:①公众知晓面窄:由于 AED 在国内的配置和使用不过十余年,尚未在社会、政府、企事业单位、市民等中形成普遍知晓和认同。②配置数量不足:全国范围内看,AED 配置不均衡、场所相对单一,加之 AED 设备价格较高,政府投入资金不多、AED 配置少,只有大城市较为重要的公共场所安装了 AED 设备,安装数量有限。③急救宣传薄弱:我国尚未将健康教育作为日常性内容,公众普遍缺乏科学的急救知识及对 AED 及其使用方法的了解。④培训体系滞后:当前各地急救中心、红十字会等专业培训机构对公众的培训内容主要是人工急救能力,如仅限外伤包扎、固定、心肺复苏等知识,没将 AED 使用纳入常规培训计划。⑤法律保障缺位:由于缺乏立法保护,社会公众及公共场所配置单位对现场使用 AED 初步救治心源性猝死发作患者有极大顾虑。AED 设备的购置、维护主体、使用者权责、培训主体、法律保障等各方面问题均需要通过立法解决,以推动公共场所 AED 配置工作健康发展。

除了《中华人民共和国民法典》的免责条款,2020 年通过的《中华人民共和国基本医疗卫生与健康促进法》第二十七条规定:国家建立健全院前急救体系,为急危重症患者提供及时、规范、有效的急救服务。卫生健康主管部门、红十字会等有关部门、组织应当积极开展急救培训,普及急救知识,鼓励医疗卫生人员、经过急救培训的人员积极参与公共场所急救服务。公共场所应当按照规定配备必要的急救设备、设施。目前北京、上海、深圳、杭州、南京、青岛等城市制定了院前急救相关法律法规,涵盖社会急救、鼓励有条件的场所和单位配备

AED 急救设备及开展公众急救知识与技能培训等条款。2021 年 12 月,国家卫健委出台了《公共场所自动体外除颤器配置指南(试行)》文件,鼓励开展公共场所配置 AED 工作,并对如何规划、管理等具体工作进行行业指导。行业指导文件《体外除颤产品注册技术审查指导原则》中也明确自动体外除颤产品可由非医疗专业人员使用,而非仅可由医护人员使用,扩大了适用范围。目前尚缺乏全国性的针对 PAD 项目的相关卫生法律、法规。

(三)《杭州市公共场所自动体外除颤器管理办法》解读

杭州市公共场所配置 AED 的工作始于 2014 年,到目前为止全市 AED 数量为 4 000 台左右。随着 AED 数量的增多,AED 配置投放和实际管理过程中也遇到了很多实际问题,比如:①场所单位不愿接收;②各方权责不清,AED 无人管理,利用率不高;③公众不会、不愿、不敢救助他人;④资金来源较少,主要依靠公益慈善组织捐赠,不能做到大量的、有规划的配置;⑤法律保障缺失等。为了解决这些问题,2021 年 1 月 1 日,杭州正式施行《杭州市公共场所自动体外除颤器管理办法》,成为全国首个以地方立法形式规范公共场所自动体外除颤器(AED)配置、使用的城市。该办法的主要条款主要是对 PAD 项目具体实施过程中参与的各方主体明晰权责,明确了资金来源主要是政府,日常维护主体是配置场所,培训主体是急救中心和红十字会,监督检查管理主体责任在卫生健康行政主管部门。明确了主体责任后,根据相应法律条款出台具体的管理规范,杭州市 PAD 项目得以顺利开展,2021 年 1 月实施至今 1 年的时间,AED 数量增加了一倍,AED 的使用率也明显提升,对 SCA 患者使用 AED 救治的数据显示成功率显著提高,这表明 PAD 项目在杭州取得了很好的社会效益,值得在全国进行推广。

(王建岗、梁　炼)

参 考 文 献

［1］LARSEN MP,et al.Predicting survival from out-of-hospital cardiac arrest:a graphic model［J］.Ann Emerg Med,1993.22(11):1652-1658.

［2］HOLMBERG,MS,HOLMBERG JH.Effect of bystander cardiopulmonary resuscitation in out-of-hospital cardiac arrest patients in Sweden［J］.Resuscitation,2000,47(1):59-70.

［3］WEISFELDT ML,et al.Survival after application of automatic external defibrillators before arrival of the emergency medical system:evaluation in the resuscitation outcomes consortium population of 21 million［J］.J Am Coll Cardiol,2010,55(16):1713-1720.

［4］MALTA HANSEN C,et al.Association of Bystander and First-Responder Intervention With Survival After Out-of-Hospital Cardiac Arrest in North Carolina 2010-2013［J］.JAMA,2015,314(3):255-264.

［5］KITAMURA T,et al.Public-Access Defibrillation and Out-of-Hospital Cardiac Arrest in Japan［J］.N Engl J Med,2016,375(17):1649-1659.

［6］陈志,张元春,何小军,等,应用自动体外除颤器现场急救 54 例病案分析［J］.中华急诊医学杂志,2020,29(4):6.

［7］VALENZUELA TD,et al.Estimating effectiveness of cardiac arrest interventions:a logistic regression survival model［J］.Circulation,1997,96(10):330833-13.

［8］WIK L,et al.Delaying defibrillation to give basic cardiopulmonary resuscitation to patients with out-of-hospital ventricular fibrillation:a randomized trial［J］.JAMA,2003,289(11):p1389-1395.

［9］WAALEWIJN RA,JG TIJSSEN,RW KOSTER.Bystander initiated actions in out-of-hospital cardiopulmonary

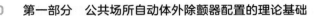

resuscitation：results from the Amsterdam Resuscitation Study（ARRESUST）［J］. Resuscitation，2001，50（3）：273-279.

［10］HALLSTROM AP，et al.Public-access defibrillation and survival after out-of-hospital cardiac arrest［J］. N Engl J Med，2004，351（7）：637-646.

［11］CHAN TC，et al. Identifying locations for public access defibrillators using mathematical optimization［J］. Circulation，2013，127（17）：1801-1089.

［12］SUN CL，et al. Overcoming Spatial and Temporal Barriers to Public Access Defibrillators Via Optimization［J］. J Am Coll Cardiol，2016，68（8）：836-845.

［13］HULLEMAN M，et al. Causes for the declining proportion of ventricular fibrillation in out-of-hospital cardiac arrest［J］. Resuscitation，2015，96：23-29.

第二部分

公共场所自动体外除颤器配置的实践

第五章

公共场所自动体外除颤器配置的历史与现状

第一节 国外公共场所自动体外除颤器配置的发展历程

根据报道,在全球范围内未实行公众启动除颤(PAD)之前,院外心搏骤停(OHCA)患者世界平均抢救成功率<1%,美国和欧洲抢救成功率也均<5%。实行 PAD 计划后,各国 OHCA 患者的抢救成功率已显著提高。

自 21 世纪开始,美国、日本等发达国家均已配置和推广使用 AED,美国在不到 10 年时间安装了超过 100 万台 AED,达到 317 台/10 万人,日本在不到 10 年时间安装了 40 万台 AED,达到 235 台/10 万人,瑞典则为 160 台/10 万人,丹麦哥本哈根为 262.2 台/10 万人。PAD 项目在瑞典、日本、加拿大、瑞士和英国等国家已实行多年。瑞典首都由公众使用 AED 进行除颤的 OHCA 患者的一个月存活率达 70%。

一、美国公共场所配置 AED 现状

美国是第一个在公共场所配备 AED 的国家,最早对 AED 在公共场所设置与救助进行立法,同时也是世界上最早开始实施 PAD 计划的国家。

(一) 美国公共场所配置 AED 的历史

自 1990 年起,美国心脏协会就开始提倡在公共场所推广安装 AED 设备,并开始设立 PAD 项目。90 年代的早期,美国广泛开展 PAD 计划,各州开始规定公共场所必须安装 AED,并要求在步行 10 分钟内即可获得。美国各州采取各项措施以确保受过培训的目击者在可能发生 OHCA 的公共区域可用 AED 进行除颤,并对急救志愿者培训 CPR 与 AED 的使用,明显缩短了发病到除颤的间隔,提高了 OHCA 的生存率。在启动 PAD 计划后,美国 OHCA 平均生存率提高为 33%,拉斯维加斯赌场 OHCA 存活率从 14% 提高到 57%,3 分钟内进行 AED 除颤生存率高达 74%。

1992 年,美国食品药品监督管理局批准 AED 在临床应用。

在 1994 和 1997 年,美国心脏协会早期除颤组分别通过两次会议阐明了公众辅助除颤的概念,明确了 AED 是获得早期除颤最有希望的方法,除颤技术应用应被大众接受。

1995 年,美国心脏协会推动立法推出 PAD。

1996 年，美国正式发布"关于公众电除颤"的相关建议，提出在公共场所设 PAD 动议。

1997 年以后，美国航空公司在所有客机上配备了 AED。

2000 年，美国前总统克林顿就 AED 产品通过电台向全美人民演讲，提出全国公共场所安装 AED 计划三步骤：①监督政府办公楼配置 AED 产品，无偿为政府官员提供 AED 教学。②总统与国会共同起草法案，鼓励政府办公楼内装备 AED，对公共场所、私人领地使用 AED 做出认可。③拟订新法规，所有商务飞机乘务员必须随机携带 AED，颁布《联邦心搏骤停救援法》，对非专业人士使用 AED 造成的后果免除责任。

2000 年，美国食品药品监督管理局/美国心脏协会批准启动 PAD/AED。同年，国会与美国心脏协会协作立法，允许非专业人员使用 AED。

2000 年 11 月，美国议会通过政府提案在所有联邦议会大楼和民航机场配备 AED，并要求迅速向大众普及。

2014 年，联邦航空规定美航空器上必须设 AED。

（二）美国现有 AED 数量

据美国 Readiness 网站显示，截至 2017 年，美国的公共场所中大约有 320 万个 AED 设备，人群覆盖率超过 700 台/10 万人。美国联邦政府已经立法在市政建筑、大型公共场所、机场、赌场和学校安装 AED。由于各州的法律与规定不同，人们能找到 AED 的场所也不尽相同。该网站认为，320 万个 AED 设备仍然是部署不足的。

（三）美国 AED 法律规章

从 1997 年至 2012 年，各州出台了不同的规定，要求或支持学校、健身房、游泳池等公共场所配置 AED。2015 年和 2016 年部分州要求中小学学生接受培训，在体育运动场所配备 AED。

目前美国 50 个州专门设立 AED 法律规章，美国每个州对于公共场所安放 AED 的立法都略有不同，美国各州法律通常涵盖以下条款：AED 配置站点的注册；鼓励公众参与培训，并制订详细的急救培训和学员登记系统；允许非专业人员使用 AED，具有急救免责规定；要求公共场所安装 AED，给予资金支持，对员工或学生进行培训。

美国各州立法对于 AED 的配置有着强制性且明确的规定，如纽约市要求超过 500 人的健身俱乐部、游泳池、大学和人流密集的公共场所配备 AED，超过 1 000 人的公立学校需配备 AED 并进行维护，由具备资格的教师对学生进行培训，学校组织活动时至少有一名受过 AED 培训的工作人员在场。明尼苏达州明确要求 AED 安装在建筑物消防栓旁；夏威夷州要求在各个学校、学院和大学校园的某个清晰可见的明显位置需要至少一台 AED；佛罗里达州法律规定所有公共健身设施或者场所都要安装 AED，拥有体育运动场的公立学校需配置 AED，授权州及地方执法车辆携带 AED，地方政府购买 AED，鼓励公私合作支付费用，并制定有急救免责的规定。

（四）美国配置 AED 中的一些成功项目

西雅图和金郡（国王郡）的急诊医疗服务（EMS）制订了一个 PAD 社区志愿者计划。在 4 年期间，475 台 AED 被放置在各种环境中，并且超过 4 000 人接受了 CPR 和 AED 操作的训练。每年 PAD 使用比例从 1999 年的 0.82% 增加到 2000 年的 1.12%，2001 年的 1.41% 和 2002 年的 2.05%。

美国明尼苏达州罗彻斯特市特训警察和 EMS 一起协同应对心搏骤停。因为通常警车会在固定区域内定时的巡逻,并且 24 小时都有警车值班。因此警察应该比 EMS 人员更早到达患者身边,及时带来 AED,为患者赢得宝贵的生存时间。罗彻斯特的所有警察和消防员都配备 AED,4 个消防站和 26 个消防队配备了共计 42 个 AED。截止到 2007 年 12 月 7 日,共拯救了 103 个人的生命。罗彻斯特市已将室颤患者的存活率提高了 52%,心搏骤停患者救援生存率是世界上最高的。

美国芝加哥 O'Hare 国际机场是另一个成功的 PAD 项目。在实施公共 AED 项目后,在机场内取得 AED 的平均时间是 3 分钟。两年内,18 例室颤患者,有 11 人通过 AED 成功救治,生存率高达 60%。施救者为保安、警察、机场工作人员及路过的好心人,其中超过一半人员之前未受过 AED 的培训。

通过在公共场所安装 AED,美国部分公共场所 OHCA 存活率最高可达 74%。拉斯维加斯 32 个娱乐场所配置了多台 AED。美国俄亥俄州花费 500 万美元,率先为州内所属每个学校安装 AED 共 6 844 台,2 年时间共有 12 名学生因此获救。基于俄亥俄州的经验,美国国会最近拟立法为每一个学校安装 AED。

美国政府每年提供 3 000 万美元专项资金用于实施 PAD 计划,专门用于急救培训教材、多媒体录像以及 AED 实践活动。急救车 5 分钟内无法到达的公共场所全部依法设置 AED。总结 30 多年的经验,美国心脏协会对 AED 放置的地点和数量建议为:患者倒地 3 分钟之内,有一个训练有素的施救者拿着 AED 赶到现场。

二、日本公共场所配置 AED 现状

日本作为发达国家,在 AED 配置方面与美国类似,都是起步较早,推广普及较为全面。日本是亚洲 AED 普及最好的国家,已成为继美国之后第二大 AED 市场。包括机场、轨道线路、学校、酒店、商场和体育场所等在内,几乎所有人员密集的公共场所都配备了 AED 设备。

自 2004 年对于公共场所设立 AED 有立法以来,直至 2013 年数据统计,超过 42 万台 AED 被设置在公共场所。平均每 10 万人约 234.8 台,急救成功率从 7% 大幅增加到了 38%。

(一) 日本公共场所配置 AED 历史

1991 年,制定了相关法律,对医护人员进行院外除颤培训。

2001 年,开始在航班上配备 AED。

2002 年,日本高圆宫宪仁亲王突发心搏骤停,因错过最佳抢救时机而去世,该事件成为日本普及 AED 的催化剂,掀起了推广 AED 仪器的高潮,其王妃高圆宫久子妃甚至把推广 AED 作为终身事业。

2004 年 7 月份,在医学界和媒体的共同努力下,日本政府将《医师法》第 17 条:"医疗程序(包括 AED)只允许具有医生资格的人进行"修改为"非专业人士可进行心搏骤停紧急救治,允许公共场所安装 AED 设备,为公众提供相应培训。"

2004 年,开始授权公众合法使用 AED,推广安装 AED。此后,日本 AED 的销量两年内增长了近 10 倍。在机场、火车站、学校、体育场和商场等大型公共场所都备有 AED,AED 的推广使生存率从 8.3% 提高到 32.1%。

2005 年起,日本将 AED 列入中小学日常培训项目和驾校必修课,导致当年 AED 销量同比 2004 年增长近 200%。日本光电年报显示,由于 AED 在公众除颤计划的渗透量增加,

2005~2008 年的 AED 销量高速增长。

2017 年,日本成立 AED 基金会,建立 AED 急救网体系,把"学校零心脏猝死"和"运动期间零心脏猝死"作为努力目标。后续基本维持在 10 万/年的销售量。

（二）日本现有 AED 数量

2004 年日本开始推广安装 AED,是全世界 AED 设置密度最高的国家之一。截至 2015 年,日本全国有大约 60 万台 AED,对应的每 10 万人是 555 台。

在东京,地铁站和电车站或是人流密集处都会配备 AED。日本高度重视 AED 在学校中的配置,在全国各地大约 36 000 所小学、初中、高中学校中,每个学校至少已经安装了 1 台 AED,幼儿园安装 AED 的比例为 74.6%。90% 的学校由本地消防部门根据日本 CPR 指南提供了基础生命支持培训项目。在全国范围内,公众使用的 AED 估计累计数量从 2005 年的 10 961 台增加到 2013 年的 428 821 台。

在日本,自 2004 年 7 月起就可以使用公共 AED 供市民使用。公共场所 AED 的部署,如护理设施、学校、体育/文化设施、工作场所和交通设施取决于私人和公共举措。不包括在医疗机构和 EMS 机构中使用的那些,2015 年可用的公共 AED（根据 AED 销售额估计）的累计数量为 602 382 台。2015 年普通人群接受过任何形式的 CPR 培训的人数增加到 4 402 343 人。截至 2015 年,几乎每所小学、初中和高中都安装了至少一台 AED（日本全国约 36 000 所学校）。此外,据报道,为教职员工提供基础生命支持培训（包括如何使用 AED 的说明）的学校比例约为 90%。

为了促进 PAD 的更多传播,日本 AED 项目于 2014 年启动。该项目正在努力鼓励非专业人士通过大众媒体和日本各地的各种医学协会学习如何对 OHCA 患者进行 CPR 和使用 AED。

（三）日本配置 AED 中的一些成功项目

日本致力于急诊医疗体系的完善,着力于 AED 等应急医疗设备的普及。以 2005 年日本爱知世博会为例,世博展馆 AED 配置密度合理,每 70m 分布着 AED 或其他医疗设备,这点遵循了救治中"黄金 4 分钟"原则,极大节省了救治的时间。展馆中这种急救设备的分布起到了显著的作用,在世博会期间,心搏骤停救治率高达 75%。AED 在大阪火车站的使用率从 2005 年的 0% 到 2011 年的 41.2%;体育场地是 56.5%;开始的平均电击时间是 5 分钟,救活率在火车站是 28%,体育场所 51%,学校 42%。

日本还寻求 AED 的商业化运作。通过与自动售货机的结合,AED 依靠自动售货机的收入以及售货机广告收入来维持运作,商场则为 AED 自动售货一体机提供场地和电力支持。在日本,自动售货机中和广告板上配置了 AED,24 小时内均可获取,并在多个城市创建了基于互联网的 AED 位置地图。目前,千叶县、三岛县、静冈县和冲绳县 90% 以上的便利店都装有 AED。

来自日本京都大学的研究者 Dr. Taku Iwami 分析了一项全国性、前瞻性、纳入院外心搏骤停患者的人群注册研究,起止时间为 2005 年到 2013 年间,共计近 19 万例心搏骤停被目击者发现。在这些有目击者的病例中,43 776 例记录到室颤,研究人员分析了其中 43 762 例有预后结果的患者数据。在 43 762 例室颤心搏骤停患者中,4 499 例（10.3%）接受了公共场所目击者除颤,其他 39 263 例（89.7%）没有接受除颤治疗。接受公共场所除颤的患者比例从 2005 年的 1.1% 大幅提高到 2013 年的 16.5%,提高 15 倍。

日本从 2004 年开始在公共场所安装 AED,到 2005 年时公共场所共安装了 10 961 台 AED,到 2013 年时,AED 数量增加到 428 821 台,9 年间约增加了 40 倍。日本心搏骤停救治存活率不断提高,这与公共场所不断普及 AED 是分不开的。日本实施 PAD 的 OHCA 患者伴随神经功能良好的一个月存活率由未实施 PAD 前的 3% 提高到 19.4%。

三、法国公共场所配置 AED 现状

在法国为了评估 PAD 在现实中的应用情况,用了 5 年时间对 5 个地区(2 930 万居民)做了一项研究。调查每 1 000km² 或每 10 万居民中的 AED 密度,以及每 10 万居民接受基础生命支持(BLS)培训的情况,并结合相对应的地区的院外救援生存率做了对比。

研究发现跨地区的差异可达数百倍。不同地区每 1 000km²,每 10 万居民平均 AED 数量从 5 台到 3 399 台,接受 BLS 培训的人数从 6 955 人到 36 636。拥有 AED 密度大并且参加培训人员多的区域,生存率越高(22.5%),相反,生存率越低,只有 4.7%。

Karam 分析了法国 AED 的分布现状,发现法国各区 AED 的密度差异很大,而 AED 密度与 OHCA 患者的生存率显著相关,AED 配置高密度区域 OHCA 患者的生存率为 18%,而 AED 配置低密度区仅为 8%。法国部分地区的 AED 覆盖率甚至达到 3 399 台/10 万。因此,AED 部署时需要更加均匀地放置 AED,以促进 PAD 的实施。

在法国,2007 年通过的立法授权所有旁观者使用 AED,无论他们是否接受过使用 AED 的培训。然而,OHCA 的 AED 使用率仍然极低,巴黎及其郊区不超过 2%,法国不超过 5%。

法国于 2018 年 6 月通过了一项法律,通过定位已在法国部署的 AED,在特定地点强制部署 AED,对现有 AED 进行定期维护并创建国家公共 AED 地图。2018 年提交了另外两项用于优化 AED 部署和使用的拟议法律。2018 年 6 月颁布了新立法,建议创建和部署 AED 的全国地图,这可以帮助调度员找到最近的 AED。除解决 AED 位置问题外,该法律还规定了定期维护 AED 的强制要求。

在法国,还开发了几种智能手机应用程序来通知志愿者 OHCA 的发生和最近的 AED 位置。

四、新西兰公共场所配置 AED 现状

新西兰的 PAD 配置信息是从 2016 年和 2018 年的新西兰 PAD 数据库(AED 位置)中获得的。PAD 的配置信息目前通过网站 AED Locations 记录,PAD 的位置由 PAD 的所有者或公众自愿在 AED 位置注册表(https://aedlocations.co.nz/)中注册。PAD 的个人注册是通过在线门户或 GoodSAM 智能手机应用程序进行的。PAD 位置登记册成立于 2010 年,目的是向公众传达 PAD 的位置。该数据库由 Abletech(新西兰惠灵顿)维护。

研究表明,新西兰有大量 AED 可用,但实际需求较高的人群反而使用率较低。将 AED 放置在 OHCA 发生率较高的地区的做法产生了一些效果,虽然贫困地区的 AED 数量不断增加,但是最贫困的地区的 AED 数量并没有显著增加。

尽管有 AED,但新西兰 AED 的使用率非常低,2017 年的报告表明,只有 9% 的公共心搏骤停患者在救护车到达之前进行了除颤。考虑到 AED 放置的普遍性,AED 的使用率并不高。导致 AED 使用率低的因素可能包括在紧急情况下难以定位 AED,因为紧急呼叫处理人员无法提供此类信息,以及认为需要接受专家培训才能使用 AED。

在新西兰安置 AED 的挑战之一是人口的地理分布。研究表明,虽然心搏骤停事件的总数较低,但新西兰大部分农村地区的 OHCA 发生率比其他地区高出 21.8%。地理空间分析将是确定 AED 的最佳位置以服务农村人口的有用工具,特别是考虑到在人口稀少的农村人口中,将 AED 放置在距离 OHCA 发生地点可能超过 2 分钟车程的地方几乎没有什么好处。

五、加拿大公共场所配置 AED 现状

Brooks 等调查了加拿大各城区 AED 的放置区域,确定了 38 个位置类型,并计算出每个位置类型 OHCA 的发生率。研究发现,OHCA 发生率较低的区域却拥有 72.5% 的 AED 配置,而 OHCA 高风险的位置类型,比如酒店、旅馆的 AED 覆盖情况较差。作者分析,这种不匹配可能的原因是 PAD 计划多由政府、慈善团体资助,而酒店和旅馆多为私人拥有和管理,因而这种区域配备的 AED 较少。为了解决 AED 实际分布与 OHCA 发生率不匹配的问题,提高PAD 有效性,需要建立一套以风险为导向、以安全社区为目的、灵活调配使用 AED 的机制。

在加拿大,10 个省中有 9 个目前拥有公共 AED 登记处。在安大略省和萨斯喀彻温省,不存在省级登记处,但已为多伦多、里贾纳和萨斯卡通创建了单独的登记处。纽芬兰和拉布拉多目前没有 AED 登记处,但政府讨论正在进行中。迄今为止,加拿大的 3 个地区(西北地区、努纳武特和育空地区)都没有公开的 AED 登记处。曼尼托巴省是第一个通过 AED 立法的省份:除颤器公共获取法于 2013 年宣布生效,要求 AED 所有者必须在 AED 登记处注册他们的设备。安大略省于 2020 年也通过了一项类似的法案。然而由于这些注册表中有许多是独立开发的,因此它们可能在很多方面有所不同。

六、韩国公共场所配置 AED 现状

在韩国,PAD 计划于 2007 年启动,当时 EMS 法案规定某些地方的非专业人士可以使用AED。

自 2008 年以来,韩国通过了涉及强制性 CPR 培训的学校法和公共设施 AED 的立法。2008 年《紧急医疗服务法》要求在 500 户以上的公寓、机场、火车站、火车、船舶和公共办公室等公共设施中安装 AED。此后,AED 在韩国的分布不断增加。大邱公共 AED 总数(不包括部署在医疗机构和紧急医疗服务中的 AED)在 2014 年为 203 台,2018 年增加到 979 台。

在韩国,《紧急医疗服务法》已经过修订,以反映强制性 CPR 培训和 AED 的部署。因此,2018 年大邱广域市的公共 AED 数量增加到每 10 万人 39.8 个。

目前韩国安装了大约 4.5 万台 AED。在釜山广域市总共找到了 206 个 AED,表明釜山广域市的 AED 密度为 0.268 AED/km²,患病率为 6.07/10 万。根据指南,釜山市的 AED 使用不足,其中一些位于低优先级位置。

七、英国公共场所配置 AED 现状

英国政府早在 1999 年制定了在大型购物商场、机场等公共场所安置 AED 的政策,全民共同助力实施。英国政府开展了公共场所 AED 倡议工程。政府明文规定,要求在公共场所配备 AED,在全国各地公平配备 AED,确保可及性,开展相关培训,与其他领域(如救护车服务等)建立合作。成立 AED 咨询委员会为健康部门提供指导,其成员包括医药专家、急救服务高级人员、患者协会代表等。根据对 OHCA 高发地点的数据分析,制定了最为适宜的

AED 放置场所,如机场、汽车站、地铁站、大型商场等,由健康部门开展免费培训,保证发病者可以在 2 分钟内使用 AED。英国实行 PAD 计划后,AED 除颤时间平均为 4 分钟,抢救成功率为 28.3%,出院存活率达 23%。

（郑光辉、孙 钰）

第二节　国内公共场所自动体外除颤器配置的现状

一、国内公共场所自动体外除颤器的发展历程

院外心搏骤停(OHCA)是导致患者死亡的主要原因,而自动体外除颤器(AED)的使用,可以有效提高 OHCA 患者的抢救成功率。1995 年美国提出了公众启动除颤(public access defibrillator,PAD)的概念。中国的 AED 工程于 2004 年启动,2006 年开始在公共场所开始配置,比西方国家滞后 5~10 年,当时我国 AED 投放的配置要求和操作流程也缺乏统一标准,应用不够规范,这是造成我国目前 OHCA 患者抢救成功率极低的重要原因之一。

虽然我国在 AED 的实施和普及方面均较晚,现有的 AED 数目、公众急救普及率也难以和一些发达国家比肩,但在国家经济水平提高和"健康中国 2030 战略"大背景的推动之下,国家高度重视 AED 配置工作,《健康中国行动(2019—2030 年)》中明确提出完善公共场所急救设施设备配备标准,政府应加强长期护理机构 AED 的配置。第十三届全国人大常委会第十五次会议通过《中华人民共和国基本医疗卫生与健康促进法》审议,增加 AED 应用相应规定:公共场所应按规定配备必要的急救设备、设施。希望在考虑规模、人员情况、设置意愿等综合条件基础上,在公共场所合理投放配置 AED,逐步形成网络。国家卫生健康委员会将积极与中国红十字会总会等部门进一步加强合作,协调有关部门共同加大 AED 配置投入,开展 AED 和心肺复苏的普及培训工作。2017 年 3 月 15 日,第十二届全国人大会表决通过的《中华人民共和国民法总则》第一百八十四条规定:因自愿实施紧急救助行为造成受助人损害的,救助人不承担民事责任。这标志着我国在紧急情况下使用 AED 将受到法律并保护。国内部分城市出台了相应的地方文件,推动 AED 在公共场所的布局与投放。2017 年,北京市卫健委发布《公共场所医疗急救设施设备及药品配置指导目录》,规定 AED 是公共场所必备的专业性急救设备。2019 年,杭州市江干区市场监督管理局发布《公共场所自动体外除颤器(AED)设置与管理规范》,对公共场所 AED 设置与管理规范做出了详细的规定。2020 年,浙江省十三届人大常委会批准通过的《金华市无偿施救规定》是全国首部无偿施救地方法规,对解决社会施救难点问题具有指导意义。2020 年 6 月 1 日颁布的《中华人民共和国基本医疗卫生与健康促进法》第二十七条规定:国家建立健全院前急救体系,为急危重症患者提供及时、规范、有效的急救服务。卫生健康主管部门、红十字会等有关部门、组织应当积极开展急救培训,普及急救知识,鼓励医疗卫生人员、经过急救培训的人员积极参与公共场所急救服务。公共场所应当按照规定配备必要的急救设备、设施。急救中心(站)不得以未付费为由拒绝或者拖延为急危重症患者提供急救服务。有专家推荐参考国外推行公众启动除颤计划的经验,并结合自身国情,科学合理地制定中国公众除颤(China-PAD,C-PAD)计划发展战略,在我国分阶段逐步推广 AED,从而让更多的单位、机构、公众都能参与到社会大急救的体系中来。

二、国内不同级别城市 AED 的配置现状

目前国内 AED 投放存在发展不平衡、不充分、不规范的现状,除少数几大城市,如北京、杭州、深圳和上海等,出台相关急诊医疗服务条例,公布 AED 的具体布局位置与 AED 地图之外,大部分城市尚处于起步阶段。一项关于杭州公共场所 AED 的研究显示,目前 AED 投放项目存在重视程度不足、分布不均、社会群众使用 AED 意识不强等一系列问题。根据目前的文献数据,国外平均每 10 万人中拥有的 AED 数量,在美国已达 700 台,在日本为 276 台;而我国每 10 万人中拥有的 AED 数,在深圳 17.5 台,在海口 13 台,在浦东新区 11 台,在杭州 5 台,我国新一线城市 AED 的配置数量、分布密度和覆盖范围与国外一些发达国家仍有较大差距。

中国一线/新一线城市开展 AED 部署工作,深圳市走在前列,已实现 17.5 台/10 万人。《深圳市"十三五" AED 配置使用实施方案》提出用 10 年的时间达到 100 台/10 万人的国际水平。目前,我国主要在大中城市的机场、车站、体育场等地方配置 AED,重大活动期间也可实现流动配置。北京奥运会、上海世博会及广州亚运会期间,活动场所也装配了 AED。2015年 9 月,大连市陆续在市内四区安放超过 200 台 AED,主要分布在交通枢纽及人口密集区域,如国际会议中心、市民健身中心、火车站、购物中心等处。2016 年民营组织心唤基金给予广州、深圳、长沙、义乌等地自发捐赠数台 AED 放置于公共场所。2016 年 12 月腾讯"互联网+急救"项目上线,发布了"AED 地图"的公众服务性产品,全面覆盖了深圳与上海两个城市,两市市民可通过微信、手机 QQ 的"城市服务",快速查找附近的 AED 急救设备。

2019 年浙江大学医学院提供数据显示,目前全国 AED 只有 0.2~0.3 台/10 万人,远低于100 台/10 万人的国际水平,总体配置率极低,加上普通民众对其缺乏认识,导致配置后的使用率很低。目前中国只有部分城市普及 AED,深圳和上海数量最多(约 2 000 台),北京约有500 台,成都、南京、宁波等城市也有配置。

三、国内公共场所配置 AED 的困境与解决策略

公众启动除颤计划在中国的发展相对滞后,AED 投放的配置要求和操作流程尚缺乏统一标准,应用不够规范,给心搏骤停患者抢救工作带来了极大的困难。有学者认为,成本-效益、公众的知识和态度、OHCA 发生率和 AED 位置等都是 PAD 计划成功的影响因素。在中国,由于对 AED 没有强制注册,因此 AED 所在地不为公众所知,为了充分利用这些 AED,应使公众了解 AED 的具体位置。如果仅增加 AED 的数量而没有公众参与,注定会失败。在这方面,政府或非政府组织的教育也至关重要,如应增加对 AED 知识的广告宣传、法律普及、知识讲座和公益活动等。目前国内公共场所配置 AED 的困境与解决策略如下。

(一) AED 布局位置的缺陷

随着对 AED 研究的深入,现阶段 AED 配置上也暴露出很多问题,如 AED 分布与实际发生 OHCA 地点不匹配等。实际上优先配置 AED 的地点通常是公共场所,如学校、会议中心、社区中心和国际机场等。然而,这些放置通常是在不知道实际心搏骤停风险的情况下进行的。此外,政府、企业或捐赠机构对公共 AED 的资助通常针对其认为合适但不一定风险最高的特定场所。加拿大的一项研究表明,80% 的 AED 都放置在办公室和学校,但 AED 的使用率较低。此外,大多数 OHCA 发生在私人场所,其 AED 分布不均且应急响应时间相对

较慢。有学者调查发现，约有 77% 的 OHCA 发生在家中，且可使用的 AED 较少。特别是在农村地区，AED 覆盖率低于城市地区，使城市心搏骤停患者的预后更好，这可能反映出农村地区 AED 分布不佳的结果。

（二）AED 可使用时间尚需改善

Charles 等筛选了英国 2014 年 4 月至 2016 年 4 月 OHCA 呼叫紧急服务的通话记录，分析了 OHCA 发生的时间、地点及 AED 可获取性，研究发现心搏骤停范围内 AED 在白天均可用，在非工作时间（18:00 至次日 8:00）AED 可获取性整体减少了 60.3%，且有 56.0% 的 OHCA 发生在非工作期间，这表明 AED 的可使用时间管理和设置不当。关于 AED 配置的多数研究和指南都集中在心搏骤停风险和 AED 可用性有关的空间因素上，先前的研究根据位置类型或在地理位置上优化了 AED 的部署并评估了心搏骤停风险，而没有考虑时间因素。因此，在发生心搏骤停紧急情况时，需要在 AED 部署上采用更好的人群和时间优化模型。

（三）AED 维护与管理尚需加强

有学者对公共 AED 的功能状态进行调查，发现诸如 AED 电池电量、可访问性和相关标识等问题，如果仅安装 AED 是不足以确保 PAD 项目的顺利实施。AED 通常很难定位和获取，其中 Sidebottom 等针对 AED 标识问题进行调查发现，超过三分之二的 AED 没有相关标识，这影响到公众对 AED 的认识和定位，限制了装置的有效性，从而降低 PAD 项目的潜在效力。同样，国内有学者调查发现，我国存在 AED 箱被锁、AED 损害被盗、标识不清、操作说明和维护记录缺失等现象。因此，当地卫生部门应加强对 AED 的管理，放置位置应有固定、醒目的标识，遵循科学的安装要求，并定时、专人维护。PAD 项目顺利实施必须以 AED 的正确组织和维护为基础。

（四）增加 AED 在公共位置的数量

目前，日本、美国等多个国家已在公共场所逐步普及 AED。在我国上海，火车站、地铁、机场、体育场馆、学校、公交枢纽和商业中心等人流密集的公共场所配置超过 1 400 台 AED，深圳每 10 万人投放和配置 AED 17.5 台，相比荷兰 596 台、日本 555 台、美国 400 台、中国台湾地区 100 台等相差甚远。因此，国家和政府增加经济投入和财政预算，统计辖区人口基数，以"每 10 万人配置 100~200 台 AED"为标准，推进 AED 配置策略，加大 AED 配置力度，统一配置数量标准，鼓励个人和单位购买和配置 AED，支持向社会进行 AED 捐赠，增加 AED 的配置数量、分布密度和人群覆盖率，尤其是在人流量较大的公共场所和 OHCA 高发区域，使紧急情况下公众有设备可取，有资源可用。

（五）优化 AED 配置的场所

目前，AED 主要根据人口密度等配置在公共场所，如运动场所、大型商场、交通枢纽等，越来越多研究发现 AED 在配置场所上存在缺陷，应完善急救设施设备配置标准。除在学校、企事业单位和交通枢纽（机场、汽车站、地铁站、高铁站、火车站、高速公路服务站和港口客运站）、大型商场、电影院、游乐场、医疗机构等人员密集场所配置 AED 外，还应在居民区、极限运动场所、公园、公共运动场所、监狱等安装 AED。

（六）加强公众 AED 知识的培训力度

在我国只有不到 1% 的公众接受过急救培训，公众的急救知识与技能欠佳；在增加 AED 投放数量的同时需提高公众培训率。所以，我国有必要建立政府主导、专业人员开展的急救培训体系,制定统一的培训模式和完善的管理机制,针对特殊人群如社区工作者、学生、警察等先培训再逐步向全社会推广,同时利用媒体、杂志等多种途径加大宣传力度,增加急救意识。

（七）普及 AED 在公众中的使用

尽管当前国内各城市正陆续增加 AED 的投放,但国内学者报道中 AED 使用率仍然较低。因此,应该发挥急救培训专业团队的作用,让更多的人参与到急救体系中。另外,政府需加大经费投入,促进 AED 公共设备建设,完善 AED 安装和应用的法律责任问题,推动相关管理制度和法律法规的制定或修订,建立统一完善的 AED 注册和投放策略,从而全面提升公众对 AED 的了解、使用意愿和正确操作。

在中国,由于对 AED 没有强制注册,因此 AED 所在地不为公众所知,为了充分利用这些 AED,应使公众了解 AED 的具体位置。如果仅增加 AED 的数量而没有公众参与,PAD 项目注定会失败。在这方面,政府或非政府组织的教育也至关重要,比如应增加对 AED 知识的广告宣传、法律普及、知识讲座和公益活动等。

（郑光辉、杨正飞）

参 考 文 献

［1］苏晨,王彤. 国内外 AED 配置与使用现状分析［J］.岭南急诊医学杂志,2023,28（2）:200-202.

［2］赵小换,周鑫宇,俞国红.公共除颤的障碍因素及解决方案新进展［J］.中国公共卫生管理,2021,37（02）:183-187.

［3］韩丹,高红霞,候贵林.政策工具视角下《健康中国行动（2019-2030 年）》政策分析［J］.医学与社会,2020,33（11）:20-24.

［4］吕传柱,等.中国 AED 布局与投放专家共识［J］.中国急救医学,2020,40（09）:813-819.

［5］赵旭峰,董雪洁,张琳,等.自动体外除颤器的普及现状及其在我国的应用展望［J］.中国急救复苏与灾害医学杂志,2019,14（2）:104-107.

［6］余涛.中国公众心肺复苏思考与探索［J］.中国实用内科杂志,2019,39（10）:851-854.

［7］RINGH M,HOLLENBERG J,PALSGAARD-MOELLER T,et al. The challenges and possibilities of public access defibrillation［J］. J Intern Med,2018,283（3）:238-256.

［8］MARENCO JP,WANG PJ,LINK MS,et al. Improving survival from sudden cardiac arrest:the role of the automated external defibrillator［J］. JAMA,2001,285（9）:1193-1200.

［9］WINKLE RA. The effectiveness and cost effectiveness of public-access defibrillation［J］. Clin Cardiol,2010,33（7）:396-399.

［10］SUN CL,DEMIRTAS D,BROOKS SC,et al. Overcoming Spatial and Temporal Barriers to Public Access Defibrillators Via Optimization［J］. J Am Coll Cardiol,2016,68（8）:836-845.

［11］ZHANG L,LI B,ZHAO X,et al. Public access of automated external defibrillators in a metropolitan city of China［J］. Resuscitation,2019,140:120-126.

第六章

公共场所自动体外除颤器配置的规划实施

AED

第一节　公共场所自动体外除颤器配置的指导思想与原则

约 80% 的院外心搏骤停（OHCA）表现为室颤（ventricular fibrillation, VF）或无脉性室速（pulseless ventricular tachycardia, pVT），后二者均为可电击心律。早期电除颤是救治 OHCA 最为有效的抢救措施之一，如能在 1 分钟内实施心肺复苏（CPR），3~5 分钟内进行自动体外除颤器（AED）除颤，可使 OHCA 存活率达到 50%~70%。自 1995 年开始，美国心脏协会（AHA）即推行公众除颤（PAD）计划。2020 年，AHA 发布的最新版《心肺复苏与心血管急救指南》仍在强调实施公众除颤（PAD）计划，即培训旁观者在急救人员到达现场之前获取配置在公共场所的 AED 对患者进行早期除颤，以有效提高 OHCA 患者的生存率。PAD 计划已经在美国、部分欧洲国家、日本、新加坡等国家和地区得到广泛推广，但仍只有不到 40% 的成人 OHCA 患者接受由非专业人员启动的 CPR，且仅有不足 12% 的成人在急诊医疗服务（EMS）人员到达之前接受了 AED 急救。

公共场所配置 AED 是现代化文明城市的标配、城市人文关怀和重视民生最直接和现实的体现、国家公共卫生进步的重要标志。AED 的普及水平不仅反映了城市、地区及国家对心脏急救的重视程度，也反映了该地区及国家的文明发展水平。公共场所配置 AED 计划对社会文明进程具有里程碑式的意义，但在中国起步较晚。虽然在 2002 年中华医学会急诊医学分会就将 AED 和 PAD 计划写入《中国心肺复苏指南（初稿）》，但进展缓慢。直到 2010 年，才有《海南省红十字会条例》规定："县级以上红十字会可以在机场、港口、车站等公共场所配备符合国际标准的 AED 等急救设备"，该条例在我国最早将 AED 写入法律法规。2017 年，《中华人民共和国民法总则》第一百八十四条规定：因自愿实施紧急救助行为造成受助人损害的，救助人不承担民事责任。这一善意救助者责任豁免规则，被称作"好人法"；其用意是鼓励善意救助伤病的高尚行为，标志着在我国紧急情况下使用 AED 将受到法律保护。2017 年，深圳市委、市政府将"公众电除颤计划"列入政府投资民生项目，分步实施公共场所配置 AED，初期完成"千台万人起步计划"，即"十三五"期间深圳市在公共场所配备 5 000 台 AED 及 5 万人普及急救技能培训；由深圳市急救中心按照深圳市卫生计生委组织专家起草制定《深圳市"十三五"AED 配置使用实施方案》。2018 年 10 月 1 日《深圳经济特区医疗急救条例》正式实施,第46条规定:市卫生行政部门应当制定机场、地铁车站、火车站、汽车客运站、客运码头、口岸等公共场所配置自动体外除颤器等医疗急救设备和器材规划。2019年《健康中国行动(2019—2030年)》提出,完善公共场所急救设施设备配备标准,在学校、机关、企事业单位和机场、车站、港口客运站、大型商场、电影院等人员密集场所配备急救药品、器材和设施,配备AED。2020年6月1日颁布的《中华人民共和国基本医疗卫生与健康促进法》第二十七条规定:国家建立健全院前急救体系,为急危重症患者提供及时、规范、有效的急救服务。卫生健康主管部门、红十字会等有关部门、组织应当积极开展急救培训,普及急救知识,鼓励医疗卫生人员、经过急救培训的人员积极参与公共场所急救服务。公共场所应当按照规定配备必要的急救设备、设施。急救中心(站)不得以未付费为由拒绝或者拖延为急危重症患者提供急救服务。这些都标志着我国AED普及事业实现了从无到有的快速突破,更是从法律法规层面使得公共场所配置AED有法可依。截至2021年底,深圳市急救中心已完成7 500台AED采购及安装工作,另龙华区、龙岗区、南山区、宝安区及其他渠道(包括企业自行安装)采购安装6 658台AED,全市合计采购安装14 158台AED,按第七次全国人口普查显示的1 756万常住人口基数计算,深圳市公共场所AED配置数量达到了每10万人80.6台,为目前国内公共场所配置AED最多的城市。2021年8月,北京市教委印发了《关于做好校园自动体外除颤器(AED)配置工作的通知》,要求各区各校加大AED配备力度,确保每校至少配备一台。同年10月,北京市教委会同中国红十字基金会共同建设"安心校园"公益项目,为北京市各级各类学校免费分期分批安装AED。至2021年底,完成首批AED配送工作,共计配送1 469台。截至2022年1月,北京全市大、中、小学校及中等专业学校共配有1 900余台AED,已经实现了全市各级各类学校全覆盖。截至2022年底,深圳市已完成65万初级救护员培训,初级救护员的核心培训内容中,包含CPR和AED实操。2022年3月,深圳市突发事件应急委员会办公室组织起草了关于《深圳市"应急第一响应人"培训考核工作方案(征求意见稿)》,在"应急第一响应人"学员培训考核内容中,亦明确规定应包含心肺复苏和AED操作,并要求学员:AED教具比为4∶1。此外,上海、杭州、海南、北京、广州等城市也在公共场所进行了一定数量的AED配置。

2021年12月,国家卫生健康委员会办公厅发布了我国第一部《公共场所AED配置指南(试行)》(国卫办医函〔2021〕602号)。在此之前,我国无标准、完整的公共场所配置AED计划。目前,国内现有的AED数目、公众急救普及率均难以和一些发达国家比肩。AED投放的配置要求、标准和操作流程尚缺乏统一标准,应用不够规范,是造成我国目前院外心搏骤停患者抢救成功率极低的重要原因之一。在我国经济水平提高和"健康中国2030战略"大背景推动下,参考国外成功PAD经验,并结合我国自身国情,科学合理地制定有中国特色的公共场所配置AED计划,分阶段逐步推广AED,让更多单位、机构、公众都能参与到社会大急救体系中来已势在必行。为此,中国AED联盟、中国红十字会总会、中华医学会急诊医学分会、中国医师协会急诊医师分会等10家急诊急救专业学术团体于2020年联合发布了《中国AED布局与投放专家共识》,旨在就AED的配置数量、布局因素、重点公共场所投放位置及相关急救器材配备等做出相应推荐和建议,以期规范公共场所AED的合理有效布局,提升我国AED配置应用水平,进一步加快我国社会急诊医疗体系建设。但即使在实施PAD项目将近30年经验的美国和部分欧洲国家,仍仅有不足12%的成人OHCA患者在EMS到达之前接受了AED急救,其原因除了公众急救意识普及度不够以外,多数学者认为最关键的原因是公众在需要时找不到 AED 这一"救命神器"。因此,如何在公共场所在空间和时间上科学、合理、有效的配置 AED,让 AED 能像灭火器一样得到重视和广泛配置使用,其本身是一个难题和研究热点,也是我国公众急救意识普及教育和生命安全保障的一个里程碑,更是实现"健康中国 2030"的一个重要体现。

一、公共场所 AED 配置的指导思想

按照《中华人民共和国民法总则》《"健康中国 2030"规划纲要》和《中华人民共和国基本医疗卫生与健康促进法》有关要求,基于《健康中国行动(2019—2030 年)》《公共场所 AED 配置指南(试行)》《深圳经济特区医疗急救条例》和《中国 AED 布局与投放专家共识》等法律法规和相关指南、共识,以提升公众在 EMS 到达前 AED 使用率、切实提高心搏骤停救治成功率为目标,以推动公共场所 AED 配置、推进公众除颤计划为重要抓手,不断完善应急医疗服务体系建设,配合"心肺复苏"技能的普及,全面提升公众的自救互救意识和能力,提高公众在面对心搏骤停时的应对能力,树立"时间就是生命"的公众急救意识,把握生命黄金抢救时间,提高心搏骤停救治效率和抢救成功率,降低致残率和死亡率,进一步提升全民健康生活水平。

二、公共场所 AED 配置的基本原则

1. 坚持政府主导、社会共同参与和投资主体多元化相结合的原则。发挥政府的统一组织协调和政策导向作用,调动各地、各部门和全社会的主动性与创造性,在政府主导基础上,将托管、长租及个人和企业自助作为有效补充,广泛争取各种支持与合作,建立多种形式的多元化投入机制,全面开放,多渠道筹措公共场所配置 AED 资金。

2. 坚持可持续发展战略与先进公共场所配置 AED 经验相结合的原则。以可持续发展理论为指导,借鉴国内外公共场所配置 AED 先进做法和经验,逐步凸显公共场所配置 AED 对经济社会可持续发展的保障和促进作用。

3. 坚持局部利益服从全局利益、当前利益与长远利益相结合的原则。立足当前,着眼未来,公共场所配置 AED 计划与各地国民经济和社会发展近期及远景规划相衔接,建立与当地经济水平和城市定位相适应的公共场所 AED 配置计划。同时切忌急功近利、盲目投入和配置。

4. 坚持科学规划的原则。公共场所 AED 配置计划是一项宏大的系统工程,应根据人口基数和急救需求、人口密度和流量、分布距离、配置场所等空间和时间因素进行综合考虑,科学规划、合理配置,既突出当地特色,又讲求配置实效。

5. 坚持统筹规划、分步实施的原则。加强统筹规划和顶层设计,优化技术、资金、人员等要素配置,分期进行、稳步推进,加强项目全过程的组织和监管。

6. 坚持 AED 配置数量和优化布局并重的原则。公共场所配置 AED 的根本目的是让施救者能在第一时间快速找到 AED,并成功将其应用于心搏骤停患者。因此,既要增加 AED 配置数量,也要优化 AED 设备的布局。

(李启明、邓 哲)

第二节　公共场所自动体外除颤器配置的实施策略

心搏骤停发病突然、进展迅速,患者发病数分钟后即可能死亡。电除颤是终止可电击心

律患者心搏骤停、恢复自主循环（return of spontaneous circulation,ROSC）的最有效方法。室颤/无脉性室速发生后,实施除颤越早,ROSC 成功率越高;随着心搏骤停时间延长,由于心肌能量代谢状态的改变,除颤成功率下降,甚至恶化为不可电击心律即无脉性电活动或心室静止,导致心脏不可逆完全停止跳动。心搏骤停发生后,除颤每延迟 1 分钟,生存率就会下降 7%~10%。在心搏骤停后三分钟内进行除颤,生存率高达 74%。如在复苏过程中叠加 CPR,可将除颤每延迟一分钟的生存率下降幅度从 7%~10% 缩减至 3%~4%。2020 年,美国心脏协会（AHA）在最新版《心肺复苏及心血管急救指南》中强调,与早期呼救、早期实施高质量 CPR 一样,早期进行自动体外除颤器（AED）除颤是院外心搏骤停生存链的关键环节,对于提高院外心搏骤停患者的生存率至关重要。国际复苏联络委员会（International Liaison Committee on Resuscitation,ILCOR）亦在《2020 年心肺复苏和心血管急救科学与治疗建议的国际共识》（下文简称《国际共识》）中强调了公众除颤计划在心搏骤停急救中的核心地位,并提出愿景"通过复苏拯救全球更多生命",若要实现这一愿景,必须让更多患者受益于早期除颤。

心搏骤停发生后,虽然专业的急诊医疗服务（EMS）人员如院前急救医生和护士等可提供专业救治,但其平均响应时间为 7~12 分钟,某些地方甚至更长。在其他条件不变的情况下,每平方千米的救护车数量需要增加 80% 才能将急救启动时间缩短 1 分钟,姑且不论其有限的效果,如此规模的成本投入即便对发达国家而言也是不小的负担。完全依赖专业人士的急救模式已无法满足现实需要,普通民众在急救中的作用逐渐得到重视。AED 是一种供公众使用、由计算机编程与控制、自动准确分析心律、可提出智能急救建议并进行电除颤的仪器。其高度自动化的"傻瓜式"设计理念让非专业人士救治可电击心律心搏骤停患者成为可能,使用者仅需要小学六年级的文化水平就能正确应用。与 EMS 人员实施专业救治相比,旁观者（通常是非专业的普通市民）在等待救护车的同时,在 EMS 人员到达心搏骤停现场前,立即实施 CPR 并使用现场或附近可用的 AED 对患者实施除颤,患者生存率由 43% 升至 66.5%,而预后良好者比例则由 32.7% 激增至 57.1%,可极大改善患者生存率和神经功能预后。

基于以上原因,国外自 20 世纪 90 年代初以来,即开始大力推行公众除颤（PAD）计划。PAD 是指在心搏骤停发生率高、人口密集或人口流动量大的公共场所配置 AED,并对公众进行 AED 和 CPR 培训;一旦发现心搏骤停患者,由现场第一目击者（主要是经过培训的非专业人员或第一响应人）在专业急救人员到达现场前及时使用 AED 对患者进行除颤,缩短心搏骤停至实施除颤的时间间隔,从而提高心搏骤停患者院前 CPR 实施率、除颤率、复苏成功率以及院内抢救成功率,改善其近、远期生存率和预后。2000 年 7 月至 2003 年 9 月,美国华盛顿大学研究团队开展了一项大型前瞻性随机试验"公众除颤试验"（public access defibrillation trial）,即著名的 PAD 试验,培训和装备非专业志愿者识别 OHCA,一旦识别立即启动 CPR,并在识别心搏骤停 3 分钟内使用 AED。结果发现,接受 CPR+AED 培训的志愿者所在社区心搏骤停患者出院生存率达 23.4%,而单纯接受 CPR 培训的志愿组所在社区心搏骤停患者出院生存率仅 14.0%。由此得出结论:增加 AED 培训并让志愿者尝试早期除颤,可显著增加公共场所院外心搏骤停后出院存活率。有研究比较了 44 项 OHCA 患者是/否接受旁观者 AED 除颤后临床结局的观察性研究,结果表明,旁观者使用 AED 导致 OHCA 患者出院后存活率增加以及良好的神经功能结局。由此可看出,在 CPR 基础上,增加 AED 培训和使用,可获得较好的成本-效益。因此,ILCOR 在新的《国际共识》中,强烈推荐对院外心搏骤停患者实施 PAD 计划。

2021 年 12 月,我国首部《公共场所自动体外除颤器配置指南(试行)》强调规范公共场所 AED 配置,并推荐规划配置方案如下:①地方各级卫生健康行政部门会同相关部门根据辖区院外心搏骤停发生率、人口数量及密度、辖区面积、公共场所数量及类别等因素,对公共场所 AED 配置进行科学规划,明确 AED 配置要求,包括数量、密度、点位、安装规范等。②配置自动体外除颤器应按照科学规划、注重实效的原则,优先保障重点公共场所,加大配置密度。其中,优先在人口流动量大、意外发生率高、环境相对封闭或发生意外后短时间内无法获得院前医疗急救服务的公共场所配置自动体外除颤器。建议在城市轨道交通、长途车、铁路列车、飞机以及交通场站、大型企事业机关单位、工厂车间、城市广场、教育和培训机构、养老机构、社区、体育和文化娱乐场所、大型商超、酒店、旅游景点、学校、幼儿园等人员密集场所和警车、消防车等应急载具内,逐步推进配置工作。③鼓励各单位自主配置自动体外除颤器。④鼓励社会各界积极捐赠自动体外除颤器,积极参与公共场所自动体外除颤器配备工作。《中国自动体外除颤器布局与投放专家共识》建议,我国社会各界加强对公众除颤计划的认识,分阶段逐步推广中国公众除颤(C-PAD)计划。

在制订及实施公众除颤计划时,需要考虑的核心问题是 AED 配置位置的选择、所配置 AED 的覆盖人群及使用效率等,涉及公共场所配置 AED 的整体策略。基于《公共场所自动体外除颤器配置指南(试行)》《中国自动体外除颤器布局与投放专家共识》和深圳市急救中心起草的《公共场所自动体外除颤器建设(配置)及管理指南(指导意见)》,综合国内外文献,本节将公共场所配置自动体外除颤器的实施策略分为四大策略,分别为基于历史心搏骤停数据/高危人群、人口因素、空间因素和基于时空优化的配置策略。

一、基于历史心搏骤停数据及高危人群的公共场所 AED 配置策略

基于历史心搏骤停数据及高危人群的公共场所 AED 配置策略是根据历史心搏骤停数据及高危人群等心搏骤停高风险场所或人群来配置公共场所 AED 的策略。公共场所 AED 配置地点应首先选择院外心搏骤停高危地区,而根据历史心搏骤停事件发生频率及地点来确定高危地区是一个比较好的选择。早在 2000 年,AHA 和 ILCOR 联合发布的《心肺复苏和紧急心血管急救指南》就指出:理想的 AED 配置计划应当根据社区水平心搏骤停数据来确定心搏骤停最高风险场所,以此作为 AED 配置的目标场所。欧洲复苏委员会(ERC)和 AHA 均曾在各自发布的指南中推荐基于历史院外心搏骤停事件地点来配置 AED。其理论基础是,假定随着时间的推移,各公共场所的院外心搏骤停发病风险保持相对稳定。为验证该观点,有学者搜集了加拿大多伦多所有公共场所共 2 506 例非创伤性院外心搏骤停患者数据,将其匹配到多伦多市 140 个社区中,以判定社区内和社区之间院外心搏骤停数量随时间推移的相对变异性。结果显示,同一社区内在不同年份之间院外心搏骤停发病率的变异较小,即时间稳定性较好;而不同社区间的变异则较大。因此,随着时间的推移,多伦多的院外心搏骤停发生率在社区水平上是稳定的。院外心搏骤停高风险社区往往一直保持着高风险。另有研究,通过分析美国佐治亚州富尔顿郡 1 108 例 OHCA 病例,结果也发现,虽然不同社区 OHCA 发病率不同,但同一社区中的 OHCA 发病率表现为逐年稳定。这些研究结果有助于将 AED 集中配置于院外骤停高风险地区,以提高 AED 等稀缺资源的效率,改善公众

除颤计划的长期效果。

对于 AED 配置地点所依据的历史心搏骤停频率,历史上曾存在过争议。ERC 曾在《2005年复苏指南》第 2 节"成人基础生命支持和 AED 使用"中推荐:如在可能发生心搏骤停的场所实施 PAD 计划,则最有可能提高心搏骤停的生存率。适合的场所包括发生心搏骤停的概率至少为每 2 年 1 次的场所(例如机场、赌场、体育设施)。而 AHA 的指南则指出,合理的AED 配置方案应该将其配置于心搏骤停发生频率足以让 AED 在 5 年内有使用 1 次概率[预计≥1 次心搏骤停/(千人·年)]的地方。由此可以看出,ERC 和 AHA 指南推荐对 AED 配置场所的选择依据存在明显差异,前者为每 2 年至少发生一次心搏骤停的场所,而后者则推荐选择每 5 年至少发生一次心搏骤停的地方。

为验证两个指南所推荐基于心搏骤停发生概率的 AED 配置场所选择依据哪个更具优势,有研究者利用哥本哈根数字地图上标记的地理信息进行了对比研究。结果显示,假定每个心搏骤停高发网格区域配置 1 台 AED 即能满足公众除颤所需,如遵循 ERC 指南,则需要配置 125 台 AED。而根据 AHA 指南,需要在公共区域配置 1 104 台 AED,在 11 年的研究期间内,可比 ERC 指南额外多覆盖 602 例心搏骤停。而基于 ERC 指南的 AED 配置最多涵盖约 20% 公共场所心搏骤停。公众除颤计划若要提高社区心搏骤停生存率,所配置的 AED必须覆盖尽可能多的公共场所心搏骤停。该研究结果表明,根据 ERC 和 AHA 指南(基于2 种不同历史心搏骤停发生频率)配置 AED 策略所产生的成本均在可在可接受范围,但因AHA 指南推荐的基于 5 年发生一次心搏骤停来配置 AED 的方案能覆盖更多公共场所心搏骤停,提示基于 AHA 的 AED 配置方案明显优于 ERC 推荐方案。

基于以上原因,在 2015 年的 ILCOR 专家共识中,ERC 对其立场进行了审查,认同了AHA 关于将 AED 配置于预计每 5 年发生一次心搏骤停场所的建议。因此,结合《中国 AED布局与投放专家共识》和深圳市急救中心起草的《公共场所自动体外除颤器建设(配置)及管理指南(指导意见)》,特推荐基于历史心搏骤停及高危人群的公共场所 AED 配置策略如下:

1. 近 5 年内发生过院外心搏骤停的场所,应至少配备一台 AED。

2. 存在可能发生院外心搏骤停的高危人群或人群中发生心血管意外概率≥1 次/(千人·年)的区域或场所,应至少配备 1 台 AED。

3. 50 岁以上人口占较大比例或存在高危人群、院外心搏骤停发生率较高的场所,应至少配备一台 AED。

二、基于人口因素的公共场所 AED 配置策略

基于人口因素的公共场所 AED 配置策略是基于影响心搏骤停发生率的人口因素如年龄、教育水平、人口密度、人口流量、家庭收入及地域分布等来配置公共场所 AED 的策略。公共场所配置 AED 的初衷是一旦有 OHCA 发生,旁观者能及时找到 AED 并用其对患者实施除颤。如能发现影响 OHCA 发病的相关危险因素及发病规律,对 AED 配置策略有一定参考价值。人口因素包括年龄、教育水平、人口密度、人口流量、家庭收入及地域分布等均能影响院外心搏骤停的发病率,因而影响公共场所自动体外除颤器的配置策略。有学者回顾性分析了 1994 年 1 月至 2005 年 12 月期间丹麦哥本哈根市移动急救单元(mobile emergency care unit,MECU)记录的市中心(占地 97km^2,人口约 60 万)5 420 例 OHCA。在 12 年的研

究周期内,共纳入 4 828 例 OHCA,其中 1 274(26%)发生在公共场所。公共场所 OHCA 患者的人口学特征如下:平均年龄为 60.6 岁,其中男性平均占比 76.7%,平均年龄 58.5 岁;女性平均年龄 67.3 岁。<50 岁、50~70 岁及>70 岁年龄组分别占比 27.2%、40.5% 和 32.3%。以<50 岁作为参照年龄组,公共场所 50 至 70 岁的 OHCA 患者发生可电击心律的概率最高,但 70 岁以上的患者则无显著差异。按心搏骤停发生时间,分为三个时间段,分别为 7:00—15:00、15:00—23:00 和 23:00—次日 7:00,这三个时间段内发生在公共场所的 OHCA 分别为 630 例(占比 49.5%)、501 例(39.3%)和 143 例(11.2%)。从 MECU 接到呼救电话至开始心律评估的中位时间为 5.0 分钟。初始心律为可电击心律(室颤或无脉性室速)、心室静止、无脉性电活动及其他不明节律的比例分别为 38.1%、39.4%、11.4% 和 11.1%。公共场所 OHCA 患者 30 天生存率为 13.9%,既往有心肌梗死、缺血性心脏病、心力衰竭、慢性阻塞性肺疾病、卒中及恶性肿瘤史的比例分别为 20.3%、18.5%、15.2%、5.6%、4.7%、7.2% 和 4.8%。

(一)基于人口基数的公共场所 AED 配置策略

自 AED 问世以来,其改良与推广工作就逐渐成为了各国社会发展的重要议案之一。经过三十多年的多方努力,当前 AED 在欧美等发达地区已经有了可观的安装规模和人群覆盖率。基于人口基数在公共场所配置 AED 的数量,一般以每 10 万人拥有量计算。目前根据公开文献报道及互联网数据,不同国家和地区 AED 配置数量迥异,同一国家内不同城市间的配置水平也参差不齐。

公开数据显示,美国每年 AED 销售量超过 20 万台,约有 240 万台 AED 被配置于公共场所供民众使用,因此,美国基于人口基数的 AED 配置数量达到每 10 万人 720.7 台。在瑞典,已售出超过 4 万台 AED,每 10 万人配置 420 台 AED。荷兰共配置了超过 8 万台 AED,达到 10 万人 470 台 AED。而在社会福利健全的丹麦,其首都哥本哈根的 AED 配置达到每 10 万人 262.2 台。法国部分地区的 AED 密度甚至达到 3 399/10 万人/1 000km^2。此外,澳大利亚、英国和德国平均每 10 万人的 AED 配置数量分别为 44.5 台、25.6 台和 17.6 台。

亚洲的日本、韩国及新加坡等国及中国台湾地区在公众除颤方面亦取得了较好的发展,基于人口基数的公共场所 AED 配置数量较大,日本高达 555 台/10 万人的人均配置数量可比肩欧美国家。新加坡和中国台湾地区的 AED 配置数量也达到了每 10 万人超过 100 台。

根据公开资料计算,中国大陆公共场所 AED 配备数量较少,每 10 万人配置 AED 数量仅为 1.1 台,与上述国家和地区存在明显差距。截至 2021 年底,深圳市急救中心已完成 7 500 台自动体外除颤器采购及安装工作,另深圳市龙华区、龙岗区、南山区、宝安区及其他渠道(包括企业自行安装)分别采购安装 AED 1 200 台、1 000 台、2 000 台、200 台及 2 258 台,全市合计采购安装 14 158 台 AED,按第七次全国人口普查显示的 1 756 万常住人口基数计算,深圳市公共场所 AED 配置数量达到了每 10 万人 80.6 台,为目前国内公共场所配置 AED 最多的城市。其他城市中,海口、上海浦东新区、杭州每 10 万人配置 AED 的数量分别为 13 台、11 台、5 台。

有研究结果表明,如在心搏骤停高发的公共场所配置 AED,每年需要在公共场所配置平均 10 台 AED 来救治 1 例心搏骤停。到底每 10 万人配置多少台 AED 为最佳? 目前尚无明确循证医学证据。理论上,每 10 万人配置 AED 数量越多,能救治的公共场所或院外心搏骤停患者就越多,但考虑到目前国内每台 AED 的售价约 2 万元以及相应的维护保养成本,需要重点考虑每增加一台 AED 的成本-效益。2021 年《中国 AED 布局与投放专家共识（2020）》建议：全国各省市区根据区域人口基数及急救需求等因素，可以按照"每10万人配置100~200台AED"的原则，确定合理的公共场所AED配备数量，统一规划配置AED。2020年11月23日深圳市急救中心起草的《公共场所自动体外除颤器建设（配置）及管理指南（指导意见）》建议：地市级以上城市初期"百台千台"起步，中期目标每10万人配置100至200台，远期目标每10万人配置300台以上。有条件的县级市根据县域人口的300%估算人口基数，乡镇和农村可根据实际情况配置一定数量的AED。

　　（二）基于人口密度的公共场所AED配置策略

　　基于人口密度的公共场所AED配置策略是一种根据单位面积的人口数来配置公共场所AED的策略。有学者基于丹麦心搏骤停登记系统（Danish Cardiac Arrest Registry）数据，回顾性分析了2001年1月1日至2013年12月31日18 248例年龄≥18岁的OHCA患者，将全国城市/农村地区根据每平方千米人口分布数量划分为四个人口密度组（人/km²）：低密度组（<300人/km²）、中密度组（300~1 499人/km²）、高密度组（1 500~2 999人/km²）、极高密度组（>3 000人/km²）。采用Logistic回归分析人口密度、旁观者CPR和AED除颤与生存率之间的关系，并根据年龄、性别、合并症和日历年进行调整。结果显示，低、中、高与极高人口密度组分别发生721例、6 939例、7 001例及3 587例OHCA，分别占比4.0%、38.0%、38.4和19.7%。公共场所OHCA共5 264例，占所有OHCA的28.9%，其中低、中、高与极高人口密度组及数据缺失组分别为226例（32.8%）、1 434例（22.2%）、1 626例（24.5%）、1 020例（29.1%）和958例（5.3%）。旁观者实施CPR的OHCA患者有7 723例，占比42.3%；但旁观者使用AED除颤例数仅2 051例，占所有OHCA患者的11.24%，其中低、中、高与极高人口密度组及数据缺失组分别为17例（2.4%）、167例（2.4%）、134例（2.0%）、32（1.5%）和1 701例（9.3%）；有目击者心搏骤停患者使用AED除颤共704例，占所有目击者心搏骤停（10 320例）的6.8%。30天生存共1 513例，占所有OHCA的8.3%，其中低、中、高与极高人口密度组分别为38例（5.3%）、487例（7.0%）、621例（8.9%）和367例（10.2%）。与低人口密度组相比，高人口密度组的患者年龄更大、女性占比更大、合并症更多、有目击者比例更多（极高密度组：59.6% vs 低人口密度组：55.0%）、响应时间更短（极高密度组：10分钟 vs 低人口密度组：14分钟），但旁观者CPR比例更少（极高密度组：34.3% vs 低密度组：45.1%）。在人口密度较高的地区，30天生存率较高（极高密度组：10.2% vs 低密度组：5.3%）。对年龄、性别、合并症和日历年进行调整后，亦提示相同趋势，与低人口密度地区相比，最高人口密度地区旁观者CPR的优势比（OR值）较低，但30天生存的OR值较高。遗憾的是，该研究对于旁观者使用AED的登记数据不完整，因此无法分析旁观者使用AED除颤对不同人口密度组OHCA患者生存率的影响。

　　有学者从澳大利亚维多利亚州救护车心搏骤停登记处提取2003年1月1日至2011年12月31日EMS救治的所有假定心脏病因成人OHCA病例数据。根据OHCA病例来源区域的人口密度，分为五个组：极低密度（≤10人/km²）、低密度（11~200/km²）、中等密度（201~1 000人/km²）、高密度（1 001~3 000人/km²）和极高密度（>3 000人/km²）。结果表明，在维多利亚州204个地区，研究周期内共有27 705例推定心源性成人OHCA病例有EMS参与救治。其中，极低密度组、低密度组、中密度组、高密度组及极高密度组分别为2 469例、4 489例、4 729例、12 817例和3 201例，分别占比8.9%、16.2%、17.1%、46.3%和11.6%；各人口密度组每10万成人的OHCA粗发病率分别为79.1例、76.6例、71.5例、79.3例和73.5

例,年龄调整后每 10 万成人发病率分别为 66.9 例、75.5 例、76.7 例、77.5 例和 86.8 例;年龄调整后每 10 万成人死亡率分别为 65.5 例、72.6 例、73.3 例、73.0 例和 80.1 例;各组的总体生存率分别为 0.9%、2.6%、3.7%、5.1% 和 6.8%。由此可以看出,随着人口密度增加,每 10 万成人 OHCA 发病率呈持续增加趋势;但死亡率则呈递减趋势。12 007(43.3%)例 OHCA 接受了 EMS 复苏,其中极低密度组、低密度组、中密度组、高密度组及极高密度组分别为 842 例(7.0%)、1 709 例(14.2%)、1 993 例(16.6%)、6 017 例(50.1%)和 1 446 例(12.0%);公共场所 OHCA 为 2 557 例,占比 21.3%,其中极低密度组、低密度组、中密度组、高密度组及极高密度组分别为 169 例(20.1%)、360 例(21.1%)、408 例(20.5%)、1 140 例(18.9%)和 480 例(33.2%)。较低人口密度组 OHCA 发病率较低,其生存结局(ROSC 恢复率、入院生存率和出院生存率)均较差。与极低密度组相比,低密度组、中密度组、高密度组及极高密度组出院生存的风险调整 OR 值分别为:1.88、2.49、3.47 和 4.32。因此,得出结论:人口密度与 OHCA 发病呈明显正相关,且其与 OHCA 生存率亦呈正相关;全州不同人口密度区域中,OHCA 的发病率和特征存在显著差异(表 6-1)。值得注意的是,从表 6-1 可以看出,澳大利亚维多利亚州 5 204 826km^2 面积的 4 011 761 名成人中,每 10 万人成人心源性 OHCA 的年龄调整发病为 76.7 例,该研究选择的患者数据来源于 2003 年 1 月 1 日至 2011 年 12 月 31 日,共计 9 个整年;根据 AHA 指南推荐的 AED 应配置于每 5 年发生一次心搏骤停的地方;每 10 万人每 5 年成人心源性 OHCA 发病=76.7 例÷(9÷5)=42.6 例,意味着每 10 万人至少应配备 42.6 台 AED。

表 6-1　2003—2011 年维多利亚州不同人口密度的推定为心因性成人 OHCA 发病率 *

人口密度/(人·km^{-2})	全州	极低密度（≤10）	低密度（11~200）	中密度（201~1 000）	高密度（1 001~3 000）	极高密度（>3 000）
服务人口	5 204 826	454 637	877 973	992 701	2 304 677	574 838
服务成人人口	4 011 761	346 781	651 321	734 898	1 794 834	483 926
服务面积/km^2	227 416	206 724	17 027	2 183	1 332	151
区域人口密度/（人·km^{-2}）	22.9	2.2	51.6	454.8	1 730.6	3 801.8
统计区域覆盖率/No.（%）	209（100.0%）	80（38.3%）	42（20.1%）	32（15.3%）	42（20.1%）	13（6.2%）
中位年龄（IQR）	70（58~80）	67（56~78）	68（56~77）	68（56~78）	72（60~81）	71（59~80）
男性	8 460（70.5%）	626（74.3%）	1 201（70.3%）	1 411（70.8%）	4 148（68.9%）	1 074（74.3%）
EMS 中位反应时间/min	8.0（6.0~10.5）	13.0（8.0~21.0）	13.0（8.0~21.0）	9.0（7.0~11.7）	7.5（6.0~9.0）	7.0（5.0~9.0）
现场至最近 EMS 站的中位距离/km	2.7（1.6~4.0）	7.3（1.4~18.6）	3.2（1.8~6.7）	3.0（1.8~4.5）	2.7（1.7~3.7）	2.0（1.4~2.6）
心搏骤停场所						
家庭	8 428（70.2%）	629（74.7%）	1 244（72.8%）	1 435（72.0%）	4 273（71.0%）	847（58.6%）

续表

人口密度/(人·km⁻²)	全州	极低密度（≤10）	低密度（11~200）	中密度（201~1 000）	高密度（1 001~3 000）	极高密度（>3 000）
养老院	935（7.8%）	23（2.7%）	85（5.0%）	135（6.8%）	577（9.6%）	115（8.0%）
公共场所	2 557（21.3%）	169（20.1%）	360（21.1%）	408（20.5%）	1 140（18.9%）	480（33.2%）
其他	87（0.7%）	21（2.5%）	20（1.2%）	15（0.8%）	27（0.4%）	4（0.3%）
EMS 救治的 OHCA/No.（%）	27 705（100.0%）	2 469（8.9%）	4 489（16.2%）	4 729（17.1%）	12 817（46.3%）	3 201（11.6%）
粗发病率/10 万成人⁻¹	76.7	79.1	76.6	71.5	79.3	73.5
年龄调整后发病率/10 万成人⁻¹	76.7	66.9	75.5	76.7	77.5	86.8
年龄调整后死亡率/10 万成人⁻¹	72.9	65.5	72.6	73.3	73.0	80.1
总体生存率/%	4.3%	0.9%	2.6%	3.7%	5.1%	6.8%
EMS 救治的 OHCA/No.（%）	12 007（100.0%）	842（7.0%）	1 709（14.2%）	1 993（16.6%）	6 017（50.1%）	1 446（12.0%）
EMS 救治/出勤比例/%	43.3%	34.1%	38.1%	42.1%	46.9%	45.2%
粗发病率/10 万成人⁻¹	33.3	27.0	29.2	30.1	37.2	33.2
年龄调整后发病率/10 万成人⁻¹	33.3	22.9	28.4	32.0	36.5	39.7
年龄调整后死亡率/10 万成人⁻¹	29.4	21.5	25.5	28.7	32.1	33.0
旁观者 CPR	5 803（48.3%）	497（59.0%）	924（54.1%）	1 029（51.6%）	2 699（44.9%）	654（45.2%）
出院生存例数/%	1 176（10.0%）	23（2.8%）	117（7.1%）	171（8.8%）	649（10.9%）	216（15.2%）

* 成年患者，18 岁以上。

引自：NEHME Z，ANDREW E，CAMERON PA，et al. Population density predicts outcome from out-of-hospital cardiac arrest in Victoria，Australia［J］. Med J Aust，2014，200（8）：471-475.

基于 2008—2009 年瑞典 6 457 例 OHCA 患者数据，却得出了不同的结论，该研究中区域人口密度为 3~310 人/km²，每年每 10 万人心搏骤停发病率为 13~52 人不等。在调整年龄和性别以后，人口密度与 OHCA 发病率没有明显相关性。此外，另有研究结果亦显示，人口稀少（0~19 人/km²）、中等（20~199 人/km²）和密集（≥200 人/km²）的地区的生存率无显著差异。究其原因，可能与此两项研究其本身人口密度均偏低（≤310 人/km²）有关。

采用累积 AED 密度和接受基础生命支持（BLS）训练人数比例这 2 个指标,对法国国家体育 OHCA 登记中心(法国唯一国家级大规模 OHCA 登记中心)登记的 51 个地区共 2 930万居民的 PAD 计划进行了为期 5 年的全国性前瞻性评估。AED 的累积密度代表 AED 可用性,即每 1 000km² 每 10 万居民 AED 数量;人群 BLS 教育水平为研究期间至少参加过一次 BLS培训课程的居民的累计比例,以每 10 万居民中接受 BLS 培训课程的人数表示。根据 PAD计划投入进行分类,将大于 AED 累积密度[22 台/(10 万人·1 000km²)]和 BLS 培训人数中位数值(13 866 人/10 万人)定义为高 AED 密度和高 BLS 教育水平。结果显示,不同地区的AED 密度差异很大,从 5 台/(10 万人·1 000km²)至 3 399 台/(10 万人·1 000km²)不等,中位密度为 22 台/(10 万人·1 000km²)。只有 4 个地区的密度高于 1 000 台/(10 万人·1 000km²),分别是巴黎(法国首都)及其近郊。其余地区的 AED 密度在 5~82 台/(10 万人·1 000km²)之间,中位数为 21 台/(10 万人·1 000km²)。

在法国国家体育 OHCA 登记中心登记的生存率和公众除颤计划实施进展程度存在强相关。在 AED 密度低于中位数的地区,平均生存率为 7.9%,而在 AED 密度高于中位数的地区,平均生存率为 17.8%,平均生存率高出两倍。在 BLS 培训水平低于中位数的地区,平均生存率为 5.02%,而在 BLS 培训水平高于中位数的地区,平均生存率为 20.9%,平均生存率高出 4 倍。在 AED 密度和 BLS 培训水平均低于中位数的组中,生存率为 4.7%,而在两者均高于中位数组中,生存率高达 22.5%(图 6-1)。在法国 51 个地区中,只有 18 个地区(35.3%)的 AED 密度和 BLS 受培训率均高于中位数(分别大于 13 988 台/10 万人和>22 人/10 万人)。生存率与 AED 密度和 BLS 培训水平显著相关。

因而得出结论:①现有公众除颤计划对于 AED 的配置存在严重不均衡,仍有很大改进

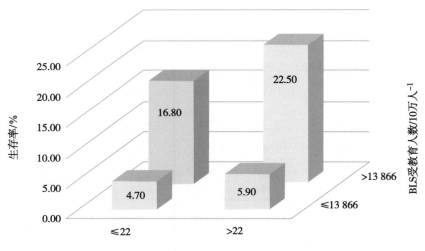

图 6-1 OHCA 生存率与公众除颤计划进展的关系

注:在 AED 密度和 BLS 培训比例均高于中位数的社区,OHCA 生存率最高。

引自:KARAM N,NARAYANAN K,BOUGOUIN W,et al. Major regional differences in Automated External Defibrillator placement and Basic Life Support training in France:Further needs for coordinated implementation[J].Resuscitation,2017,118:49-454.

空间。②提升 AED 配置密度可一定程度改善 OHCA 患者生存率（提升人群 BLS 培训水平对 OHCA 生存率改善更显著）（图 6-2）。

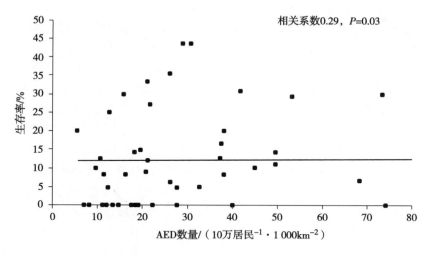

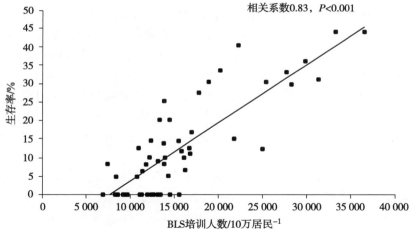

图 6-2　AED 密度和人群培训水平与 OHCA 出院生存率的关系
注：生存率与 AED 密度呈弱相关（相关系数 0.29，P=0.03），与 BLS 培训水平呈强相关（相关系数 0.83，P<0.001）。
引自：KARAM N，NARAYANAN K，BOUGOUIN W，et al. Major regional differences in Automated External Defibrillator placement and Basic Life Support training in France：Further needs for coordinated implementation［J］.Resuscitation，2017，118：49-454.

　　综上所述，现有循证医学证据对人口密度这一单个人口学指标在 AED 配置中的指导意义尚存争议，基于人口密度的公共场所 AED 配置策略，2004 年以后没有最新更新，虽然美国 AHA 和国际复苏联络委员会 ILCOR 联合发布的《心肺复苏和紧急心血管救治指南 2000》以及 2004 年在《新英格兰医学杂志》上发表的 *Public-Access Defibrillation and Survival After Out-of-Hospital Cardiac Arrest* 有提及，但未获公认，且这一指标与基于人口基数和下文提到的基于场所的 AED 配置策略存在定义交叉和概念混淆,因此,需要进一步大样本临床研究为基于人口密度的公共场所 AED 配置策略提供证据。

(三) 基于人口流量的公共场所 AED 配置策略

基于人口流量的公共场所 AED 配置策略是指依据在一定时期内某个特定地理范围内的人口迁移总量来指导公共场所 AED 配置的策略。尽管多项研究提示人口密度可用于预测 OHCA 发生,但也有研究得出完全不同的结论。此外,虽有数据初步可确定 OHCA 发生高危区域,但导致这些地点 OHCA 高发的决定因素尚未确定和量化。自 2000 年 1 月 1 日到 2010 年 7 月 31 日,Marijon E 等采用巴黎两级 EMS 系统,前瞻性收集了 8 234 例 OHCA,纳入发生在公共场所(不包括住宅区)的心源性 OHCA。该研究将巴黎 101km² 范围划分为 2 020 个 200m×200m 大小的网格单元。

结果显示,在巴黎 8 234 例 OHCA 中,5 296 例接受了 EMS 复苏,4 176 例被推定为心源性 OHCA:2 921 例(69.9%)发生在住宅场所,1 255 例(30.1%)发生在公共场所。巴黎公共场所 OHCA 尝试复苏次数比住宅区 OHCA 多,接受 AED 除颤比例为 53.9%。

每个网格单元中 OHCA 发病数量的均值为 0.62 例,具体从学校所在网格单元中的 0.56 例到大型火车站所在网格单元中的 9.93 例不等。在公共场所 OHCA 中,478 例(38.1%)发生在火车站、商场或博物馆等公共设施内,而 777 例(61.9%)发生在此类设施外,主要发生在人行道上。OHCA 散发于在城区各地,频数分布极不均匀,但 OHCA 发病地点呈聚集趋势:50% 的 OHCA 发生在占巴黎总面积的 9% 区域内;6 个大型火车站附近 OHCA 发病密度特别高,占巴黎总面积的 0.75% 区域内发生了 12% 的 OHCA。且此分布趋势在 40 个月时间跨度中的 3 个连续时段内保持稳定。2000—2010 年在巴黎 2 020 个网格单元内的公共场所中发生的 1 255 例 OHCA 的发病位置图详见:MARIJON E,BOUGOUIN W,TAFFLET M, et al. Population movement and sudden cardiac arrest location [J]. Circulation,2015,131(18):1546-1554.

不同人口密度和人口流量与 OHCA 发病率的关系见图 6-3。可以看出,网格单元人口密度与公共场所平均 OHCA 数量没有相关性,第一类网格单元(人口密度为 0 人/10 000m²)和第六类网格单元(人口密度为>400 人/10 000m²)的 OHCA 平均数量分别为 0.33 例到 0.78 例 OHCA。但不同人口流量与 OHCA 发病数量之间却存在高度相关:每个网格单元的 OHCA 平均发病数量,从最低人口流量(<2 000 次/d)网格单元内的 OHCA 发病 0.21 例到最高人口流量(≥6 000 次/d)网格单元的 1.11 例,存在 6 倍的差异。

在此基础上,Marijon E 等还探讨了人口流量和特定地标对 OHCA 发病的影响。与 6 个大型火车站相比,巴黎 6 个游客最多旅游景点的人口流量非常相似。但旅游景点每个网格单元的 OHCA 中位发病数比大型火车站低接近 5 倍。

采用多因素 Logistic 回归模型(表 6-2),探讨调整人口流量和人口密度后,OHCA 发病受网格内地标影响的程度。在单因素模型中,与不含火车站的网格单元比较,包含火车站者出现 ≥2 例 OHCA 的 OR 值高 5.76。包含大型购物中心或展览中心的网格单元比无该类地标者更易发生 ≥2 例 OHCA。人口密度和人口流量均与 ≥2 个 OHCA 有关。在多变量分析中,以 ≥2 个 OHCA 发生为结局变量,调整每个网格单元中其他地标和人口统计学特征,人口流量分类仍然与 ≥2 个 OHCA 显著相关,但人口密度分类不再与 ≥2 个 OHCA 相关。包含火车站的网格单元仍然与 ≥2 个 OHCA 显著相关,而购物中心或展览馆不再相关;包含小

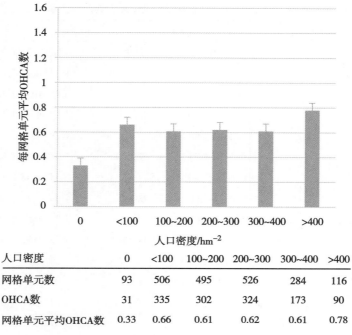

人口密度	0	<100	100~200	200~300	300~400	>400
网格单元数	93	506	495	526	284	116
OHCA数	31	335	302	324	173	90
网格单元平均OHCA数	0.33	0.66	0.61	0.62	0.61	0.78

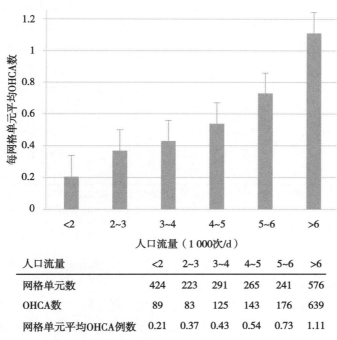

人口流量	<2	2~3	3~4	4~5	5~6	>6
网格单元数	424	223	291	265	241	576
OHCA数	89	83	125	143	176	639
网格单元平均OHCA例数	0.21	0.37	0.43	0.54	0.73	1.11

图 6-3　不同人口密度和人口流量与 OHCA 发病率之间的关系

引自：MARIJON E，BOUGOUIN W，TAFFLET M，et al. Population movement and sudden cardiac arrest location［J］. Circulation，2015，131（18）：1546-1554.

表 6-2 人口密度、人口流量和特定地标对 OHCA 影响的单变量和多变量分析

特征	OHCA 分类	单变量		多变量	
		OR（95%CI）	P 值	OR（95%CI）	P 值
人口密度	1	1.30（1.20-1.41）	<0.000 1	1.08（0.97-1.19）	0.17
（每 1 分类）	2	1.20（1.08-1.34）		0.95（0.84-1.08）	
人口流量	1	1.32（1.24-1.39）	<0.000 1	1.19（1.11-1.29）	<0.000 1
（每 1 分类）	2	1.55（1.43-1.68）		1.48（1.34-1.63）	
小学到高中	1	1.41（1.14-1.73）	0.003	1.06（0.84-1.33）	0.01
	2	0.91（0.70-1.20）		0.65（0.48-0.89）	
大型购物商场	1	2.15（1.73-2.68）	<0.000 1	1.49（1.17-1.89）	0.05
	2	2.30（1.75-3.03）		1.21（0.88-1.65）	
展览中心	1	1.70（1.31-2.21）	<0.000 1	1.22（0.92-1.61）	0.21
	2	2.12（1.56-2.90）		1.29（0.91-1.82）	
礼拜场所	1	1.34（1.01-1.78）	0.05	1.08（0.81-1.45）	0.80
	2	1.38（0.97-1.96）		1.11（0.76-1.62）	
体育设施	1	0.98（0.72-1.35）	0.9	1.02（0.73-1.43）	0.95
	2	0.92（0.61-1.39）		1.07（0.68-1.67）	
博物馆	1	1.02（0.66-1.56）	0.8	0.94（0.60-1.48）	0.88
	2	1.17（0.69-1.96）		0.87（0.49-1.54）	
医院	1	1.42（0.90-2.24）	0.2	1.24（0.77-1.97）	0.34
	2	0.85（0.43-1.69）		0.72（0.35-1.48）	
纪念碑/旅游景点	1	1.51（0.69-3.29）	0.15	1.33（0.58-3.03）	0.73
	2	2.25（0.97-5.24）		1.35（0.53-3.44）	
车站	1	2.08（1.51-2.88）	<0.000 1	1.65（1.18-2.32）	<0.000 1
	2	5.76（4.14-8.01）		3.80（2.66-5.36）	

注:SCA 分类:1=网格单元发生 1 例 SCA;2=≥网格单元中发生 2 例 OHCA(无 SCA 发病的网格单元作为参照)。

引自:MARIJON E,BOUGOUIN W,TAFFLET M,et al. Population movement and sudden cardiac arrest location[J]. Circulation,2015,131(18):1546-1554.

学到高中的网格单元与≥2 个 OHCA 发生呈负相关。在解释地标和人口流动的多变量模型中,大型火车站与 OHCA 的发生呈显著相关。

由此可得出,人口流量不是某些公共场所 OHCA 高发病率的唯一解释。与巴黎游客最多的景点相比,人口流量与其极其相似的大型火车站发生 OHCA 频率要高得多。大型火车站与 OHCA 之间存在高度相关性,唯有在模型中考虑人口流量影响时,此相关性才会减弱。可能的解释包括流动人口在火车站进行的特定体力劳动,众所周知这会促发室性心律失常,未经培训的中年男性尤甚。另一原因可能与公共交通站点(火车站或机场)相关心理压力有关,主要与出行时间有关。此外,这些地区的颗粒物污染亦可能产生了一定影响。最后,火车站的人群相对来说是"非选择性的",这可能促使 OHCA 发生频率更高,而体育设施的使用者可能更年轻,身体状况更好,并且经过医生筛查。同时观察到戴高乐机场的 OHCA 发生

率与火车站相似度极高:戴高乐机场的 OHCA 发生率为 0.12/100 万,而巴黎 6 个大型火车站的 OHCA 发生率为 0.08/100 万。这进一步验证了身体和心理压力可能是这些高危区域 OHCA 诱因的观点。

综上所述,Marijon E 等的研究证实,人口流量与 OHCA 发病率高度相关,且在调整不同地标和人口统计学特征影响后,这种相关性仍然显著。从而得出结论:人口流量是影响 OHCA 分布、导致巴黎各区域 OHCA 发病率不均匀的主要决定因素,其对 OHCA 发病的影响远远超过人口密度。巴黎 12% 的 OHCA 发生于 0.75% 总面积区域内,提示公共场所 OHCA 在大城市中呈集中发病趋势,极少有 OHCA 发生在人流较少地区,亦强力提示人口流量的重要性。人口流量是一个导致 OHCA "热点"的强有力影响因素,未来公共场所 AED 配置应进一步关注人口流动最频繁的地区。除人口流量因素以外,某些区域如大型火车站发生 OHCA 的风险仍然特别高。这些数据将有助于优化 AED 在社区中的配置,将 AED 集中配置于如火车站等 OHCA 高风险区域。

该研究通过基于人口流量的创新方法,为找出 OHCA 配置位置提供了新的思路。但亦存在一些局限。OHCA 和大型火车站之间的关联在多大程度上被不同(较低)的社会经济地位所影响,需要进一步研究验证。此外,该研究仅限于巴黎,高风险地区可能因城市/国家首选的公共交通系统(主要是大型火车站和机场)而异。尽管该研究结果提示的 OHCA 集中发病趋势与哥本哈根的数据吻合度极高(哥本哈根和巴黎,19.5% 的 OHCA 分别发生在 1.2% 和 1.4% 的城市面积内),但该研究结果是否可推广到其他非欧洲城市,尚有待进一步研究证实。此外,巴黎独特的城市和人口数据为评估 OHCA 与人口流量之间的关系提供了独特的优势,该模式可能不易在其他城市复制。

因在该研究中最高人口流量组,即 ≥6 000 次/(d·40 000m²) 组,近 10 年期间在 40 000m² 范围内的 OHCA 发病例数仅 1.11 例,不能满足 AHA 推荐的每 5 年发生一次 OHCA 的标准,因此,虽然人口流量是影响 OHCA 发生及公共场所配置 AED 的重要因素,但从该研究结果尚不能得出基于人口流量的 AED 配置策略。美国华盛顿大学研究团队开展的大型前瞻性随机试验"公众除颤试验"中,AED 配置场所包含:至少 250 名 50 岁以上的成年人每天在场 16 小时。因此,结合《中国 AED 布局与投放专家共识(2020)》和深圳市急救中心起草的《公共场所自动体外除颤器建设(配置)及管理指南(指导意见)》,特推荐基于人口流量的公共场所 AED 配置策略如下:

1. 每天不少于 250 名 50 岁以上的人口经过区域,应至少配备 1 台 AED。

2. 每天平均不少于 3 000 人出入的公共场所为人口流量大的公众集会场所,应至少配备 1 台 AED。

(四) 基于其他人口因素的公共场所 AED 配置策略

除人口基数、人口密度和人口流量等人口学特征以外,其他人口学因素如受教育程度、收入状况、种族和社会经济状况等均可影响公共场所配置 AED 的策略。有研究表明,OHCA 发病率与人口密度和社区教育水平显著相关。经常发生心搏骤停的社区,心搏骤停患者接受 CPR 和 AED 除颤的可能性显著增加。

有学者报道了基于 1994 年得克萨斯州达拉斯全部 1 222 例心搏骤停的分析结果,发现每平方英里的心搏骤停人数与年收入成反比,并与 65 岁以上成人所占百分比成呈正相关。

有研究结果显示,在家庭收入中位数超过 4 万美元和收入超过 4 万美元家庭占比高的地区,AED 的覆盖率更高。在一项研究中,与欧洲人和"其他类"相比,北美人对 AED 的识别能力更强。在新加坡,35 岁以下、男性、会讲马来语、拥有 A-level 文凭或在职的人更有可能接受过 AED 培训。有报告说,女性、25 岁以下和 60 岁以上的人不太愿意使用 AED,另有报告显示,17~29 岁年龄段或男性更愿意使用 AED。

但有研究结果却显示,人口统计学因素并不影响了解或者识别 AED 的能力。其他研究结果亦证明,年龄和性别亦没有影响。另有两项研究表明,AED 使用意愿没有年龄或性别差异。在 PAD 试验中,年龄和性别对紧急情况做出响应的可能性没有影响,但少数民族身份和高中以上的正规教育做出响应的可能性更低。

新近有学者基于英国注册 AED 的详细位置和下层超级输出区(lower layer super output areas,LSOA;英国特有的具有相似人口规模、家庭使用权和居住类型尽可能社会同质化的地理层次结构)的街区特征,比较评估了在英国有 AED 地区和没有 AED 地区的特征。结果显示,AED 更可能被配置于居住人口密度低,但工作人口密度高的区域中,其人口主要来自白人种族背景,并从事较高社会经济分类职业。AED 密度在全国范围内变化很大,从东北部的 0.82/km² 到伦敦的 2.97/km²。由此得出,在英国,AED 被不成比例地配置于更富裕、居住人口密度较低的地区。与既往 OHCA 发生地点明显不匹配。因此建议,未来公众除颤计划应优先考虑贫困程度较高的地区。

综上所述,虽然各研究结果存在争议,但受教育程度、收入状况、种族、年龄、性别以及社会经济状况等人口学因素均可对公共场所 AED 的配置策略和效果产生影响,在制订和实施相关策略时,亦需兼顾考虑这些人口学因素,同时呼吁加强针对这些因素开展大规模多中心大样本研究,以得出更可靠的循证医学证据。因无确定的一致意见,因此,对于这些人口学因素在具体配置策略中的作用和影响,我们暂不作具体实施建议。

三、基于地理空间的公共场所 AED 配置策略

多项研究表明,地理区域内 OHCA 发病率相对稳定。因此,确定 OHCA 高风险场所,将 AED 集中在 OHCA 高风险区域,同时调整已配置但已过度配置 AED 的部分场所,以最终提高公共场所配置 AED 的成本-效益。该方法被视为指导最佳 AED 配置位置的可靠方法。

(一)基于场所的公共场所 AED 配置策略

基于场所的公共场所 AED 配置策略是指根据不同的特定建筑物或公共空间活动处所来配置公共场所 AED 的策略。在所有 OHCA 患者中,公共场所 OHCA 占比仅 20%~35%,单纯按公共场所 OHCA 发病比例来看,公共场所似乎不应该成为 AED 配置的重点。但研究发现,尽管住宅区 AED 占注册 AED 总数的 40% 且 24 小时可用,住宅区的 AED 使用率却很低。可能的解释是:家庭 AED 策略仅给直系亲属提供了救治机会;住宅区没那么拥挤导致 AED 不易被公众发现;住宅区 OHCA 患者年龄更大、心脏合并症及基础疾病更多、心搏骤停发生于夜间、更长 EMS 响应时间、可电击心律比例少等。而将 AED 放置在家庭以外,则为众多高危人群提供了使用 AED 救治的机会。事实上,用于救治住宅区 OHCA 的 AED 更多取自于公共场所。但在每个公共场所配置 AED 是不现实的,因此有必要识别最常发生心搏骤停的场所,以指导公共场所 AED 的配置,从而最大程度发挥其效用。

有学者对日本的 PAD 项目中 2 万多例成人心搏骤停病例的发病场所做了统计,发现 5 761 例(27.5%)发生在公共区域,2 089 例(10.0%)发生在工作场所,2 095 例(10.0%)发

生在娱乐/运动区域,310 例(1.5%)发生在教育机构,4 151 例(19.8%)发生在街道和高速公路上,6 564 例(31.3%)发生在其他区域。健身中心(5.1 例)和高尔夫球场(4.8 例)的OHCA 发生率最高,办公楼(0.7 例)和酒店(0.7 例)最低。娱乐场所(0.5 例)、公共交通场所(0.4 例)和健身中心(0.4 例)可治疗 OHCA 的生存率最高,办公场所(0.1 例)和住宅设施(0.0例)最低。因而得出结论:在 PAD 试验期间,可治疗 OHCA 的发病率在健身中心和高尔夫球场最高;在娱乐场所、公共交通设施和健身中心,可治疗心搏骤停的生存率最高。

有学者分析美国加利福尼亚州洛杉矶安装在市属建筑和其他公共场所(包括 3 个区域机场、高尔夫球场和公共游泳池)1 300 台 AED 救治的病例,共有 59 例心搏骤停患者使用了公共场所 AED,其中 42 例(71%)发生在机场。

分析 1990 年 1 月 1 日至 1994 年 12 月 31 日间华盛顿州西雅图和金县的 EMS 项目心搏骤停地点数据。在 5 年的研究周期中,共发生 7 185 例心搏骤停,其中 1 130 起(16%)发生在公共场所。在公共场所心搏骤停中,大多数地点是户外(32%,385/1 130)或车辆内(15%,168/1 130)。10 个地点分类共 172 个场所被确定为心搏骤停发病率较高场所:这些场所分别为国际机场、县监狱、大型购物商场、公共运动场、大型工业区、高尔夫球场、避难所、渡轮码头/火车站、健身俱乐部/健身房和社区活动中心/老年公寓。其中,以西雅图塔科马国际机场的发病率最高,每年有 7 例心搏骤停。所有这些心搏骤停都发生在航站楼内或附近,没有一例发生于空中飞行过程中。渡轮/渡轮码头/火车站 OHCA 年发病率为 0.1 例/年。换言之,单艘渡轮、渡轮码头或火车站每 10 年有 1 次心搏骤停,或者每 10 艘渡轮每年就有 1 名乘客发生心搏骤停。这 10 个地点类别、心搏骤停人数和场所数量以及年度心搏骤停发病率见表 6-3。

表 6-3　高发病率地点各场所的心搏骤停发病率

地区类别	5 年内骤停发生次数	场所数量	每个场所平均发病率(95%CI 上限)*	每年发生一次心搏骤停所需场所数量	每个地点类别所需 AED 数量
国际机场	35	1	7(12.5)	1	15
县监狱	5	1	1(2.4)	1	11
大型购物商场	10	3	0.6(1.2)	2	27
公共运动场	11	6	0.4(1.2)	3	24
大型工业区	14	8	0.4(0.8)	4	46
高尔夫球场	23	47	0.1(0.2)	5	47
避难所	6	11	0.1(0.3)	10	11
渡轮码头/火车站	7	13	0.1(0.3)	10	13
健身俱乐部/健身房	18	47	0.08(0.2)	12	47
社区活动中心/老年公寓	5	35	0.03(0.07)	30	35
总计	134	172	N/A	78	276

* 所有 95%CI 置信下限均为 0。

引自:BECKER L,EISENBERG M,FAHRENBRUCH C,et al. Public locations of cardiac arrest. Implications for public access defibrillation[J]. Circulation,1998,97(21):2106-2109.

其余 13 个类别的心搏骤停发生率较低,分别为娱乐场所、酒店/汽车旅馆、私人救护车、公共汽车、酒吧/酒馆、公民团体/兄弟会、政府机关、非零售商业、工业制造业、学校/教堂、餐馆、零售商店、建筑工地、交通工具和户外(表 6-4)。其中学校和教堂的发病率为每年 0.002 例,或每 500 个场所每年发生 1 例心搏骤停;零售店的发生率为每年 0.000 5 个,或每年 2 000 个站点中发生 1 例。

表 6-4 低发病率地点各场所的心搏骤停发病率

地区类别	5 年内骤停 发生次数	场所数量	每个场所平均发病率 (95%CI 上限)*	每年发生一次心搏骤停 所需场所数量
娱乐场所	68	1 245	0.01(0.02)	100
酒店/汽车旅馆	22	377	0.01(0.03)	100
私人救护车	3	106	0.03(0.07)	167
公共汽车	31	1 138	0.005(0.01)	200
酒吧/酒馆	11	413	0.005(0.01)	200
公民团体/兄弟会	7	316	0.004(0.01)	250
政府机关	6	448	0.003(0.005)	333
非零售商业	48	33 662	0.003(0.004)	333
工业制造业	40	3 304	0.002(0.004)	500
学校/教堂	21	1 943	0.002(0.004)	500
餐馆	36	4 109	0.002(0.004)	500
零售商店	47	17 390	0.000 5(0.001)	2 000
建筑工地	7	12 606	0.000 1(0.000 3)	10 000
车辆	168	1 322 040	0.000 1(0.000 03)	10 000
户外	385	N/A	N/A	N/A
总计	900	N/A	N/A	N/A

*所有 95%CI 置信下限均为 0。

引自:BECKER L,EISENBERG M,FAHRENBRUCH C,et al. Public locations of cardiac arrest. Implications for public access defibrillation[J]. Circulation,1998,97(21):2106-2109.

　　高发病率类别场所 AED 的配置可以通过多种不同方式完成,并且可能会因社区而异。有研究者将 172 个高发病率地点中 276 台除颤器配置如下:在国际机场,共有 75 个登机口,分为 15 组,每组 5 个登机口。每组可配置一台除颤器。这 15 台除颤器将可用于每年救治 7 次心搏骤停。县监狱有 11 层,由于电梯使用方面的安全限制,每层需要 1 台除颤器才能满足有效配置。3 家购物中心共有 27 个对外入口,每个位置放置 1 台除颤器,每年可覆盖 2 次心搏骤停。以每个场所平均 4 台除颤器计算,6 个公共体育场总共需配备 24 台除颤器,或者每 15 000 名观众配备 1 台除颤器,每年将可用于救治约 2 例心搏骤停。最大的制造公司,其工厂占该类别 14 个场所中的 4 个,且员工>40 000 名,每个工厂已经有 1 台除颤器。工厂内共有 23 辆急救人员(emergency medical technician,EMT)车辆。在医疗紧急情况下,EMT 与携带除颤器的消防车同时派遣,通常 EMT 在公司消防车之前到达。如果每辆 EMT

车辆都配备除颤器,则可缩短除颤时间。这 4 个场所总共需要 23 台除颤器,每约 1 500 名员工配备 1 台除颤器(40 000÷27=1 481)。按照这个比例,所有工业场所总共将需要 46 台除颤器。47 个高尔夫球场、11 个无家可归者收容所、18 个健康俱乐部、35 个社区/老年中心、10 艘渡轮和 3 个渡轮码头和火车终点站中的每一个场所均可安装除颤器。

公共场所配置 AED 策略应以场所特定的心搏骤停发病率为指导。如果在发病率最高的 172 个场所配置 276 台除颤器,将可能在 5 年内为 134 名心搏骤停者进行公众除颤,其中约 80 例(60%)初始心律为室颤,预计可挽救 8 到 32 个 OHCA 患者的生命。然而,为了覆盖剩下的 347 例公共场所心搏骤停,必须在>71 000 个场所配置 AED,尚不包括汽车或户外。因此研究者得出结论:在公共场所配置 AED 是一种合理的策略,但可能仅限于心搏骤停发病率较高的场所。建议在每个社区确定心搏骤停发病率高的场所,以合理配置 AED。

根据深圳市急救中心起草的《公共场所自动体外除颤器建设(配置)及管理指南(指导意见)》和《中国 AED 布局与投放专家共识(2020)》,推荐公共场所 AED 配置策略应按照轻重缓急、物尽其用的原则,将本区域内的重点公共场所进行排序,按排序先后有计划配置 AED。

第一序列:机场、地铁站、火车站、高铁站、长途汽车客运站、码头、口岸等轨道交通站点、交通枢纽。

第二序列:高校、住宿制高中、养老机构、人流密集的体育场馆、风景旅游区、公园、商场、超市、宾馆、饭店、影剧院、文化馆、图书馆、博物馆、宗教活动场所等。

第三序列:对外开放的行政服务中心、街道、社区、警务室、商务楼、医疗机构非医疗服务区域、社区卫生服务中心(站)、中小学校等。

第四序列:航班、高铁车厢、船舶等及其他人员密集的公共场所。

具体配置策略如下:

1. 学校

(1)所有中学、大学必须根据以下至少 1 种情况优先考虑校园 AED 项目:学校在 5 年内有合理使用 AED 抢救的记录;医疗急救专业人员在 5 分钟内无法到达该学校。幼儿园和小学等可根据实际情况考虑。

(2)所有学校应该实施中国公众除颤计划即 C-PAD 教育,且在学校举办校运动会等大型活动期间,至少有 2 名受过 CPR 和 AED 除颤培训的教师或学生在场,从而保证学生、教师以及其他人员在校园内参与体育项目和各项活动时的安全。

2. 交通工具

(1)长距离交通

1)每列动车、高铁和火车,每架客机,每辆长途公共汽车应至少配置 1 台 AED。

2)乘客≥150 人或总吨位≥100 吨的客船应至少配置 1 台 AED。

(2)短距离交通

1)出租车、网约车、公共汽车应鼓励配置 AED。此措施的目的是可以在紧急医疗救援人员到达现场前,缩短院外心搏骤停患者从发病至获救的时间,尽早进行施救。且所有车上装载 AED 的司机,均要接受 AED 与 CPR 的专业培训,保证在第一时间抢救病患;不仅鼓励本车适用,鼓励在调度系统指挥下,合理快速支援第一目击者救治。

2)警用摩托车、警车、消防车应配置 AED。发生心搏骤停事件时,警察、消防队员往往先于急救人员到达现场,有利于缩短患者抢救时间。

3)使用无人机搭载 AED。无人机与 AED 的结合,将是急救领域的全新探索。因无人机不受陆地交通条件的影响,原则上可全天候待命,能够快速到达心搏骤停患者的发生地,缩短响应时间,大大提升院外心搏骤停患者的生存率。此外,也可利用无人机配备的摄像头远程医疗评估患者,并指导旁观者实施 CPR 和 AED 除颤。但无人机的运作会受恶劣天气的影响,需根据现场实际情况灵活调配。

3. 医疗机构　在医疗机构内,即使拥有专业救护人员,也有必要安装 AED,保证急救资源随时可用。

(1)二、三级医院平均每日有≥100 名患者出入的候诊大厅、门诊和检验科、影像科、超声检查科等辅助科室,应至少配备 1 台 AED。

(2)二、三级医院内非医疗区域,如食堂、广场等,应至少配备 1 台 AED。

(3)社区卫生服务中心、社区卫生服务站、社区健康驿站、乡镇卫生院等一切提供医疗服务或健康保健的机构应各配置 1 台 AED。

(4)干休所、中等规模以上的养老院(≥120 张床位)及其他健康养护机构等应至少配置 1 台 AED。

4. 其他人口密集的重要公共场所

(1)风景游览区、文化古迹观光区、森林和地质主题公园及其他观光旅游性质地区应至少配置 1 台 AED;旅宿场所,平均客房≥250 间的旅馆、酒店、招待所至少配置 1 台 AED。

(2)进行体育锻炼、提供体育训练的组织训练中心,如健康俱乐部、体育俱乐部、健身房、高尔夫球场均需配置至少 1 台 AED。

(3)举办极限运动如铁人三项、马拉松等或者极限运动文化浓郁的城市/地区,建议在活动沿线配置临时或固定的 AED。

(二)基于住宅区的 AED 配置策略

顾名思义,基于住宅区的 AED 配置策略是指在住宅区域配置 AED 的策略。目前 AED 配置的大量资源聚焦于公共场所,很少有研究重点关注住宅区院外心搏骤停(OHCA)及 AED 配置。配置于高人口密度公共场所的 AED 确实可以挽救许多生命,但 65%~80% 的 OHCA 发生在住宅区,很多住宅区 OHCA 却不在配置于公共场所 AED 的覆盖范围内。既往曾尝试在住宅区配置 AED,但其效果不尽如人意。如能将 AED 配置于心搏骤停高发的住宅区域,则在住宅区实施公众除颤计划颇具价值。

为明确是否可以根据年龄、教育水平、人口密度和家庭收入等人口学特征来确定适合配置 AED 的 OHCA 高危区域,同时找出住宅场所和公共场所 OHCA 患者的人口学特征差异,有学者回顾性分析了 1994 年 1 月至 2005 年 12 月丹麦哥本哈根市移动急救单元(mobile emergency care unit, MECU)记录的市中心(占地 97km²,人口约 60 万)5 420 例 OHCA。

结果表明,在 12 年的研究周期内,共纳入 4 828 例 OHCA;其中 3 554(74%)发生于住宅区,1 274(26%)发生在公共场所。在住宅区 OHCA 中,以<50 岁年龄组作为参照组,发现 70 岁以上患者发生可电击心律的概率最低,而 50 至 70 岁年龄组患者则无显著差异。但对于公共场所 OHCA 患者,50 至 70 岁年龄组患者发生可电击心律的概率最高,但 70 岁以上年龄组患者则无显著差异。尽管对年龄和性别进行了调整,但与公共场所相比,在住宅场所 OHCA 患者中,与心脏合并症(缺血性心脏病)相关差异几乎可忽略,而糖尿病、慢性阻塞性

肺疾病、中风和癌症等慢性病方面的差异更明显（表 6-5）。

表 6-5 1994—2005 年住宅区域和公共场所 OHCA 患者的人口特征

人口特征	住宅区域 （n=3 554）	公共区域 （n=1 274）	P 值
平均年龄,岁（标准差）	70.6（15.9）	60.6（17.5）	<0.000 1
男性,岁（标准差）/%	68.4（15.6）	58.5（16.5）	<0.000 1
女性,岁（标准差）/%	73.3（15.9）	67.3（18.8）	<0.000 1
男性,例数/%	2 008（56.5）	977（76.7）	<0.000 1
年龄分组,例数/%			
<50 岁	400（11.3）	347（27.2）	<0.000 1
50~70 岁	1 053（29.6）	516（40.5）	<0.000 1
>70 岁	2 101（59.1）	411（32.3）	<0.000 1
心搏骤停发生时间,例数/%			
7:00—15:00	1 500（42.2）	630（49.5）	<0.000 1
15:00—23:00	1 302（36.6）	501（39.3）	0.10
23:00—次日 7:00	752（21.2）	143（11.2）	<0.000 1
呼叫 MECU 到评估节律之间的时间间隔,中位数（标准差）,分钟	6.0（2.60）	5.0（2.30）	<0.000 1
初始心律			
VF 或 pVT	455（12.8）	485（38.1）	<0.000 1
心搏停止	1 783（50.2）	502（39.4）	<0.000 1
无脉心电活动	467（13.1）	145（11.4）	0.11
其他/未知节律 *	847（23.8）	142（11.1）	<0.000 1
合并症,[†] 例数/%			
既往心肌梗死	517（14.6）	258（20.3）	<0.000 1
缺血性心脏病[‡]	661（18.6）	235（18.5）	0.90
心力衰竭	706（19.9）	194（15.2）	<0.005
糖尿病	372（10.5）	71（5.6）	<0.000 1
COPD	527（14.8）	60（4.4）	<0.000 1
脑卒中	465（13.1）	92（7.2）	<0.000 1
癌症	366（10.3）	61（4.8）	<0.000 1
30 天生存率,例数（%）	115（3.2）	177（13.9）	<0.000 1

注:pVT:无脉性室性心动过速;COPD:慢性阻塞性肺疾病。

* 其他/未知节律包括起搏心律,心动过缓,以及未知节律。

[†] 发生心搏骤停十年前的住院情况。

[‡] 排除既往心肌梗死。

引自:FOLKE F,GISLASON GH,LIPPERT FK,et al. Differences between out-of-hospital cardiac arrest in residential and public locations and implications for public-access defibrillation[J]. Circulation,2010,122（6）:623-630.

　　图 6-4 说明了人口密度、收入、年龄和低教育程度人口比例与住宅区 OHCA 发病率的关系。人口密度在达 400 人/网格单元（即 40 000 人/km²）以下时，人口密度与网格单元 OHCA 数量呈近似线性正相关，在此基础上再增加人口密度，OHCA 发病数量反而减少。总体而言，OHCA 发病率随着家庭收入的减少而增加；然而，这种关联在教育程度最低的人群中更为明显。

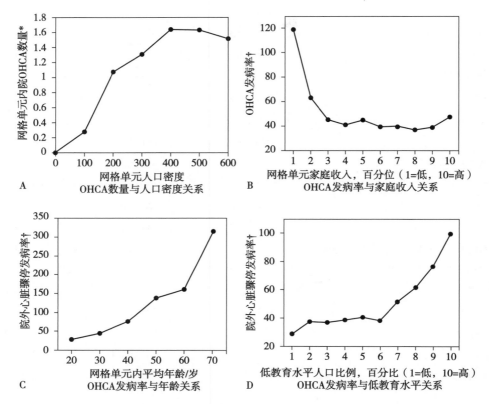

图 6-4　人口密度（A）、家庭收入（B）、平均年龄（C）和低教育水平人口比例（D）与 OHCA 发病率的关系

*1994—2005 年期间 OHCA 发病数。

†OHCA 发病率定义为每年每 10 万人心搏骤停人数。

网格单元=100m × 100m 区域，具有统一和标准化的地理位置。

引自：FOLKE F，GISLASON GH，LIPPERT FK，et al. Differences between out-of-hospital cardiac arrest in residential and public locations and implications for public-access defibrillation ［J］. Circulation，2010，122（6）：623-630.

　　图 6-5 显示了按住宅类型划分的住宅区域 OHCA 的分布情况。OHCA 的发病率不仅与人口密度的增加有关，集体宿舍为主的区域心搏骤停率较低（每个网格单元仅发生 0.35 次），尽管其人口密度较高（每个网格单元 169 人，相当于 16 900 人/km²）。按住宅类型划分的心搏骤停发病率也反映了这一点（表 6-6）。

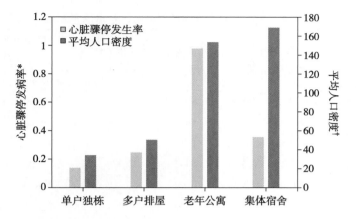

图 6-5　不同住宅类型和平均人口密度的住宅区 OHCA 发病率

* 为 1994—2005 年每 100m × 100m 网格单元的住宅 OHCA 数量。

† 为每 100m × 100m 网格单元的平均人数。

引自：FOLKE F，GISLASON GH，LIPPERT FK，et al. Differences between out-of-hospital cardiac arrest in residential and public locations and implications for public-access defibrillation［J］. Circulation，2010，122（6）：623-630.

表 6-6　哥本哈根住宅区特征与住宅类型和 OHCA 发病率的关系

特征	单户独栋	多户排屋	老年公寓	集体宿舍
OHCA 发病例数 *	41.2	43.2	56.5	18.6
占所有住宅的比例/%	27.3	9.1	62.6	1.0
占总研究区域的比例/%	14.0	4.7	32.5	0.5
平均人口密度/(人·网格单元$^{-1}$)	31.6	48.2	152.7	168.8
平均家庭收入/† $	101 000	106 000	58 000	49 000
低教育程度的比例/%	10.4	11.9	20.0	12.7
占总人口的比例/%	7.8	4.0	86.7	1.5
占所有住宅区域 OHCA 的比例/%	5.9	3.1	90.4	0.5

* 住宅区每年每 10 万人 OHCA 的发病例数。

† 家庭收入以 2005 年美元价格计算，四舍五入到千美元。

引自：FOLKE F，GISLASON GH，LIPPERT FK，et al. Differences between out-of-hospital cardiac arrest in residential and public locations and implications for public-access defibrillation［J］. Circulation，2010，122（6）：623-630.

　　表 6-7 显示了不同 AED 配置策略对住宅区 OHCA 的影响，以及在现有急诊医疗体系中增加公众除颤计划的估计成本。从该表可以看出，利用简单人口学特征，就能够确定适合配置 AED 的住宅 OHCA 高危区。住宅区 OHCA 的平均发病率为每 16.8 年发病 1 例 OHCA。根据人口密度、住宅类型、收入、年龄及低教育程度占比等单一人口学指标计算出 OHCA 发病的最短年限分别为 6.8 年、11.6 年、8.1 年、9.8 年和 8.7 年。根据美国心脏协会的建议，AED 应配置在心搏骤停风险很高、即每 5 年发生 ≥1 次心搏骤停的地方。根据这个标准，任何单一人口学特征（人口密度、平均年龄、平均收入或低教育水居民占比）都不能被用于确定美国心脏协会推荐的 OHCA 高危区域。

表 6-7　不同 AED 配置策略对住宅区 OHCA 的影响

AED 配置原则	OHCA 例数（占全部 OHCA 的 %）	所需 AED 数	≥1 例 OHCA 所需年份	每 QALY* 的估计成本，当 VF 生存率为		
				15%	25%	35%
在所有住宅区域	3 554（100）	5 390	16.8	208 700	115 600	87 800
人口密度,n 人/网格单元†						
<100	853（24.0）	3 213	41.4	460 600	231 300	162 900
>100	2 701（76.0）	2 177	8.9	129 100	79 000	64 100
>200	1 463（41.1）	1 031	7.8	117 800	73 800	60 700
>300	601（16.9）	370	6.8	107 800	69 200	57 700
>400	146（4.1）	91	6.9	10 800	69 500	58 000
住宅类型						
单户独栋	211（5.9）	1 471	76.7	819 400	396 200	26 900
多户排屋	112（3.1）	489	48.0	527 700	262 000	18 300
老年公寓	3 213（90.4）	3 378	11.6	156 600	91 700	72 300
集体宿舍	18（0.5）	52	31.8	362 300	186 200	133 600
收入最低四分位区域	1 839（51.7）	1 347	8.1	120 900	75 300	61 600
年龄最高四分位区域	1 366（38.4）	1 215	9.8	13 850	83 300	66 900
低教育程度占比最高四分位区域	1 627（45.8）	1 294	8.7	128 000	78 500	63 700
>300 人/网格单元+收入最低的区域	319（9.0）	162	5.6	96 100	63 900	54 200
>300 人/网格单元+收入最低+低教育程度区域	182（5.1）	81	4.9	88 700	60 500	52 000
>300 人/网格单元+收入最低+低教育程度+最高龄区域	28（0.8）	11	4.3	82 900	57 800	50 300

* 所有成本均以 2009 年美元价格计算,四舍五入至百美元。

† 网格单元为 100m × 100m 区域,具有统一和标准化地理位置。

引自:FOLKE F,GISLASON GH,LIPPERT FK,et al. Differences between out-of-hospital cardiac arrest in residential and public locations and implications for public-access defibrillation[J]. Circulation,2010,122（6）:623-630.

在 2008 年的家庭自动体外除颤器试验（home automated external defibrillator Trial,HAT）中,7 001 名不适用植入型心律转复除颤器的既往前壁心肌梗死患者被随机分配到二组:一组为配偶或同伴接受 CPR 和家用 AED 训练（干预组）,另一组为仅接受单纯 CPR 训练。令人失望的是,使用家庭 AED 并没有显著提高总体生存率,导致该结果的部分原因是家庭心搏骤停发病率过低:研究对象中,只有 133 例在家中发生心搏骤停,其中只有 71 个有目击者。干预组中只有 32 名患者使用了 AED。在该组 21 例有 AED 数据的无反应患者中,只有 13 例表现为心室颤动,12 例接受了电除颤,4 例长期存活。在这组心肌梗死患者中,配置家用 AED 的干预措施对全因死亡这一主要结局没有显著影响（6.5% vs 6.4%）。鉴于家庭 AED 策略仅给直系亲属提供了救治机会，而将 AED 放置在家庭以外，则为众多高危人群提供了使用 AED 救治的机会。由于 HAT 试验中每年心搏骤停发病率<1%，对应于每台 AED 每 100 年才有可能在一次心搏骤停中得到使用，即使每次心搏骤停事件都使用 AED，但每年使用 AED 的概率不会超过 1%。

但有研究结果显示，如果将 AED 配置在根据人口学特征组合策略选定的住宅区，每 4.3~5.6 年至少有一次心搏骤停，则每年使用 AED 的概率可能高达 20%。在一项针对日本全国公众除颤计划的研究中，观察到日本 PAD 计划中，从心搏骤停发生到首次除颤或 CPR 的时间明显要比专业急诊医疗系统要短。此外，该研究证明，如果配置的 AED 数量从每平方千米 1 台增加到每平方千米>4 台，最小神经损伤的生存率将增加约 4 倍。这些数据支持 AHA 关于 1.5 分钟步行距离内 AED 可用性的建议，某些学者采用每 100m × 100m 住宅区配置 AED 的概念与此相同。

虽然住宅区实施 PAD 可以缩短除颤时间，从而增加 OHCA 患者生存率，但与公共场所 OHCA 相比，住宅区 OHCA 患者人口学特征具有明显差异，因而影响救治成功率。有研究发现，与公共场所 OHCA 相比，在住宅场所 OHCA 患者更可能具备预测不良结局的特征：包括老年、男性、心搏骤停发生于夜间、更长 MECU 响应时间和可电击心律比例低等。因此，观察到的公共场所、住宅场所 OHCA 生存率分别为 13.9% 和 3.2%，提示住宅场所 OHCA 更容易出现不良结局。虽然住宅与公共场所 OHCA 患者的心脏病合并症率相似，但住宅场所心搏骤停患者伴发慢性病更常见。

综上所述，利用简单人口统计学特征，可确定适合配置 AED 的 OHCA 高危住宅区。此类区域占所有住宅区的 3%，但其内发生的 OHCA 却占所有住宅区 OHCA 的 9%。住宅区 OHCA 患者更可能具有导致不良结局的特征，因此，有必要强调，若想让住宅区公众除颤计划取得成功，就必须在控制成本基础上，在住宅区战略性配置 AED。

有学者回顾性分析了 2001 年 6 月 1 日至 2012 年 12 月 31 日间丹麦 18 688 名首次 OHCA 患者，以检验"促进旁观者复苏（包括旁观者除颤）"这一全国性举措对不同发病位置（包括住宅区）的 OHCA 患者接受旁观者除颤的比例及 30 天生存率。结果显示，18 688 例 OHCA 患者中，4 783 例（25.6%）为公共场所心搏骤停，另外 13 905 例（74.4%）发生在住宅区。注册 AED 数量从 2007 年的 141 台增加到 2012 年的 7 800 台。AED 配置一直倾向于公共场所。在公共场所，旁观者除颤从 2001 年的 245 例中的 3 例增加到 2012 年的 510 例中的 78 例，除颤比例增加约 13 倍。但在住宅区，旁观者除颤比例却保持不变：从 2001 年的 7/542 到 2012 年的 21/1 669，增长不明显。在公共场所，旁观者除颤后 30 天生存率从 2001/2002 年的 8.3% 增加到 2011/2012 年的 57.5%，增长超过 6 倍。而住宅区 OHCA 除颤后 30 天生存率从 2001/2002 年的 0.0% 增加到 2011/2012 年的 25.6%，虽有增加，但远不及公共场所增加幅度大。因而得出结论：促进旁观者除颤的举措导致公共场所的旁观者除颤显著增加，而在住宅场所的旁观者除颤增加仍然有限。

为评估 AED 在不同类型 AED 位置的使用情况、OHCA 期间 AED 交叉位置类型的百分比、不同场所 AED 的覆盖距离以及不同亚组的 30 天生存率。有学者于 2014 年至 2018 年收集了丹麦国家 AED 网络中南部地区 OHCA 期间旁观者使用 AED 的信息。OHCA 发病和 AED 配置场所分为：住宅、公共场所、疗养院、公司/工作场所、教育机构、健康诊所和体育设施/娱乐设施。为了评估 30 天生存率,将公司/工作场所、教育机构、健康诊所和体育设施/娱乐设施等合并为一个混合组。结果表明,公共场所、疗养院、诊所和体育设施的 AED 相对使用率较高,而公司/工作场所、住宅区和机构的 AED 相对使用率较低。在住宅区 OHCA 期间使用的 AED 中,39% 来自公共场所。配置在住宅区和公共场所的 AED 覆盖范围分别为575m 和 270m。公共场所、住宅区和混合组 30 天生存率分别为 49%、14% 和 67%。得出结论:公共场所、疗养院、体育设施和诊所的 AED 相对使用率较高,住宅区 OHCA 期间使用的AED 最常取自于从公共场所。

尽管具备极高的 24 小时可用性,但在住宅区配置的 AED 很少得到使用(图 6-6)。一种解释可能是,住宅区没那么拥挤,因此 AED 不易被公众看到。另有研究也发现,住宅区的 AED 使用率较低,尽管住宅区 AED 在注册 AED 总数中占比达到了出人意料的 40%。因此,有必要采取措施来改善住宅区 AED 的使用效率。

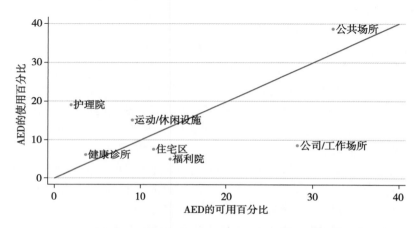

图 6-6 不同场所 AED 不同可用百分比时的实际 AED 使用百比

引自:SARKISIAN L,MICKLEY H,SCHAKOW H,et al. Use and coverage of automated external defibrillators according to location in out-of-hospital cardiac arrest[J]. Resuscitation,2021,162:112-119.

综上所述,住宅区 OHCA 在所有 OHCA 中占比高达 65%~80%,其生存率远低于公共场所 OHCA。住宅区 OHCA 发病率高低与人口密度、平均年龄、平均收入或低教育水居民占比、住宅类型等多个因素相关,因此住宅区 AED 配置也应相应地综合考虑上述因素。而且,住宅区 AED 的覆盖范围/分布距离/辐射半径远高于指南及文献中普遍建议的 100m 快速步行半径。因此,对于住宅区 AED 配置策略,作如下建议:

1. 综合考虑人口基数、人口密度、年龄、基础疾病、社会经济水平、受教育程度及 AED 分布距离/辐射半径等因素,住宅区 AED 的分布距离/辐射半径可大于指南推荐的 100m 距离,具体分布距离/辐射半径,有待于进一步大规模研究以获取循证医学证据。

2. 建议有发生过心搏骤停或有心搏骤停高风险成员的家庭,有条件者可配备 1 台 AED。

(三)基于地标的公共场所 AED 配置策略

基于地标的公共场所 AED 配置策略是指根据知名且易于定位的标志性区域或地点来配置公共场所 AED 的策略。为方便公众及时获取 AED,众多公众除颤计划投入了大量资源。然而,OHCA 患者实际接受户外公共场所配置 AED 除颤的比例相对较低,提示在如何合理配置公众使用的 AED 方面,仍有很大提升空间。关键问题在于合理解决 AED 配置地点和 OHCA 发生地点不匹配的难题。业已明确,由于人口流动,OHCA 特别容易发生于一些人流聚集的场所如火车站等,但在这些场所以外,如何配置 AED 尚无足够证据。欧洲复苏委员会(ERC)、美国心脏协会(AHA)和复苏国际联络委员会(ILCOR)推出的最新指南均建议,AED 的配置地点应基于既往发生 OHCA 的位置,即至少每五年发生一次 OHCA 的地方。但 ERC 指南同时指出,对于公共场所 AED 最佳配置策略,存在巨大的认知差距,并因此强调,需要进一步的科学证据和数据支持。

法国巴黎基于地标的 AED 配置策略是:将 AED 配置在知名且易于定位的地标内。确定可配置 AED 的几种不同类型公共设施的确切位置(地址和地理坐标):其中区市政厅配置 20 台、邮局 195 台、地铁站 302 台、共享单车站 957 台、药房 1 466 台。采用药店作为地标会产生分布不均,不同地区的覆盖率差异很大;而采用共享单车站作为地标,其覆盖同质性更好。因此,957 个共享单车站与最近的 OHCA 的中位距离为 137m(78~201m),相当于往返步行时间 3 分钟;1 466 个药店与最近 OHCA 之间的中位距离为 142m(74~215m),相当于往返 3 分钟;302 个地铁站与最近 OHCA 之间的中位距离则为 239m(145~369m),预计往返时间为 6 分钟。

在特定地标处配置 AED 可以让现场旁观者在心搏骤停时更容易找到它们,因为这些地标通常都为人们所熟悉。如果旁观者不熟悉地标,通常也可以在移动应用软件上获悉,并通过街上的大型标志得到指引。此外,EMS 调度员亦可对旁观者进行轻松引导。这将有助于优化在已知 OHCA 高危场所(如机场、运动场所和赌场)之外的其他户外场所的 AED 配置。有研究发现,与基于网格策略相比,基于地标策略的另一个优势是:对于同等数量的 AED,当 AED 配置于特定地标时,OHCA-AED 的中位距离更短。

有研究结果显示,不同类型地标的覆盖潜力差异很大。例如,虽然共享单车的站点比药店少,但前者离 OHCA 患者更近。巴黎共享单车站的配置分布策略更合理,其目标是对城市人群整体进行同质化管理,共享单车站均匀分布于整个城市。药房的分布并不遵循同样的逻辑,而是采用更商业化的策略,更多集中于商业区和医院周边。此外,共享单车站和最近的 OHCA 之间的中位距离只有 137m,对于非专业施救者或旁观者来说,只需大约 3 分钟的往返行程。因此,它们是巴黎配置 AED 的理想策略。当然,不同城市配置 AED 的最佳地标可能会有不同。

因此,每个城市都可以根据其现有资源选择理想的地标来作为基于地标的 AED 配置策略。前提是充分收集各种地标的地理分布,选择其中一种或联合几种地标进行 AED 模拟配置,测算其分布距离,在此基础上,进行大规模流行病学调查,分析基于地标 AED 配置策略的公众除颤计划项目的中、远期效果,并据此作持续改进。值得说明的是,虽然本部分的地标与前面章节的基于场所配置策略中的场所有部分重叠,但基于地标的策略是事先经过一定算法来布局的统一规划,而不是简单的选择几类场所进行 AED 配置。通过组合不同地标来优化该策略,将可以实现较好的 AED 分布距离和 OHCA 覆盖。

（四）基于 AED 分布距离/辐射半径的公共场所 AED 配置策略

基于 AED 分布距离/辐射半径的公共场所 AED 配置策略是根据 AED 分布距离或辐射半径来配置公共场所 AED 的策略。AED 分布距离或辐射半径的概念,来自于 AHA 指南推荐,即 AED 与 OHCA 的直线距离为 100m。业已证实,若能在 3 到 5 分钟内实施除颤,可以显著提高 OHCA 生存率。然而,在大多数情况下,EMS 人员无法在如此短时间内赶至发病现场,研究表明,发达国家从呼叫至 EMS 到达现场实施除颤的最短时间为 6 分钟。在 EMS 到达现场前,如发病现场或周边合理范围内有 AED,可由现场目击者、旁观者或第一响应人等非专业人员进行除颤。根据 AHA 的建议,在 AED 半径 100m 范围内发生的任何 OHCA 都被认为是被该 AED"覆盖"的,因为旁观者可以在 90 秒内快速步行至 100m(速度为 1.11m/s)处的 AED 配置地点,获取 AED 并在另外 90 秒内赶回 OHCA 患者身边,从而能够在 3~5 分钟内实施除颤。

　　与附近没有 AED 者相比,附近有 AED 的 OHCA 患者接受旁观者除颤的可能性高出 3 倍,生存率高出两倍。不幸的是,AED 罕见有足够近距离,因而无法及时取回。来自不同城市的数据分析表明,只有 3%~25% 的 OHCA 发生在距 AED 100m 以内。在一项针对英国中南部救护车服务中心(该中心为英国农村和城市地区提供服务)4 169 个心搏骤停呼救电话的研究中,只有 6% 的白天心搏骤停位置和 <2% 的夜间心搏骤停位置在注册 AED 的 100m 范围内。即使 AED 离心搏骤停患者很近,但大多数 AED 未被识别和使用,这更加剧了可用性差的问题。有学者观察了 47 例距可用 AED 在 100m 以内的 OHCA 患者;仅有 2 例(4%)OHCA 患者有调度员告知了呼叫者附近有 AED。

　　有学者通过回顾性队列研究,采用一个 AED 配置数学模型,纳入 2005 年 12 月 16 日至 2010 年 7 月 15 日加拿大多伦多所有公共场所、非创伤性、EMS 救治的 OHCA。预先给定 AED 有效范围(AED 和心搏骤停发病地点之间的最大直线距离,以便在 EMS 到达之前有合理的获取和使用 AED 概率,AED 有效范围即 AED 分布距离或辐射半径)和 AED 安装位置数量情况下,采用该 AED 配置数学模型以最大限度地扩大所覆盖历史公共场所 OHCA 数量。"覆盖范围"定义为历史公共场所 OHCA 在至少 1 台 AED 有效范围内的百分比。譬如,假设 AED 的有效范围为 100m,则认为位于 AED 配置地点 100m 半径范围内的任何心搏骤停都被该 AED"覆盖"。多伦多市所有非住宅建筑所在位置均作为 AED 配置的候选地点。在范围值为 10~300m、AED 位置数量为 10~200 台且两者均以 10(m 或台)为增量的共 600(30 × 20)种排列组合中,评估 AED 覆盖情况。同时,计算在所有公共建筑中均配置 AED 时的覆盖率。结果显示,研究期间,共发生 1 310 例公共场所 OHCA,25 851 处非住宅建筑被确定为 AED 配置候选场所。在一定范围内,对心搏骤停的覆盖率随着 AED 有效范围的增加而增加,而范围进一步增加则覆盖率改善会减弱。譬如,对于 200 台 AED 的安装配置,将有效范围从 100m 增加到 200m,可增加覆盖 15% 的心搏骤停;而将有效范围从 200m 进一步增加到 300m,则只能额外覆盖 10% 的 OHCA。如在 25 851 座公共建筑中全部安装 AED,在假定有效范围为 50m 和 300m 的情况下,覆盖率分别为 50% 和 95%。由此可得出,增加 AED 有效范围可提高心搏骤停覆盖率。通过数学模型可辅助评估增加 AED 有效范围(分布距离)所带来的覆盖率改变。AED 心搏骤停覆盖率的改善潜力取决于 AED 分布距离。

　　有学者利用 2008—2013 年丹麦全国 OHCA 数据,分析了公共场所和住宅场所至最近可用 AED 的距离与旁观者除颤概率的相关性。结果显示,6 971 例 OHCA 至最近 AED 距离 ≤100m、101~200m 和 >200m 的心搏骤停比例分别为 4.6%、5.3% 和 90.1%。其中公共场所心搏骤停患者,距离最近 AED 0m、100m 和 200m 的旁观者除颤概率分别为 35.7%、

21.3% 和 13.7%;住宅区心搏骤停患者上述不同 AED 距离的除颤概率则分别为 7.0%、1.5% 和 0.9%。因而得出,在公共场所,从心搏骤停到最近 AED 的 100m 距离(AED 分布距离)内,旁观者除颤概率随分布距离延长而迅速下降;而在住宅区各距离内,旁观者除颤概率均极低。

尽管增加配置数量可导致 AED 使用率增加,但 AED 数量与心搏骤停覆盖率之间的关系仍不明确。有学者分析了丹麦哥本哈根 1994—2011 年公共场所心搏骤停和 2007—2011 年 AED 数据。将 AED 分布距离定为 100m,AED 覆盖范围相应定义为历史心搏骤停距 AED 配置地点的距离 ≤100m。高风险区域被定义为每两年出现心搏骤停 ≥1 人的区域,占全市总面积的 1.0%。在 1 864 例心搏骤停中,335 例(18.0%)发生在高风险地区。从 2007 年到 2011 年,AED 数量从 36 台增加到 552 台,相应心搏骤停覆盖率从 2.7% 增加到 32.6%。高风险地区的 AED 数量从 1 台增加到 30 台,覆盖率从 5.7% 增加到 51.3%。2007—2011 年建立 AED 网络以来,与 AED 距离 ≤100m 的心搏骤停仅有 55 例,其中只有 14.5% 的心搏骤停患者在 EMS 人员到达前接受了除颤。5 年内 AED 的数量增加了 15 倍,心搏骤停覆盖率从 2.7% 增加到 32.6%。高风险地区的覆盖率增长最快,从 5.7% 增至 51.3%。

根据一项为期 8 年的模拟前瞻性队列研究发现,基于 AHA 和 ERC 指南推荐的基于历史心搏骤停地点来配置 AED 方案的覆盖率仅 15.8%(AED 分布距离为 100m),旁观者除颤率为 15.6%。在一项纳入了 2 971 例 OHCA 的回顾性观察研究中,整体覆盖率仅为 7.5%。家中发生的 OHCA 的覆盖率更低至 4.5%。采用 2010 年美国人口普查和当地就业动态数据库,回顾性分析了美国费城 2 559 例注册 AED 数据。每台 AED 分布距离定为 400m。结果发现,在 47 个邮政区域中,只有 4 个(9%)是 AED 高覆盖区。有 12 个(26%)邮政区域的 AED 覆盖比例不到 35%。

关于 AED 分布距离与 OHCA 生存率的关系,有研究结果显示,人口稠密(≥200 人/km²)、人口中等(20~199 人/km²)和人口稀少(0~19 人/km²)组的 AED 分布距离分别为 105m、220m 和 350m,三组 OHCA 患者 30 天生存率分别为 40%、31% 和 34%。多变量回归分析结果表明,AED 分布距离每增加 100m,OHCA 死亡率增加 10%。

有学者利用全球定位系统数据和地理信息系统,跟踪瑞典两大地区手机调度的非专业响应者的移动,计算非专业响应者在公共场所中获取 AED 所需的实际时间。距离和步行时间从非专业响应者接到呼叫时开始计算,直到其步行至距离调度中心发送的疑似 OHCA 坐标 25m 以内。研究纳入了 2 176 名非专业响应人。结果显示,非专业响应者的中位行进速度为每秒 2.3m,响应时间(从响应者第一个位置的时间点开始计算,直到他们到达疑似 OHCA 位置的时间)为 6.2 分钟,相应的移动距离为 956m。在人口最稠密地区(>8 000 人/km²),非专业响应者的行进速度为 1.8m/s,而在人口最少的地区(0~1 500 人/km²),行进速度为 3.1m/s。

另有研究结果显示,配置在住宅区和公共场所的 AED 覆盖范围分别为 575m 和 270m,见表 6-8。公共场所配置的 AED 比住宅区 AED 的覆盖距离更短(250m vs 575m),但仍比指南推荐的 100m 长。其原因涉及多个方面:在公共场所 OHCA 期间,旁观者不愿意在未知 AED 位置的陌生环境中走更长的距离,或者发现由于 EMS 响应时间较短,等他们取回 AED,EMS 已抢先到达。相反,住宅区 OHCA 的旁观者很可能是本地居民,他们更倾向于在熟悉环境中寻找 AED,尽管距离更长。

表 6-8 不同场所 AED 的覆盖距离和获取距离（m，n=416）

	住宅区	公共场所	护理院	混合区域[1]	P 值
AED 覆盖距离（IQR）	575（130~1 100）	250（5~550）	5（5~5）	36（5~450）	<0.001[1]
总例数（%）	31（7.5）	159（38.2）	80（19.2）	146（35.1）	
AED 获取距离（IQR）	550（280~1 200）	40（5~230）	5（5~5）	5（5~155）	<0.001*
总例数（%）	129（31.0）	104（25.0）	87（20.9）	96（23.4）	

[1] 公司/工作场所、福利院、健康诊所以及运动休闲设施。

* Kruskall-Wallis 检验。

IQR：四分位距。

引自：SARKISIAN L，MICKLEY H，SCHAKOW H，et al. Use and coverage of automated external defibrillators according to location in out-of-hospital cardiac arrest［J］. Resuscitation，2021，162：112-119.

荷兰心脏协会制定了"6 分钟除颤区域"概念：不管 OHCA 患者身处何处，接到呼救电话后 6 分钟内实施除颤的应急响应区域。有学者收集荷兰两个地区 14 112 名短信响应人和 1 550 台 AED 数据，分析了 2010 年 2 月到 2013 年 7 月使用了除颤器的 1 536 例 OHCA 患者的除颤时间。该研究中，研究者创新性使用了包含两种短信响应人的 OHCA 预警调度系统。当调度员怀疑发生 OHCA 时，短信响应人会收到短信提醒。短信预警系统识别心搏骤停患者准确位置，并在患者周围生成一个最大半径为 1 000m 的柔性圈。系统将识别这个圈内所有待命的短信响应人和所有可用的 AED。在此基础上，再以每台 AED 为中心，生成另一个半径为 500m 的圈（AED 圈）。位于 AED 圈内的多数短信响应人（深绿色衬衫）会收到一条获取 AED 短信并赶往 OHCA 患者现场。1 000m 大圈中的其他短信响应人（浅黄色衬衫）将收到一条直接赶往 OHCA 发病现场并启动 CPR 的短信。如果没有发现 AED，所有短信响应人均立即被引导至发病现场。结果显示，EMS 组呼叫至首次除颤的中位时间为 10：39（分钟：秒），短信响应人组为 8：00；短信响应人组比 EMS 组平均缩短 2：39（分钟：秒）。而第一响应人组呼叫至首次除颤时间为 8：03。由此可见，经过改良、使用短信通知的响应人模式，AED 分布距离/辐射半径可长达 500m（图 6-7）。

综上所述，对于 AED 的分布距离或辐射半径大小的选择，文献中多采用 100m，其依据来源于 2006 年 AHA 指南建议：应将 AED 配置于心搏骤停后 1~1.5 分钟的"快速步行"范围内（往返 3 分钟）。但如分布距离过小，心搏骤停覆盖率及 AED 使用率均很低，需通过增加 AED 配置数量的方式来改善覆盖率。而增加 AED 分布距离则既可增加旁观者除颤的概率，又可实现减少 AED 数量情况下保持同样覆盖水平。各种研究中采用的 AED 分布距离范围从 100~500m 不等，在增加分布距离同时，要考虑到旁观者 AED 使用率及 OHCA 生存率。但配置 AED 的根本意义在于，让旁观者在 EMS 到达现场前，在 OHCA 发生 3~5 分钟内实施除颤。而发达国家 EMS 从接到呼救电话至到达现场的最短时间为 6 分钟，理论上，在 6 分钟内取到 AED 并实施除颤即具有临床意义。因此，AED 的分布距离最长应该是 5~6 分钟内实现往返（半程为 2.5~3 分钟，即 150~180 秒），结合前述的研究中人口密度最高区域的中位行进速度为 1.8m/s，则半程为 2.5 分钟即 150 秒时，AED 分布距离为 1.8×150=270m；如半程为 3 分钟即 180 秒时，则 AED 分布距离为 1.8×180=324m。据此，AED 分布距离取 300m 是比较合理的。

因此，与指南不同的是，针对基于 AED 分布距离或辐射半径的配置策略，我们推荐每

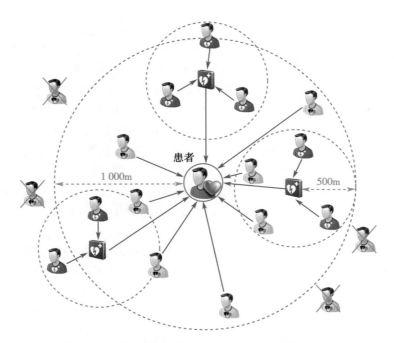

图 6-7 包含两种短信响应人的 OHCA 警报调度系统

引自:ZIJLSTRA JA,STIEGLIS R,RIEDIJK F,et al. Local lay rescuers with AEDs,alerted by text messages,contribute to early defibrillation in a Dutch out-of-hospital cardiac arrest dispatch system[J]. Resuscitation,2014,85(11):1444-1449.

台 AED 的分布距离/辐射半径/覆盖范围为 300m。可以理解为:AED 与 AED 的距离或每台 AED 可覆盖最远 OHCA 的距离为 300m。

四、基于时空优化的公共场所 AED 配置策略

基于时空优化的公共场所 AED 配置策略是指同时考虑 AED 空间和时间可及性,以降低其 OHCA 覆盖率损失的公共场所配置 AED 策略。尽管公众除颤计划投入了大量财政资源,但公共场所 OHCA 病例的 AED 使用率仍然很低。原因之一是旁观者使用 AED 存在许多潜在障碍,包括法律责任、认知、培训、技术限制和心理因素。另一个主要障碍是,由于建筑物进入权限受限导致 AED 明明离心搏骤停患者很近,但就是没法及时拿到,从而影响 AED 的使用。

有关 AED 配置的绝大多数研究和指南侧重于与心搏骤停风险和 AED 可用性相关的空间因素。很多研究通过位置类型来评估心搏骤停风险或优化 AED 配置地点的配置,但没有考虑到时间因素。事实上,AHA 和 ERC 的 AED 配置指南仅建议在每五年发生一次心搏骤停的地方配置 AED,且建议"放在发生有目击者的心搏骤停可能性相对较高的公共场所"。但现有 AED 配置方法只考虑到空间因素,默认每天 24 小时可以全天候进入到配置 AED 的公共场所并取到 AED。

为评估 AED 时间可及性对公共场所心搏骤停覆盖率的影响。有学者收集 1994—2011

年丹麦哥本哈根市公共场所心搏骤停的发病位置和具体时间,并观察比较了其与截至2011年12月31日连接至急救调度中心的所有AED的位置和可及性的关系。AED对于心搏骤停覆盖范围的定义为距离AED 100m以内的心搏骤停,并根据心搏骤停时AED的可及性进一步分类。在公共场所1 864例心搏骤停中,1 152例(61.8%)发生于晚上、夜间或周末。在552台注册AED中,仅有50台(9.1%)在所有时间均可取用,532台(96.4%)在所有工作日白天可以取用。无论AED的可及性如何,所有心搏骤停中,28.8%(537/1 864)的被AED覆盖。有限的AED可及性使心搏骤停的覆盖率在工作日白天下降了4.1%(217例中有9例),在晚上、夜间和周末下降了53.4%(320例中有171例)。因此得出,心搏骤停时AED的可及性有限,使夜间、夜间和周末的AED覆盖率降低了53.4%,而在公共场所发生的所有心搏骤停中,夜间、夜间和周末发生病例占比为61.8%。因此,对于AED的配置,除了空间因素以外,AED的时间可及性值得重点关注。

有学者回顾性分析了2007年1月至2015年12月加拿大安大略省多伦多市的所有非创伤性公共场所OHCA,同时收集并将全市企业和市政地理场所分为41种类型。确定加拿大多伦多全市和市中心开放(时空覆盖)的每个场所100m范围内发生的OHCA数量。然后根据OHCA的时空覆盖率对企业和市政场所进行排名。为评估排名的时间稳定性,计算年度覆盖率值的组内相关性。结果显示,研究期间共发生2 654例非创伤性公共场所OHCA。其中蒂姆·霍顿咖啡连锁店的OHCA时空覆盖率在多伦多全市排名第一,覆盖了286例OHCA。而星巴克则在市中心排名第一,覆盖了110例OHCA。加拿大5家最大银行的咖啡店和银行自动柜员机占据了多伦多全市和市中心前10名中的8个场所。排名显示出高度的时间稳定性,多伦多全市组内相关值为0.88,市中心为0.79。由此得出,通过对企业和市政场所附近发生OHCA的时空风险进行识别和排序,有助于确定并优先考虑公众除颤计划中的AED配置场所。

OHCA发病时间亦有一定规律可循。有学者基于法国巴黎的数据发现,公共场所OHCA在10:00—13:00和14:00—17:00发病比例更高,两个时间段发生的OHCA分别为351例和350例,将两者合在一起,可以得出:在约占全天30%的时间段内(10:00—17:00共8小时),OHCA发病占总OHCA例数的56%。而基于丹麦哥本哈根的数据则发现,公共场所OHCA在7:00—15:00、15:00—23:00、23:00—次日7:00时间段的发病比例分别为49.5%、39.3%和11.2%;而住宅区OHCA则分别为42.2%、36.6%和21.2%。提示公共场所OHCA发病率集中在白天时间较多,而住宅区则夜间发病更多,这与绝大多数公众活动和生活规律有关。

虽然心搏骤停发生率和生存率因每天时点和每星期天数的不同而有很大差异,但基本上忽略了时间可及性。有学者提出了一种同时考虑空间和时间可及性的AED配置数学优化方法,其方法假设为:①当不考虑时间可及性时,现有AED对OHCA的覆盖率被显著高估;②优化AED配置,同时考虑空间和时间可及性,可以逆转覆盖率损失,并可显著增加OHCA覆盖率。时空模型通过在不影响空间可及性的前提下,降低因时间可及性有限导致的影响,从而实现AED优化配置。按该时空模型前瞻性配置AED时,所需AED数量比纯空间模型减少32.3%的情况下,实现与纯空间模型覆盖相同数量的OHCA。AED总体覆盖增益几乎完全抵消了现有注册AED网络的覆盖损失。此外,随着更多的AED投入使用,覆盖增益保持稳定,这表明随着AED网络的增长,OHCA覆盖率的改善是可持续的,这不是因为增加了更多的 AED,而是因为考虑了时间可及性。

（邓　哲）

第三节　公共场所自动体外除颤器的安装

选定安装场所后,如果 AED 安装位置选择不当、安装不规范、无统一标志及必要的组合配置,均会影响公共场所 AED 的识别和使用。研究表明,截至 2020 年,有三分之二的 AED 所在安装场所没有标志。几乎没有一台 AED 配有远距离外围标志以对施救人员进行方向引导。无论标志的特征、位置和能见度如何,即使在高使用区域,现有 AED 配置中使用标志亦有限。因此,有必要讨论 AED 的具体安装位置、安装标准、机柜要求、标志要求及除 AED 以外的其他配置。

一、公共场所 AED 安装位置选择

深圳市《公共场所自动体外除颤器建设(配置)及管理指南(指导意见)》指出,AED 的安装位置宜在人员密集、位置显眼,易于发现、方便取用并有专人值守或电子监控的固定位置。推荐的常见 AED 放置位置为:门卫保安室旁、电梯旁、服务台、消防栓附近、洗手间旁、会议室门口、医务室门口、售票处、安检(检票口)旁。

《中国 AED 布局与投放专家共识》建议的常见 AED 配置位置如下:

1. 公共游乐场所　医疗站点、服务台、洗手间旁、消防栓处。

2. 学校　体育场馆、校医室、保安室、礼堂、食堂、阶梯教室。

3. 酒店　大堂、游泳池、健身房、会议室、娱乐中心、监控室、医务室、消防栓处。

4. 办公楼、工厂　前台、层楼入口、保安监控室、医疗点、消防栓处。

5. 机场、地铁站、高铁站、火车站等大厅问讯处、监控室、售票处、医务站、安检(检票口)旁。

6. 社区　保安室、单元入口、消防栓处。

二、公共场所 AED 安装标准和要求

深圳市《公共场所自动体外除颤器建设(配置)及管理指南(指导意见)》建议,AED 原则上固定安装于墙壁或地面,外箱顶部离地面高度应小于 1.5m,或放置于各类服务台、工作站、急救点、医务室等位置明显处。

而《中国 AED 布局与投放专家共识》则建议:

1. 依据现场情况,AED 可悬挂在墙上,也可以直接贴墙落地放置,但避免 AED 壁柜等物体影响人行道、走廊、通道或过道的正常通行,同时整体高度应 ≤1.8m,尽可能保证 AED 拿取的方便性和快捷性。同时,应提高 AED 的环境适应性和可靠性,拥有更高抗跌落高度、更高防尘防水等级和更宽的工作温度范围等性能,以覆盖适应于更多的公共场所。

2. 自动售卖机、便利店及 ATM 机等 24 小时开放的场所是 AED 安置的优先选择。将 AED 放置于自动售卖机及 ATM 机上,具有以下优点:①节省安装 AED 装置的空间,AED 无须独立配置,放置位置灵活,如街道、社区、商场、地铁等;②自带宣传与夜灯功能,加上其分布的密集程度,是推广和宣传 AED 的有效途径,能让更多市民知晓 AED 设备的存在;③当

夜间发生 OHCA 时,能快速获得设备并投入使用;④运输工具如安装 AED,应满足相应的行业标准,如飞机上配置 AED,应支持飞机转运标准。

为体现前瞻性和科学性,建议政府在城市规划及道路建设过程中,应考虑预留 AED 放置点。

三、公共场所 AED 机柜及要求

AED 机柜可以保护 AED 设备并通过远程监控确保 AED 的可用性,从而支持设备处于准备就绪状态。现有机柜各式各样,从简单地将 AED 固定在墙上的机盒到整合了先进防盗技术和环境控制的互联网连接设备。一些 AED 机柜可防风雨,配有内部温度和湿度传感器以及恒温控制的加热元件。这些机柜可以在各种气候条件、高能见度户外环境中储存除颤器。有些机柜连接互联网,便于远程监控 AED 就绪状态(如电池、电极片)、内部气候条件(如温度、湿度)和 AED 配置情况。当 AED 未准备就绪、超出理想工作温度或湿度范围或从机柜中被取出时,机柜可向 AED 的所有者或管理员发送信息。一些 AED 机柜和外围设备配有全球定位系统,可以触发自动呼叫,并能实现用户和当地急救调度员之间进行双向语音交流。

AED 被盗情况很少见。在著名的 PAD 试验约 3 年的研究周期内,在 1 716 台配置于社区的 AED 中,只有 20 台被盗(每年损失 0.3%)。在最近一项针对美国 51 个城市的公众除颤计划的调查中,仅报告了 9 台 AED 被盗。尽管被盗风险很低,但许多橱柜都有防盗功能。防盗措施包括锁、声音警报、自动拍摄抓取取走 AED 人员的照片,以及"紧急情况下敲碎"的玻璃,以防止轻易误入。上锁的 AED 柜通常有一个小键盘,要求用户输入数字密码方可获得开柜授权。潜在的 AED 使用者必须提前知道键盘开锁密码(部分私人安装的 AED),或者必须致电急救调度员以获得密码。给 AED 柜上锁对除颤延迟和临床结局的影响程度尚不清楚。有理由预期,在紧急情况下,AED 柜上锁可能会导致获取除颤器明显延迟。因此,《中国 AED 布局与投放专家共识》建议:AED 是急救设备,安放时不可锁闭,避免错失抢救时间。但 AED 箱柜应配备有保护外框、警报及警铃功能。

深圳市《公共场所自动体外除颤器建设(配置)及管理指南(指导意见)》亦明确规定:AED 应附有配套的保护外箱或机柜,外箱或机柜内配备警报及警铃装置。配置在户外的 AED,其机柜或箱体应符合 GB/T 19183《电子设备机械结构 户外机壳》的要求,具备防风、防雨、防晒等抵御有害的环境影响功能。外箱或机柜门应能方便、快捷开启(不上锁、不扫码),避免错失抢救时间。外箱或机柜应粘贴警告用语和警示贴,禁止在非必要时启用 AED。

建议不要使用带锁的 AED 柜。如因各种原因一定要给机柜上锁,亦建议在机柜上或机柜附近有醒目、简单的获取 AED 方法说明。应尽可能将解锁程序造成的延迟降至最低。

"智能信息亭"正在变得随处可见,尤其是在城市中心区,在室外和室内环境中都可以找到。它们通常在视频屏幕上显示有关局部环境、广告和公告的信息。一些智能亭具有 WiFi 热点、充电站和紧急呼叫支持等功能。一些社区将这些智能信息亭用作 AED 配置场所。这些新型公共设施有利于提升 AED 的可见度、公众参与度和相关教育,更便于远程监控 AED 保护措施和就绪状态。

四、公共场所 AED 的标志及要求

目前对于公共场所 AED 标志和安装要求尚无统一公认的标准,国际复苏联络委员会

（ILCOR）、深圳市急救中心和《中国 AED 布局与投放专家共识》所建议或推荐的标准不尽相同。

（一）国外公共场所 AED 标志

及时识别附近 AED 对于缩短心搏骤停发作-除颤的时间至关重要，因此，所有公用 AED 都应该有醒目标志，使其能被快速识别并尽早应用于心搏骤停患者。国外的公众除颤计划大多缺乏足够的 AED 标志。这会限制公民对附近公用 AED 的了解以及需要时快速定位公用 AED 的能力，从而直接影响公众除颤计划的实施效果。

现有 AED 标志具有异质性，在色彩、图像和其他设计方面存在显著差异。几项调查研究表明，公众对当前所用的很多 AED 标志的含义理解有限。因此，需要改进 AED 标志，以便在其分布距离或辐射半径内的任何地方都能被快速识别。

为了解决标志异质性和认可度低的问题，国际复苏联络委员会（ILCOR）成立了一个国际工作组来研发 AED 标志，目的是促进全球推广和普及。该标志的主要目的是表明 AED 的存在，具有高可见度，并且易于从远处识别。ILCOR 标志是根据国际标准化组织 3864-3 和 9186-1 规范开发和测试的。带有"自动体外除颤器"含义的大型缩写，为便于理解，可以用当地语言制作。该标志于 2008 年由 ILCOR 大会通过并推荐各成员国统一采用。

在英国，经咨询公众意见后研发的新标志更容易让公众理解 AED 的功能，受访者认为该标志能鼓励 AED 使用。目前尚不清楚标志类型是否与 AED 使用概率有关。

综合各方意见，2022 年 ILCOR《利用创新公众除颤方法优化院外心搏骤停后结局：国际复苏联络委员会的科学声明》（简称《科学声明》）写作小组达成共识，即应在世界各地广泛采用通用 AED 标志，并提高标志的识别和效果。然而，写作小组未能就建议广泛采用当前 ILCOR 认可的标志或其他特定设计达成共识。一些成员认为，通过减少设计异质性和提高全球认可度，广泛采用当前 ILCOR 标志的建议可能会产生有益效果。而其他人则认为，在没有证据表明某一种设计明显优于其他设计的情况下，这种《科学声明》不应包括对任何特定标志设计的建议。

《科学声明》认为，未来的研究应确定标志特征、设计和配置策略，以最大限度地提高公众识别和取用 AED 的概率。建议重新审视 ILCOR 背书的 2008 年版 AED 标志设计，以确保其符合当代国际标准化组织的标准，并为替代设计的有效性建立证据基础。在此基础上，《科学声明》作出以下政策建议：

1. 在对当前的 ILCOR 标志和替代设计进行重新评价和评估后，ILCOR 应竭力确定一个通用的、基于证据的、符合国际标准化组织要求的 AED 标志，以促进全世界 AED 的识别和成功获取。

2. 没有足够的证据表明一种 AED 标志明显优于另一种。

3. 无论使用何种标志，在 AED 存放的地方以及假定 AED 分布距离或辐射半径范围内（至少 200m）都应能看到标志。

4. AED 周边应设置指引标牌，且应标明至 AED 的方向和距离。

5. 标志的大小应足以在至少 50m 的距离内识别（要求字体高约 12 cm）。

6. AED 柜应有夜间照明，如果可能，外部标志应具有辅助照明或至少由发光材料制成。

7. 标志应妥善维护，建议在 AED 接受例行检查的同时（至少每年一次），检查所有与 AED 相关的标志。

在新的公认标志发布之前,目前 ILCOR 仍然推荐 2008 年 ILCOR 下属 AED 标志工作组提出的通用标志建议,该标志提示 AED 配置位置所在。该标志遵照 ISO7010 安全标志和形状设计。颜色和符号符合 ISO3864-3。其可被理解度已根据 2007 修订版 ISO9186-1 进行验证,并证明其优于替代设计。

该标志旨在指示 AED 的存在、AED 在房间中的位置、装有供公众使用 AED 的容器,或指引到达 AED 的方向。其目的是帮助旁观者在心搏骤停情况下快速识别 AED。而且,该标志可与其他符号或字母组合,如箭头、字母"AED"或不同语言的等效符号或字母。为增加远距离可视性,不鼓励使用太多的文字,譬如全文"自动体外除颤器"或"defibrillator"。以下是 AED 标志相关示例(图 6-8 和图 6-9)。

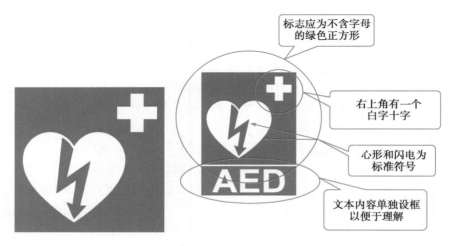

图 6-8　ILCOR 的通用 AED 标志

注:AED 标志的颜色为标准颜色 RAL 6032(等效标准:DIN 616421.7:6.5:4;潘通 348C)。

引自:BROOKS SC,CLEGG GR,BRAY J,et al.International Liaison Committee on Resuscitation. Optimizing outcomes after out-of-hospital cardiac arrest with innovative approaches to public-access defibrillation:A scientific statement from the International Liaison Committee on Resuscitation[J]. Resuscitation,2022,172:204-228.

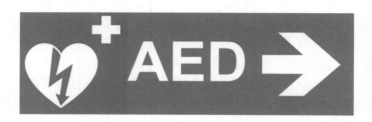

图 6-9　ILCOR 建议的 AED 路线指示标志(导向标志)

引自:BROOKS SC,CLEGG GR,BRAY J,et al.International Liaison Committee on Resuscitation. Optimizing outcomes after out-of-hospital cardiac arrest with innovative approaches to public-access defibrillation:A scientific statement from the International Liaison Committee on Resuscitation[J]. Resuscitation,2022,172:204-228.

工作组希望全世界 ILCOR 各成员国家均统一采用该标志。希望所有 AED 制造商及其产品和标志制造商也能采用该统一标志。公共卫生组织和政府部门应鼓励使用这种通用 AED 标志。希望该统一 AED 标志有助于让公众获悉 AED 的配置位置，并将其快速应用于心搏骤停患者。

AED 安全标志的尺寸：严格来说，安全标志没有规定最小或最大尺寸。尺寸由标志可读的最大距离和光线条件决定：直接或间接照明、带背光的透明标志等。尺寸和照明的设计原则由 ISO 3864-1 发布。

（二）深圳版公共场所 AED 标志

深圳市急救中心于 2020 年起草的《公共场所自动体外除颤器建设（配置）及管理指南（指导意见）》对于公共场所 AED 的标志标识作了更详细的规定：

1. 应当使用统一的 AED 标志。标志设置在 AED 放置点明显位置，外观应平滑、整齐、清晰，颜色应均匀，无明显的裂纹、划痕、损伤。

2. AED 标志应符合《图形符号安全色和安全标志第 1 部分：安全标志和安全标记的设计原则》（GB/T 2893.1-2013）的规定的安全色和设计原则要求。标志的背景色：绿色，色号：RAL6024；图形符号：白色、绿色应至少覆盖标志面积的 50%。

3. AED 标志由图形符号和中英文字组成，文字使用黑体字，标志基板可采用金属材料、无机非金属材料和高分子材料（图 6-10）。

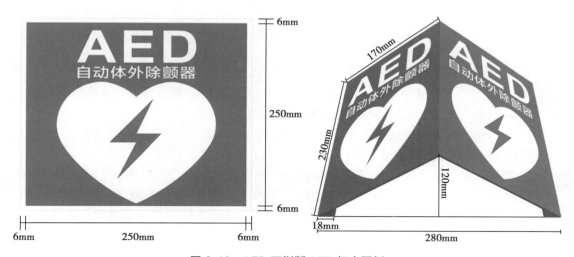

图 6-10 AED 深圳版 AED 标志图例
引自：深圳版《公共场所自动体外除颤器建设（配置）及管理指南（指导意见）》

4. AED 标志固定方式分附着式、悬挂式和柱式三种。附着式、悬挂式固定的标志牌不应倾斜，柱式标志牌应和支架牢固地联结在一起。标志设置高度应尽量与人眼的视线高度一致。悬挂式和柱式标志牌的下缘距地面的高度不宜小于 2m。对有视线障碍的 AED 设置点，应设置指示其位置的发光标志。

5. 已配置 AED 的公共场所应在该场所平面示意图上标示 AED 位置，并在重要出入口、AED 放置处设有统一、明显的 AED 导向标志。导向标志的设置应符合 G8/T 15566《公共信息导向系统 设置原则与要求》的要求。导向要素规范、系统、醒目、清晰、协调、安全。

6. AED 操作说明、注意事项等内容应张贴在各 AED 设置点明显位置，旅游风景区及有涉外区域附近 AED 设置点应配有相应的外文说明。

（三）《中国 AED 布局与投放专家共识》建议的公共场所 AED 标志

对于公共场所 AED 的标志尺寸、颜色没有做具体建议，仅建议：单位或区域在公共场所配置 AED 时，放置位置应有固定、醒目的标志，遵循科学的安装要求，并定时、定人维护，确保 AED 设备的安全和实用（图6-11）。建议安放时应在该场所平面示意图上标示 AED 位置，并在重要入口、AED 放置处设有统一、明显的指示标志。

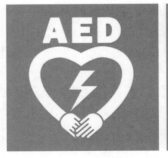

图 6-11 《中国 AED 布局与投放专家共识》建议的 AED 标志

引自：中华医学会急诊医学分会,中国医学科学院海岛急救医学创新单元（2019RU013）,海南医学院急救与创伤研究教育部重点实验室,等. 中国自动体外除颤器布局与投放专家共识［J］. 中华急诊医学杂志,2020,29（8）:1025-1030.

五、公共场所 AED 组合包配置及功能

建议有条件的单位或区域在公共场所配置 AED 时,配置个人防护装备和辅助工具等,构成"AED 组合包"。有条件者选用可提供动画和语音等多种指导方式的 AED,从视觉和听觉等多途径给施救人员现场指导。

1. 吸水纸巾或毯子 若在胸部表面有水的患者身上使用 AED,直接通电的情况下会妨碍 AED 设备对心脏释放足够的电击能量。建议 AED 组合包中配置相应吸水纸巾或毯子以便在连接 AED 电极片之前迅速擦干患者胸部表面的水。

2. 个人防护装备 建议配置简易面罩、护目镜、非乳胶手套等个人防护装备,以便在急救时隔离与患者直接接触中潜在的各种传染性疾病。

3. 辅助工具 在人流量大、人群密集的公共场所建议配置荧光棒、哨子、应急照明工具和废物袋等辅助工具,在紧急情况下荧光棒、哨子和应急照明工具能够疏散人群并帮助医疗急救人员准确找到患者的位置,废物袋可用于医疗废物的处理和收集患者的散落物品。

（周 力、邓 哲）

第四节 公共场所自动体外除颤器配置存在问题和创新配置策略

自首次提出"公众除颤"的概念 40 年以来,众多 OHCA 患者得以获救。复苏终点研究联盟（Resuscitation Outcomes Consortium,ROC）于 2010 年发表的一项研究估计,基于目前 AED 使用情况,仅在加拿大和美国,每年就有约 474 例 OHCA 患者获救。尽管 AED 在 OHCA 生存链中的作用和益处众所周知,各发达国家和城市在公共场所配置 AED 方面投入了大量资源并持续改进配置策略,但从国外推行公众除颤（PAD）计划 30 年的经验来看,PAD 计划实施效果仍不尽如人意。2015 年以前发表的几项研究,为公共场所 AED 的理想

配置位置提供了建议，但结果相互矛盾。导致这一结果的影响因素众多，综合国内外文献，公共场所配置 AED 存在的问题主要有 AED 投放数量不足且不均衡、使用率低、无公认的配置 AED 标准、AED 配置地点与 OHCA 病地点不匹配、配置策略主要基于主观和专家意见、AED 相关不良事件、AED 标志不统一，无外围引导路标等。针对现存问题，提出了相应的创新配置策略。

一、存在问题

（一）AED 投放数量不足且不均衡

如本章第二节所述，从世界范围来看，AED 配置数量最多的如美国，达到每 10 万人配置了 720.7 台 AED。国内公共场所配置 AED 数量最多的为深圳市，截至 2021 年底，该市在公共场所配置 AED 数量达到了每 10 万人 80.6 台。但国内其他城市尤其是经济欠发达地区的 AED 配置数据极少，按每 10 万人计算的公共场所 AED 配置数量极低。

此外，AED 配置不均衡的现象普遍存在，表现为同一国家不同城市、同一地区不同城市及同一城市不同区域的公众除颤计划发展程度和 AED 投放不均衡。许多城市在 OHCA 风险相对较低的区域安装了 AED，而高风险区域则未安装 AED。

有研究显示，英国的 AED 分布密度在全国范围内差异很大，从东北部的 0.82 台/km² 到伦敦的 2.97 台/km²。AED 被不成比例地配置在居住人口密度较低的相对富裕地区，此 AED 分布与历史 OHCA 发病场所不匹配。因此，Brown TP 等建议，未来的 PAD 计划应优先考虑贫困度较高的地区。

AED 分布差异也体现在旁观者 AED 使用率和 OHCA 救治结局的社区迥异。有学者基于 2014 年 1 月 1 日至 2018 年 12 月 31 日得克萨斯州急救登记中心（Texas-CARES）记录的全州所有成人非创伤性 OHCA，分析了 OHCA 总体发病率、急救和结局特点并按社区进行了分层。利用混合模型，考虑到社区的聚集性，分析了不同社区的旁观者 CPR、公共场所旁观者 AED 和出院生存率的特征，并对年龄、性别、种族、OHCA 发生地点和目击率进行了调整。结果显示，13 个社区共有 26 847 例（每年 5 369 例）OHCA；每个社区中位 OHCA 为 2 762 例。旁观者 CPR 43.3%、旁观者 AED 使用率 9.1%、出院生存率 9.1% 和存活且神经功能预后良好率 4.0%。旁观者使用 AED 比例为 0% 至 19.5%。出院生存率为 6.7% 至 14.0%。由此可看出，虽然得克萨斯州 OHCA 整体救治情况和结局与全美平均水平相似，但该州不同社区的旁观者 CPR 率、旁观者 AED 使用率和生存率差异很大。

（二）AED 使用率低

公众使用公共场所 AED 来救治 OHCA 患者的比例偏低。总的来说，不到 3% 的 OHCA 在急诊医疗人员到达前使用了 AED。与私人住宅环境相比，AED 更可能在公共场所中得到使用（15.3% vs 1.3%）。文献报告中，旁观者对于 OHCA 100m 范围内公共场所 AED 的实际使用率为 0.6%~30% 之间。在著名的住宅 PAD 临床试验中，只有 25% 的 OHCA 患者有 PAD 响应。

一项针对 2007—2011 年丹麦哥本哈根市的 AED 时间趋势分析表明，AED 数量持续增加（包括在高危地区），OHCA 覆盖率亦出现了增加；但在这段时间内，只有 3% 的 OHCA 发生在 AED 的 100m 分布距离内，并且只有 9 例 OHCA 在 EMS 到达之前使用了 AED。而在复苏终点研究联盟（ROC）的研究中，亦只有 2.1% 的 OHCA 患者在 EMS 到达前使用了 AED。

通过增加 AED 使用率,所获得的潜在公共卫生获益巨大。

理论上,每个院外心搏骤停发生现场或者附近均有一台 AED,才能保证此类患者得到最佳救治效果。但 AED 的具体配置策略涉及诸多因素,除公众急救意识及技能培训等因素以外,涉及 AED 配置方面需重点考虑的因素有两个:①要能预知发生心搏骤停位置;②需考虑成本-效益,国内每台 AED 的购置及使用寿命内维护成本 ≥ 20 000 元。根据国外的测算,一项公共卫生健康措施每质量调整生命年(QALY)为 5 万 ~10 万美元(2016 年美元价值)。至于国内公共场所配置 AED 的成本-效益,尚缺乏相应的公开证据。

(三) 无公认的公共场所配置 AED 标准

关于公共场所配置 AED 的标准,一直存在争议。虽然 AHA、ERC 等均推荐 AED 配置地点应选择过去 5 年至少发生过一次 OHCA 的场所,但其循证医学证据不足。2009 年以来,有多项研究也证明了采用该配置标准的局限性。有学者通过模拟前瞻性队列研究发现,根据 AHA 和 ERC 指南推荐的基于历史心搏骤停地点来配置 AED 方案的覆盖率仅 15.8%(AED 分布距离为 100m),旁观者除颤率为 15.6%。因此,基于历史 OHCA 发病场所配置 AED 的建议曾在 2010 欧洲 ERC 指南中被删除,但后来又被重新写入 2015 版欧洲指南。有意思的是,在回顾巴黎 AED 配置历史时,该市的 AED 配置策略根本没有依据任何循证方法。例如,不同区域的 20 个市政厅是第一批配置 AED 的公共场所,但在 10 年的研究期间,这些场所没有发生过一例 OHCA。总体而言,从 2000 年到 2010 年,在巴黎公共场所近 1 000 台 AED 的配置模式(或策略)都相对一致。譬如,2005 年将 AED 最初安装于大型火车站,最终达到了与巴黎著名旅游景点(如埃菲尔铁塔和卢浮宫)非常相似的覆盖水平。这与研究中看到的 OHCA 实际发病地理分布差别迥异。有研究证实,基于该策略配置 AED 时,AED 的分布距离长达 416m,获取 AED 的中位往返时间长达 10 分钟,与 3~5 分钟内实施除颤的目标值相距甚远。公共场所配置 AED 的根本意义在于,在 EMS 人员到达心搏骤停现场前,由旁观者实施 CPR 并采用 AED 对患者进行除颤。而部分发达城市的 EMS 人员从接到呼救电话至到达现场的时间可低至 6 分钟,如果获取 AED 的时间仍长达 10 分钟,则大大降低了 AED 的实际使用价值。此外,按这些指南推荐的标准 AED 配置策略会导致 AED 数量无限增加,但对 OHCA-AED 距离的缩短改善却极小。此外,单纯依据某一独立因素包括人口学因素、空间因素或时间因素来配置 AED 的策略亦被证实并不可靠。

(四) AED 配置地点与 OHCA 病地点不匹配

有学者对 20 项观察性研究和 3 项调查报告进行了系统综述,分析了公共场所 AED 的可用性和可及性,发现原有 AED 配置位置通常与 OHCA 发病风险相关性较差,只有 17%~26% 的 OHCA 出现在现有配置了 AED 的区域。在城市区域,仅 3%~25% 的 OHCA 发生在公共场所 AED 100m 分布距离内。另一项研究结果显示,仅在 25.3% 的 OHCA 病例中,AED 可在救护车到达之前被取回。且只有 36.4% 的 OHCA 发病地点位于 AED 500m 范围内。一项对美国马里兰州霍华德郡 AED 的配置场所类型与院外心搏骤停发生位置的研究显示,AED 位置与心搏骤停实际发生地点之间相关性弱。三个最常发生心搏骤停的地点(私人住宅、护理之家和养老院)没有配置 AED,而最常配置 AED 的地点(社区游泳池、非政府公共建筑、学校/教育机构)则没有发生心搏骤停。

此外,有学者对 2010 年 1 月至 2012 年 12 月亚利桑那州的公共场所 OHCA 和 AED 进行地理编码,比较凤凰城 OHCA 和 AED 的位置,以确定 OHCA 事件与 AED 位置之间的相关性。654 名公共场所 OHCA 和 1 704 台非医疗机构 AED 被纳入研究。结果显示,OHCA 事件与 AED 相关性较弱。OHCA 事件最常发生在"车内/道路/停车场"等场所,但这些区域并没有配置 AED。AED 最常被安装在"公共事业/办公室/工作场所",在该位置类型中心搏骤停的发生率位居第二。

（五）AED 可用时间与 OHCA 发病时间不匹配

过去对于公共场所 AED 的配置仅专注于空间因素,忽略时间影响。研究表明 18%~59% 的公共场所 AED 被配置于可及性差的区域或者一直不可用。在工作时间之外,AED 的可用性大幅降低。在心搏骤停时,OHCA 100m 范围内存在实际可用的 AED 比例存在差异,文献报告为 15%~78%。有研究显示,所有 AED 均在白天可用,但在夜间仅有 713（34.3%）台可用。5.91% 的心搏骤停发生在白天 100m 的覆盖半径内,而夜间则下降到 1.59%。

有学者分析了丹麦哥本哈根市的数据,2 500 例 OHCA 被纳入分析,566 例（占比 22.6%）被公用 AED 覆盖（分布距离为 200m）。然而,根据这些数据,由于发生 OHCA 时公用 AED 的时间不可及（非营业时间无法获取）,公司/办公室（18.6%）、学校/教育设施（13.3%）、体育设施（12.9%）和诊所（12.5%）的公用 AED 覆盖损失超过 50%。换言之,在 OHCA 时,只有大约一半的病例被无障碍（定义为 24 小时可用）AED 覆盖（总覆盖损失:51.2%）。无障碍 AED 覆盖的患者接受旁观者除颤的可能性是不可及 AED 覆盖者的 3 倍,30 天生存率则是不可及 AED 覆盖者的 2 倍。

配置 AED 时,在考虑空间因素的同时,应考虑时间是否可及。简言之,在选择配置地点时,应同时考虑是否能 24 小时全天候可拿到 AED。每个城市都可以根据其有限的可用资源选择一个理想配置策略。譬如,在我国台湾省的地标性建筑中,因其 24 小时营业,7-Eleven 商店是 AED 的常见和最佳场所。住宅区 7-Eleven 商店中配置的 AED 可以弥补商业区夜间 OHCA 事件发生时的时间空白。此外,住宅区 7-Eleven 商店的 AED 将与消防站、邮局或其他地方的距离影响降至最低。

（六）AED 配置策略主要基于主观和专家意见

公共场所配置 AED 的传统方式比较随意,多数城市对于公共场所 AED 的配置策略来自于主观和专家意见。市、区两级对于 AED 的布局无统一规划。个别城市对于 AED 配置地点的选择,甚至基于街道办或潜在配置单位的主动申报。

（七）关于公共场所配置 AED 的不良事件

在 PAD 试验中,1.5% 的病例报告了影响 AED 可用性的 AED 相关不良事件。PAD 试验报告了 27 例与 AED 相关的不良事件:17 起盗窃事件,涉及 20 台设备（每年损失 0.3%）;3 台涉及 AED 配置在志愿者无法到达的位置;4 台 AED 存在机械问题,不影响患者安全;3 台 AED 维护不当。

虽然 AED 心律库的敏感性和特异性都很好,但现场描图往往不那么清晰,并且受 CPR 伪影、患者移动和电极片粘贴不良的影响。研究显示,高达 16% 的可电击节律未被 AED 检测到,4% 的不可电击心律被误认为可电击。在另一项研究中,所有被测 AED 品牌对于粗颤平均总体敏感度 >98%,所有非电击心律的特异性为 98%。然而,并不是所有设备都达到了 >98% 的灵敏度,研究中一些 AED 综合了高达 5 次电击的数据。而有学者通过对比两款不同类型 AED 之间的敏感性和特异性,发现其存在显著差异:A 款 AED 的敏感性高但特异性低,而 B 款 AED 特异性高但敏感性低。其他研究报告的 AED 敏感性从 84% 到 91.2% 不等,提示现有 AED 检测可电击心律的算法还有改进空间。

（八）AED 标志不统一，无外围引导路标

目前尚无公认的统一 AED 标志，部分现有标志可见性差，安装位置不统一或过于隐蔽。绝大多数 AED 无标明至 AED 方向和距离的外围指引路标。

二、创新配置策略

（一）采用"公众除颤链"概念，引入创新配置策略

Ringh 等提出了"公众除颤链"的概念，并指出了从 OHCA 发病到 AED 使用整个流程中存在的潜在障碍点及解除这些障碍的创新方法。具体包括提高 OHCA 的早期检测，优化 AED 的可用性、可靠性和实用性，采用通用 AED 标志，采用创新 AED 递送载体，提高公众 AED 认识和使用意愿，AED 注册，辅助 AED 获取的移动应用程序以及实施个人或家庭除颤等九个方面（图 6-12）。

（二）要有全局观并科学布局

在制订 AED 配置策略时，应有整体思维和全局观，统一规划和科学布局，避免各自为阵，并以循证证据为基础，以达到规范公共场所 AED 的合理有效布局，提升 AED 配置应用水平。

有研究提出了一种基于循证证据的方法来优化户外 AED 的配置。采用地理建模方法在评估当地需求和资源后，为任何城市选择最佳数量 AED 提供了可靠的方法。该地理优化模型可作为城市地区公众除颤计划的决策支持工具。该方法提供了有助于优化城市区域 AED 配置的科学理论，并可显著提高此类项目的成本-效益，可作为 AED 配置策略的重要参考。

另有研究发现，通过优化布局，仅需要十五分之一的 AED 数量即可提供与哥本哈根市现有 1 573 台 AED 相同的 OHCA 覆盖率，且可增加旁观者除颤和 30 天生存率。

其他优化建模亦被有效地用于确定 AED 配置的最佳位置。此类数学模型通常使用心搏骤停数据库，包括心搏骤停位置、当前 AED 位置和一组限制条件（例如，AED 的任意覆盖范围、未来 AED 的潜在位置、可配置新 AED 数量）。此类模型可用于评估现有 AED 配置的热点覆盖范围，确定新 AED 的最佳（由模型中参数定义）位置，并通过模拟来验证该配置策略的效能和可靠性。

（三）由基于主观和专家意见，转变为基于客观和循证标准

ERC 指南指出，对于公共场所 AED 最佳配置策略，存在巨大的认知差距，并因此强调，需要开展研究以获得进一步的科学证据和数据支持。决策者和医学界对 AED 的配置应重视遵循 OHCA 分布的时空规律和证据。AED 配置策略依据须由目前的基于主观和专家意见，转变为基于客观和循证医学标准，这样才可能确定重要城市公共场所配置 AED 的最佳数量和最佳位置，从而解决 AED 配置地点和可取用时间与 OHCA 发病地点和时间不匹配的根本问题。

（四）考虑空间因素的同时，重视 AED 时间可及性

根据分布距离或辐射半径等空间配置因素来看，AED 配置相对合理，但一旦 OHCA 发生，明明看到旁边建筑物内 AED 近在咫尺，但就是无法拿到，原因是 OHCA 发病时间处于非营业时间。现有 AED 使用不足的重要原因之一是因为所配置 AED 的时间可用性有限。虽然增加 AED 配置数量可提高空间可及性和时间可用性，但通过改进现有 AED 配置策略，找出 OHCA 频繁发生但 AED 配置不足的区域，充分考虑时间可用性，确保现有 AED 全天候可

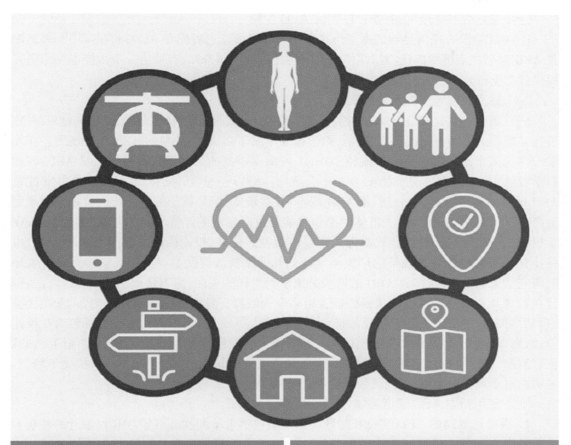

 提高 OHCA 的早期检测
- 旁观者和调度员教育
- OHCA 的自动检测和通知

 提高公众 AED 认识和使用意愿
- 采用创新教育方法
- 解决心理和法律障碍

 优化 AED 的可用性,可靠性和实用性
- 鼓励 24×7 全天候可及的 AED
- 改善人机交互、心律检测和数据访问

 AED注册
- 研发创新技术以创建和维护 AED 注册库
- 在 OHCA 事件期间,使用位置数据支持 AED 快速获取和使用

 AED 标志
- 研制并推广一个公认的通用 AED 标志
- 在 AED 存放处和操作半径范围内均应设置指示标志

 AED 获取的移动应用程序
- 用移动设备应用程序招募旁观者赶到 OHCA 现场
- 引导响应者至最近的 AED

 创新性或战略性递送载体
- 通过陆地或空中机器人递送 AED
- 为警察、消防员和社区志愿者配备 AED,并与院前急救人员同时派遣

 个人或家庭除颤
- 配置价格合理的便携式 AED,供个人携带及住宅环境广泛配置

图 6-12 公众除颤的创新方法

引自:Ringh M,Hollenberg J,Palsgaard-Moeller T,et al. The challenges and possibilities of public access defibrillation [J]. J Intern Med,2018,283(3):238-256.

用,将极大提高 AED 使用效率。

(五) 关注公共场所同时,重视住宅区 AED 配置

HAT 试验没有提供足够证据支持在家中为心肌梗死患者配备 AED,而在家中和邻里配置 AED 对于住宅区更广泛心搏骤停人群的潜在益处仍属未知,有待进一步大样本临床研究提供数据支持。

(六) 效率并非唯一的考量因素

研究表明,港口/机场/出入境检查站,酒店/旅馆,交通设施,体育/娱乐设施和健康/医疗机构是配置 AED 的高获益公共场所,而学校并不属于高成本-效益的 AED 配置场所。在加拿大多伦多市的一项研究亦发现,在 OHCA 发病率很低的公立学校配置了大量 AED,因此有学者认为,在这些学校配置 AED 是不合适的。而另一些学者则指出,效率可能并非配置 AED 的唯一考量因素。学校配置 AED 成本-效益较低,但是孩子的意外死亡对社会和家庭会产生深远的影响,保护这一群体的愿望可能超过了常规的经济和财务考虑,也就是说,在学校配置 AED 的价值,社会效益远大于经济效益。此外,校园内或校园门口配置 AED,也将让在校园门口等着接孩子的广大小学及幼儿园家长人群受益。美国大学体育协会主导的研究结果也发现,大多数 AED 的购买是出于对责任的关注,而不是出于成本-效益。各种旨在教育儿童心搏骤停响应项目的报告结果令人鼓舞。丹麦的一项研究表明,儿童在接受培训后可以进一步成为知识转化的推动者。调查人员发放了 3.5 万份家庭训练包给在校儿童,家庭训练包中包括充气复苏模拟人。在对孩子们进行培训后,调查人员鼓励他们将训练包带回家,并尽可能多地培训家庭成员及其他人。通过该模式,另有 17 140 人接受了培训。说明通过培训在校儿童,可提高公众对 AED 的认识。

(七) 使用新型 AED 递送载体

1. 调度员辅助的 AED 定位和指导　该策略包括急救调度员指导 OHCA 附近的呼叫者或其他潜在施救人员取回和使用附近的 AED。此方面研究很少。尽管调度员辅助的 CPR 增加 OHCA 生存率,但多数情况下取不到 AED。在心搏骤停呼叫期间,计算机辅助调度系统上显示的 AED 位置实时可视化可将旁观者引导至附近的 AED。瑞典和丹麦有研究对该方法进行了验证,调度员根据 OHCA 发作地点 100m 范围内可用的 AED 对旁观者进行指导。但这对 AED 获取影响有限,且该任务对调度员来说可能太复杂而难以胜任,因其同时还须派遣专业 EMS 人员前往现场,并优先支持电话辅助 CPR。机器学习和人工智能有望通过过程自动化和减少调度员工作负荷,帮助调度员进行 OHCA 识别和 AED 运送。因此有必要开展研究,探索创新的调度策略,以促进有效引导旁观者找到最近可用的 AED 并成功使用该设备。

2. 使用消防员和警察的策略　早在 20 年前,国外即已在尝试采用消防和警察力量来运送 AED。临床试验报告称消防员和警察对其救治的 6%~53% 的 OHCA 病例实施了第一次电击,且缩短了首次除颤的时间。然而,只有一项大规模的观察性研究报告了该方案能改善 OHCA 生存率。最近的一项系统性研究报告显示,在救护车抵达之前、消防员或警察使用 AED 除颤的患者中,出院总生存率或 30 天生存率为 28%(中位数,范围为 9%~76%)。为了实现更广泛的覆盖范围和更快的响应速度,该项目已扩展到动员其他不经常在院前环境中执业的医疗保健专业人员(如家庭护理护士、休班护士、医生等)。因此,建议引入消防员、警察和社区卫生保健专业人员,作为移动 AED 配置的"载体",以实现社区内早期除颤。

3. 机器人作为新型 AED 递送载体　多家公司和学术机构在致力于开发民用陆基机器

人和无人机。其潜在应用包括监控、包裹递送以及医疗产品和设备的快递。在完善法律等相应配套资质和许可后，在不久的将来，通过机器人向 OHCA 现场递送 AED 可能成为现实。有研究者尝试采用无人驾驶车辆将 AED 运送到 OHCA 现场的方法。携带 AED 装备的机器人可与常规应急响应人员同时调派，将 AED 运送到现场，供旁观者立即使用。

无人机可以将 AED 运送到地面，具体方式可以是在现场着陆、悬停无人机用绞车将 AED 降到现场，或通过降落伞投递 AED 使其安全着陆等。有研究证实，与传统救护车响应相比，使用无人机飞行到模拟或历史 OHCA 地点的方式，可缩短从呼叫至 AED 到达现场的时间间隔。研究表明，与传统的 EMS 响应相比，优化的无人机网络可减少 AED 递送的延迟。但最近的一项研究涉及在室内环境中使用模拟人进行的模拟心搏骤停，志愿旁观者在模拟开始之前被告知即将进行无人机递送，该研究表明，当现场只有一名旁观者时，无人机交付可能会导致临床上明显的"放手时间"（停止 CPR 的时间）。其中因从无人机上取回 AED（约 50m 远）的中位"放手时间"为 1 分 34 秒（75~110 秒）。此延迟时间可能被低估。在现实环境中，大型建筑、无人机抵达意外、照明不良、恶劣天气条件或复杂地形等均可能带来挑战，导致"放手时间"延长。涉及多用途无人机（如公共安全功能、包裹递送等）或多个应急医疗载荷项目（如用于过敏反应的肾上腺素、用于止血的止血带、用于阿片类药物过量的纳洛酮等）的策略可能会提高此类策略的成本-效益比。

4. 配置移动 AED 作为固定 AED 的有效补充　有研究比较了固定放置的 AED（static AED，S-AED）与公交车上配置 AED（bus-located AED，B-AED）的覆盖范围和 AED 获取时间。结果显示，在假定可访问时间一致情况下，S-AED 在所有时段的累积地理覆盖率为 23%。单独使用 B-AED 与 B-AED+S-AED 的覆盖比例分别为 20% 和 34%（工作日），14% 和 30%（周六），以及 10% 和 28%（周日）。在单独配置中，纯 B-AED 和纯 S-AED 的 3 分钟历史 AED 可及性无统计学显著差异（分别为 12% 和 14%）。然而，当允许在同一场景中取回其中任一类型的 AED 时，OHCA 覆盖率提高到 22%。由此可得出，配置 B-AED 可提高 AED 覆盖率，但不能作为一种独立的配置策略。

（八）第一响应人可将 AED 的有效辐射半径翻倍

AED 能否成功用于心搏骤停急救，部分取决于旁观者将 AED 运送到心搏骤停现场的速度。因此，缩短 AED 取回时间的技术有可能增加其有效覆盖范围/分布距离/辐射半径。例如，EMS 调度员通过电话将附近 AED 的准确位置传达给非专业的第一响应人，可缩短心搏骤停时 AED 获取时间。此外，通过智能手机应用程序，实时招募第一响应人进行心肺复苏。同时可通知 AED 附近的非专业第一响应人，告知其附近发生了心搏骤停。这样一来，就可以通过 AED 附近的第一响应人单程将 AED 运送到 OHCA 患者身边，离患者最近的旁观者不必往返取回除颤器（只需专注于 CPR 操作），从而使 AED 的辐射半径翻倍。

迄今为止，尚无公认的最佳 AED 配置策略。虽然指南推荐基于每 5 年至少有一次心搏骤停的场所来配置 AED，但缺乏循证医学证据支持。人口因素是影响 AED 配置策略及实施效果的重要因素，但有研究事实上证明了人口密度在住宅（非公共）区对 OHCA 的发生预测价值不尽如人意。基于其他单一人口因素的配置策略也更多来自于专家意见，缺乏有力的循证证据支持。基于空间因素的配置策略中，场所因素亦更多出于专家意见或主观经验考虑，而大样本研究结果提示在不同场所配置 AED 的效果存在差异，总体来说证据尚欠充分。基于地标的配置策略似乎更有说明力，但依赖于所在城市的单一或组合地标分布情况以及科学的算法。利用心搏骤停地理位置数据的 OHCA 密度图来指导 AED 配置的策略与指南推荐的策略类似,只需在地图上绘制 OHCA 的位置即可得到 OHCA 密度图,据此可确定心搏骤停高风险位置和 AED 的最佳配置位置。而基于分布距离/辐射半径的配置策略应属于最优空间配置策略,但最佳成本-效益比的分布距离或辐射半径(100m、300m 甚或 500m)取决于各城市的 EMS 发达程度,即从接到呼救电话至 EMS 人员到达 OHCA 现场的时间来决定,判定该策略是否有用的金标准是取回 AED 的时间要短于 EMS 到达 OHCA 现场的时间,当然最好是控制在心搏骤停的 AED 除颤"白金 5 分钟"内。另有基于志愿者获取 AED 的快速往返步行时间的配置策略,其本质上亦属于基于分布距离/辐射半径的配置策略,因志愿者的步行速度存在差异,各研究得出的往返时间亦差异显著。空间优化建模技术已被有效地用于确定最佳 AED 配置地点,此类模型可用于评估现有 AED 配置的覆盖范围,确定新增 AED 的最佳位置,并通过模拟来验证其效能。优化建模还可以辅助判断 AED 在高层建筑物内的理想配置位置(大堂还是电梯),具体取决于每层的 OHCA 发生风险,高层建筑的楼层数,以及大堂、地下区域和街道水平区域的 OHCA 风险。如考虑时间可及性,将 AED 配置在 24 小时可及的高能见度位置,如咖啡馆和自动取款机(通常也存在于人口密度高的区域),可以显著提高 AED 的可用性。基于时空优化的配置策略是迄今为止提出的最佳公共场所 AED 配置策略,该策略模型虽然源于加拿大多伦多,但在丹麦哥本哈根市进行了外部验证,均证实了其效能并具有推广意义。

建议采取循证数据驱动的统筹区域战略,根据心搏骤停风险和场所可及性优化 AED 资源的配置。心搏骤停风险的确定应基于当地心搏骤停数据(如有)进行评估。公众除颤计划优先考虑在心搏骤停发生风险最高且现有 AED 覆盖不足的场所配置新的除颤器。新时代的公众除颤计划亦应考虑原有 AED 配置的合理性并酌情做相应调整,模拟紧急情况下的人类行为,从而缩短取回 AED 的时间。鉴于各国、各城市环境和文化的差异,有必要开展进一步的干预性研究和大型公众除颤相关试验,以获取更多更可靠的循证医学证据。联合采用多种策略配置公共场所 AED、建立 OHCA 大型数据库及 AED 注册库、促进其与急救调度系统的整合、提升 AED 灵敏度和特异度、促成统一高能见度的 AED 标志及指引路牌、采用新型 AED 递送载体等综合手段,加强公众宣传和培训,引入第一响应人计划,切实提升 AED 使用率,从而进一步改善心搏骤停患者的结局和预后,为人民群众生命健康保驾护航。

(邓　哲)

第五节　公共场所自动体外除颤器配置现场目击者的响应机制

心脑血管疾病和意外伤害已成为居民死亡的主要原因之一,心搏骤停(CA)80% 以上发生在医院外,其黄金急救时间仅 4 分钟左右,应立即启动 CPR。然而当前,即使身处急救网络健全的社区,专业急救人员也很难确保 4~6 分钟内到达现场施救。因此,现场救护已成为我国 EMSS 中关键而薄弱的一环,难以满足人民群众日益增长的健康需求,与"健康中国"和"全民小康"国家战略目标中的相关要求还有一定的差距。

一、现场目击者的响应在心肺复苏中的角色与作用

现场目击者,又称为第一目击者(the first responder),也被称为第二方呼救者,是指在事

发现场,帮助患者拨打"120"急救电话寻求紧急医疗援助的人员。公共场所现场目击者按照其与患者的关系及响应能力可以分为亲属(包括配偶)、朋友/同事、院前急救人员、其他人员等四大类。这几类人的救治意愿和救治能力有所差别,总体来说,与患者关系越亲密,救治意愿越高。

对于心搏骤停的急救,第一目击者、第一时间、第一现场的社会或家庭的有效施救,往往比专业医疗机构的救助更为重要,而社会和家庭的医疗急救必须经过专业知识和技能培训。任何一位有急救能力的人,都可以通过急救知识和技能的规范培训与考核,而成为合格的第一目击者。"第一时间"是指院外常见急性威胁生命的疾病与事件决定生死的最佳救治时效,包括判断识别、紧急呼救和初步急救,从时间维度上强调"时间就是生命"。"第一时间"不仅是一切伤病急救的开始和基础,也是急救链上独立而关键的环节,其质量优劣直接决定患者生存与否,任何失误和延误均可导致不良预后,正确地判断和评估病情才能使现场救护有的放矢。国家心血管中心 2019 年的统计数据显示,中国每年心源性猝死者达 55 万,90%以上心搏骤停发生在院外。目前,我国合格的第一目击者不足 1%,欧美国家则达到 30% 以上。究其原因,一方面是我国公众缺乏规范有效的急救培训,旁观者 CPR 实施率低;另一方面,法律、文化、舆论等多方面因素导致"不会救""不敢救"现象严重。第一目击者现场救护能力既体现全社会每个公民的基本生存能力,也是一个国家、一个地区和一个城市文明程度的标志。

公众除颤(PAD)计划是指在院外心搏骤停发生率高、人员密集的公共场所配置 AED 并对公众培训 CPR,当发现院外心搏骤停患者时,由现场第一目击者在急救人员到达现场前使用 AED 对患者进行除颤,从而提高院外心搏骤停患者的院前复苏率和院内抢救成功率,改善其预后。80% 的 OHCA 患者是由室颤所引起,发病突然、进展迅速,患者发病数分钟后可能会死亡,室颤患者必须进行电除颤才能被纠正。目前高度自动化的 AED 操作很便捷,经过培训后,操作者极少发生操作差错,能够解决医务人员无法在第一时间对 OHCA 患者进行有效救治的难题。

配置 AED 公共场所现场目击者的响应可以分为帮助呼救、保持沟通及通过急救电话协助急救、心肺复苏、寻找 AED、实施自动体外除颤等环节。帮助呼救可以尽早联系专业急救人员,保持沟通及通过急救电话协助急救为患者尽早接触专业的急救提供了可能性。心肺复苏是帮助维持患者血液循环的必要手段,能为尽早开展除颤争取宝贵时间,而实施除颤是尽早挽救可除颤心搏骤停患者的最关键环节。

二、配置 AED 公共场所对现场目击者的响应机制

(一) 现场目击者

1. 人员群体　配置 AED 公共场所现场目击者应该是社会全体人员,考虑到实际情况,应优先培养重点公共场所从业人员,使其成为合格的现场目击者。这些重点公共场所主要包括机场、火车站、城市轨道交通站、交通枢纽、长途客运站、公园、景区、体育场馆、大型商场、影剧院和学校等。同时,各类商务楼宇、大型农贸集市、宾馆饭店、党政机关、企事业单位、大型社区和网红打卡地等人员密集场所也应根据实际情况培养其工作人员,掌握基本急救技能,使其成为合格的现场目击者。此外,在医疗机构内,即使拥有专业救护人员,也有必要安装 AED,保证急救资源随时可用。建议医院急诊科、心脏内科、急危重症等科室的医生、

护士等医务者对心搏骤停高危患者及其家属进行 CPR 及 AED 等相关急救知识的培训。建议在各高校开展 AED 培训,源源不断为社会培养一批又一批"第一目击者"。同时建议岗位人员每年一次急救基本技能考核和再评价,对存在问题进行逆向强化培训,保证急救技能的稳定。市民的社会自救、互救能力提升,不仅可以提升人民群众的生命健康水平,而且也能大大节约医疗费用。

2. 人员扩充　加强急救知识技能宣传培训　一是加强社区、乡镇卫生院医护人员的培训,充分发挥各社区、乡镇卫生院的院前救助作用,提高业务素质和急救能力,让院前救助实现无缝救助。二是依托各区红十字会、社会公益性救援队等力量,加大对居民开展急救知识和技能的宣传培训,特别是提高掌握心肺复苏技能的居民数量,提高我国居民的急救能力,确保居民能在急救车到达之前对病患进行简单正确的急救操作,为专业急救和后续医疗保障赢得宝贵时间、打下良好基础。

3. 人员培训　"全民参与"是提升我国第一目击者现场救护能力与水平的终极策略。在政府政策与资金支持下,利用学术团体、社会组织、志愿者团体、公益组织、企事业单位的优质资源,充分发挥红十字会、专业协会、医疗卫生机构急救专业的技术优势,各级卫生健康委员会承担起监督管理职能,大型公立医院发挥主体作用,广泛培训急救导师与公众,多渠道开展全面、持续的急救科学普及。坚持问题导向、目标导向和结果导向的原则,统一管理、统一大纲、统一质控,以进学校为突破口,带动进家庭、进单位、进社区和进农村,实现医疗急救知识培训五进目标。以实训、培训华和考试考核平台为抓手,利用大数据、人工智能、区块链等技术,创新教学培训考核机制,改变传统的培训考核方式,科学组织管理实施,快速全面加以推进,加强过程和效果考核,提升资金使用效率和培训效果,提升广大公众医疗急救知识普及率。

(1)培训对象与内容:培训人员应以警察、消防员、飞机乘务员、导游、游泳场馆救生员、机动车驾驶员及教练、矿山抢险人员、救护车驾驶员、学生、军人、大型场所工作人员和大型交通工具工作人员等为主体,因为这些群体通常是心搏、呼吸骤停发生时现场的第一目击者。以不同层级的导师为基础带动实施社会公众、广大志愿者的急救培训,快速推进全民急救科学普及。国内某些地区急救培训导师分为课程导师、主任导师及区域性主任导师,一次性高分通过理论与操作课程培训与考核的医护人员才能被授予相应导师资格。区域性主任导师为高水平培训师资,负责培训主任导师;主任导师负责培训课程导师;课程导师负责培训学员、志愿者与公众。分层级、规范化的导师制培训保证了培训方法、内容、流程及评价的标准化与同质化。培训内容包括心搏骤停的识别、呼救、CPR、AED 使用及其他现场急救技能。

(2)培训考核与评估:培训的目标就是实战,公众与志愿者培训以能够正确实施 CPR 等急救操作作为最基本的资质考核要求。急救培训一定要确保培训时间充足。第一轮培训完成后,至少 6 个月内需要复训,可采用整体的培训方法,培训内容包括胸外心脏按压深度、频率、胸廓完全回弹。通过初步培训、反复练习和指导,有助于提升培训效果,从而巩固 CPR 急救知识和技能,使其成为合格的"第一目击者"。

(3)创新培训方式方法:一些新的培训方式包括网络平台、新媒体和移动设备应用(APP)等都可以用来进行培训。对于专业人员而言,以团队形式实施的,使用社会学习理论能有效帮助公众实现所期望的急救知识、技能和态度,为临床实践的首选。鼓励运用科学、先进的培训方法(例如模拟培训教育等),利用各类仿真模型、虚拟教学培训系统、CPR 反馈装置等现代科技手段提高操作技能培训的质量和效果。

（4）培训场地：以建设急救科普社区站如"急救小屋"为载体，开展示范社区活动，逐步构建民众急救科学普及网络。急救科普社区站主要功能：免费供民众体验急救设备和器材，观看急救宣传片，发放培训手册，学习如何正确拨打120急救电话，并通过模拟情景意外事故、灾难避险中的CPR、创伤救护、AED使用等技能。科普站要求有容纳一定数量学员的固定场地，有一定数量的培训导师，有定期开展急救培训的设施设备与场地条件。科普站要做到"四定"，即定时开放、定时布局、定人管理、设备固定。

（5）培训形式：以急救科普"五进"为切入点，进企业、进学校、进机关、进社区、进农村。与企业的安全生产相结合，为企业员工、大型工地安全管理人员和一线作业人员开展事故灾害现场紧急救援知识讲座，安排医疗救援专家为工地提供工伤事故急救绿色通道服务。与教育主管部门合作，深入大、中、小学，将急救知识作为国民必修课程之一。与机关合作，举办干部职工现场急救知识和技能培训，特别是与干部培训结合，通过提升领导干部的认知观念，带动普通职工，放大宣教影响。与社区、居委会建立长期合作关系，在社区图书室设立家庭医疗卫生知识专架，在文化站开辟健康宣传专栏；为社区居民开展急救培训和卫生应急知识讲座。在乡村，积极发挥村卫生室等基层医疗机构作用，在乡镇和人口聚集地设立急救知识咨询台，发放宣传材料，开展急救知识讲座和培训。

（6）培训传播方式：利用报刊、电台和电视台等传统传媒的同时，还需充分利用"两微一端""互联网+"模式、网络远程教育，创建社区服务网站、现场救护网上虚拟体验区、自助培训与志愿者服务终端等新媒体平台。坚持"精准健康传播"理念，去除碎片式知识传播、摒弃片段式见解传播、割断谣言式误导传播，以人为本，将急救知识以老百姓喜闻乐见的形式，源源不断地推送给每一个人。搭建跨界合作的科普平台，成立"白金10分钟"、现场救护第一目击者联盟、中国健康科普联盟等急救科普联盟，为急救科普宣传与交流提供组织保证。多个学术团体编纂著作、帮建基地、举办节目、创立刊物、培育队伍、筹募基金，开设各种公众需要的急救课程、设立急救开放日、举办公益活动带动急救学科在公众科普意义上的发展。结合不同人群的特点，激发广大组织的积极性和创造性，编写与传播急救歌、急救舞，开发各种形式，提供活泼生动的全民急救教育素材。

（二）现场目击者响应方式

配置AED公共场所现场目击者的响应方式可以是目击者自发行为，也可以通过院前急救调度员电话指导，目击者自发响应的具体流程见下文流程。对于有院前急救调度系统支撑的响应方式如下，前期对AED信息入网注册进行统一管理，将互联网与急救服务紧密结合，如将公共场所AED地图接入"120"急救指挥调度平台中，公众拨打"120"急救电话后，在救护车到达现场之前，急救中心调度员除了对其可以进行电话指导（有条件的可以视频指导）救护他人，还可以第一时间调度匹配到附近的第一目击者，并准确查询事发地点附近AED放置点，利于救援的开展；也可结合手机定位软件，通过GPS或中国北斗卫星导航系统特定的定位技术获取移动手机或终端用户的位置信息（经纬度坐标），从而在电子地图上标出被定位对象、第一目击者以及AED的位置分布，发出求救信号，周围第一目击者与附近AED自动相互匹配，使其通过手机地图软件快速查找AED及相关应急设备的位置。有条件时选用可提供动画和语音等多种指导方式的AED，从视觉和听觉等多途径给施救人员现场指导。

(三) 现场目击者响应流程

美国心脏协会发布的最新心肺复苏指南中将院外心肺复苏生存链扩展为六个环节,依次是:启动应急反应系统、高质量的 CPR、除颤、高级心肺复苏、心搏骤停恢复自主循环后治疗和康复。这一过程涵盖了公共场所配置 AED 现场目击者的响应流程,目击者可以实施的环节包括启动应急反应系统、高质量的 CPR、除颤(详见第二章第二节生存链部分)。

为了尽快除颤,应增加 AED 配置的资金投入力度,提高急救设施覆盖率。市区两级统筹,加大急救站点资金投入,建好配强区级急救中心人员和设备,同时注重引入社会资本、公益资金。在地铁站、商场、学校、机关、社区和企业等人员密集场所安装 AED 等急救设备,投入站点建设:①增加人员密集公共场所的 AED 配置数量,实现人员密集场所直线距离 100m 范围内配置 1 台 AED。②遵循 3~5 分钟之内,救助者能够拿到 AED 并赶到患者身边的原则进行配置。效仿杭州等 AED 布局优秀的城市,从城市层面统一社会急救人员登记系统、官方 AED 地图、极速发布院外急救事件等子系统,将急救事件、地理位置、最近的 AED 设备等信息,推送给附近愿意救助他人的在册社会急救人员。此外,该系统还应与全市 120 急救系统对接,确保院前急救信息高效畅通流转,真正实现政府投入的社会效益最大化。

(四) 现场目击者响应法律免责

1. 相关法律法规 在我国当前社会中,在现场目击者响应方面还缺乏相关法律法规,一方面,被救助者可能会讹诈救助人,导致错误地判决其承担侵权责任,使好人蒙冤;另一方面,行为人造成损害后也可能会冒充好人,混淆是非,造成社会影响。这些都需要进一步改进,保护善意救助人。

基于民法总则第一百二十一条、一百八十四条"没有法定的或者约定的义务,为避免他人利益受损失而进行管理的人,有权请求受益人偿还由此支出的必要费用"的精神,制定可落地的"好人法",从立法层面明确相关人员、一线工作人员责任义务,解除重点职业人群、社会热心人士担心紧急施救造成不良后果的后顾之忧。

2. 开始施救与停止施救 第一目击者应对现场环境、自身救助能力、自我保护能力及客观救助条件进行评估,确认现场无危险后方可进入。伤病患者作为社会个体,自己有权决定是否接受紧急救助。不应救治一个拒绝被施救的人,如果患者中途拒绝救护应停止救护。如果是无意识或无法做出反应的成年人无法表达许可,包括一些精神障碍、严重创伤或危重症患者,以默示同意处理。如果是意识清楚的儿童或婴儿,须取得父母或监护人的许可;如果父母或监护人不在场则默认为同意;如果他们在场但不同意救治应停止救护。在情况允许时,第一目击者可与伤者进行沟通并取得患者知情同意,为避免纠纷可留下视频等证据。第一目击者在以下情况可以终止施救:心肺复苏成功;专业急救员接管患者;第一目击者已无力继续施救;现场不安全。

3. 施救防护及其他

(1) 个人防护装备:建议配置简易面罩、护目镜、非乳胶手套等个人防护装备,以便在急救时隔离与患者直接接触中各种潜在的传染性疾病。

(2) 辅助工具:在人流量大、人群密集的公共场所建议配置荧光棒、哨子、应急照明工具和废物袋等辅助工具,在紧急情况下荧光棒、哨子和应急照明工具能够疏散人群并帮助医疗急救人员准确找到患者的位置,废物袋可用于医疗废物的处理和收集患者的散落物品。

4. 社会支持

（1）政策：政府层面应高度重视，从健康中国与全民小康的战略高度给予政策与资金支持，从法律、卫生、教育、科技、文化和舆论等各方面组织和引导全社会广泛参与推进，形成一个常态长效的激励机制，提高公益性急救培训的系统性和持久性。将急救培训认证纳入社会公共管控系统，实现紧急救援全民接力。相关部门制定急救员配备比例，规定达标期限，作为部门规划内容之一，在全国范围内开展不同层级急救员统一认证考试，相关单位也可在招工时制定针对急救员的优先政策，培养出更多的全职或兼职的团队和个人。

（2）法律：急救培训机构应依据相关法律法规、制度来制定培训目标，培训资质受法律约束，培训模式受法律保护，公众的现场急救行为也应受法律约束和保护。《中华人民共和国民法典》单独规定了"好人法"，救助人不再承担重大过失责任，目的就是鼓励救助人实施救助行为，避免因为救助行为而遭到受助人的讹诈，并从法律法规层面规范体系、设施、培训等条款。但目前，国内公众的急救意愿还有待提高，需要进一步从法律层面赋予公众紧急情况下目击者救人的权利与义务，需要进一步厘清急救行为的法律责任问题。

（3）科技：随着"互联网+"模式、人工智能技术在急诊医疗领域的深入发展，一些创新方法包括网络平台、新媒体、APP科普培训、志愿者服务、紧急呼救和调度系统等在急救中可发挥重要作用。伤害事件与疾病突发时，患者可通过微信公众号一键呼救平台对接城市急救调度系统，120调度员根据系统预案指导报警人第一时间采取力所能及的自救互救措施，包括电话指导的心肺复苏，通过"follow me"（跟我做）的方式不间断音视频指导在线第一目击者实施CPR，将急救前移至报警阶段，实现"报警即急救"。这样可以弥补院前急救的"空窗期"，有效缩短呼救至得到有力医疗抢救的时间，显著提升院前急救效率与抢救成功率。在高级调度在线生命支持系统平台上实现第一目击者指导与AED定位地图等，提供快速、准确、便捷的院前急救服务，有望得到进一步规范与推广。

（4）文化：在普及急救培训教育中应该始终贯穿和培养公众勇于施救、互助互爱的急救文化，将急救素养提升至"健康中国"战略高度。唤醒大众，从全民精神和修养层面提供引导与培育，使公众获得一种精神力量的驱动和支持，让全社会"想救、敢救、能救、会救"。弘扬社会主义的精神文明风尚，友好、互助的社会关系不仅能促进日常的心理、生理健康，也有助于在危急时刻相互扶持，共渡难关。培养公众健康文化，是急救科普最终成功，也是实现个人和社会的健康人生目标的重要保障。

三、现场目击响应志愿者团队的建设

国内的现场目击响应志愿者团队建设还处于起步阶段，没有相对成熟完善的社区和志愿者团队。以下以北京的现场目击响应志愿者团队的初步建设为例简要介绍当前的模式实例。

在日常急救工作中，经常由于社区路况复杂、独居老人无法高效呼叫"120"，客观延长了急救车抵达呼救现场的时间，同时居民主动咨询迫切希望学习急救技能。因此，北京急救中心与中国社会科学院大学社会学院MSW教育中心联合成立中国社会科学院社工硕士教学实习基地，引入社工专业研究生运用专业研究方法，开展院前急救医务社工工作。拟形成与高校联合的、以社工硕士实习生为主体的、以党委统筹督导的，院前急救全流程医务社工融入式服务模式，且探索公共卫生服务领域院前急救医务社工有效应用的发展模式。

以石景山区鲁谷街道部分社区为试点,院前急救医务社工与街道联合深入社区,调动居民参与急救的积极性,培训社区志愿者,成立社区志愿者队伍,普及急救知识。从要我学急救转变成我要学急救,掀起全民学习急救知识的热潮,提高急救知识普及率,提升社会自救互救能力,解决患者在呼叫过程中遇到的困难,缩短急救反应时间,提高抢救成功率。具体任务主要包括培育社区志愿者队伍,协助简单的急救工作;以点带面,发展社区培训导师,形成社区急救培训"自成长"模式;探索院前急救医务社工与志愿者融入院前急救全流程的可复制工作模式,缩短院前应急反应时间,进而探索公共卫生领域院前急救医务社工有效应用的发展模式。具体实施过程中由试点区卫生健康行政部门监督指导鲁谷街道志愿服务工作的实施;石景山区鲁谷街道协调辖区内社区社工确定帮扶对象,指导并参与社区志愿队伍的建立、运行与管理,并协助设计急救车停靠位及相应标识;北京急救中心负责制定整体工作方案,组织协调推进工作。具体内容包括制定院前急救医务社工工作制度、志愿者职责,与街道联动,培育社区志愿者队伍,制定院前急救医务社工和志愿者加入院前急救全流程的工作程序和工作方法;负责对志愿者进行急救知识技能培训,选拔考核社区培训导师,并对社区培训提供远程科普指导;根据院前急救医务社工工作制度,与社工做好工作配合,及时启动工作程序,将社工与志愿者引入院前急救全流程;研究设计用于社区志愿队伍管理的信息平台;此外还协助设计志愿者队伍宣传标识,做好社会宣传。

实施步骤包括准备阶段和实施阶段。准备阶段:北京急救中心与街道联动成立专项工作机构,并向市卫生健康委主管部门申请试点;在北京急救中心与社区进行深入调研,明确志愿者队伍工作内容与职责;根据职责内容,确定工作推进计划,研究制定推进项目的工作方案。实施阶段:启动院前急救志愿者队伍建设,探索将其纳入院前急救全流程,缩短反应时间,提高社会自救互救能力。具体实施过程中先通过多种渠道招募志愿者,将其信息纳入院前急救调度指挥系统,并进行桌面推演;线上与线下结合,完成基本急救辅助技能培训与考核,对于考核合格的志愿者发放证书;当志愿者所在片区有需要院前急救支援时启动志愿者辅助流程,可同时开启多方通话,实时指导,提高院前急救辅助工作质量;志愿者执行任务后将个人操作详情反馈至北京急救中心,系统自动记录志愿者服务基本情况;定期开展院前急救志愿者案例分享沙龙,不断提高院前急救辅助能力。

(张进军)

参 考 文 献

[1] 中华医学会急诊医学分会,中国医学科学院海岛急救医学创新单元(2019RU013),海南医学院急救与创伤研究教育部重点实验室,等.中国自动体外除颤器布局与投放专家共识[J].中华急诊医学杂志,2020,29(8):1025-1030.

[2] 李宗浩,葛鑫.自动体外除颤器和"公众启动除颤"计划[J].中国急救复苏与灾害医学杂,2020,15(9):1013-1018,1036.

[3] KITAMURA T,KIYOHARA K,SAKAI T,et al. Public-Access Defibrillation and Out-of-Hospital Cardiac Arrest in Japan[J]. N Engl J Med,2016,375(17):1649-1659.

[4] NAKASHIMA T,NOGUCHI T,TAHARA Y,et al. outcomes in patients with out-of-hospital cardiac arrest in Japan:a population-based cohort study[J]. Lancet,2019,394(10216):2255-2262.

[5] RINGH M,HOLLENBERG J,PALSGAARD-MOELLER T,et al. The challenges and possibilities of public

access defibrillation[J]. J Intern Med,2018,283(3):238-256.

[6] 中华医学会急诊医学分会复苏组.中国心肺复苏指南(初稿)[J].岭南急诊医学杂志,2002,7(2): 141-161.

[7] 赵旭峰,董雪洁,张琳,等.自动体外除颤器的普及现状及其在我国的应用展望[J].中国急救复苏与灾害医学杂志,2019,14(2):104-107.

[8] NEHME Z,ANDREW E,CAMERON PA,et al. Population density predicts outcome from out-of-hospital cardiac arrest in Victoria,Australia[J]. Med J Aust,2014,200(8):471-475.

[9] BROOKS SC,CLEGG GR,BRAY J,et al;International Liaison Committee on Resuscitation. Optimizing outcomes after out-of-hospital cardiac arrest with innovative approaches to public-access defibrillation:A scientific statement from the International Liaison Committee on Resuscitation[J]. Resuscitation,2022,172: 204-228.

[10] BRADY WJ,MATTU A,SLOVIS CM. Lay Responder Care for an Adult with Out-of-Hospital Cardiac Arrest [J]. N Engl J Med,2019,381(23):2242-2251.

[11] Leung KHB,Brooks SC,Clegg GR,et al. Socioeconomically equitable public defibrillator placement using mathematical optimization[J]. Resuscitation,2021,166:14-20.

[12] SCHOBER P,VAN DEHN FB,BIERENS JJ et al. Public access defibrillation:time to access the public[J]. Ann Emerg Med,2011,58(3):240-247.

[13] KARAM N,NARAYANAN K,BOUGOUIN W,et al. Major regional differences in Automated External Defibrillator placement and Basic Life Support training in France:Further needs for coordinated implementation[J].Resuscitation,2017,118:49-454.

[14] MARIJON E,BOUGOUIN W,TAFFLET M,et al. Population movement and sudden cardiac arrest location[J]. Circulation,2015,131(18):1546-1554.

[15] BECKER L,EISENBERG M,FAHRENBRUCH C,et al. Public locations of cardiac arrest. Implications for public access defibrillation[J]. Circulation,1998,97(21):2106-2109.

[16] FOLKE F,GISLASON GH,LIPPERT FK,et al. Differences between out-of-hospital cardiac arrest in residential and public locations and implications for public-access defibrillation[J]. Circulation,2010,122 (6):623-630.

[17] SARKISIAN L,MICKLEY H,SCHAKOW H,et al. Use and coverage of automated external defibrillators according to location in out-of-hospital cardiac arrest[J]. Resuscitation,2021,162:112-119.

[18] DAHAN B,JABRE P,KARAM N,et al. Optimization of automated external defibrillator deployment outdoors: An evidence-based approach[J]. Resuscitation,2016,108:68-74.

[19] ZIJLSTRA JA,STIEGLIS R,RIEDIJK F,et al. Local lay rescuers with AEDs,alerted by text messages, contribute to early defibrillation in a Dutch out-of-hospital cardiac arrest dispatch system[J]. Resuscitation, 2014,85(11):1444-1449.

[20] SUN CL,DEMIRTAS D,BROOKS SC,et al. Overcoming spatial and temporal barriers to public access defibrillators via optimization[J]. J Am Coll Cardiol,2016,68(8):836-845.

[21] HUIG IC,BOONSTRA L,GERRITSEN PC,et al. The availability,condition and employability of automated external defibrillators in large city centres in the Netherlands[J]. Resuscitation,2014,85(10):1324-1329.

[22] SIDEBOTTOM DB,POTTER R,NEWITT LK,et al. saving lives with public access defibrillation:a deadly game of hide and seek[J]. Resuscitation,2018,128:93-96.

[23] SMITH CM,COLQUHOUN MC,SAMUELS M,et al. new signs to encourage the use of automated external defibrillators by the lay public[J]. Resuscitation,2017,114:100-105.

[24] KARLSSON L,MALTA HANSEN C,WISSENBERG M,et al. Automated external defibrillator accessibility is

crucial for bystander defibrillation and survival：a registry-based study［J］. Resuscitation，2019，136：30-37.

［25］杨鸿麟，郑博，都率，等. 北京市景区急救药品和急救设备设施配置现状调查研究［J］. 中国急救医学，2017，11（37）：1061-1063.

［26］郭宇畅. 论《民法总则》第184条的免责范围［J］. 法制博览，2019（16）：124-125.

［27］王立祥，孟庆义，余涛. 2016中国心肺复苏专家共识［J］. 解放军医学杂志，2017，42（3）：243-269.

［28］王立祥，孟宪励，苏婧. 中华精准健康传播专家共识指南［J］. 中国研究型医院，2018，5（4）：39-42.

［29］高丁，李斗，张进军. 基于高级调度在线生命支持系统实施电话指导心肺复苏的新策略［J］. 中华急诊医学杂志，2023，32（1）：6-9.

［30］LIN YY，CHIANG WC，HSIEH MJ，et al. Quality of audio-assisted versus video-assisted dispatcher-instructed bystander cardiopulmonary resuscitation：A systematic review and meta-analysis［J］. Resuscitation，2018，123：77-85.

［31］DING J，HU X，ZHANG X，et al. Equity and efficiency of medical service systems at the provincial level of China's mainland：a comparative study from 2009 to 2014［J］. BMC Public Health，2018，18（1）：214.

第七章

公共场所自动体外除颤器配置的组织与管理

AED

第一节　公共场所自动体外除颤器配置的团队建设

为顺利完成政府主导的公共场所配置自动体外除颤器（AED）安装任务，实施单位有必要组建一支高效的公共场所配置 AED 安装管理团队。

美国著名管理学 Stephen P.Robbins 教授的团队建设理论和美国心理学布鲁斯·塔克曼教授的团队发展阶段模型可以为公共场所配置 AED 安装管理团队组建和运行指供思路和指引。Stephen P.Robbins 认为团队就是两个或两个以上，相互作用，相互依赖的个体，为了特定目标而按照一定规则结合在一起的组织。Bruce Tuckman 提出的团队发展阶段模型，认为团队从组建到任务完成，经历组建期（forming）、激荡期（storming）、规范期（norming）、执行期（performing）、休整期（adjourning）五个阶段，该团队建设周期观点，可以为团队的发展予以阶段管理指导。

2017 年，深圳作为改革开放的桥头堡，在经济发展和民生保障均取得瞩目成就的基础上，全面贯彻落实发展为民、发展惠民，保障和改善民生的新发展理念，在全国率先启动"公共场所配置 AED 项目"。项目由政府财政出资、深圳市卫生健康委员会委托深圳市急救中心主导分年度完成公共场所配置 AED 10 500 台，分别为 2017 年 500 台、2018 年 1 000 台、2019 年 2 000 台、2020 年 2 000 台、2021 年 2 000 台、2022 年 3 000 台。

一、安装管理团队的组建

（一）公共场所配置 AED 安装管理团队

在管理学和组织行为学中，团队是组织管理的重要内容，也是各类组织不断提高工作效率的一种主要方式。美国著名管理学 Stephen P.Robbins 教授将团队定义为"由少数有互补技能，愿意为了共同的目的，设立业绩目标和工作方法、相互承担责任的人们组成的群体。"公共场所配置 AED 安装管理团队即为了完成特定时期内政府主导公共场所配置 AED 的安装任务而由本单位不同部门、不同专业的人员所组成的独立性项目团队。

（二）公共场所配置 AED 安装管理团队特点

团队以目标为导向，一定时间内在公共场所完成一定数量 AED 的安装布点工作；团队以协作为基础，团队成员需发挥团队精神、互补互助以达到团队最大工作效力；团队需要共同的规范和方法，团队成员共同遵守共同制定的规则、权力及义务，并以此规范约束自己的行为，从而形成一个战斗力、凝聚力强的群体。

（三）公共场所配置 AED 安装管理团队构成要素

美国著名管理学 Stephen P.Robbins 教授的团队建设理论认为，任何组织的团队，都包括五个要素，简称"5P"，即目标（purpose）、定位（place）、权限（power）、计划（plan）和人员（people）（图 7-1），这五个要素是组成团队必不可少之物。

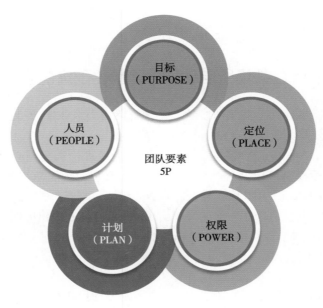

图 7-1 团队构成五大要素

1. 清晰的目标（purpose） 团队有一个既定的、明确的目标，它能为团队成员指引方向、提供动力，让成员愿意为其贡献力量。团队目标必须是具体的，即明确做什么，达到什么结果。目标应是以时间为基础、可以衡量的、可达到的，能够用数据或事实来表示。具体到公共场所配置 AED 安装管理团队，目标应为规定时间内高效地完成年度公共场所配置 AED 的沟通、现场选点、安装任务。

2. 明确的定位（position） 定位是为了确立团队的组织形式，明确团队在本单位中的管理模式、成员来源和领导者。对于公共场所配置 AED 安装管理团队的组织形式，建议选择职能式组织形式，在项目期中，所有团队成员仅向组长负责，团队成员来自本单位不同部门，成员需要完成项目中分配的任务，但他们并没有脱离原来的职能部门，属于兼职工作性质。职能式组织形式实现了利用的灵活资源，为了实施项目，可以把职能部门的人员临时组织起来执行公共场所配置 AED 安装管理工作，项目完成后，这些人员回到日常工作中，不会为项目结束后的去向担忧。

3. 适当合理的权限（power）　每个团队成员都有固定的角色,各司其职。具体到公共场所配置 AED 安装管理团队,团队组长确定后,实行组长负责制,全权负责相应工作的计划与组织实施,对团队集体负责。组长根据目标确定团队的主要工作职责,然后将每项职责细化并分解落实到每个成员。

4. 完善的计划（plan）　任何一个团队应该有针对项目实施的周密计划,计划越完善、越客观、越具体、越有预见性,越能更高效地实现团队目标。具体到公共场所配置 AED 安装管理团队,计划就是团队成员的行动指南,需要制定一系列具体的工作方案、工作流程、工作标准和时间表。计划需要提前准备,也可以根据不同进程调整计划。

5. 合理分工的人员（people）　团队是由人组成的,确定团队的目标、定位、职权和计划,都只是团队能够正常开展工作的基础,而最终能否成功实施并完成目标取决于人。具体到公共场所配置 AED 安装管理团队,选择成员的原则是团队的目标和定位,一旦明确了团队的具体工作,即可确定团队的人员架构。团队成员的不同职能主要有项目策划、计划制定、项目实施、项目协调、监督和质量控制等。只有通过合理的分工才能完成团队的目标,在人员选择方面要考虑人员的能力、资源、经验等的独当一面与互相匹配。团队的领导者则不仅需要在急救专业技能有一定的优势外,还需要在团队锻炼、融合、组织等方面有一定的能力,起到"帮,扶,传,教,带"作用。

二、安装管理团队的运行

（一）公共场所配置 AED 安装管理团队组织架构

公共场所配置 AED 安装管理团队需要建立组织架构来对工作任务加以分化和整合（图 7-2）。有了清晰的组织结构,团体才可以划分业务,然后再确定具体的部门及岗位职责,明确组员数量和人员需求,做好定任定额,后面才是进一步的各种措施制度流程的完善,确保部门内业务顺畅,部门间业务沟通顺利。

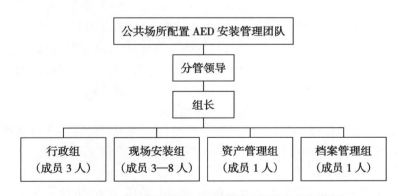

图 7-2　公共场所配置 AED 安装管理团队组织架构图

（二）公共场所配置 AED 安装管理团队的分工

1. 行政组　行政组包括 3 名成员,包括团队分管领导 1 名、团队组长 1 名、团队成员 1 名。团队分管领导职责为研究、审议公共场所配置 AED 部署规划,指导、督办布点安装工作;团队组长职责为根据公共场所配置 AED 数量、时间、人员等综合因素,制定项目的总体规划与阶段计划、制定项目实施过程中的标准化、规范化工作手册和流程;组织团队成员进行相关技能培训;设置团队中的各种角色及分工,并分配好各角色的责任与权限;关注项目实施中的每一个时间节点,并在每个时间节点审核并评估项目进度;及时发现并处理项目实施中出现的问题;团队成员职责为负责公共场所配置 AED 各种文件收发,编写布点安装方案、会议纪要、制订安装流程;组织召开会议,沟通各组、安排布点安装计划、汇总布点安装情况。

2. 现场安装组　根据公共场所配置 AED 数量,现场安装组建议由 3~8 名成员构成。主要职责为负责与 AED 安装配置单位沟通、实地考察、采点、选点、联系上门安装,签订合作协议、填写验收单。

3. 资产管理组　资产管理组由 1 成员构成,主要职责为负责 AED 设备检测、办理出入库手续、固定资产管理、项目验收。通过政府统一采购的安装配置在公共场所的 AED 为国有固定资产,所有权归属采购实施单位,使用权为社会全体公众。资产管理组需对 AED 固定资产的登记、领用、使用、维修、报废等进行全过程的管理。AED 实施单位与 AED 安装配置单位签订"公共场所配置自动体外除颤器合作协议",明确双方权利和义务,共同做好固定资产管理。为防止配置在公共场所的 AED 丢失,AED 实施单位可购置相关的固定资产丢失险。"公共场所配备自动体外除颤器合作协议"需要明确包括:

协议性质:国有资产自动体外除颤器设备无偿配备和免费提供给社会公众使用。

合作方式:AED 实施单位在 AED 安装配置单位选定适宜的公共区域,由政府无偿配备适当数量的 AED;AED 产权归属项目实施单位,使用权归属社会公众,AED 安装配置单位负责日常的 AED 无偿巡视、巡查。

合作约定:AED 实施单位提供 AED 发放、安装、培训,以及约定时限内 AED 的日常巡查、保养、维护、更新和保全等专业服务。AED 安装配置单位无偿提供开放式场地,有计划地安排本单位或者本系统员工接受 AED 使用、维护和相关急救知识技能的培训,指定专人作为管理员,定期检查 AED 性能,并确保公众在最短时间内可以方便获取 AED 实施现场急救。

风险承担:AED 安装配置单位如发现配置的自动体外除颤器有损坏、遗失,应及时告知 AED 实施单位并报警,并无偿协助提供监控视频,配合公安机关开展调查。

4. 档案管理组　档案管理组由 1 成员构成,主要职责为对公共场所配置 AED 的安装数量、安装地理位置、使用情况进行登记、建册。做好各类文件、资料、合作协议、验收单等的收发、整理、保管、存档等工作,各类资料保存完整,及时分类归档。

(三) 公共场所配置 AED 安装管理团队工作流程

在公共场所配置 AED 的安装管理实施过程中,建立科学、严谨的工作流程(图 7-3)并将这些流程有效执行、控制和管理,对安装管理团队规范化管理至关重要。

(四) 公共场所配置 AED 安装管理团队工作规范

1. AED 配置场所　深圳市根据公共场所承担的城市功能,结合其面积、人流量、院外心搏骤停发生率等因素,将必须配置 AED 的公共场所分为三类。一类公共场所包括城市主要交通场站(口岸、机场、地铁站、火车站(高铁站)、客运站、游轮码头)、体育健身场所(体育馆、球类(训练、比赛、娱乐)场所、健身场所、游泳场(馆)等)、医疗卫生服务机构(市级医院、区级医院、社区医院、社区健康服务中心、社区健康服务站、中医馆)、养老机构(养老院、老人照料中心、老人娱乐活动中心)、学校(高等学校、高级中学、初级中学、小学)、大型购物场所(50 000m² 以上都市型购物中心、地区型购物中心)。二类公共场所包括公共住宿场所(经各

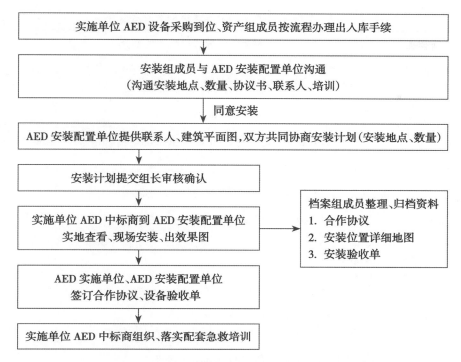

图 7-3 公共场所配置 AED 安装管理团队工作流程图

级旅游星级饭店评定委员会评定为一星级及以上的宾馆、酒店、旅馆、旅社、宾舍、度假村、俱乐部等)、文化交流场所(展览馆、博物馆、美术馆、图书馆、宗教活动场所、书店等)文化娱乐场所(影剧院、音乐厅等)住宅小区(商品房、公租房、人才房、宿舍楼等)、办公场所(企事业单位办公楼、商务楼、部队、工厂、建筑工地等)、公众服务场所(党群服务中心、行政办事大厅、派出所、对外服务办事窗口)、公共交通工具(火车、高铁、飞机、客渡、公交车)。三类公共场所为除列入一类及二类以外的其他公共场所。

2. AED 配置密度 深圳市根据不同的公共场所配置相应数量的 AED,一类公共场所 AED 配置密度满足每台 AED 服务辐射半径≤300m 或施救者直线步行 3~5 分钟可获取;二类公共场所 AED 配置密度满足每台 AED 服务辐射半径≤600m 或施救者直线步行 3~10 分钟可获取;三类公共场所根据需求配置适宜密度的 AED。

3. AED 配置选点 深圳市公共场所 AED 的设置点选择在公共场所人流密集区域、位置显眼、易于发现、方便取用且不影响人员安全疏散的固定位置(表 7-1)。AED 设置点周边无易燃或易爆物品;周边区域环境清洁和干燥;周边区域有网络、监控设备覆盖或人员值守。

4. 配置方式 深圳市按照配置场所的不同,选择不同的 AED 安置方式,常规公共场所 AED 设备安置在机柜(箱)内,机柜(箱)(图 7-4、图 7-5)外形尺寸与 AED 匹配,机柜(箱)体端正,无歪斜、翘曲等变形现象,箱体表面无凹凸不平、毛刺等加工缺陷;机柜(箱)不上锁、不遮挡、不扫码,开启操作轻便灵活、无卡阻现象。机柜(箱)放置在地面或桌(台)面或悬挂于墙面,机柜(箱)牢固安装。AED 设备便于取用,其上沿离地面垂直高度不高于 1.5m。部分安置在户外的 AED,选用具有防湿、防寒、防晒、防腐蚀、防雷等保护措施的机柜(箱)。特殊公共场所,如公共交通工具,将 AED 设备安置在具备防震功能的便携式手提式箱包内(图 7-6)。

表 7-1　深圳市各类公共场所 AED 配置选点推介表

公共场所类别	配置安装选址推介
城市交通枢纽	覆盖每层建筑平面、有规律的安装在各类服务台、客服中心、监控室附近、垂直电梯附近，重要出入口、等候区、安检区、售票处
市政城市、自然公园	重要出入口、保安亭、公共洗手间附近
观光旅游区	重要出入口、售票处门口、医务室门口、服务台、客服中心、公共洗手间附近
体育健身场所	重要出入口、服务台、客服中心
养老机构	重要出入口、医务室门口、护士站、服务台、客服中心、
医疗卫生服务机构	室外出入口、服务台、客服中心
学校	校门口、医务室门口、操场（运动场）附近、宿舍楼一楼出入口、图书馆出入口、食堂出入口
公共住宿场所	服务台、客服中心、垂直电梯附近
居民住宅小区	多层楼梯房：保安亭、管理处、一楼出入口 小高层、高层电梯房：一楼大堂出入口、垂直电梯附近
大型购物场所	商场门口、服务台、客服中心、垂直电梯附近
文化交流场所	重要出入口、服务台、客服中心、垂直电梯附近
文化娱乐场所	重要出入口、服务台、客服中心、垂直电梯附近
办公场所	重要出入口、服务台、客服中心、垂直电梯附近
公众服务场所	重要出入口、服务台、客服中心
其他公共场所	重要出入口、服务台、客服中心、垂直电梯附近

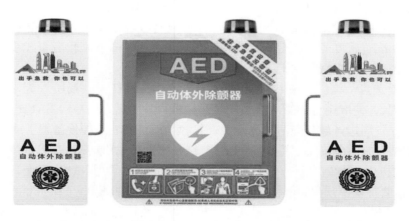

图 7-4　深圳市公共场所配置 AED——墙式 AED 机柜（箱）示意图

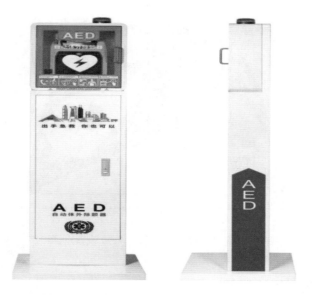

图 7-5　深圳市公共场所配置 AED——立式 AED 机柜（箱）示意图

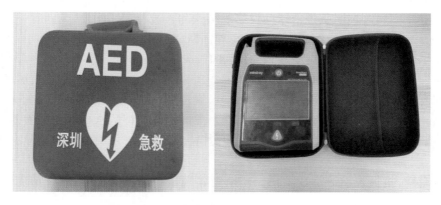

图 7-6　深圳市公共场所配置 AED——箱包式 AED 手提包

5. AED 标志标识　深圳市 AED 设置点标志为三角形柱式立体结构（图 7-7），AED 设置点标识牌的下沿距地面的垂直高度大于 2m。

（五）公共场所配置 AED 安装管理团队工作模式

1. 成员执行、组长把关　公共场所配置 AED 安装管理团队安装组成员工作实行区域包干、一站式全程负责制，包括与 AED 安装配置单位的沟通、采点、选点、安装、调试、回收"公共场所配置 AED 合同协议、验收单"。AED 安装配置单位具体安装地点、安装数量、安装时间由安装组成员进行前期实地查看，沟通协调，再提交组长审核确认，成员再落实执行。

2. 线上汇报、线下协调　公共场所配置 AED 安装管理团队为提高工作效率，团队成员实行线上微信工作群汇报制度。每星期一由组长发布安装计划，每星期五各成员汇报本周工作执行情况，行政组成员进行工作汇总、分析，协调分工、调整计划。

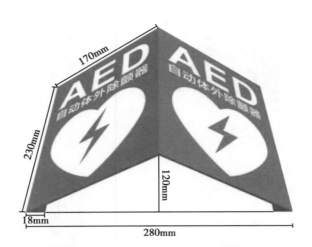

图 7-7　深圳市公共场所配置 AED 设置点标识牌

三、安装管理团队的管理

公共场所配置 AED 安装管理团队是由员工和管理层组成的一个共同体,它合理利用每一个成员的知识和技能协同工作,完成公共场所配置 AED 安装管理的共同目标。深圳公共场所配置 AED 安装管理团队是依据项目组织结构和人员配置结构,从无到有一步步建立并在项目实施中不断成长和成熟起来的高效工作团队。

Bruce Tuckman 的团队发展阶段(Stages of Team Development)模型理论为深圳公共场所配置 AED 安装管理团队建设提供了管理策略。Bruce Tuckman 认为团队的发展可能经历五个阶段,即组建期(forming)、激荡期(storming)、规范期(norming)、执行期(performing)和休整期(adjourning)(图 7-8)。每个阶段的工作绩效和团队精神的水平存在很大差异,进行团队管理时有必要分析团队所处发展时期,了解其特点及规律,采用恰当的领导方式,提高团队效率。

1. 组建期,指挥式教导达成共识。团队组建期是公共场所配置 AED 安装管理项目刚

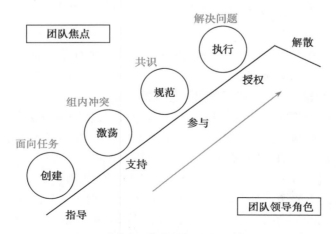

图 7-8　布鲁斯·塔克曼团队发展阶段模型

开始的雏形阶段,组长根据一定的技能及条件,挑选适合该项目的人员,领导组成一个新的团队来执行公共场所配置 AED 的安装管理工作,同时还要考虑各个成员之间的"兼容性",也就是人员技能、交流、性格特点等方面充分互补,这就需要组长结合项目实际情况"因地制宜",综合各方面因素进行考虑。在这个阶段,团队成员互相不熟悉,对即将开始的项目充满了疑问,比如,AED 安装在什么地方、怎么进行安装、怎么与 AED 安装配置单位沟通、合作等问题。组建期的主要工作是明确方向、确定职责、制定规范与标准、进行成员的培训。组长可以通过召开会议的形式对团队成员和团队任务进行讲解,所有团队成员进行了讨论,并进行了分工,分工以制定工作规范和工作手册为主,借助规范和手册进行培训指引团队开展 AED 安装工作。此阶段团队成员间了解不够深入,难以做到开诚布公,这时需要组长以指挥或告知式风格领导团队建立起相互信任的关系,组长要充分掌握和运用好团队成员的心理状态,树立权威。组长要尽量做到事必躬亲,向团队成员说明工作目标、工作范围、工作要求及进度计划,并根据工作目标要求对团队成员进行 AED 安装管理技能和知识培训。

2. 激荡期,教练式引导化解矛盾。激荡段是团队建议中最具考验的阶段,由于团队成员来自不同的部门,在能力、认知及文化背景方面会存在较多差异,加上随着项目的正式展开,AED 安装配置单位的沟通、上门选点、协调现场安装等工作任务烦琐、困难不断,各种矛盾、冲突日益显现。此时。团队应注重创建反馈的机制,通过微信工作群进行开放式的交流,鼓励团队成员公开讨论问题,以任务为纽带促进成员间分享和协作。在这个阶段,组长应具有解决冲突和处理问题的能力,创造出积极向上的团队精神。组长应主动了解团队成员的工作方式、工作流程,采取教练式引导方式处理成员出现的冲突,从组建阶段的领导专制权威的方式转变为逐步放松的管理方式,同时选出优秀的团队成员进行协同管理,创造和谐、支持的工作环境。

3. 规范期,参与式管理提升效率。进入规范期,制度、流程、方法、工具均已建立,团队成员到各公共场所安装 AED 的技能开始慢慢地提升,团队成员之间开始建立起互谅互让互助的关系。成员的注意力集聚到 AED 安装管理工作上来,关注目标与任务,有意识地解决问题,实现组织和谐。成员开始关心彼此的合作和团队工作的进展,并逐渐熟悉沟通技巧、安装布点原则。组长要多鼓励、形成团队合力,提倡成员献言献策,提出合理性建议,实行参与制,通过授权成员工作,激发成员的责任心,提高 AED 安装管理效率。

4. 执行期,委任式授权自管自治。团队进入执行阶段,主要表现为成员对于工作任务及职责有了清晰深刻的了解,在没有外部监督的情况下,团队成员也能自觉完成各项工作。团队运行流畅,AED 安装管理将有序、高效地进行。团队成员之间相处融洽,能够互相理解、支持。这时,组长可以转变管理思路,以委任式授权,实现"无为而治",即组长完全放权,让团队成员自己执行必要的决策及自我监督。同时,这个阶段是很好的创新和突破的时机,组长可以对团队提出新的挑战和要求,鼓励团队用新的方式来解决问题,提高安装工作效率。

5. 休整期,分离式整理移交归档。休整阶段就意味着项目进入到了收尾阶段,各项工作即将结束,团队完成了既定的任务。公共场所配置 AED 安装管理团队是以工作小组形式成立的临时团队,在工作完成后,团队会自行解散。这个阶级团队成员工作积极性有所下降,但组长仍然要做相关收尾工作,如 AED 安装地理位置的整理、统计,安装对象 AED 管理员的交接、公共场所安装 AED 合同协议、验收单的移交归档等。组长在这个阶段应该带领团队成员进行项目复盘,团队成员一起回顾项目启动前所有人对项目的理解、对项目的关键事件做细节性的充分讨论、对产生的问题进行分类对并提出更优的解决方式。

（陈楷珠）

第二节　公共场所自动体外除颤器配置的宣传策略

公共场所配置自动体外除颤器（AED）是社会急救体系中的公共卫生项目，社会公众能否积极使用 AED 主动参与院外心搏骤停急救，直接影响项目的工作成效。政府相关卫生健康部门应对社会公众进行 AED 使用操作的科普宣传与救助免责法律条款的普法宣传，引导和鼓励社会公众理性、主动参与急救服务，增强公众的社会责任感。

一、宣传的重要性

自动体外除颤器是一种通过电除颤的便携式医疗设备，可以诊断特定的心律失常，并且给予电除颤，与心肺复苏术配合使用，可提高心搏骤停患者的生存率。现代自动体外除颤器在设计上面向普通大众而非专业医护人员，自动体外除颤器会自动对患者进行识别，有明确易懂的使用指南及自动判定过程，普通大众根据语音操作即可。因其使用非常简单，因此被称为"救命神器中的傻瓜机"。

在我国现阶段，公共场所配置自动体外除颤器的实效不高主要体现在：普通大众对自动体外除颤器知晓率、利用率低，不少公众既担心自己急救不够"规范"会对患者造成二次伤害，也害怕事后被追责。成熟的社会急救体系应该是层级化、公众参与、公益救助与法律保障有序衔接，才可能形成急救速度与实效的最大化。

自动体外除颤器的宣传是公共场所配置自动体外除颤器普及推广重要环节，也是推动配置开展的动力。通过宣传，加大自动体外除颤器作为可供公众使用的急救设备在全社会的传播速度和覆盖广度，帮助社会公众了解必要的急救知识和技能，掌握基本的急救方法，树立急救意识，崇尚急救精神，从而提高全民急救素养。

二、宣传方案

美国著名的传播学者哈罗德·拉斯韦尔的 5W 传播模式，对于公共场所配置自动体外除颤器宣传设计方案具有借鉴作用。哈罗德·拉斯韦尔在《社会传播的结构和功能》一文中提出了传播学著名的 5W 传播模式，他认为，一个传播过程包含五大要素：谁在说（who）→对谁说（to whom）→说什么（say what）→通过什么渠道（in which channel）→取得什么效果（with what effect），换言之是宣传者→受众→信息→媒介→反馈（图 7-9）。

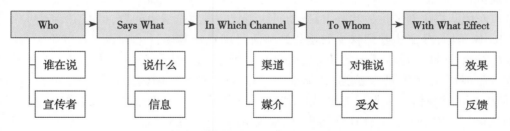

图 7-9　哈罗德·拉斯韦尔传播学"5W 模式"

（一）谁在说——宣传者

"谁在说"是指宣传者,在宣传过程中承担着公共场所配置自动体外除颤器信息的收集、整理、选择、处理、加工与传播的职责。各级急救中心承担了向社会公众普及急救知识和AED操作技能的职能,负责这一职能的科室包括培训科、急救科或急救站的专业急救医生或护士担任急救讲师。胜任这项工作的人员除了有精湛的急救专业知识外,还需有一定的口头表达能力、沟通能力,善于应用现代化多媒体设备。

（二）对谁说——宣传受众

"对谁说"是指宣传受众。包括报刊的读者、广播的听众、电视的观众以及互联网的网民等,公共场所配置自动体外除颤器宣传受众为社会公众。"对谁说"的确定涉及公共场所配置自动体外除颤器宣传内容、话语、框架的选择。

（三）说什么——宣传内容

"说什么"指宣传的信息内容,它是由一组有意义的符号组成的信息组合,符号包括语言符号和非语言符号。公共场所配置自动体外除颤器宣传的内容应包含自动体外除颤器急救技能教育、真实案例报道、善意急救免责引导三个方面。

1. 自动体外除颤器急救技能教育即向公众科普宣传什么是自动体外除颤器、为什么要用自动体外除颤器、什么人可以用自动体外除颤器、怎么寻找就近自动体外除颤器AED、怎么使用自动体外除颤器。其科普宣传的素材包括以下几点：

（1）什么是自动体外除颤器（AED）：它是一种便携式的急救设备,它可以自动分析心跳、呼吸骤停伤患的心电图,并在需要除颤（电击）时给予电击,公众可以利用它来抢救心源性猝死患者（图7-10）。

（2）AED有什么用：心源性猝死是公共卫生和临床医学领域最危急的情况之一,表现为心脏机械活动突然停止,患者对外界刺激无反应,无脉搏,无自主呼吸或濒死喘息等,如不能得到及时有效救治,常导致患者在短时间内死亡。对于心源性猝死的抢救,如能在1分钟内实施心肺复苏术,3~5分钟内使用自动体外除颤器除颤,可使其存活率达到50%~70%（图7-11）。

（3）为什么要在公共场所安装AED：心源性猝死经常突然发生,地点经常在医院外,救护车和急救人员往往不能在5分钟内到达现场,此时最理想的施救人员就是经过急救医学

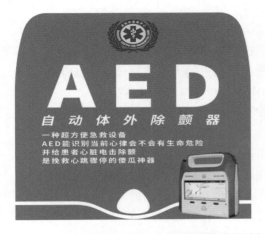

图7-10　自动体外除颤器介绍（深圳宣传样式）

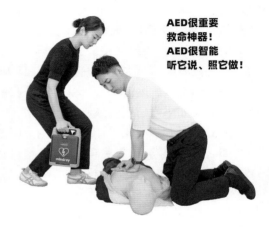

图7-11　AED的作用（深圳宣传样式）

培训的第一目击者,最理想的救命工具就是安装在公共场所的自动体外除颤器。在配备了充足数量自动体外除颤器的城市,心源性猝死患者的抢救成功率可以显著提高。

（4）什么时候需要使用 AED:溺水、触电、心肌梗死等各种原因引起心搏骤停,患者突然倒地,表现为没有意识、没有呼吸、没有脉搏时,就需要使用 AED。

（5）AED 的组成:AED 由主机和电极片 2 部分组成。大多数 AED 的主机上有开机键和放电键,也有一些 AED 只要打开盖子,就自动开机,不需要手动开机,每个 AED 都会带有电极片,撕开后就可使用,电极片的安放位置在机体及电极包装表面有图示(图 7-12)。

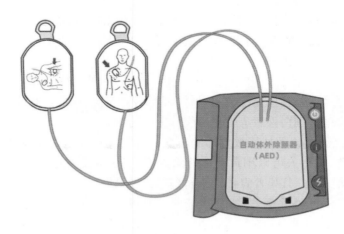

图 7-12　AED 的组成(深圳宣传样式)

（6）如何寻找就近 AED:心源性猝死可能会发生在任何时间任何地点,如果身边有人突发心搏骤停,在争分夺秒的"黄金 4 分钟"内,第一目击者除了拨打"120"急救电话和立即实施心肺复苏术外,可能还需要一台 AED。在国内许多城市,公众打开"微信-我-支付-城市服务-AED 导航",就可以快速查看附近的 AED 设备,点击"到这去"即可导航到设备放置处。除了微信城市服务,很多小程序也提供了 AED 导航服务,在微信搜索框搜索"AED"选择小程序即可。同时,市面上大部分主流的地图导航软件如腾讯地图、高德地图等也可以查找,公众打开地图导航软件搜索"AED"即可查看。

（7）如何使用 AED:如果公共场合有人昏倒,公众可以按照以下步骤对其进行急救

1）请大声呼叫,不停轻拍肩膀同时确认倒地者是否还有意识。

2）如果没有响应,请立刻拨打 120 并且大声呼叫请附近的人寻找到最近的 AED 仪器。

3）检查倒地者的胸部和腹部是否有呼吸的动作。

4）倒地者如果没有呼吸或呼吸不正常,请立即进行徒手心肺复苏,并且不要停止。

5）AED 到达后,请露出胸部并按照指示贴上电极垫。取下倒地者身上的金属以避免任何突起,如心脏起搏器;如果胸口是湿的,请迅速擦掉水渍后贴上电极垫。

6）根据 AED 的语音指令操作。AED 正在分析心电图时,请按照语音指示并远离倒地者(如果有人接触到身体,可能无法正确执行心电图的分析)。

7）当 AED 的语音指令表明需要电击时,请确保没有人碰到倒地者的身体。

8）按下按钮进行电击。

9）电击后,在连接着 AED 电极贴的情况下立即重新进行心脏按压。

10）2 分钟后,AED 将自动确定是否再次施加电击并发出语音指令(图 7-13)。

AED的使用其实很简单

它怎么说,你就怎么做,只需按照语音提示完成以下三个步骤即可

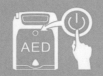

No.1 按下开机键

No.2 粘贴电极片

AED开机后会说:"解开病人胸部衣服,从机器背面取出电极片包装袋,撕开包装,取出电极片,从塑料衬底撕下电极片,按指示将电极片粘贴在患者裸露的胸部,插入电极片插头。"按照它说的做就行。

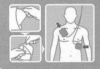

图1:将电极片贴在患者右胸上部和左胸乳头外侧。图2:将电极导线插头插入AED主机插孔(插孔位置参考AED机壳上的图样和电极片上的图片说明)。

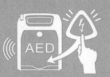

No.3 按下电击按键

电极片粘贴好后,AED会说:"成人模式,正在分析,请勿碰触病人……"这时,你不要接触患者,并大声提示周围群众"不要碰触病人"。分析完毕,若需要除颤,AED会在几秒内自动完成充电,并于充电完成后说:"建议除颤,请勿碰触病人,按下电击按键。"这时,你要做出不要接触患者的明显动作,并大声说"不要碰触病人"后,按下电击按键。

以上操作完成,一次电击除颤就完成啦!一次电击除颤后立即做5轮徒手心肺复苏(胸外按压与人工呼吸按照30:2的比例交替)。如患者心跳未恢复,AED和徒手心肺复苏反复循环操作,直至急救人员到来。

图 7-13 AED 使用操作要点(深圳宣传样式)

11）等待救护车到达。

12）为了方便记忆,也可以简化成 3 步:

第一步:迅速拨打 120 并寻求周围的人帮忙拿来附近的 AED。

第二步:在 AED 到来之前,不要间断心脏按压。

第三步:AED 到来后,根据 AED 声音提示使用。

2. 真实案例报道即宣传者利用还原事件、剪辑现场监控视频、电话录音、采访参与救治的公众本人和报警人等素材,宣传热心公众在危急时刻主动使用公共场所配置的自动体外除颤器救治伤员的急救小故事,在传统媒体和新媒体进行大量报道,以此为载体传播急救正能量,其六要素为时间、地点、人物、事件的起因、经过、结果。

3. 善意急救免责引导即由专业律师为公众解读《中华人民共和国民法典》有关现场急救权益保障的内容,消除公众有关参与救人的顾虑,以此鼓励公众出手急救,从而提高 AED 的使用率。素材主要为:《中华人民共和国民法典》第一百八十四条:因自愿实施紧急救助行为造成受助人损害的,救助人不承担民事责任。

(四) 通过什么渠道——宣传方式

"通过什么渠道"是宣传所必须经过的中介或借助的物质载体。宣传部门可充分发挥广播、电视、报刊、网络、手机等传统和新兴媒体优势,通过公益广告、专题片、微信公众号、短视频等形式广泛宣传自动体外除颤器在救治院外心搏骤停的重要作用,让群众知晓自动体外除颤器在公共场所的动态分布情况,以便在遇有需要的情况时能第一时间获取和正确地使用。

（五）取得什么效果——宣传评价

信息到达受众后在其认知、态度、行为各层面所引起的反应，是检验宣传活动是否成功的重要尺度。随着新媒体的普及，尤其是微信对社会的广泛渗透，微信成为了人们获取信息的主要渠道之一，亦是公共场所配置自动体外除颤器宣传主要平台。从受众对微信公众平台的公共场所配置自动体外除颤器宣传信息的知晓认知情况、态度行为情况等两个维度进行评价，知晓认知情况对应宣传广度，态度行为变化对应宣传深度，在微信公众平台又分别对应阅读量和点赞数为具体评价指标。

三、宣传策略

2016 年，深圳市急救中心顺应新媒体时代微传播、短阅读的特点，注册成立"深圳急救"微信公众号，目前关注人数 203 363 人次，截至 2023 年 4 月 30 日公众号推送有关深圳公共场所配置自动体外除颤器宣传信息 151 条。"深圳急救"微信公众号借助新媒体手段宣传公共场所配置自动体外除颤器的优势，通过分析该宣传的内涵与特征，进行宣传手段优化。

1. 在自动体外除颤器急救技能教育方面，宣传部门应重点解决如何让抽象的自动体外除颤器知识与公众"接地气"。自动体外除颤器急救技能宣传不在"科"，而在"普"，即如何最大程度地把自动体外除颤器科学使用技能普及给最广泛的公众。利用科普短视频宣传方式打破知识传播和理解的壁垒，使其成为"自动体外除颤器急救技能教育"的助推器。自动体外除颤器急救技能教育科普短视频具有如下特点：首先，1—3 分钟简短的碎片化视频可以让急救知识的传播更加普适和高效，公众可以随时随地学习短视频内容；其次，相较于传统科普出版物的知识表达方式而言，科普短视频可以以娱乐化、话题化、趣味化、故事化的方式解读知识，从而改变人们对于急救科普内容晦涩难懂的刻板印象；再次，可以对急救知识的呈现更加具体形象，从而降低公众获取急救知识的门槛和理解难度；最后，可以设置链接化分享，公众通过视频平台进行分享与互动，实现学习的互助与知识的扩容，进一步扩大自动体外除颤器急救知识的渗透率，有利于提高公众的急救素养。

深圳市急救中心自 2017 年开展公共场所配置 AED 项目以来，制作了 2 个有关自动体外除颤器短视频并以公益广告形式在深圳地铁沿线各站及列车上每天循环播放，以此作为宣传媒介，广泛地宣传。

2. 在真实案例报道方面，宣传者应保持高度的新闻敏感性，从调度到急救一线各项工作，获得新闻素材。截至 2022 年底，公众使用深圳市急救中心主导安装在公共场所的 AED 成功救治 56 人次，每一次的 AED 使用后，深圳市急救中心都第一时间安排专人到现场进行回访、采集信息。此类真实成功案例素材要注意时效性和典型性，成稿前宣传负责人要与通信调度科或急救站点确认，由相关医院救治科室提供专业的解答，可以从另一个侧面保证稿子的专业性，不至于闹出专业笑话。

真实案例报道对象都是人，无论是救助人还是受助人都享有隐私权，个人信息不应受他人侵扰、使用、披露和公开。因此，未经采访对象允许，案例报道中不得透露其真实姓名、住址、职业、家庭情况等。案例报道需要涉及病情，但是采访对象又不愿意让他人知道，报道中在用化名的同时，还要注意将其病情与个人情况"阻断"，别让熟人一猜就中。

3. 在善意急救免责引导方面，宣传负责人可通过身边的人、身边的事，运用以案说法、以案释法的形式,增强有关"善意急救免责"相关法规的覆盖面和影响力,达到弘扬社会正能量,引导社会舆论,促进社会和谐发展的宣传目的。也可尝试改变传统的"灌输说法"向现代的"学用结合"转变,把自动体外除颤器用法与善意急救免责学法有机结合起来,引导公众在"学用结合"中筑牢法治意识。

(陈楷珠)

第三节　公共场所自动体外除颤器配置的维护管理

近年来,完善公共急救服务能力已被写入我国的各级规划或条例,《健康中国行动(2019—2030年)》提出到2022年和2030年取得急救培训证书的人员比例分别提高到1%和3%以上,按照师生1∶50的比例对中小学教职人员进行急救员公益培训。完善公共场所急救设施设备配备标准,在学校、机关、企事业单位和机场、车站、港口客运站、大型商场、电影院等人员密集场所配备急救药品、器材和设施,配备自动体外除颤器(AED)。随着政府和企业不断在公共安全领域投入的加大,AED已逐渐成为国内各城市公共场所的标配,AED"配起来"更要"管起来"。

一、公共场所配置自动体外除颤器维护管理的必要性

心搏骤停(sudden cardiac arrest)是由于各种心脏原因所致的突然死亡,早期表现常无典型性,根据《改善中国院外心脏骤停患者生存结局的努力:院外心脏骤停基线调查(BASICOHCA)》统计数据推算,中国每年心搏骤停患者规模为103万人,当患者发生心搏骤停时,抢救非常重要,抢救时间每延迟1分钟,其生存率会降低7%~10%。而心搏骤停多发生在院外的公共场所,因此,心搏骤停的抢救对于保障公众的生命安全非常重要。美国心脏协会(AHA)公布了《2020年美国心脏协会心肺复苏及心血管急救指南》,鼓励非专业施救者对可能的心搏骤停患者早期实施高质量的心肺复苏(CPR)、早期进行自动体外除颤。研究表明,在1分钟内实施CPR,3~5分钟内进行AED除颤,可使心搏骤停患者存活率达到50%~70%。由此可见,早期对心搏骤停患者进行除颤,将大大提高患者的存活率。

公众除颤(PAD)计划是指在院外心搏骤停发生率高、人员密集的公共场所配置AED和对公众进行急救培训,当发现可疑心搏骤停患者时,由现场第一目击者在急救人员到达现场前使用AED对患者进行除颤,从而提高心搏骤停患者的院前复苏率和院内抢救成功率,改善其预后。据文献报道,80%的心搏骤停患者是由心室颤动(VF)所引起,发病突然、进展迅速,患者发病数分钟后可能会死亡。当发现可疑心搏骤停患者时,由现场第一目击者在3~5分钟内对其实施心肺复苏并使用AED进行除颤,很多初始心律为心室颤动(VF)的心搏骤停患者出院后神经功能恢复良好。单纯通过心肺复苏操作能够提供少量的全身血液流动,输送小部分氧气到达心脏和大脑,延长心室颤动(VF)发生的时间,但是,单纯心肺复苏操作不可能消除心室颤动(VF)并恢复心脏自主节律,目前高度自动化的AED操作便捷,普通民众可以安全操作使用,能够解决医务人员无法在第一时间对成人心搏骤停患者进行除颤的难题(表7-2)。

表 7-2 AED 使用对心搏骤停生存率的影响

国家	作者	研究年份	单心肺复苏组	AED 心肺复苏组	生存率提升比例
美国	HALLSTROM 等	2000—2003	14.0%	23.4%	1.67
	WEISFELDT 等	2005—2007	8.7%	23.9%	2.75
	MALTA 等	2010—2013	18.3%	25.9%	1.42
日本	KITAMURA 等	2005—2013	27.9%	44.7%	1.60
	KIYOHARA 等	2011—2012	6.3%	22.5%	3.57

AED 的密度、可获得性与心搏骤停患者生存率呈正相关。纵观世界发达国家和地区经验，大规模开展公众除颤计划的时间为美国（2000—2010 年）、荷兰、瑞士等（2005—2015 年）、日本、韩国等（2005—2015 年）左右，基本上均历时 10 年左右，心搏骤停患者的出院存活率均从之前的小于 10% 上升到了 20% 以上，如果初始心律是心室颤动（VF）的患者，出院存活率能达到 50% 以上，充分说明了公众应用 AED 除颤能够非常有效地提升一个地区的心搏骤停患者出院存活率。

随着公共场所 AED 配置数量越来越多，如何有效地管理 AED 成了一个急需解决的问题。比如，很多城市由红十字会或者卫生健康行政部门牵头一次投放数百台 AED 到城市的各个公共场所，AED 配套的电极片是否在有效期内、AED 电池电力是否充足、AED 是否处在正常待机状态，这些都必须时刻处在受控状态，否则，万一某时某地某人发现院外心搏骤停患者，需要获取某台 AED 为患者进行除颤，结果某台 AED 出现故障。无法正常使用，贻误救人良好时机，也就丧失了配备 AED 的意义。

与大多数公共产品不同，配置在公共场所 AED 基本上处于长期待机状态。然而，当公众关键时刻需要使用 AED 时，就是抢救生命的紧急关头。如果 AED 维护不当，还可能引发社会舆论。例如：2021 年 11 月 18 日 19:20，一男子在广州某足球场运动时，在无身体接触的情况下，突然倒地不起。附近球友与球场工作人员立即组织施救，该足球场配置 AED 设备，因长期未维修，无法正常使用，该男子经医护人员抢救无效身亡，此事件，引发众多网民的热议。

AED 具备操作简单、任何人都能使用的特性，却让人忽略了 AED 并非万能，也会有故障的问题。美国 FDA 统计的使用者异常通报，出现不少因 AED 失效而导致被施救者死亡的案例。2015 年 FDA 数据显示，2005—2014 年共计有 72 000 件 AED 使用异常通报，至少 750 例死亡可能起因于 AED 失效。2014 年，在日本政府开放给民众自由使用 AED 届满 10 周年，日本广播协会（NHK 电视台）特别制作了一个专题节目，报道指出，在 9 年间共计发生 103 件 AED 失效的严重问题，导致 42 人无法及时获救，主要原因为 AED 无法电击与电池没电。

完整的公共场所配置 AED 链条包括：配置、维护和监管，三者缺一不可。AED 作为急救设备，需要定期的检修、维护、测试，来保证关键时刻能够正常启用，否则就失去了配置 AED 的意义，与消防器材一样，"定期维护、随时可得、有力保障"才是救命神器 AED 的正确配置导向。

二、公共场所配置自动体外除颤器维护管理策略

2020 年 9 月,国家卫健委联合交通运输部等 8 部门印发《关于进一步完善院前医疗急救服务的指导意见》,明确要求各地提高自动体外除颤器(AED)配置水平,完善公众急救支持性环境;2021 年 12 月国家卫生健康委办公厅关于印发《公共场所自动体外除颤器配置指南(试行)》的通知,明确 AED 规划配置、安装要求、维护管理要点,为各地科学规范配备提供依据。目前,我国个别地市以立法形式规范公共场所 AED 的配置和使用。但全国层面还缺乏相应的法律法规明确 AED 配置、使用、经费保障、维护管理等内容,这是当前各地公共场所配置自动体外除颤器面临的主要困难。

公共场所自动体外除颤器的完善程度是衡量城市现代化程度的重要标志,做好公共场所配置的自动体外除颤器维护管理工作,需要创新管理体制、机制和法制,探索多元化投资,实行社会化、规范化、精细化、专业化管理。

(一)改革维护管理体制,探索多元化投资

随着我国市场经济的发展,应将公共场所自动体外除颤器的维护管理逐步纳入社会主义市场经济秩序中。在宏观管理方式上,卫生行政管理部门应转变职能,重在做好组织、协调、推动与服务工作,在维护管理模式上,应改变单一政府统管模式,在加大政府财政保障力度的同时,探索建立新型的政府与企业间委托代理运行维护的关系。代理运行维护即卫生行政管理部门作为委托人,以委托代理的方式,把自己职权范围内的部分职权,让渡给专业知识更强的社会组织或机构,由这些社会组织或机构依托自身的专业知识代为提供、行使这部分的职责和权力,委托代理关系确定后,卫生行政管理部门支付相应的报酬。

(二)创新维护管理机制,实行社会化管理

自动体外除颤器社会管理是与社会环境密切相关的动态管理活动。根据动态相关性的原理,加强城市自动体外除颤器管理,要调动社会各方面的积极性,形成保障公共场所自动体外除颤器安全运行的合力。

强化部门责任机制。贯彻统一领导、分级负责、条块结合、以块为主的要求,科学划分卫生行政管理部门、公共场所配置 AED 经营单位的管理责任,分解实施建设单位管理压力,降低管理成本,提升管理效率。

强化协调联动机制。建立公共场所自动体外除颤器维护、监督、管理协调联动机制,设立专门的管理热线,统一受理各种咨询与报修,及时上门维修、保养。

强化市场竞争机制。公共场所自动体外除颤器维护管理应引进市场竞争机制,形成卫生行政管理部门(政府部门)、市场(企业)、社会(中介和市民等)协同管理的格局。

强化全民参与机制。大力宣传加强城市公共场所自动体外除颤器维护管理的目的、意义,宣传公共场所自动体外除颤器管理的公益性、全民性,进一步提高市民对自动体外除颤器管理的参与程度。

(三)完善维护管理法制,实行规范化管理

法制化在实体意义上是保障社会管理的有序性和市场的公开、公正和公平。没有法制和规则,社会管理就会失去秩序,市场就会陷入混乱。目前,城市公共场所自动体外除颤器维护管理无论在立法还是在执法方面都存在较大欠缺,制约了城市公共场所自动体外除颤器维护管理的效能。加强法制建设,制定完善的法规和标准,是城市公共场所自动体外除

颤器管理的必要条件。制定《公共场所自动体外除颤器维护管理办法》,明确维护管理的主体、维护范围、维护流程、调动维护管理单位的积极性。建立社会和舆论监督制度,对一些不文明、违反城市公共场所自动体外除颤器维护管理的行为进行曝光,营造全社会自觉爱护城市公共场所自动体外除颤器 、主动参与管理的氛围 。建立公共场所自动体外除颤器联合执法制度,公安、卫生城市管理、市政管理等部门联合执法,加大对破坏、盗窃公共场所自动体外除颤器行为的打击整治力度 。

(四) 改进维护管理手段,实行精细化管理

加强城市公共场所自动体外除颤器的管理,必须综合运用行政、法律经济和教育等手段,切实防止和纠正损坏公共场所自动体外除颤器的行为,全面提升设施维护管理水平。从城市公共场所自动体外除颤器的管理对象来看,既有社会性的行为,也有内部性的行为。社会性的行为,是指社会上的人们在使用自动体外除颤器时的个人行为;内部性的行为,是指承担自动体外除颤器维护管理工作的人们的行为。两者都对城市自动体外除颤器的管理产生影响。对社会性的行为,应该以法律手段为主,思想教育手段为辅,通过对人们行为的规范等措施,降低对公共自动体外除颤器的损坏,实现最佳的管理效果。对内部性的行为,应该以思想教育手段为主,行政手段为辅,强化精细化管理机制,建立健全横向到边、纵向到底的网格化责任体系,通过提高已配置自动体外除颤器的公共场所经营单位 AED 管理员的工作积极性和主动性,实现最佳的管理效果。

(五) 提升管理科技含量,实行专业化管理

城市公共场所自动体外除颤器维护管理要满足现代城市发展的需要,尤其是要运用信息技术进行城市自动体外除颤器管理,建立全区域自动体外除颤器信息资源库,便于加强自动体外除颤器的管理。

三、公共场所配置自动体外除颤器维护管理模式

随着我国公共场所配置 AED 的快速发展,AED 维护管理工作应该转变观念,在维护管理中引入市场机制,以社会化手段进行 AED 设备的的维护、维修和更新工作,以最小的资源投入和最佳的配置模式,实现维护管理效益的最大化。

(一) 维护管理内容

根据技术要求、维护频率等因素的不同,AED 设备的维护管理可以分为三类 。

1. 日常维护 指对 AED 设备的例行常规性质的维护,其技术要求低,维护频率高,维护频率可以约定为日、周。

2. 集中维护 指对 AED 设备进行定期的维护、巡检、保养,维持正常的运行。其技术要求一般,维护频率可以约定为月、季、年。

3. 应急维修 指在 AED 设备出现故障、无法运作时,迅速组织维修队伍,保证设备在规定时间内恢复正常运行。其技术要求高,机动性强 。

(二) 维护管理实现方式

AED 市场化的维修保养模式即将维护工作委托给社会上的专业技术服务企业承担。根据市场化程度不同,可以分为完全市场化和部分市场化两种实现方式。

完全市场化是将所有 AED 设备的日常维护保养、参数校正、紧急情况的故障维修、软件升级等全权委托给市场上的公司。AED 实施主体单位只需要配备人员进行工作监督、质量

验收等,所有的责任由维修保养公司承担。

部分市场化是由市场上的维修保养公司和 AED 实施主体单位共同完成 AED 设备维护管理的一种运作方式,这种方式需要维修保养两方进行明确的工作界定、责任认定,制定好责任认定的处理办法,尽量避免相互推诿而导致维护管理工作不能顺利完成。

（三）维护管理机构的选择

确定市场化维护管理单位时,需要采取招标的形式,通过对各个投标单位进行综合评估,同时,在签署合同时,需要对合同的年限进行限制,避免过长的合同导致后期维保和管理的受限。对投标的维护管理单位进行评估时,需要将其信用情况、注册资金、负债水平进行统计考虑和评估,确保其经验充足、口碑良好。承担 AED 设备维护管理工作可以是市场上任何具有相关技术实力的企业单位。

1. 供货商　供货商或设备的集成商对供应的设备较为熟悉,质保期内的维修保养均由其负责,技术上不存在问题,且对设备技术状态具有连续跟踪能力。另外选择供货商作为维护商,备品配件供给有一定的保障。

2. 安装商　公共场所配置 AED,设备是由供货商供货,由安装商负责现场安装。这些安装商在设备安装和调试方面具有独到的经验,且拥有专用的安装器械和检测调试工具,所以安装商也可以作为市场化 AED 维护管理的备选单位。

3. 专业维护机构　可以从市场上选择在医疗设备维修保养市场相对比较完善专业机构,配有专业的人员配备、专门的维修保养工具和设备,有一整套工作程序和完备的规章管理制度,且在行业中具备一定等级的专业资质的机构。

（四）维护管理运行

在维护管理工作开展初期,AED 实施主体单位需要制定高标准、高要求的管理制度,锻炼维保机构工作人员的危机意识、警觉意识、服务意识。其次,有必要创设和谐友好互助的工作氛围。维护管理工作周期较长,且要确保工作的持续性,同时,工作涉及的区域范围较大,因此,工作人员通常采用分散作业的形式进行施工,且作业质量无法进行有效的监督。在这种情况下,创造友好、合作、互助的工作环境对激发外包单位工作积极性。在维护管理工作开展后期,AED 实施主体单位需要加强对维保机构的日常管理和考核,提升维保机构工作人员的综合素质和工作能力,深圳采用举办经验交流会、内部竞争、验收通报等多种形式对维保机构进行监督管理。

四、公共场所配置自动体外除颤器维护管理方法

在国外发达国家,公共场所配置自动体外除颤器起步早,维护管理方法多以业主自发、参与式主。在美国休斯敦国际机场所设置的 AED 是有连线报案功能的,如果 AED 的箱盖被打开,会连线到最近的机场急救站,急救站随即出动救护车前往现场观察并实施必要的急救,在英国部分城市会给 AED 外箱配上一个号码锁,同时给每一个 AED 设计一个编号,公众如果要取用 AED 首先必须要先致电急救中心,告知将取用 AED 的编号,调度员就会把开锁的密码告诉报警人,设置这个号码锁的目的不单只是为了防止 AED 被窃取或破坏,更重要的意义在于取用 AED 的同时也启动了院前急救体系,有效地缩短了院外心搏骤停院前急救的响应时间。在新加坡,心搏骤停管理协会设立 App,鼓励 AED 设置场所在平台进行登记,协会向社会筹集资金,用于 AED 使用后的电极片更换。

在中国，公共场所配置自动体除颤器起步晚，现阶段维护管理方法以政府主导、厂家支撑、社会协同、公众参与的多元特点。2020 年由中华医学会急诊医学分会吕传柱等专家编写的《中国 AED 布局与投放专家共识（2020）》指出有设置 AED 的场所应配备 AED 管理员，定期检查 AED 电池（有条件可配置拥有自检功能的 AED）、耗材有效日期及其功能，选择更长有效期的耗材（电池和电极片），维持机器正常运作，并进行检查记录，妥善保存备查；AED 每次使用结束后，应及时进行使用数据的收集及补充耗材。AED 安置点应安装摄像头，以便于监督、管理自动体外除颤器的使用与维护。考虑 AED 设备需"随时待命"，AED 设备可提供 4G/5G、基于蜂窝的窄带物联网（NB-loT）、WiFi 等多种无线传输方式，并可支持远程设备管理系统，随时对设备的状态、位置、耗材有效期等进行远程 管理，确保设备的随时可用。同时应将 AED 的管理纳入当地卫生主管部门或专业医疗学会的一项常规工作，每年定期对 AED 的使用及维护情况进行收集及总结。当地红十字、社会服务机构、放置点管理部门等应与 AED 供货商共同探索、建立科学化、信息化、智能化、网络化的 24 小时动态管理系统，加大 AED 项目的社会宣传、技能普及和日常维护，明确专人负责，建立必要的管理制度，定期对设备进行维护，实现对 AED 的科学管理和维护。同时加强对志愿者的培训，让志愿服务工作覆盖 AED 设置、使用、维护、评估的项目全流程。《中国 AED 布局与投放专家共识（2020）》建议政府主导设计 AED 布局网，构建 AED 网络和体系，对 AED 信息入网注册进行统一管理，并利用信息化技术绘制 AED 地图。

2021 年 12 月，国家卫生健康委办公厅发布《关于印发公共场所自动体外除颤器配置指南（试行）的通知》，鼓励有条件的地方借助互联网技术建立自动体外除颤器远程管理系统，对自动体外除颤器的运行和维护保养实时监控管理，并建立自动体外除颤器地图、自动体外除颤器导航，为公众提供更加准确的自动体外除颤器地理位置服务。

中国台湾《公共场所必要紧急救护设备管理办法》规定：自动体外除颤器是指经当地卫生主管部门查验登记，取得输入或制造许可，具备自动判读个案心脏搏动及体外电除颤功能的设备。公共场所设置 AED 后，应上传相关资料至当地卫生主管部门指定的资料库。并将登记数据送至所在地卫生主管部门备查，再转给所在地消防主管机关登记在救灾救护指挥中心，如有移机、拆机等异动也应按上述办理。设置 AED 公共场所必须指定管理员，负责 AED 的管理，管理员应接受 220 分钟的培训，当中包含了 180 分钟的 CPR 和 AED 训练及操作，以及 40 分钟的法规与维护管理课程，并且每两年必须接受一次复训。设置 AED 的公共场所必须定期地检查 AED 电池、耗材有效日期及其功能，维持机器正常运作，并制作检查记录，妥善保存两年以上备查。使用 AED 急救后，设置 AED 的公共场所应填写 AED 使用记录表并 7 日内送交当地卫生主管部门备查。设置 AED 的公共场所，其所在地直辖市（县）卫生主管部门应对该场所 AED 的管理进行检查；该公共场所的负责人及从业人员不得规避、妨碍或拒绝，并应提供必要的协助。

近年来，深圳市急救中心积极推公共场所配置自动体外除颤器"配、管、用"一体化建设，特别是在维护管理方面做了很多的努力和大量的工作，成立了公共场所配置自动体外除颤器管理中心，制定出台一系列规范性文件，有序推进维护、行业管理、信息化管理等工作，取得了一定的成效，实现了公共场所配置自动体外除颤器可见、可取、可用。

（一）成立 AED 维护管理部门

为规范公共场所配置自动体外除颤器的维护管理工作，强化维护管理工作的正规化，

2018 年,深圳市急救中心成立了公共场所配置自动体外除颤器管理中心,隶属中心的医疗护送科管理,按照职责定位,管理中心主要负责全市公共场所配置自动体外除颤器的维护管理工作,负责拟订维护管理规定,并按要求予以组织实施;负责对全市公共场所配置自动体外除颤器项目进行定期巡检、定时与安装单位的沟通、对 AED 使用后进行回访及落实耗材的补充;负责全市公共场所配置自动体外除颤器维护管理的资金筹集与使用监管工作;组织开展相关课题研究,提高项目实施与管理创新水平。

（二）设置 AED 设备自检

深圳市急救中心主导配置在公共场所 AED 设备具备自检功能,设置为每日一次自检,设备运行状态和自检报告上传到云端,云端推送设备状态和自检报告信息至 AED 实施主体单位管理员,降低维护人员成本。

（三）建立 AED 日常检查制度

深圳市急救中心通过与公共场所 AED 配置单位签订"公共场所配置 AED 合作协议"明确其作为 AED 协管单位,共同做好 AED 的管理。"公共场所配置 AED 合作协议"规定:公共场所 AED 配置单位应建立自动体外除颤器管理制度,明确责任部门和责任人,至少每周检查 1 次设备,检查内容包括:设备是否正常待机、设备是否在固定位置、放置自动体外除颤器的机柜（箱）是否清洁、完好、配备的操作说明、宣传册是否缺损（表 7-3）。同时,公共场所 AED 配置单位应建立自动体外除颤器档案资料,记明配置类型、数量、安装地点、检查、维护、使用等有关情况并建立自动体外除颤器故障消除登记制度,自动体外除颤器设备发生故障后,应及时电话报修。

表 7-3　AED 用户巡查表（深圳样图）

设备名称:　　　　　　　系列号:　　　　　　　机构名称:

为保证您的除颤监护仪随时处于可用状态,我们建议您根据下表对除颤监护仪进行检查。

检查 / 维护项目	使用之后	每天	每周	每月
确认状态指示灯为绿色	√	√	√	√
检查除颤监护仪和附件状态	√		√	√
执行用户检测	√			
更换电极片	√			
检查电极片及电池使用日期	√			√
使用 USB 设备导出患者数据	√			

按上表频率要求按时完成以下检测项目并根据实际检查结果填充下表内容:

项目	要求	通过 / 失败	异常情况说明
设备及附件外观	设备表面清洁、无破损、裂纹和异物		
电池	装有电池,且电池可用。电池未超出使用寿命		
电极片	电缆已连接至除颤监护仪,电极片包装完好,未过期		
状态指示灯	状态指示灯为绿色		

检测人签名:＿＿＿＿＿＿＿　　　　　　　日期:＿＿＿＿＿＿＿

（四）落实 AED 人工巡检

深圳市急救中心每年度通过申请财政专项资金,通过政府公开招标,委托有资质的第三方维护服务公司,每季度提供上门对自动体外除颤器进行巡查、保养、维护、更新和保全等专业服务。主要的巡查内容包括,自动体外除颤器设备放置位置、设备电量、除颤电极片、导联连接、设备使用年限、机箱、标志标识等,并做好巡检记录,发现设备故障或损坏应及时维修更新。自动体外除颤器每次使用后,由第三方面服务公司专人及时进行使用数据的收集及耗材补充,确保设备状态良好,随时可用、随时能用。

（五）启用 AED 管理平台

深圳市急救中心为进一步提升 AED 维护管理的信息化能力,前后投入专项资金开发了深圳 AED 管理平台,并于 2020 年上线。AED 智能管理平台的应用,解决了传统 AED 设备位置孤立、实时状态未知、耗材更换未知、使用情况未知以及管理失控等诸多问题。通过这个平台,可以对公共场所安装的 AED 设备及其配套箱体进行综合全面的管控,实现 AED 远程智能监管,实时监控感知 AED 状态,确保 AED 始终处于正常待机状态,实现随取随用。通过 AED 地图小程序精准定位便于广大市民紧急情况下查找取用,综合解决了传统 AED 设备位置不详、实时状态未知、耗材更换不及时、使用情况不知情、位置信息不明确、人工维护成本高以及防止盗窃等一系列管理问题。同时实现对全市公共场所配置自动体外除颤器的档案信息、运行检测报告、维护保养、使用情况等基于数据库自行生成的各种报表,实现深圳市急救中心与公共场所安装 AED 经营单位的数据、信息等资源的共享。

深圳 AED 管理平台具有的功能包括:

1. 远程监测功能,能检测全市 AED 设备状态,平台可以显示被检测 AED 设备的型号、序列号、设备位置、设备状态、维护状态、电池电量、状态更新时间等。

2. 平台具有装机数量统计功能,能按安装场所进行分类统计。

3. 平台具有设备异常信息通知功能。AED 设备异常时,可通过平台及时报警,报警内容包括电极片过期、电池电量低等。报警信息可远程通知巡检人员,以备工作人员及时维护处理。

4. 平台具有设备状态分类统计及状态完整盘点功能。检查项目包括:主控模块、心电模块、电池、电极片、救治模块。

5. 平台具有可追溯的电子记录。电子记录准确客观,不会人为更改,可以避免人工巡检带来的主观偏差,便于对设备管理的客观考核。

6. 平台具有设备地图显示功能,能详细准确显示所监测设备的准确位置,包括总体预览、分类显示及具体每一设备的地理位置等。

7. 平台可以设置电子围栏。当设备偏移时向平台报警,并发送当前位置信息,以确保设备安全。

8. 平台 24 小时自助运行,通过无线网络实现数据传输,数据进行云备份,确保数据安全。

9. 平台具有急救培训人员（获得急救员证书）数量分类统计功能,能根据急救员的年龄、性别、获得证书时间等进行分类统计,并能在急救员证书失效前提醒重新参加急救培训。

10. AED 设备被使用时,平台能立即通过手机 APP 通知其所属单位登记的急救员,以便急救员能第一时间参与抢救。

（朱　虹、周　强）

第四节　公共场所自动体外除颤器远程管理平台的建设

现阶段,中国公共场所自动体外除颤器(AED)保有量不足,但随着市场需求的增加以及各地市政府相继发布 AED 配置政策,可以预计,未来国内 AED 数量将持续式的增长,伴随而来的 AED 管理难题日益明显。"AED 丢失""AED 状态异常""AED 电极片到期""AED 电池到期",出现以上任何一种情况,AED 都不再是"救命神器"。

自动体外除颤器管理平台可实时全面监测 AED 状态,解决 AED 日常巡检带来的人力消耗和耗材更替不及时等问题。当前市面上的 AED 管理平台质量参差不齐,各自独立,无法良好的将已配置在公共场所的 AED 进行统一管理,为此,有必要建设标准化的管理体系,完善公众急救支持性环境。

一、自动体外除颤器管理平台概况

自动体外除颤器管理平台综合利用无线传感、云计算、大数据等技术,通过互联网、无线通信网、专网等通信网络,对 AED 设备状态进行智能化感知、识别、定位与跟踪,实现实时、动态、互动、融合的信息采集、传递和处理,通过信息处理、数据挖掘和态势分析,为 AED 设备的监督管理和急救救援提供信息支撑。

二、自动体外除颤器管理平台建设依据

2021 年 12 月 13 日,国家卫生健康委办公厅发布《关于印发公共场所自动体外除颤器配指南(试行)的通知》,要求地方各级卫生健康行政部门应组织有关专家为本地配置自动体外除颤器提供技术支持,开展自动体外除颤器使用等急救知识和技能的培训工作,推动自动体外除颤器配置与院前医疗急救服务相衔接。鼓励有条件的地方借助互联网技术建立自动体外除颤器远程管理系统,对自动体外除颤器的运行和维护保养实时监控管理,并建立自动体外除颤器地图、自动体外除颤器导航,为公众提供更加准确的自动体外除颤器地理位置服务。

三、自动体外除颤器管理平台核心技术

自动体外除颤器远程管理平台的工作原理是应用物联网、数据统计分析和云技术等,在实现 AED 设备物联网的条件下,实时收集 AED 设备的状态和数量等信息,并针对此类信息远程控制和制定解决方案,推动现场数据分析以及安全设备在信息交互平台上的集中管理和远程控制。

四、自动体外除颤器管理平台建设目标

(一) 档案功能

平台支持对所安装的 AED 设备信息维护、性能状况适时监控等功能,包括 AED 设备信

息维护、维护日志、权限管理、急救人员管理、急救实时反馈等功能,提供地图显示模式,能将上述信息在 AED 地图上显示状态。

（二）监控功能

平台支持对所安装的 AED 设备进行全方面监控。包括自动检测、实时定位、异常报警、预警、电子围栏。

（三）反馈功能

平台支持显示所安装的 AED 设备运行状态,根据自检结果,故障时触发报警信息并以手机短信的形式发送到 AED 建设主管单位指定管理员;具有急救事件实时反馈功能,设备一旦开机用于抢救患者即刻具有电话与短信反馈;急救事件发生时,系统发送信息至设备绑定管理者或急救员,并自动显示所发生地位置信息。

五、自动体外除颤器管理平台建设原则

（一）实用性

用移动互联网技术建立 AED 远程管理平台,实现 AED 急救设备安全信息"共治共享",强化落实主体责任,丰富信息服务资源,创新信息服务手段、平台界面清晰、简洁。

（二）合理性

平台在设计时,充分考虑容量及功能的扩充,方便系统扩容及平滑升级,平台对运行环境（硬件、软件操作系统等）具有较好的适应性,不依赖于某一特定型号计算机设备和固定版本的操作系统软件。

（三）经济性

在满足平台功能及性能要求的前提下,尽量降低平台建设成本,采用经济实用的技术和设备,利用现有设备和资源,综合考虑平台的建设、升级和维护费用。平台符合向上兼容性、向下兼容性、配套兼容和前后版本转换等功能。

（四）规范性

平台采用的控制协议、编解码协议、接口协议、媒体文件格式、传输协议等符合国家标准、行业标准和互联网颁布的技术规范,平台具有良好的兼容性和互联互通性。

（五）可维护性

平台操作简单,实用性高,具有易操作、易维护的特点,平台具有专业的管理维护终端,方便系统维护,并且平台具备自检、故障诊断及故障弱化功能,在出现故障时,能得到及时、快速地进行自维护。

（六）可扩展性

智能识别等系统。同时,平台可以进行功能的定制开发,可以实现与急救指挥调度系统的互联互通。

（七）开放性

平台设计遵循开放性原则,具备大数据的分析应用自生态计算能力,能够支持多种硬件设备和网络系统,软硬件支持二次开发,各系统采用标准数据接口,具有与其他信息系统进行数据交换和数据共享的能力。

六、自动体外除颤器管理平台功能模块

(一) 登录界面

登录界面(图 7-14)指的是需要提供账号密码验证的界面,有控制用户权限、记录用户行为,保护操作安全的作用。支持多种登入方式:微信、手机号、设置账号。用户权限目前可分为:AED 建设主管单位管理员、公共场所经营单位 AED 管理员、设备商、志愿者、公众等。

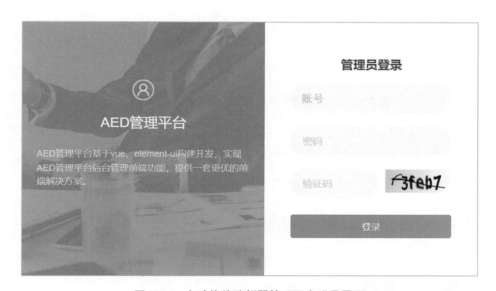

图 7-14　自动体外除颤器管理平台登录界面

(二) 设备台账

此模块可以查看管理现已录入系统的 AED 状态,要求可兼容目前市面上不同品牌的AED 数据,并根据 AED 的品牌进行分类归纳,还附带搜索功能,可根据公共场所名称、安装地址、安装区域、设备编号、设备品牌、设备型号等信息实现精确或模糊查找。

(三) 设备状态

此模块可以展示每台 AED 的情况,包含自检状态、网络状态、位置状态、电池状态和电极片状态,并以嵌入地图、附加图片的形式显示其位置经纬度信息、安装地理位置和设备安装实景图(图 7-15)。

(四) 巡检计划

此模块可以实现自定义巡检计划、设计巡检路线、巡检周期、巡检顺序、派发巡检任务。

(五) 巡检管理

此模块可以实现巡检人员通过视频、图像、文字、记录巡检日期、巡检内容等,管理人员可以通过卫星定位模式,结合基站辅助定位功能,查看巡检轨迹(图 7-16)。

(六) 巡检统计

此模块可以实现根据巡检数据自动生成数据报表,自动分析设备运行表现,并支持办公软件导出功能,例如:EXCEL 等。

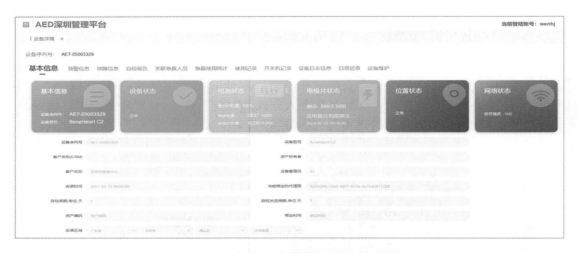

图 7-15 自动体外除颤器管理平台设备状态图

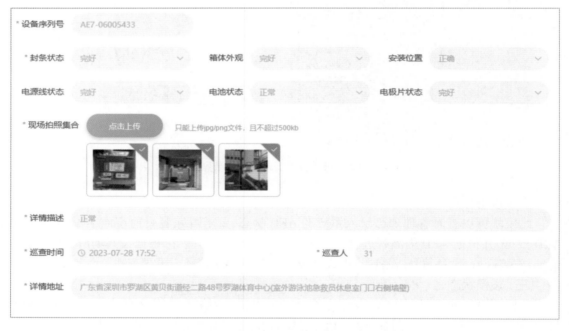

图 7-16 自动体外除颤器管理平台巡检管理图

（七）故障报修

此模块可以实现显示 AED 设备的报修处理记录，包含报修设备号、报修人、联系方式、处理进度、问题描述、处理描述和报修时间等信息。支持维修人员通过视频、图像、文字、记录维修过程（图 7-17）。

（八）事件记录

此模块可以实现显示 AED 设备的使用记录，包含使用日期、设备号、事件类型、事件级别、事件经过，发生时间等信息，并可以通过关键字和事件级别过滤查找特定记录。

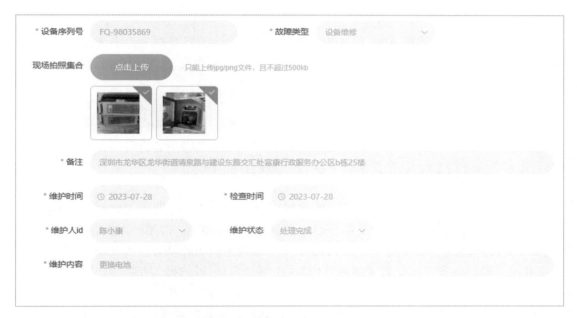

图 7-17　自动体外除颤器管理平台故障报修图

（九）消息中心

此模块可以实现一旦发生 AED 设备离开位置、自检异常、开关机异常、抢救数据传输异常、电池电量低或电极片超过有效期等情况，该平台将立即启动预警提醒功能，通过邮件、短信等方式通知管理人员。

（十）个人中心

此模块可以实现系统用户可对自身信息的修改，修改范围包括个人信息的基本设置，账号设置、账户绑定、消息设置等。

七、自动体外除颤器管理平台急救互连

虽然近年来在有关部门的大力倡导下公共场所配置 AED 已形成社会共识，但通常很难定位和获取，社会公众无法及时获取。如何将 AED 的配置位置与急救中心调度系统结合，实现信息共享与联动，提高公共场所 AED 获取使用率是当前的一大难点和热点问题。目前，国内部分城市基于院前医疗优先分级调度系统（medical priority dispatch system，MPDS）和自动体外除颤器管理平台，以大数据为基础，结合人工智能技术，打通 AED 监管信息平台与 120 指挥调度中心的信息孤岛，实现数据对接和"一呼"联动。通过 120 急救调度员联动急救志愿者快速获取及正确使用 AED，最终达到 AED 使用效率和院外心搏骤停患者抢救成功率的双提高。

（一）数据对接

开发商提供的自动体外除颤器管理平台必须能够实现对 AED 设备的运维管理，并实现与当地 120 急救指挥调度系统的对接，向 120 急救指挥调度系统开发商提供所有 AED 设备的位置信息，包括但不限于 AED 安装地点名称、坐标信息、图像、AED 设备是否可用的状态信息等。

（二）实施路径

开发"互联急救"手机APP,将APP端口、自动体外除颤器管理平台中AED电子地图端口与120急救指挥调度系统端口进行嵌合,从而实现报警者、志愿者、120调度系统、AED、救护车之间的互联、互通、互派。

（三）建立急救志愿数据库

急救志愿者通过"互联急救"APP进行实名注册,填报年龄、性别、技能、特长、工作单位等重要信息。提交申请后该名志愿者处于"待审核"状态。急救中心进行后台审核,通过审核后,即可成为急救志愿者,接受急救中心120调度。

（四）应用流程

当120急救调度员识别出可疑院外心搏骤停紧急事件时,发送MPDS急救响应编码,在调派救护车的同时电话指导第一目击者现场实施心肺复苏,第一时间启动"互联急救"APP,将急救信息推送给距离事发现场方圆1km范围内的急救志愿者,系统可设定多位志愿者接受同一任务。志愿者了解患者位置、伤病情信息,可选择"接受"或"拒绝"。途中志愿者如因故不能前往,可选择"拒绝",选填确认拒绝原因。120调度员确定是否继续将任务推送给其他志愿者。志愿者接受任务后,系统向其推送患者详细地址,并可实时导航。志愿者可通过APP自动定位最近AED,获取AED后赶往事发现场。除此之外,急救志愿者还可以通过"互联急救"APP软件实时查看救护车辆信息、路况等重要资料,与执行该任务的急救小组互联,也可发布现场图片、视频推送给120调度坐席。通过"互联急救"APP的信息传递功能,将120调度、急救志愿者、急救专业人员及AED有效串联,实现急救生命链的即时联动。

（朱 虹、周 强）

参 考 文 献

［1］美布龙斯坦.团队管理［M］.北京:机械工业出版社,2007.

［2］白思俊,等.现代项目管理理论［M］.北京:电子工业出版社,2006.

［3］苏超.从团队发展模型看项目团队管理策略［J］.水电站机电技术,2019,42（10）:67-69.

［4］李春雨.拉斯韦尔5W传播模式与会议新闻传播效果研究［J］.南开学报（哲学社会科学版）,2014,4:79-90.

［5］杨怀周.如何提升党报公信力的微观分析——基于哈罗德·拉斯韦尔的5W模式［J］.新闻传播,2019,23:45-47.

［6］卞金娥.浅谈如何在全媒体时代做好急救宣传工作［J］.传播力研究,2019,2:201-203.

［7］李威.新媒体时代如何做好新闻现场报道［J］.新闻传播,2021,12:118-119.

［8］周雨薇,程前.科学传播视域下短视频科普的内容生产与传播策略——以"回形针PaperClip"抖音号为例［J］.卫星电视与宽带多媒体,2020,6:200-202.

［9］中华医学会急诊医学分会,中国医学科学院海岛急救医学创新单元（2019RU013）,海南医学院急救与创伤研究教育部重点实验室等.中国自动体外除颤器布局与投放专家共识［J］.中华急诊医学杂志,2020,29（8）:1025-1030.

［10］沈友弟.加强城市公共消防设施维护管理的几点思考［J］.消防科学与技术,2011,30（5）:438-439.

[11] 孙亚群,王璐,邬利平,等.急救调度员在线指导目击者获取和使用 AED 的回顾性研究[J].中华急诊医学杂志,2022,31(6):840-842.

[12] 冉飘,林爱进,王秀玲,等.运用"互联网+"信息化技术调派志愿者参与院外心脏骤停急救的青岛模式构建与应用[J].中国急救医学,2022,42(3):246-250.

第八章

公共场所自动体外除颤器配置的急救培训

第一节　公共场所自动体外除颤器配置的急救培训概述

综合国外文献,在发生院外心搏骤停(OHCA)时,旁观者对配置于公共场所 AED 的实际使用率处于 0.6%~30% 之间。总体来说,只有不到 3% 的 OHCA 在急诊医疗服务人员(EMS)到达前使用了 AED。导致公共场所 AED 使用率低的原因中,除了公共场所配置 AED 数量和配置策略这一关键因素以外,尚有众多其他重要影响因素。Brooks SC 等在 2022 年新发表的《利用创新公众除颤方法优化院外心搏骤停后结局:国际复苏联络委员会科学声明》中,将公众除颤链 AED 使用流程中的关键影响因素作了梳理(图 8-1)。从该图可以看出,心搏骤停时,决定是否使用 AED 的关键步骤或影响因素共有 7 个:①旁观者和 / 或调度员及时识别心搏骤停;②在 OHCA 附近有一台可被公众获取的 AED;③非专业响应人员

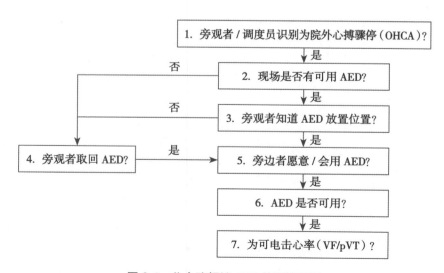

图 8-1　公众除颤链 AED 使用流程图

注:AED. 自动体外除颤器;OHCA. 院外心搏骤停;pVT. 无脉性室速;VF. 心室颤动。

（旁观者）知道最近的可获取 AED；④如现场无可用 AED，旁观者应能（主动或在调度员指导下）立即取回最近的 AED；⑤非专业响应人员（旁观者）会用并愿意使用 AED；⑥AED 功能状态良好；⑦OHCA 患者心律为可除颤心律。其中步骤①、步骤③、步骤④及步骤⑤均与培训相关。

从图 8-1 可以看出，在 AED 拥有理想配备数量的同时，如何使其充分发挥功效则是另一个决定性因素。1990 年，美国心脏特别工作组首次就"未来 CPR"提出公众除颤（PAD）概念，以促进社会不同层面广泛使用 AED，包括在公共场所配置 AED，由受过培训或未受过培训的市民用于救治 OHCA。尽管 AED 对使用者的专业要求极低，但因使用者对 AED 的一无所知导致的错误仍将不可避免地严重降低 AED 的使用效果。研究指出，对 AED 认知严重匮乏的人群难以将 AED 电极片贴到理想的部位。因此，民众拥有基本的 AED 概念和操作技能是 AED 在广大人群中发挥出合理效能的必要条件，使用 AED 的基础培训不可或缺。虽然世界各国并未对国民 AED 的使用技能进行专门的调查评估，但 AED 培训的重要性已然成为共识。在按照美国人口族裔、性别、收入与教育水平等因素建立的人口模型中，有 24% 的受访者接受过 AED 培训。在法国，人群中的 AED 掌握比例在部分地区可高达36.7%。日本金泽大学在 2011 年的调查中就发现：经过数年的推广，已有 87% 的教师，98%的护士以及全部的医学生表示在需要的情况下可以立即使用 AED，高中生的 AED 认知比例在五年间从 47% 上升到 73%。这方面的巨大进展使得日本普通市民的 AED 使用率在十年内翻了 20 倍，全国的心搏骤停生存率也从 3.3% 上升至 7.2%，民众对 AED 认知的重要性可见一斑。

旁观者 CPR（bystander cardiopulmonary resuscitation，B-CPR）亦为救治 OHCA 的关键措施；公众除颤计划能否成功，还取决于旁观者 CPR 实施率。在旁观者 CPR 率较低的情况下，单纯依靠改善公众除颤计划以及早期实施 AED 除颤，OHCA 救治成功率极低。公众基础生命支持（BLS）培训可提高 OHCA 的识别度和公众的认知。旁观者 CPR 除了起到循环和呼吸功能支持作用外，还可推迟可电击心律向不可电击心律的转变，从而为心搏骤停患者提供除颤和成功获救机会。研究表明，OHCA 发生后立即进行心肺复苏，可使患者的生存概率增加一倍，但只有 40% 的 OHCA 患者接受了 B-CPR。根据 2018 年"心搏骤停登记以提高生存率"（the Cardiac Arrest Registry to Enhance Survival，CARES）数据，接受 B-CPR 的 OHCA患者出院累计生存率为 13.6%，而未接受 B-CPR 者的生存率仅有 7.3%（$P<0.001$）。这些OHCA 患者中，只有 11.9% 由旁观者使用 AED 实施了除颤。由旁观者启动 AED 初次除颤的患者中，47% 的患者存活出院。而最初由专业急救人员实施除颤的 OHCA 患者则只有28% 的人出院存活。

由此可知，旁观者 CPR 和旁观者 AED 除颤是 OHCA 生存链中的关键环节。而早期旁观者是否实施 CPR+AED 除颤以及干预后是否能成功救治 OHCA 患者，取决于广泛的公众培训和公众急救意识的提高。公众 CPR 培训和 AED 培训一起，构成了 OHCA 公众急救培训的重要环节和内容。

培训与否对于 OHCA 救治结局的影响，可从 Hallstrom 等人于 2004 年发表的 PAD 试验中初步获悉。该研究为一项前瞻性多中心整群随机对照试验，纳入了美国和加拿大的 993个社区单元（如购物中心、娱乐中心、酒店、公寓楼）共 19 000 名志愿者。这些社区单元均有一批潜在志愿响应者且能够在三分钟内为心搏骤停患者提供 AED。993 个社区单元被随机分配到单纯 CPR 系统(对照组)或 CPR+AED 系统(试验组)。每个社区单元的志愿者都接受 CPR 培训。在此基础上,随机分配到 AED 组的社区单元志愿者接受 AED 操作培训。在 21 个月的研究周期中,共发生了 135 例心搏骤停。试验组在 CPR 基础上,增加 AED 培训后,AED 使用率为 34.4%;而单纯 CPR 培训的对照组 AED 使用率仅 1.9%。此外,试验组首次心律评估时间更短(平均快 2.7 分钟)。AED 的使用增加了出院生存率(试验组 128 例患者中有 30 例存活 vs 对照组 107 例患者中 15 例存活;*RR*=2.0,95%*CI*=1.07 - 3.77,*P* = 0.03)。

但即使在提出公众除颤计划达 30 余年的发达国家,公众对 AED 功能和位置的认识仍普遍偏低。当出现模拟或假想的心搏骤停情景时,很少有非专业人士考虑使用 AED。研究表明,普通人对 AED 认知及其功能的知晓率,从 19% 到 43% 不等。大多数受访者甚至不知道公共场所配置 AED 是专门供非专业人士所用。而在英国一项具有全国代表性的调查中,亦只有不到一半的人知道最近 AED 的位置。

此外,亦有多项调查研究表明,公众自我报告的 AED 使用意愿较低。低 AED 使用意愿,与缺乏认识和相应培训、害怕造成伤害以及担心法律责任(此情况少见)有关。非专业人员更愿意等待有经验的专业急救人员到来,而不是自己启动复苏。而在英国南安普敦的一项研究中,只有 2% 的调查对象能够将成功使用 AED 所需的基本要素融为一体:不仅要熟知 AED 功能和位置,还愿意取回、会用并愿意使用 AED。

培训一直被认为是提高旁观者认知 AED 功能和位置,以及增加使用 AED 意愿的重要举措。在接受采访的真实心搏骤停目击者中,有几个因素与实际的旁观者 CPR 和 AED 使用呈正相关,包括事先培训、知晓 AED 提供语音提示以指导复苏,以及认识到旁观者施救不会造成附加伤害。在不同国家和地区内以及不同国家和地区之间,采用何种 AED 培训推荐意见存在显著差异。在最近的一项英国调查中,在调查前 5 年内接受 AED 培训的旁观者使用 AED 的可能性是未经培训者的 5 倍。CPR 培训比 AED 培训更广泛。已证实,提供有关 AED 针对性信息的媒体宣传和倡议可明显增加短期内使用 AED 的意愿。包括培训、扩大 AED 数量和建立与调度关联的 AED 登记在内的 AED 培训举措,使得丹麦公共场所旁观者除颤从 2001 年的 1.2% 增加到 2012 年的 15.3%。而澳大利亚维多利亚州的类似项目,亦使该州的 AED 的使用率从 2002 年的 1.7%,增加至 2013 年的 18.5%,增长了近 11 倍。

在国际复苏联络委员会(International Liaison Committee On Resuscitation,ILCOR)的协调和推动下,2018 年 10 月 16 日推出了首届年度"世界重启心脏日"。设置"世界重启心脏日"的目的是提请全世界关注心搏骤停和旁观者复苏的重要性。其愿景是由 ILCOR 激励区域复苏委员会提供资源,组织和实施公众宣传、培训活动和媒体活动。据估计,在 2018 年 10 月的世界重启心脏日,全世界有 >67 100 人接受了 CPR 培训。活动包括徒手 CPR 移动巡演等活动;在学校、机场、公交车站和医院举办推广活动和心肺复苏培训;以及社交媒体宣传活动。在未来的"世界重启心脏日"中,应强调 AED 与 CPR 结合使用的重要性。

现有数据表明,11 岁年龄的儿童使用 AED 是可行的。在学校教授 AED 的使用有助于在早期阶段揭开 AED 的神秘面纱并使其非医学化,从而增加在日后生活中紧急情况下识别和使用 AED 的机会。虽然儿童不是最有可能成为心搏骤停旁观者的群体,但有望培养一代能够识别心搏骤停、实施 CPR 并自信地使用 AED 的全球公民。针对儿童的策略可以促进 CPR 和 AED 的使用,将其作为重要的安全技能,与目前提供的针对其他紧急情况如火灾、自然灾害等学校安全教育一起进行培训。

有几个国家的复苏委员会一直在共同努力，以增加学校的心肺复苏培训。到目前为止，大部分工作都集中在教育儿童有关心搏骤停和 CPR 的知识。"儿童拯救生命"倡议在促进学龄儿童培训方面具有取得了一定效果。该计划于 2014 由欧洲患者安全基金会、欧洲复苏委员会、ILCOR 和世界麻醉医师学会联合会发起，目的是在全球推广复苏训练。该倡议建议对 12 岁或 12 岁以下学龄儿童进行每年至少 2 小时的复苏教育。该计划已在几个欧洲国家得到广泛采用，目前也得到了世界卫生组织的支持。

最近，美国多个州和数个欧洲国家批准了在学校进行心肺复苏培训的立法。美国有超过 35 多个州签署了实施协议，并且正在尝试将期推广至所有 50 个州。虽然 AED 培训并不是学校 CPR 行动的一个确定组成部分，但在某些地区，它正被作为双重复苏方案采用。经向英国政府持续建议多年之后，英国复苏委员会和英国心脏基金会宣布，政府同意在英国所有中小学生的课程中实施急救和 CPR 培训。此外，苏格兰所有的学校委员会都同意建立一个"救生员之国"，并在 2019 年开始努力确保每个中学毕业生都接受过心肺复苏培训。

尽管在学校推行 CPR 进行了相应立法，但丹麦和加拿大的数据表明，立法并不能保证培训推广和实施。丹麦的数据表明，即使在学校 CPR 教育立法 8 年后，多数孩子仍没有接受 CPR 培训。加拿大安大略省于 1999 年立法强制进行心肺复苏培训。十年后，在该省学校进行的一项调查发现，只有 51% 的学童接受了 CPR 教育，且仅有 6% 接受了 AED 培训。该调查强调，尽管有法律依据，但在实施层面存在障碍。教师们报告说，规定的 4 小时心肺复苏培训课程太长、太昂贵，而且很难融入本已完整的课程。

综上所述，综合国外公共场所配置 AED 的急救培训，我们可以得知：即使国外开展公众除颤计划已经长达 30 余年，但仍很少有人知道什么是 AED？在哪里可以找到 AED？如何使用 AED 及由谁使用？研究显示，愿意使用 AED 者比例存在差异，导致旁观者 AED 使用意愿低的最常见原因是缺乏信心和对因担忧实施 CPR 和 AED 除颤产生次生损害。通过相关急救培训可提高人们对 AED 功能的认识、使用舒适度和使用意愿，但相信 AED 培训价值的人很多，而实际接受过培训的人仍少，提示人们对 AED 培训的看法与他们的行为不一致。在新加坡，57% 的人认为所有成年人都应该接受 AED 使用培训，但只有 4% 的人接受过培训并持有最新资格证书。总而言之，既往培训和经验会影响非专业旁观者在 OHCA 时使用 AED 的意愿，多项研究报告亦证实，对 OHCA 患者实施急救的旁观者通常接受过某种形式的医疗或急救培训。虽然强调未经培训的旁观者可以使用公共场所 AED，但广泛的培训有助于增加 AED 使用。

我国心搏骤停患者院外心肺复苏成功率低于 1%，CPR 技术的普及率低于 1%。我国较低的国民心肺复苏术掌握率导致的必然结果就是极低的心搏骤停患者存活率。而在对心搏骤停患者实施心肺复苏抢救的过程中，被称为"救命神器"的 AED（自动体外除颤器）急救设备公众对其更是知之甚少，也就无从提起熟练掌握拯救生命。在民众对 AED 认知培训方面，尽管当前不乏媒体对 AED 功用的宣传，但尚未有面向全社会的 AED 培训计划。调查显示，即便是现阶段的大学生，对 AED 的掌握比例也仅有 48.6%。与之相比，法国 CPR 培训普及率为总人口的 40%，而德国更是高达 80%，在美国仅接受过 CPR 技术培训的人数就超过 7 000 万名，相当于全美总人口的 1/3。

AED 难以普及的问题，本质上是我国城乡属地院前急救大体系建设中社会急救能力规划、投入和管理不足的体现。近几年上海、深圳等个别城市开始了系统安装 AED 的尝试。然而绝大多数各级政府、企事业单位、社会公众对 AED 尚缺乏基本认知。即使对 AED 有一定了解的如北京等大城市,由于各种原因也处于观望态度。如何让属地政府部门加大投入,有效管理、企事业单位自觉参与,主动安装;社会公众广泛知晓,加强培训,让每一个心搏骤停患者的身边都能有"救命神器"及时出现是实现"健康中国"伟大蓝图的一个重要课题。近些年,越来越多的公众参与到急救知识与技能的普及培训中来,但有些培训流于形式或偏重于理论讲解,缺乏实际操作及模拟场景的练习,使得在真实的抢救环境下自动体外除颤器使用效率较低、延迟或被错误的应用。因此,各省、市、地区应由属地卫生健康主管部门牵头,构建统一规划、统筹资源利用、统一培训大纲、统一课程体系、统一标准规范、统一监督管理的社会急救培训体系,使公众急救知识普及率逐步达到发达国家水平,社会急救能力和水平整体提升。

一、培训的需求与特性

(一)"十三五"期间取得的成就

2016 年,中国医院协会急救中心分会专家与国家医疗器械评审中心联系,提出 AED 注册指南存在的问题限制了其在公众中的使用。国家医疗器械评审中心随后组织专题研讨会,将 AED 使用者规定为经过培训的普通公众,没有进过培训的在 120 调度指导下也可使用。为 AED 的普及清楚了法律障碍。各地陆续制定的急救立法当中,对急救培训都有明确的表述。例如《北京市院前医疗急救服务条例》第五章社会急救能力建设全面阐述了北京市社会急救能力建设的体系规划和要求,使社会急救能力建设走上了法治轨道。也是第一次在法律是明确了卫生行政管理机构是其业务主管部门,统筹全市工作,使其走上了专业化管理的道路。按照立法要求,由北京急救中心撰写的《北京市急救员授证培训教学大纲》于 2018 年 2 月由北京市卫健委以政府通告形式发布。2019 年进行了修订。这是 1949 年以来第一个具有法律依据的属地社会急救科普教学标准,使社会急救科普工作有章可循,迈上了规范化系统建设的新台阶。根据大纲撰写的《初级急救员培训标准教程》为急救科普初级急救员授证培训工作提供了具有法律依据的教科书。培训大纲公布同时,由北京急救中心撰写的《北京市公共场所急救设施设备配置清单》的公布标志着大型公共场所医疗应急物资配置有了专业规范和法制要求。2020 年,由北京急救中心撰写并发布的《北京市家庭医疗应急物质配置清单》,使家庭医疗应急物资的准备、家庭急救包的制作有了专业依据。2019 年北京急救中心专家为普通高中必修课"体育与健康"撰写了《心肺复苏》课文;为高中英语课程撰写修订了 3 篇内容为急救的英语课文。这是相关内容第一次写入国家基础教育课本。

"十三五"期间,在各级领导和专家的呼吁下,社会媒体加大了急救题材的报道和宣传。新闻联播、晚间新闻、新闻直播间、养生堂等栏目先后推出急救专题节目。同时,急救中心利用微视、微博、央视频、新华号、知乎等新媒体平台宣传急救知识。2019 年开始,中国医院协会急救中心(站)分会带领全国 120 及相关社会组织,启动了"120-国家急救日倡议活动"。活动倡导社会大急救理念,推动完善社会急救体系,提高社会急救能力,发展社会急救文化,中央电视台、人民日报等媒体大量报道,促进了全社会关注急救、学习急救的氛围。

（二）存在的问题

科学认知不足：目前对社会急救能力的科学认知普遍存在肤浅和偏颇的现象，仍需进一步深化和纠正。从社会大急救系统建设角度看，无论是社会急救物资配置还是以急救为目标的软硬件改造，都应在120专业体系指导下进行并有效链接。目前社会各行闭门造车的现象严重，资源没有被准确、有效的利用。从社会公众急救科普角度看，第一目击者在现场的急救行动，是涉及生命健康的行动，同样属于医疗行为，是个严肃的医学问题。但社会上各种非专业机构充斥着大量错误的急救传播，本质上是把第一目击者好心人救助和医学科学严谨规范化的管理需求割裂，表现为没有建立急救科普准入监督机制。

标准落实不够：根据急救立法要求，北京市已经公布属地的急救培训教学大纲、大型公共场所急救物资配置清单，但是缺乏可以落实的监督机构和机制，对各种属地急救标准的执行缺乏抓手。

基础教育缺失：目前，国家基础教育教材编写大纲虽然已经将部分急救内容纳入，但结构不尽合理，落实仍然缺乏保障机制。学校管理者对急救知识教育认知不足。

培训供给缺乏：数量的缺乏：与政府要求的培训数量相比，目前北京120急救培训网络、红十字会培训网络以及其他社会机构形成的急救培训供给侧明显不足。表现在培训机构和培训导师的数量不足，高质量的培训能力不足，急救科普的教学器材不足。

质量的缺乏：目前很多非专业的社会机构普遍存在培训知识不准确、技术不专业、教学目标与120专业急救体系不能有效对接的问题。从120培训网络内部角度看，也存在培训质量没有同质化，很多医护人员缺乏培训技能、专业技术不规范的现象。

培训需求封闭：社会各行业急救培训的需求仍然处于观望状态。特别是高风险岗位职业人群缺乏急救培训准入机制。培训行为往往是停留在口头，不愿、不能将其落实到行动中。

（三）机遇和挑战

《"健康中国2030"规划纲要》中将社会急救能力建设纳入国家基本卫生行动纲领当中。中心面临着提升国家综合急救能力建设的重大历史机遇，也存在着如何将纲要落实扎根到属地具体工作的挑战。

各地从法律层面提出了具体要求。国家急救立法草案已成稿，将在不久的将来颁布。急救培训面临着社会急救能力建设有法可依的事业发展机遇。但是在执行层面也存在不落实、不执行、无监督、无管理的盲区，怎样有效利用条例的法制效力仍然是首要挑战。

近年来各地政府陆续出台了相关院前急救改革的文件，对社会能力建设的必要性、迫切性达到了空前共识。社会科普工作各个方面都面临历史上政府支持力度最大的发展机遇。但同时，政府制定的急救培训目标与现实急救科普的供给能力存在巨大差距，如何落实政府要求的目标任务是极大的工作挑战。相关改革措施也会存在不合理不科学的情况。

二、培训的投入

急救知识普及率低仍是我国面临的一个重要问题。由于缺乏急救知识，很多地方的AED被沦为摆设，无人知晓也无人问津。目前AED投放项目存在重视程度不足、标准流程未规范、公共场所配置AED数量不足、分布不均、社会群众使用AED意识不高等一系列问题。我国基本公共卫生服务均等化提出，应明确政府职责，对经济发展较差地区，应保证公民可以享有基本的公共卫生服务。AED 的配置分布及急救技能培训存在较大的经济地域差异，其费用问题是全面推行较大的阻碍。各地应将 AED 的配置及全民急救技能培训纳入基本公共卫生服务中，给予更多重视。政府应主动承担公共场所急救设备配置及急救技能培训的责任，考虑地域经济差异，使公民的生命健康得到平等的保障。

公众急救培训和公共场所 AED 配置应纳入社会大急救统一规划中，并将急救培训率和 AED 配置率纳入各级政府的政绩考核体系。同时要支持慈善机构、基金会、企业等社会资本参与完善公共急救设施，财政适当奖励或支持。"鼓励创新急救模式，如租用、服务外包、共享等多种形式的 AED 推广模式。"不断完善急救设施设备的配置和人员的急救能力建设。各重点公共场所经营管理单位要切实履行法定责任，通过自行购置设备、接受捐赠或购买服务等方式，落实 AED 等急救设施设备的配置工作，配置资金按照各单位现有资金渠道解决。重点公共场所从业人员初次取证所需人员培训费、师资培训、教具费用等由市财政统一负担。辖区公众急救知识和技能普及培训相关经费由区财政负担。

三、培训组织架构、体系建设与方案的制定

在公共场所安装 AED 设备是抢救心搏骤停的必要前提，除了 AED 设备到位，更为重要的是第一目击者的及时反应，尽早实施高质量心肺复苏，而且敢用、会用 AED。另外，AED 设备高效使用，需要建立快速的响应机制，建立 AED 管理体系，基于业界最佳实践，结合中国国情总结出 PAD 项目成功落地，需要从 AED 设备 + 人员能力 + 管理机制三个层面考虑，形成心搏骤停救治体系的闭环，切实在关键时刻救治生命！发达国家和地区的公众现场急救培训机制和体系较为健全，培训模式较为成熟。通过法律、法规对承担急救培训的机构和培训对象的职责、培训内容等做了明确的规定和要求。目前，我国急救培训体系不完备，缺乏统一的监督评价，难以掌控培训质量；另外培训导师资质复杂、培训内容不系统、培训技术欠规范等，严重影响培训的数量和质量。

（一）总体目标

第一，统一培训大纲，统一课程体系和技术标准、加强行业管理，挖掘本市急救培训资源，发挥专业优势，建成以医疗体系为核心，带动社会组织、学术团体、培训机构多方参与的，专业化、网络化、多层次、广覆盖的社会急救科普培训体系。

第二，重点公共场所高风险岗位从业人员接受各种形式的急救培训宣教达到 80%，获得有效急救培训课程证书比例不低于 40%。

第三，完善 120 指挥调度平台功能，收集 AED 和急救志愿者信息数据，在一定程度上实现社会急救与专业急救的有效衔接，提高院前急救质量和效率。为建立基于急救大数据的120 社会大急救电子地图奠定基础，使社会急救能力得到大幅度提升。

（二）工作原则

1. 专业指导，科学规范。充分认识到公众作为第一目击者实施的现场急救，事关生命健康，是一个严肃的医学问题。应坚持以生命为中心的指导思想，将急救培训作为医疗科学在社会中的应用与实践进行专业化管理。各级培训机构应在市卫生行政主管部门专业指导

下,在急救培训工作中本着依法科学,技术规范,认真负责,提高质量的原则开展培训工作。

2. 行业主管,单位主责。落实公共场所经营管理单位组织员工接受急救培训并建立长效机制的主体责任。各行业主管部门履行主管责任,结合行业特点,制定重点公共场所高风险岗位人员急救培训计划,并加强监督指导。

3. 部门联动,协同保障。各委办局应加强沟通,相互联动,加强社会宣传、财政保障、规划引导,信息收集、监督执法。

4. 统筹规划,重在落实。坚持首善标准,对标国际国内先进,科学谋划急救培训整体工作。把急救培训作为政府重要民生工程,统筹推进,完善管理,特别是加强重点、敏感公共场所工作人员急救能力,打通制约社会急救能力提升的制约节点。同时鼓励社会力量参与,共同推进急救培训事业发展。

（三）完善组织管理体系

社会第一目击者使用 AED 在现场实施急救的行为,虽非职业行为,但事关患者的生命健康,本质上仍然属于院前急救医学行为的一种。属地卫生行政管理部门应做好培训的牵头与管理。院前急诊医疗机构因其专业优势应作为专业指导单位。各医疗机构、医学会、红十字会、社会急救专业组织应作为协助实施单位。卫生主管部门应当根据医疗急救规范和社会急救能力建设要求,编制统一的社会急救培训大纲和教学、考核标准,并向社会公布。各地急救中心、红十字会应当依法履行急救知识普及、初级救护培训、组织群众参加现场救护等职责。鼓励医学行业协会、医学科研机构、医疗机构等具备专业能力的组织开展社会急救培训活动,推动公众急救普及培训事业发展,不断提高公众的急救意识。

具体工作实施:由卫生健康委员会统一领导、部署推进。属地急救中心作为市院前医疗急救专业机构负责制定技术标准、撰写教学大纲和培训教材,制定课程计划和考核标准。负责对培训工作进行监督指导,包括统一培训并认证导师,持续质量监控、临床收益评估、社会效益评估、医学大数据收集和分析、社会急救能力建设与专业医疗体系对接。红十字会、120急救网络培训基地、医院、相关医学会、社会组织、社会培训机构等在市卫生行政管理部门和院前医疗急救专业机构指导下,依法开展培训工作。同时规范各培训机构教学方法和急救技术,加强培训质量监管,保证培训质量。分析高风险岗位工作人员的类别和范畴,研究制定高风险岗位急救培训上岗准入制度。重点公共场所应当根据北京市卫生健康委员会公布的公共场所医疗急救设备设施和药品清单配置急救包、药品和自动体外除颤器等应急物资,并定期组织员工学习相关医疗急救知识和技能,使员工能够熟练掌握公共应急医疗急救物资的使用,提高急救保障能力。

（四）加强培训网络建设

在全市医疗机构开展“社会急救科普培训基地”认证工作,在社区卫生中心开展“社会急救科普培训培训点”认证工作,同时号召社会具备条件的各学术组织、团体、企事业单位、培训机构积极参与到“急救培训基地”建设工作中来。在各大社区、大型场所部门设立急救科普培训点。逐步形成网络化格局,最终建成社会急救科普培训大网络,实现急救科普培训的“四化”:规范化、科技化、网络化、社区化。形成一个中心,多家网络基地(培训点)的立体模式。网络基地采取统一的教学大纲、技术标准、考核标准、复训标准、授证标准。对急救培训基地和培训导师统一培训、认证和管理。并应用人本主义参与式教学方法,提高学员实际操作能力,全面提升教学质量。

1. 认证培训导师

(1)可依据本省、市、地区社会急救培训管理办法认证急救培训导师。统一组织导师培训并考核,通过考核者颁发"社会急救培训导师"证书。

(2)所有培训基地(培训点)的社会急救培训导师应统一注册、统一考评、统一管理。建立培训机构考评量化管理制度,每个培训机构设立一名教学督导,培训过程接受教学督导的教学指导和监督。导师证书有效期建议为2年,在有效期内完成规定的授课记录并完成导师注册更新。

(3)加强社会急救培训导师人才建设,广泛吸收医疗机构的执业医师、执业护士参加公众急救培训工作,培养一批技术合格、热心公益的急救培训导师。

2. 制定标准化课程

(1)统一技术标准:组建"社会急救培训专家委员会",制定社会急救培训技术标准和管理标准。

(2)统一培训大纲:根据专家委员会起草撰写的社会急救培训教学大纲,制定急救员培训课程体系,并对大纲和目录定期更新。

(3)统一教学资料:依据培训课程体系,编纂、出版相应的标准教材。如CPR+AED的课程应满足两部分主题的理论介绍,应与1~2天的急救员培训教材有所区分,以便产生较好的培训效果。为更加高效的达到同质化培训效果,建议推行以视频为培训模式,导师指引、纠正反馈技能。利于大规模培训的开展。

(4)统一急救证书:随着多地院前急救服务条例的实施,所谓的"好人法"更多的鼓励经过培训的社会公众,在急救人员到达前,对急、危、重患者实施紧急现场救护,其紧急现场救护行为受法律保护。

完成相应培训课程的设置,经考核合格颁发急救证书,证书至少应包含的信息有证书名称、学员姓名、证书有效期和颁发单位等。条件成熟时应全国统一,达到可追溯、可查询。

(五)创新培训模式

目前国际上推崇和重视的成人培训手段是培训者培训模式,其以培训者为培训对象,以双向互动、开放式的教学方法以及金字塔式培训结构为特征,该模式在国外健康照护人员培训、心血管疾病预防等多个领域中被普遍采用并取得了较好的效果。国外规定急救培训人员必须经过多样化、专业化培训,如传统授课与实际操作相结合,充分利用可视化反馈系统加以训练,并持有专业急救组织认可的急救培训导师资格。

(六)加强社会宣传

大力开展《中华人民共和国民法典》《中华人民共和国基本医疗卫生与健康促进法》《北京市院前医疗急救服务条例》等法律法规的普法宣传,增强公共场所管理者和从业人员履行施救义务的责任意识,引导社会公众在公共场所对需要急救者的主动施救。广泛宣传公共场所急危重症"第一目击者"现场施救的重大意义和价值,加大社会急救成功案例和典型事迹宣传,营造良好的社会急救氛围。

针对心肺复苏和自动体外除颤器使用技能,建议政府相关宣传部门和媒体,制作多种形式的心肺复苏及AED宣传材料,作为公益广告在电视台、广播电台、报纸、网站等不同类型媒体广泛宣传,通过多途径向大众普及急救基本知识。同时鼓励医院急诊科、心脏内科、急危重症等科室的医生、护士等医务者对心搏骤停高危患者及其家属进行 CPR 及 AED 等相关急救知识的培训。加强在各高校开展 AED 培训,源源不断为社会培养一批又一批"心脏拯救者"。建议高风险岗位人员每年一次急救基本技能考核和再评价,对存在问题进行逆向强化培训,保证急救技能的稳定。

（七）制定培训方案

1. 做好培训预案　在培训的准备阶段,应做好培训的前期预案,包括导师的备课、培训器材确保完好可用状态。技能考核应以标准量化考核为主加以综合模拟场景练习,检验学员的培训效果。通过定期复训,对知识和技能加以熟练,使得在真实的抢救环境下,可有条不紊地应对各种紧急情况,有效地展开施救。

2. 开展急救志愿者培训工作　与共青团中央、北京市志愿者联合会等部门合作,培训、认证市急救志愿者。推广志愿急救文化传播,研究急救志愿者工作特点,开发急救志愿者社会应用价值。条件成熟时可以和城市 120 调度平台对接,为常规化城市急救志愿者应急服务奠定基础。

3. 广泛开展高危岗位人群急救培训工作　设立政府专项资金对政府部门、事业单位、专业部门的高危岗位职业人群开展急救培训工作。提高大型机构急救员配置比例。组织机场候机楼、地铁站、体育场馆、火车站、学校、景区、大型娱乐场所、大型购物场所、大型城市广场、市政办公大厅、养老院、三星级以上酒店、在北京停靠的航班、列车等公共场所的经营管理单位员工学习急救知识和技能,提高高位岗位急救保障能力。原则上以上单位从事社会服务的正式职工均应获得初级急救员资格,并按照 50：1 的员工比例配置中级急救员。北京市卫生监督所、北京急救医疗培训中心定期组织人员对以上单位进行定期抽查。

4. 逐步建立高危岗位执业准入制度　警察、公安消防队员、专职消防队员、社区服务工作者、志愿者组织的管理人员、导游、空乘、体育老师;铁路、地铁和厂矿企业的高风险岗位的单位和部门高危岗位工作人员原则上应具备中级急救员资质。消防队突击队员、特警、学校的卫生老师、健身教练、极限运动员和教练、户外导游、各单位组建的应急救援队员、民间救援队员等高风险职业原则上应具备高级急救员资质。

5. 发挥大型公共场所急救物资作用　大型公共场所应当根据北京市卫生健康委员会公布的公共场所医疗急救设备设施和药品清单配置急救包、药品和半自动或自动体外除颤器等应急物资,并定期组织员工学习相关医疗急救知识和技能,使员工能够熟练掌握公共应急医疗急救物资的使用,提高急救保障能力。

6. 建立临床反馈机制　制定培训方案,应以需求为导向、结合受众人群特点的急救知识与技能培训方案,具有因需、因材施教特点。社会公众急救"按需培训"就是采用科学的方法明确各地区社会公众急救培训需求,进而组织实施的符合当地社会现况的急救知识和技能的培训,具体措施包括:①全球复苏联盟（GRA）建议建立当地心搏骤停数据登记平台。只有数据平台的建立,才能开展进一步的研究,才能衡量区域急救系统的综合急救能力,才能有的放矢的开展 PDCA,即:计划、实施、检查和处理,最终不断提升救治率;②分析心搏骤停数据库,明确培训目标人群和内容;③建立本地社会公众急救培训登记管理系统。在我国现有国情下,"按需培训"有助于合理利用培训资源,有计划地统筹安排社会公众急救培训。

四、培训任务管理

培训的内容应科学、严谨,需要专业的医务人员对标准和培训内容进行制定。导师在教学过程中,通过建立培训工作档案,包括签到表、培训人数、培训时间、培训总结、考核资料等,有条件应建立培训登记管理系统。建立一套行之有效的导师督导机制,对培训的效果持续不断改善。

(一)专业管理

根据院前医疗急救发展与实践经验,对社会急救培训进行专业管理。包括:急救知识和技能的科普内容、技术标准制定、临床技术创新普及转化、教学方法研究、培训质量控制、临床收益评估、社会效益评估、医学大数据收集和分析、社会急救能力建设与专业医疗体系对接、配合与融合等。

(二)教学管理

社会医疗急救培训教学标准的制定,包括标准教材、标准试卷、教学大纲、导师手册、课程管理规范等。根据统一的教学标准培训导师,提高课程质量。定期组织导师复训,对知识和技能持续更新。

(三)档案管理

培训的资料要分类收集、留存,保存时间至少要大于证书的有效期;对考核的数据还应定期汇总、分析,指导培训工作;培训证书的制作应统一、规范,对学员的信息应保密,妥善管理。

(四)质控管理

负责对社会各类医疗急救培训机构的检查与监督。在培训过程中建立督导机制,了解学员的培训情况,对培训导师、受训学员及培训整体效果做出评价,发现培训中存在的问题,从而调整培训过程,提高培训质量,引导急救培训工作健康有序发展。

(五)组织保障

1. 加强组织领导 各区、各部门、各单位要坚持以人民为中心的发展理念,自觉履行维护人民群众健康安全的职责使命,把公众自救互救技能普及作为本区域、本系统、本单位安全稳定的重要工作,加强领导,主动作为,积极推进,确保按期限、高标准、高质量完成任务。

2. 强化督导检查 各培训部门和机构要自觉落实主体责任,完善教学体系,规范教学内容,卫生健康委要加强对社会急救培训的监督指导,组织市红十字会按照教学大纲做好课程实施情况的督导考评,对存在的问题要及时纠正和解决,确保培训质量。各行业主管部门和各区政府要切实履行行业、地区主管责任,加强统筹协调和监督考核,自觉接受季度抽查和年终考核,推进社会急救培训工作有序开展。

3. 建立表彰机制 将社会急救培训工作先进单位、先进个人纳入各类表彰奖励范畴,加大联合表彰力度,大力宣传社会急救工作先进典型。深入发掘成功施救案例及培训工作中的感人事例,对积极参与施救人员纳入本市见义勇为表彰范畴。

五、培训的效果与社会效益

随着公众对急救知识和技能培训的意愿逐年提升,普及率有所提高。让我们欣喜地看到,近些年发生在公共场所心搏骤停的事件,公众的勇于出手,患者被挽救成功的案例时有报道。规范的急救培训不仅能让我们在生命遇到危险的紧急时刻挽救生命,还能让施救者从容地面对复杂的急救场景,也能在一定程度上增强公众应急避险的意识和能力,避免身陷险境。研究显示,当旁观者在 120 急救人员到达前实施心肺复苏及操作自动体外除颤器,心搏骤停的生存率将增加约一倍。由此可以看出,简单的操作,在挽救心搏骤停患者方面起着至关重要的作用。

学习急救不仅让我们提高了急救意识,学习到挽救生命的技能,还能增强公众对健康的关注和不断投入,从而身体力行的改变生活方式。让原本等一等、忍一忍就好了的病患及家属能意识到风险,及时就医,减轻了疾病加重带来的经济负担,甚至挽救了一条生命。同时也保住了一个家庭。

(陈　志)

第二节　公众急救培训基地的建设与管理

为推动健康中国建设,全面提升公众的健康素养,党中央根据实情,制定了《"健康中国 2030"规划纲要》,为了实现这一规划纲要,需要进一步培养并强化公众参与现场救护的意识,提高公众自救和互救能力,加快社会急救体系建设。目前来看,我国还没有形成系统完备的社会急救体系,没有专业化的社会急救教育网络、没有制度化的全民急救教育体系,存在急救教育的培训率低和急救设备在公共场合配置率低等诸多问题。德国的公众急救知识普及率高达 80%,法国达 40%,新加坡 31.4%。令我们遗憾的是,我国的急救知识教育和培训相当薄弱,急救知识普及率是个位数,据文献统计低于 1%。我国院外心搏骤停者的生存率为 0.08%。反观国外,日本 20%,新加坡 15.5%,美国 10.8%。我国的数值远远低于欧美国家的 10%~20%,此外我国现场目击者的急救实施率也不足 1%。既然现场公众肩负着面对突发事件进行紧急处理的重任,那么我们不得不反思我国在社会公众急救知识的普及和培训方面的重视程度是否足够,社会公众急救培训基地的组建可以提高社会公众急救培训的规范性、针对性、有效性和实用性,进一步保证社会公众急救培训的质量和效果,因此社会公众急救培训基地的组建势在必行。

2021 年 1 月 1 日正式实施的《中华人民共和国民法典》中的第一百八十四条为"好人"带来了法律保障,2020 年 6 月 1 日正式实施《中华人民共和国基本医疗卫生与健康促进法》第二十七条规定:国家建立健全院前急救体系,为急危重症患者提供及时、规范、有效的急救服务。卫生健康主管部门、红十字会等有关部门、组织应当积极开展急救培训,普及急救知识,鼓励医疗卫生人员、经过急救培训的人员积极参与公共场所救护服务。公共场所应当按照规定配备必要的急救设备、设施。急救中心(站)不得以未付费为由拒绝或者拖延为急危重症患者提供急救服务。深圳市根据自身情况,在《粤港澳大湾区发展规划纲要》《中共中央国务院关于支持深圳建设中国特色社会主义先行示范区的意见》和《国务院关于实施健康中国行动的意见》(国发〔2019〕13 号)、《广东省人民政府关于实施健康广东行动的意见》

（粤府〔2019〕116 号）等有关文件的精神指导下,结合我市实际,制定了《深圳市人民政府关于打造健康中国"深圳样板"的实施意见》文件。2018 年 10 月,深圳市出台的《深圳经济特区医疗急救条例》中第四十七条明确规定:"市、区卫生行政部门应当制定医疗急救培训计划,免费向公众提供医疗急救知识与技能的普及培训。"市区财政应大力支持,为社会公众急救培训提供充足的资金保障,解决资金缺乏的后顾之忧。

一、公众急救培训基地管理主体

　　管理主体就是在整个社会公众急救培训基地的项目中,负责管理各项重要工作,包括以不同的形式途径组织宣传公众急救培训、建立公众急救培训基地、制定公众急救培训基地管理制度、组建与管理培训导师队伍、组织撰写急救培训课程的内容及组建和运营公众急救培训信息化管理平台,以及制定急救培训基地管理制度等。管理主体在整个急救培训项目中具有关键性的作用,处于主导的地位。目前,总体来说,公众急救培训的管理主体是卫生健康主管部门和红十字会,主要负责急救培训基地的综合管理与监督指导,急救培训基地作为急救培训管理主体,主要负责基地建设、日常运营和维护。作为对公众急救培训起关键性作用的管理主体,主要管理工作如下:

　　（一）公众急救培训基地设立的流程管理

　　首先,由拟成立公众急救培训基地的单位或社会组织提交申请,基地管理主体组织专家对提交的材料进行评议审定,必要时进行现场答辩。然后进行现场审核,基地管理主体组织专家及相关人员前往培训现场,对其教学场地面积、设备设施、急救培训导师数量、急救培训业务相关的规章制度等软硬件条件进行审核。其次,基地管理主体对专家评审的结果进行核准,如果发现申报材料存在虚假或者不符合实际情况,经过核实,将会取消该单位的申报资格,并且之后三年内都不得申报急救培训基地的设立。最后,基地管理主体会进行结果公示,在相关网站上公示时间不少于 5 个工作日,公示期间没有异议,基地管理主体与基地签订合作协议,进行授牌,授予"公众急救培训基地"牌匾（表 8-1、图 8-2）。

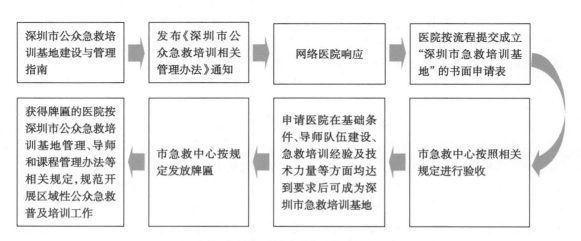

图 8-2　急救培训基地认定流程（深圳样表）

表 8-1 公众急救培训基地申请表（深圳样表）

深圳市公众急救培训基地申请表

机 构 名 称			
机 构 负 责 人			
地 址			
联 系 电 话		单位网址 / 公众号	

基地主任信息

姓 名		职 务	
移动电话		电子邮箱	

基地管理员信息

姓 名		职 务	
联系电话		移动电话	
传 真		电子邮箱	

准备申请的培训科目(请在对应课程打"√")

急救普及讲座 □

青少年急救培训课程 □

初级救护员课程 □

中级救护员课程 □

高级救护员课程 □

突发事件现场紧急医学救援工作坊 □

复训课程 □

其他课程：

培训场地情况：

培训室室内面积：( )平方米

操作训练与考核室室内面积：( )平方米

培训设备清单(填附表一)

培训导师信息(填附表二)

培训基地以往开展培训的情况简介。(请列出培训时间、培训课程名称和培训的人数)

预期五年培训计划。

是否同意接受本机构人员以外的市急救中心认证的导师授课?

□ 是 □ 否 (如果不能,请解释：)

申请机构意见

盖章

年 月 日

（二）制定相关政策、规章制度和发展规划

基地管理主体根据需要制定相关管理制度，如①诚信守诺制度，包括廉洁施教、严格记录教学日志、文明教学等在内的十三条规定；②教学管理制度，包括深圳市急救中心的课程管理、课程督导等七条规定；③培训导师制度，要求导师提高自身的思想政治素质，敬业精神，为人师表，职业道德，遵守国家法律和单位各项规章制度，具备编写课案、熟练操作培训装备的能力，具有保密责任意识，导师的资格认证，共有十一条规定；④学员管理制度，包括学员须遵守上课纪律，自觉保持教室卫生，爱护教室内一切公共设施和物品，尊重老师，严禁携带危险品、宠物进入教室，各基地应建立学员纸质和电子档案（学员登记表、培训记录、考核登记表），保存至少五年等十五条规定；⑤学员投诉受理制度，包括六条投诉情况，学员投诉的方式以面谈、信件、邮件、电话为准，基地接到学员的投诉后，必须马上记录存档，不得拒接投诉，发现投诉事件应 24 小时内上报领导。有效投诉事件，由基地领导指派小组进行调查，十个工作日内完成调查等六条规定；⑥教学设施设备管理制度，包括教具摆放，定期做好教具清洁、消毒，使用完毕的教具应切断电源等八条规定；⑦培训收费管理制度，包括收费公示，收费方式和收费监督管理三大条规定下的若干内容；⑧安全管理及应急预案制度，包括在基地主任的指导下，落实人员、场所、设备的安全保障措施，定期对电教设备、教具、培训场地进行检查，培训现场出现突发、紧急状况，应立刻上报并采取相应措施进行处理。基地管理主体需将制定的急救培训基地管理制度，及时下发给各急救培训基地，各基地应将管理制度以不同的形式下发到各急救培训教室，供培训老师和学员查看使用。

（三）定期组织基地间交流

不同区的急救培训基地都有值得学习和借鉴的地方，经常进行基地之间的交流可以取长补短，更好地促进我市急救培训基地的健康发展。可采用现场授课方式，共同探讨急诊急救领域的新理论、新技术、新方法。

（四）监督指导基地的运行管理

为了督促急救培训基地的平稳健康发展，基地管理主体应充分利用信息化管理平台，应用远程监控系统，实现远程实时监控和监督现场教学情况。

（五）承担急救师资培训和培训课程开发

基地管理主体单位不定期开设导师课程，遴选、培养社会急救导师。参加培训的准导师在各基地完成见习和督导授课后，需通过基地管理主体单位的资格认证。基地管理主体单位与各基地联合以更高标准搭建导师管理体系，更规范设立急救培训导师师资库。

基地管理主体应根据不同人群的需求，研发不同层级的急救培训课程，包括：初级救护员证书课程、高级救护员证书课程、心肺复苏（CPR）与 AED 证书课程、青少年急救培训证书课程、急救知识与技能普及讲座课程以及急救知识与技能线上培训课程。

二、公众急救培训基地建设标准与准入机制

关于培训基地的建设标准，国际上已有相关的规定，包括培训的专业机构、培训的具体时间、培训的相关内容、培训的课程设置、培训的管理者和被培训的对象等内容。目前我国行业以及省、市等行政主管部门对培训基地没有明确的标准。即便有些地区建立了急救培训基地，但是仍不够专业，不够系统，没有形成联合体，相对来说比较分散，没有形成一个共同的标准，相对比较各自发展，彼此之间没有太多合作和交流。

为了适应新形式变化和急救社会化需求,规范公众急救培训基地的管理,提高公众急救培训的规范性、针对性、有效性和实用性,深圳推出市地方标准《公众急救培训基地建设与管理指南》,以此推进全市公众急救培训基地标准化建设和持续健康发展。公众急救培训基地建设的申报标准,主要包括三个方面:①基本条件,包含独立的培训布局和建筑设施、小班制教学与学员导师模型比配备标准。②教学培训实施硬件要求,包含基本电子化教学设备、基本培训模型及设备、基本办公设备(表8-2)。③建立健全培训规章制度,包含诚信守

表 8-2　教学培训设施硬件要求(深圳样表)

教学培训设施硬件要求

(一) 基本电子化教学设备

设备名称	数量	功能和用途
电视、音响和DVD影碟机	2套	用于培训讲课、播放录音和教学录像
多媒体投影仪	1台	可以接受和播放多种信号源
手提电脑	1台	与多媒体投影仪配套,用于电教化培训讲课
数码照相机	1台	用于培训学员照相制证
数码摄像机	1台	用于培训教学回放及保留资料

(二) 基本培训模型及设备

设备名称		数量	功能和用途
BLS 心肺复苏训练模型人,其中: 成人模型 10 个 婴儿模型 10 个		10 个	按照心肺复苏国际指南的标准制作;具备仿真的解剖标志和电子显示;面皮及呼吸道可独立拆卸;模型使用普通干电池,不需外接交流电源;只有正确做出压额抬颌的仰头动作才可打开气管,正确通气可见模型胸部起伏;准确的解剖标志和真实的按压手感。成人模型至少应配备灯光或者 LED 指示灯,最好是内置或者外置的 CPR 质量反馈电脑评价系统,可即时显示人工呼吸和胸外按压的操作质量与统计分析并报告打印数据。
自动体外除颤(AED)训练器		10 个	符合心肺复苏国际指南,用于真实模拟自动体外除颤器(AED)使用过程及声音提示,操作训练电击除颤技术。
呼吸面膜		50 个	用于单人法的口对口人工呼吸训练
异物卡喉模型		1 个	教学展示用
外伤包 (每组一个)	三角巾	6	用于外伤的止血包扎训练环节
	绷带	6	
	纱布	10	
	手套	若干	
旋压式止血带		1 个	教学展示用
化妆品		1 份	红、蓝油彩各 1、人工血浆 1 瓶、喷雾瓶 1 个
桌椅		50 套	学员用

　　注:本表中列举的基本培训模型和器械,为市急救中心自主开发的"初级救护员"课程的最低要求;举办其他证书课程,则应按照相应课程的要求,配备适当的培训模型和器械。

续表

（三）基本办公设备

设备名称	数量	功能和用途
电脑	至少两台	
打印机	1台	用于打印培训资料

诺制度、教学管理制度、培训导师管理制度、学院管理制度、学员投诉受理制度、教学设施设备管理制度、培训收费管理制度、安全管理及应急预案。相关的标准按照"优化布局、突出特色、资源共享、注重实效"的原则设立急救培训基地；按照"统一注册、基地管理、持证上岗、定期考评"的原则对培训导师进行规范化管理；对公众急救培训课程管理坚持统一标准、统筹开发、专业认证、行业认可的"四化"原则。这些标准旨在规范整个急救培训行业的积极发展，使公众能够通过培训基地的建设，学习急救知识，增强急救意识，更好地造福社会。

急救培训基地制定的相关管理标准在全市范围内具有普遍性，涉及全市性的关键共性技术，不属于部门内部规范。关于基地建设标准的范围，适用于基地的认定、考评、应用与激励等相关工作。关于标准的技术内容，包括社会急救、院前急救、院内急诊和重症监护治疗组成城市急救医疗体系（EMSS）。关于标准的初步框架结构，这一标准目前重点包括急救培训基地、急救培训导师和急救培训课程的建设，急救培训基地包括基地认证、基地考评、基地运营与激励、管理分工等；急救培训导师包括导师认证、导师考评和导师晋升；急救培训课程包括课程的研发、课程的使用和课程的管理。标准的实施主体具有广泛的社会性，要倡导"健康中国，我在行动"的理念，倡导"每个人是自己健康第一责任人"，

（一）公众急救培训基地的职责

1. 负责急救培训基地的运营管理 急救培训基地根据自身的基本办学条件如基地面积、培训师资水平、专业优势等，确定急救培训的范围，设专职或兼职人员负责教学、导师、学员、资料、考核和设施设备等方面的管理，确认教学工作的计划安排、学员上课时间或教室的具体安排等日常管理。使基地急救培训工作运营顺利进行，同时，急救培训基地不得开展以营利为目的的任何培训。

2. 确保参与急救培训相关人员的安全 急救培训基地工作人员应在培训工作开始前做好充分的准备，对培训场地的周围环境进行检查，排除隐患、设施设备进行检查维修，及时更换存在安全隐患的教具模型、检查教员和学员的装备是否完好无损等相关安全检查，确保万无一失，保障参与急救培训相关人员的安全。

3. 负责开展区域的公众急救培训工作和指导辖区社康急救培训点完成急救知识普及工作。

4. 负责基地签约导师的课程安排、督导及考核等管理工作 急救培训基地负责基地签约导师的教学事宜，安排教学课次，教学时间，教学教室等基本教学工作。在签约导师授课期间监督教学质量，教学结束后要根据学员反馈和现场督导进行考核。

5. 协助急救培训志愿者在辖区内开展培训工作 志愿者队伍是文明城市一道特色的风景线，急救志愿者已经纳入了社会急救体系，通过调度员对志愿者进行调派，实现由志愿者作为第一施救者开展紧急救援，实现院前急救，为患者赢得宝贵时间，为后续治疗打下坚

实基础。急救培训基地有义务去协助志愿者们去完成相应的急救培训工作。同时，为提高急救效率，基地管理主体单位定期开展与急救有关的技能竞赛、师资培训、培训课程开发及培训模式创新，急救培训基地有义务协助基地管理主体单位完成相关工作。

（二）公众急救培训基地奖惩制度

急救培训基地有如下情况出现，基地管理主体单位会给予基地适当奖励，评为优秀基地。

1. 急救培训基地积极承担政府公众急救普及培训项目。

2. 急救培训基地积极优先参与市急救中心的课程开发、课程创新等多种课程形式的研发。

3. 急救培训基地积极进行对外交流，促成相关培训合作。

急救培训基地有如下情况出现，基地管理主体单位会给该基地限定期限进行整改，并在限定期限内汇报整改情况。急救培训基地出现以下情况进行整改期间，不得继续开展急救培训工作，当基地管理主体单位收到培训基地整改后的汇报，经查准核实后才可以继续开展相关社会公众急救培训工作。

1. 急救培训基地在未经基地管理主体单位批准下，擅自改变基地管理主体单位制定的培训计划、培训大纲、考核大纲要求等培训事宜，从而影响了整个培训质量，扰乱正常的培训实施进度。

2. 急救培训基地在招募培训导师时，使用未获得基地管理主体单位认证证书的人员，培训导师专业欠缺。

3. 急救培训基地未按照认证课程要求，擅自使用其他培训课件和教材。

4. 急救培训基地在培训教学过程中，存在违规行为，但没有造成参与培训人员人身伤害。

5. 急救培训基地的学员如有对培训组织、管理、培训导师、培训质量等情况提出投诉建议的，经查证情况属实的。

6. 急救培训基地为眼前利益，发生恶意竞争，给社会造成不良影响。

7. 急救培训基地在承担政府购买公众急救普及培训项目时，对财政资金使用不当，未做到专款专用，未按照协议规定使用。

8. 其他造成不良影响的各种违规违纪违法行为。

急救培训基地有如下情况出现，基地管理主体单位会撤销该基地的称号并收回牌匾。当急救培训基地收到基地管理主体单位发出的撤销通知后，须在规定的期限内将牌匾上交至指定处所的指定接收人，基地管理主体单位与该基地签订的合作协议在撤销通知发出之日就自动解除并失效。

1. 急救培训基地在基地管理主体单位发出整改要求后，未在限定期限内完成整改。

2. 急救培训基地的内部管理极其混乱，公私不明，已经严重影响了正常的培训工作。

3. 急救培训基地拒绝配合基地管理主体单位分配的合理培训任务，且没有拒绝的正当理由。

4. 急救培训基地在年度考评中，考评（认证课程数量，占 20%；培训学员数量，占 40%；学员认证通过率，占 20%；培训学员满意度，占 10%；深圳市急救中心满意度，占 10%）得分少于 60 分，结果为不合格（表 8-3）。

表 8-3　公众急救培训基地年度考评细则（深圳样表）

深圳市公众急救培训基地年度考评细则

考核指标	考核标准	评分细则		
		优秀 （90~100分）	合格 （60~80分）	不合格 （0~30分）
认证课程数量	每年应承担不少于4次认证课程培训任务	承担10次认证课程培训任务,得90分;每多承担1次认证课程培训任务加1分,满100分为止。	承担2次认证课程培训任务,得60分;每多承担1次认证课程培训任务,加2分,80分为止。	承担1次认证课程培训任务,得30分;没有承担认证课程培训任务,得0分。
培训学员数量	每年培训人数不少于200人	培训人数等于500人,得90分;每超过10人,加1分,不足10人不加分;满100分为止。	培训人数在400~499人,得80分;培训人数在300~399人,得75分;培训人250~299人,得70分;培训人数200~249人,得60分。	培训人数100~200人,得30分;培训人数1~99人,得20分;培训人数为0,得0分。
学员认证通过率	学员认证通过率不低于70%（满意度小数点后面不保留,采用四舍五入）	（1）学员认证通过率=90%,得90分; （2）学员认证通过率每增加一个百分点,加1分。	（1）学员认证通过率=70%,得60分; （2）学员认证通过率每增加一个百分点,加1分。	（1）学员认证通过率=69%,得分30分; （2）学员认证通过率每减少一个百分点,减1分,减到0分为止。
培训学员满意度	培训学员满意度不低于70%（满意度小数点后面不保留,采用四舍五入）	（1）培训学员满意度=90%,得90分; （2）培训学员满意度每增加一个百分点,加1分。	（1）培训学员满意度=70%,得60分; （2）培训学员满意度每增加一个百分点,加1分。	（1）培训学员满意度=69%,得分30分; （2）培训学员满意度每减少一个百分点,减1分,减到0分为止。
市急救中心年终满意度	市急救中心年终满意度不低于70%（满意度小数点后面不保留,采用四舍五入）	（1）市急救中心年终满意度=90%,得90分; （2）市急救中心年终满意度每增加一个百分点,加1分。	（1）市急救中心年终满意度=70%,得60分; （2）市急救中心年终满意度每增加一个百分点,加1分。	（1）市急救中心年终满意度=69%,得分30分; （2）市急救中心年终满意度每减少一个百分点,减1分,减到0分为止。

　　5. 急救培训基地未按照对公众免费培训的规定,私自向培训单位或学员收取培训费用。

　　6. 急救培训基地在培训教学过程中,由于严重违反安全操作规范,造成了参与培训人员的伤害。

　　7. 急救培训基地给基地管理主体单位造成了严重的负面社会影响。

8. 其他造成严重社会影响的违法违规违纪行为。

急救培训基地收到基地管理主体单位发出的撤销通知后,必须在规定的期限内将基地牌匾上交至指定处所的指定接收人,基地管理主体单位与该基地签订的合作协议在撤销通知发出之日就自动解除并失效。

（王雪梅、冯健兰）

第三节　公众急救培训导师队伍的组建与管理

在我国院外心源性心搏骤停者的生存率仅约 1%,远远低于欧美国家的 10%~12%。差距如此巨大,原因主要有:一是公众急救培训率低;二是公共场所自动体外除颤器投放不足;三是我国社会公众急救培训缺乏固定的培训机构、统一的培训模式和完善的管理机制,社会急救培训导师队伍严重不足;四是虽然《民法典》从法律层面解决了"没人敢救"的问题,但因为各种原因,公众对于出手急救仍然存在顾虑。

随着经济社会的快速发展,国家越来越重视公共场所增加急救设备的配置,出台了多部法律法规进行保障,各级政府也在财政上加大投入,有些省市甚至将公共场所配置自动体外除颤器纳入为民办实事项目。与之相对应的,如何让公众认识、了解、熟练使用这些急救设备,在市民需要使用急救设备的时候,有经过急救培训的第一目击者正确施救,使这些花巨资投放在公共场所的"救命神器"不成为"摆设",也列入各级政府的议事日程,且实施力度越来越大。为了推动进程,相关部门出台了许多政策性文件,如 2020 年中国红十字会总会和教育部发布《关于进一步加强和改进新时代学校红十字工作的通知》、2020 年天津市卫生健康委员会发布《天津市公众心肺复苏技术能力建设实施方案》、2021 年健康贵州行动推进委员会办公室印发《贵州省全民自救互救素养提升行动计划（2020—2030）》、2018 年深圳市宝安区政府颁发《宝安区群众性应急救护培训工作方案》等。

要让公众正确掌握急救知识和技能,在现场实现高质量的救治,必须要有高质量的培训。高质量的培训取决高标准的课程设计以及高素质的急救培训导师队伍。

目前我国公众急救培训的导师队伍,主要有以下几类:一是国外标准急救课程的导师队伍,如美国心脏协会基础生命支持课程、国际创伤联合会国际创伤生命支持课程、欧洲急救与复苏委员会初级生命支持课程、中国红十字会救护员课程以及国家应急救援员课程的导师等;二是各地卫生健康委主管或下属医疗机构研发的急救课程的导师队伍,如天津市卫生健康委员会中国公众心肺复苏认证培训课程、湖南省卫生健康委员会现场救护第一目击者行动课程、海南省急救医学培训中心心肺复苏普及培训课程、深圳市急救中心初级救护员证书课程的导师等;三是一些学校、行业协会、社会团体、企业研发的急救课程的导师队伍,如中华医学会科学普及分会和中国研究型医院学会心肺复苏学专业委员会的中国公众心肺复苏培训课程、中国心胸血管麻醉学会心肺复苏委员会的导师等。除此之外,还有一些个人,例如急救志愿者、救援队员、医学生、医务人员等,虽然没有接受过系统化、规范化的导师培训,受聘成为某个组织或机构的课程导师,以培训导师的身份,利用知识讲座、公益活动、义诊活动或网络直播等方式,开展急救知识的宣教培训。

全国有多少名合格的公众急救培训导师,现在还没有权威的统计数据。但对于中国庞大的待培训人口数量,以及目前仅 1% 的培训率现状来说,现有的公众急救培训导师队伍人数,肯定满足不了公众的急救培训需求的。组建公众急救培训导师队伍,解决公众急救培训的师资队伍建设问题,成为现实的迫切需要。

一、公众急救培训导师队伍的组建

目前,我国的社会公众急救培训缺乏固定的培训机构、统一的培训模式和完善的管理机制。各级人民政府或政府职能部门应当发挥其作用,主导当地的社会公众急救培训体系建设,根据当地实际情况和工作需要,颁布法律法规或政策文件、制定区域标准、完善管理机制、建立培训网络、统一培训模式、规范培训内容以及指定具体机构组织实施等。

建立一支稳定的、专业的公众急救培训导师队伍,需要解决以下几个问题:一是谁来主导队伍组建;二是培训导师的来源;三是建立培训导师队伍组织架构;四是经费来源。

(一) 培训导师队伍组建的主体

公众急救培训导师队伍组建的主体,可以是政府职能部门如卫生健康委员会,可以是各地红十字会,可以是医疗卫生机构如急救中心、医院集团,也可以是学术组织、社会团体、培训机构等。

政府职能部门组建公众急救培训导师队伍,更加具有权威性,更容易吸纳优质培训导师,更容易组织开展急救培训活动,也更容易争取到经费。政府职能部门出台相关文件,依托专业机构建立组织体系,出台管理制度,明确工作任务、目标,落实工作职责,发动政府、社会和个人形成合力。政府还可以将社会急救培训导师队伍建设作为当地相关部门年度考核的重要指标。

深圳市宝安区的经验是,由宝安区红十字会、宝安区卫健局和宝安区应急办牵头负责社会急救培训师资队伍建设的总体工作(包括组织协调、监督检查等)。宝安区应急医疗救援培训中心(挂靠在宝安人民医院集团)具体负责导师队伍建设的具体培训实施。由区卫健局副局长作为培训师资队伍建设的总指挥,区红十字会秘书长担任培训师资队伍建设的副总指挥,宝安人民医院(集团)副院长担任培训中心主任,将社会急救培训师资队伍建设纳入各级医疗机构(医院)年度目标考核和应急管理工作体系。培训中心主要负责培训师资队伍建设的具体实施(包括急救培训师资队伍遴选、考核、管理、组织培训等)。

其他机构组建公众急救培训导师队伍,应当积极争取上级政府部门的政策支持,充分利用现有资源和优势,整合多方力量。

海南省急救医学培训中心的经验是,由海南省急救医学培训中心为主导,成立培训工作委员会,聘请业内知名专家开发培训课程,依托培训中心的品牌和课程质量,组建和管理培训导师队伍:一是通过组建急救志愿服务队,吸纳社会力量,开展急救志愿服务,培养急救志愿者导师,来组建公众急救培训导师队伍;二是吸引各地急救中心、社会团体、企业与培训中心签约成立培训基地,由培训基地招聘人员组建导师队伍,授权培训基地开展培训中心课程的研发,颁发培训中心的证书;三是与如学校、街道、志愿服务联合会、社会团体等单位共建"急救安全屋",培训中心提供物资和技术支持,共建单位提供场地和工作人员,由培训中心将这些人员培养成为培训导师,组建导师队伍。

(二) 培训导师的来源

培训导师作为急救知识普及推广的"形象大使",是公众学习急救知识的引导者、培训课堂的组织者和急救技能的呈现者。对于市民来说,急救知识是否易学、易懂、易操作,培训导师起着关键作用。急救培训导师应该具有爱心,热爱急救培训工作;有一定的工作能力,应具备较好的组织协调能力、语言表达能力强和逻辑思维。急救培训导师应该在具有奉献精神的社会各界人群中选拔。

培训导师的主要来源有以下几个方面:

1. 医疗卫生从业人员,如急救中心、医院、体检中心等医疗机构的医护人员;医学院校教师,学校的校医等。这些人员对于急救培训的现状有充分的认识,对成为急救培训导师有一种使命感和责任感,容易吸收成为培训导师。而且,他们具有医学专业知识,理论基础扎实,实践经验丰富,在培训过程中能轻松应对各种学员的各种提问,在授课过程中更具权威性。

2. 接受过急救培训课程并获取证书的学员,如获得美国心脏协会心血管急救课程证书、红十字救护培训合格证、急救中心培训合格证书等。这些人员具有参加过急救知识培训,对急救知识和技能的重要性有了充分认识,对急救知识和技能培训有了亲身体验,对于成为培训导师心生向往,容易被吸引成为培训导师。他们有爱心,待人热情,在培训中可以以身说法,让学员充分认识到学习急救并不是一件困难的事情,在授课过程中更具亲切性。

3. 各种志愿服务组织、团队中的急救志愿者,特别是应急救援队伍和与生命健康宣传教育有关的队伍,如无偿献血志愿服务队、蓝天救援队、民间灾害救援队等。这些人员往往对生命有深刻的认识,部分人员都有救人的亲身经历,对于成为能"授人以渔"的急救培训导师有浓厚兴趣,容易被吸引成为培训导师。他们热爱生命,有爱心,有团队协作能力,有奉献精神,也有一定的自由支配时间,在授课时有充足的自身动力。

4. 面向社会公开招募,通过公众号、官网、广播电视、报刊等平台媒介,招募有爱心、有热情的公众,特别是公务员、教师、消防队员、企业安全员、景区讲解员、导游、保险公司业务员等。这些人员虽然来自各行各业,也有一定的人员淘汰和流失风险,但是由于他们是主动报名,主观能动性很强,也有可能成为导师队伍的中坚力量。

(三) 建立培训导师队伍的组织架构

根据培训课程的难易,可以设定培训导师的准入条件,根据培训任务的多少,可以设定导师的工作任务要求,根据培训导师的准入条件和工作任务,可以将急救培训导师分为主任导师、主讲导师和辅训导师三个级别,构建金字塔形的导师队伍体系。

主任导师的准入条件比较高,一般要求有医疗、护理类本科及以上学历,有中级以上专业技术职称。主任导师承担以下工作任务:一是开发课程,更新知识,进行科学研究,为公众急救培训提供知识和技术支持;二是举办导师培训班,发展培训主讲导师和辅训导师,并对导师开办培训班进行监督、指导;三是收集、研究学员反馈,不断改进教学方式,提升教学质量,提高名下导师教学水平;四是每年完成一定的教学任务,一般要求每年至少完成 2 期导师培训班。

主讲导师的准入条件可以根据培训体系的实际情况来设定:如果培训课程是采用边看视频边练习的授课形式,主讲导师主要起引导、指导、考核作用时,一般要具备全日制高等院校大专以上学历;如果培训课程是采用 PPT 讲解、辅训导师示范技能后需要学员操作的授课形式,主讲导师有讲解、解释工作时,需具有医疗、护理类大专以上学历。主讲导师承担以下工作任务:一是举办公众急救培训班,担任主讲导师,培训学员;二是严格按照主讲导师教学质量要求开展培训,并接受主任导师的教学督导;三是每年完成一定的教学任务,一般要求每年至少完成 2 期学员培训班。

辅训导师的准入条件与导师一致,在参加师资培训合格后取得辅训导师资格。辅训导师承担以下工作任务:一是在获得辅训导师资格后 6 个月内,参加公众急救培训班,至少担任 2 次辅训导师,一次见习,一次督导,通过后方可获得辅训导师资格。三是成为辅训导师,每年要完成一定的辅训教学任务,以积累经验,一般要求每年至少完成 2 期学员培训班。

在开展急救培训课程时,根据课程要求配置一定数量的培训导师。多名培训导师开展急救培训课程时,应在开课前对导师进行职责分工。一般可以分为主讲导师、辅训导师和主任导师三类。主讲导师对当次培训负总责,根据学员人数配备辅训导师、培训器材,主导理论讲解和操作训练,指导辅训导师工作,控制培训进程,回应学员疑问,把控培训质量,对训练情况进行总结和评价,对考核结果进行反馈。辅训导师在主讲导师的指挥下协助主讲导师开展培训,严格遵守课程设计要求的流程和原则,引导、指导学员练习,按考核标准检测学员的急救技能。主任导师在课程上负责督导培训秩序和质量,组织培训总结与反馈需要整改、改进的意见等。

不同级别的导师具有严格的任务分配,以确保培训工作的顺利开展。辅训导师需要在主讲导师的指导下完成教学任务,主讲导师的教学质量由主任导师督导。

（四）经费来源

培训导师队伍的组建主体要积极争取经费,以维持、维护导师队伍,保证队伍的教学水平和队伍的凝聚力。

经费主要来源于以下几个方面:

1. 各级政府财政资金投入。现在各级政府对于公共场所投放急救设备、开展公众自救互救知识培训都非常关注,也有意愿加大财政投放。各级培训导师组建主体要根据当地实际,选好项目,制定可行性报告,争取财政资金支持。

2. 自有经营性收入。具有经营性的培训机构,可以通过开办培训班、承接培训任务增加培训收入。

3. 企业、基金会等公益经费投入。通过策划急救培训项目,争取公益资金,组织培训导师开展公益培训。

（五）培训导师的工作任务

公众急救培训导师有着明确的工作任务,主要有以下几个方面:

1. 认真组织参加急救培训活动。作为培训导师参加培训机构举办的各类培训班,是培训导师最主要的工作任务。培训导师队伍的组建主体,应当根据实际工作需要,给每个级别的培训导师制订相应的教学任务,并督促完成。

2. 用心宣传推广普及急救知识。通过"进机关、进学校,进社区、进企业、进乡镇"、志愿服务集市、急救知识讲座等活动,面对面宣传推广普及急救知识。急救培训导师也可以通过时下流行的短视频、公众号和微博等自媒体为载体推广急救知识,提高公众急救意识。

3. 主动参与课程研发、知识更新和科研项目等工作。培训导师应在急救知识推广过程中不断总结经验,探索研发新的课程项目,参照国内外的新发现、新知识、新指南、新共识,及时更新培训内容,与时俱进改善教学模式。培训导师要及时总结经验心得,发布文章或出版书籍,促使急救培训事业朝着更新、更好、更完善的方向发展。

4. 努力发展壮大导师队伍。要真正实现全民普及急救知识,就需要发动更多人参与进来。急救培训导师在急救知识普及宣传培训过程中,要善于发现合格的学员,鼓励热爱急救、热心于公益事业的组织和个人加入导师队伍,不断发展、壮大培训导师队伍。

5. 积极参与社会急救体系建设。培训导师要关心和积极参与社会急救网络建设,利用自身优势,通过建言献策、亲身参与、引导发动等多种方式,倡议加强公共场所急救设备投入,组建、壮大急救志愿服务队伍,研究、构建、开发急救宣传培训平台,充分发挥培训导师"以点带面"的作用。

（六）培训导师队伍的规划目标

急救培训导师队伍组建主体应根据工作任务来规划设计急救培训导师队伍建设的目标。目标和规划主要包括以下几个方面:

1. 规划公众培训率目标。根据当地的人口数量、经济发展水平、城市文明程度、社会关注度等实际情况,制订三年或五年规划,设定要达到的公众培训率目标,如急救知识普及宣传率、急救培训取证率等。

2. 规划导师队伍人数目标。根据公众培训率,有计划地建立、拓展急救培训导师队伍,要将导师的淘汰和流失率计算在内。

3. 规划导师的教学质量目标。对于公众急救培训导师教学质量,可通过公开课、学员反馈、教学督导、培训抽查、教学比赛等形式进行监管,设定教学质量目标。对于教学质量不达标,经督促整改仍然达不到要求的导师,应取消其导师资格。

4. 规划导师的教学任务目标。培训导师队伍组建主体要与每位培训导师签署协议,注明每年需要达到的教学任务,认真记录并及时督促导师完成任务。对于完不成教学任务,或者达不到出勤次数的导师,可以取消导师资格。

5. 规划导师授课能力提升目标。培训导师队伍组建主体要规划导师队伍整体水平、个体水平目标,邀请高级别的培训专家莅临指导授课,定期召集培训导师开展集中备课、导师资质更新、导师课复训、教学研讨会等多种形式提升导师授课水平。对于导师能力水平下降不能维持者,可以取消导师资格。

（七）建立培训导师队伍数据库

培训导师队伍组建主体要建立公众急救培训导师队伍数据库,目的是将数据内容作为资料存档、管理、分析,以利于及时发现导师个人或队伍存在的问题,以利于总结经验、指导队伍建设,还可以作为奖惩培训导师的依据等。数据库的内容包括以下几个方面:

1. 导师的个人资料。包括导师的姓名、性别、年龄、毕业学校、学历、专业、工作简历、证书信息、身份证信息、承诺书等。

2. 导师的授课信息。包括导师开班的时间、场次、学员人数等。

3. 导师的教学资料。包括课前任务表、签到表、理论试卷、技能操作考核表等。

4. 导师的教学质量信息。包括学员反馈表、教学评分、学员意见和建议、学员通过率等。

5. 导师的奖惩信息。包括学员投诉及处理情况、导师奖励情况等。

数据库可以使用纸质材料存档,也可以依托信息化管理平台实现数字化管理,也可以二者结合。具体采用哪种方式,取决于培训中心的经费状况、工作目标和任务情况。

二、培训导师队伍的管理

管理制度是管理的工具,对一定的管理机制、管理原则、管理方法以及管理机构设置的规范具有重要意义。合理的管理制度可以简化管理过程,提高管理效率。急救培训导师队伍组建主体如培训中心,应当建立导师队伍管理制度,明确培训内容和纪律,加强组织与安排。管理制度的内容一般包括人员管理、物资管理和教学质量管理等。

(一) 人员管理

培训中心通过签订书面隶属关系协议来落实导师的管理。人员管理制度应包括导师的准入和退出条件,加入和退出流程,人员调配方式和工作流程,教学能力和职业形象要求,考勤要求,奖惩制度等。

1. 导师的准入条件和退出条件应当列入管理制度,让每一名导师候选人和导师明白进入和退出的底线在哪里。培训中心根据自身的工作实际情况设置条件。准入条件一般包括学历、专业、职称、工作经历、资质证书等要求。退出条件一般包括教学质量、教学任务完成情况等。

2. 在制度中明确加入和退出流程,让管理方、工作人员和导师清晰具体流程,明白如何履行相关手续。

3. 培训中心可以根据教学任务制定导师的调配方式。可以指定专门人员如教学统筹来调度培训导师。一般而言,公众急救培训课程应提前 7 天通知相关培训老师,以便于培训导师安排好相关工作。在人数调配上,培训中心根据培训课程和学员人数调配导师,一般讲座类培训班每次培训均配 1 名主讲导师、辅训导师 1~2 名;小班教学类培训班按学员与导师比例,配主讲导师 1 名,每 10 名学员配备 1 名辅训导师;大班教学类培训班也按学员与导师比例,配主讲导师 1 名,每 10~15 名学员配备 1 名辅训导师。

4. 培训中心根据培训任务的规模,以便于学员学习为原则制定工作流程,一般按照主办培训班和承接培训班两种方式来设计工作流程。

(1) 主办培训的工作流程:培训中心制订工作计划,安排培训日期、导师、场地、设备——培训统筹处招募或对接学员、通知培训导师——培训导师开展培训工作。培训中心在年度培训计划的方案中应合理分配公众导师的培训任务,制定表格公布任务表,让所有导师知晓自己的具体教学内容和时间。

(2) 承接培训的工作流程:受训单位或个人通过当面咨询、电话、短信、传真、网络(微信、QQ、电子邮件等)或填写"急救培训申请表"发出培训报名要求——至培训中心培训统筹处——培训统筹处受理后根据受训单位及个人的培训要求确定培训方案——受训单位或个人将培训费用打入培训中心账户——培训统筹处安排落实培训工作。

5. 导师的教学能力在制度设计时可以列出具体指标要求和评分标准,根据知识和技能储备、授课能力、测试能力、专业素养和课堂管理能力等五个方面来提要求。

(1) 知识和技能储备要求导师必须掌握所授课程的全部知识和技能,包括理论技能和实践操作技能。

(2) 授课能力要求导师必须按照相应的导师手册和课程计划的描述正确、完整的讲解教学内容。

（3）测试能力要求导师必须能够对学员进行有效测试，包括理论测试和技能操作测试，能够准确发现学员存在的问题，并指导其改正。

（4）专业素养要求导师在教授课程时必须保持高标准的职业道德和急救医学专业素养。

（5）课堂管理能力要求导师必须能按照要求管理时间、空间、材料和文档。

6. 导师的职业形象是其精神风貌和生存状态与行为方式的整体反映，是对其职业所持有的价值认识与情感认同。职业形象的内容包括容貌、着装、妆容、姿势、手势、态度、气质、谈吐和礼仪等。培训中心可以对此进行具体要求。例如在着装方面，如果导师队伍有统一的工作服，那么在授课时应当统一着装。

7. 考勤要求是人员管理的基本要求，也是导师进行教学任务时的重要要求。在制度中可以明确要求出勤次数，每次出勤的时间要求。培训导师不能在执行教学任务时迟到、早退、拖堂。培训中心应该对此有具体要求，并列出奖惩措施。

8. 合理的授课薪酬能充分调动导师参与急救培训的积极性，能最大限度地保证教学质量。培训中心要根据当地工资水平、导师职级、教学课程难易、教学时间长短、教学地点远近等制订适当、合理的薪酬制度。

9. 奖惩制度能加强导师队伍管理，鼓励和鞭策培训导师更好地完成教学任务。培训中心应当明确奖惩的依据、标准和程序，使奖惩公开、公平、公正。培训中心应当提倡奖惩制度与严格管理相结合的方式，以严密的考核为依据。在奖励上要针对贡献大小，采用不同的形式奖励；对违反规章制度的导师，给培训中心造成经济损失和不良影响的导师，要给予相应处罚。

10. 要建立导师晋级制度，激励导师的主动性。由准导师晋级导师要符合导师准入条件。由导师晋级主任导师，除符合导师准入条件之外，还要根据导师的教学任务完成情况、考勤制度、教学质量等情况综合衡量。

（二）物资管理

培训中心要制定物资管理制度，做到账物相符，日清月结。物资管理制度的内容包括物资申领、使用、归还、检查、维修、保养等内容。

1. 培训导师根据培训任务提出申请。

2. 培训导师根据需要、本着勤俭节约的原则领用培训物品，领用时要填写领料单，由物资管理人员发放。

3. 物品进出要严格履行手续，物资出库、进库都要验收，认真核对物资的品名、数量和完好度，做好签字登记。培训证书要一证一号，证书与公章由专人管理。

4. 外出培训使用和归还器材时，需做好外出培训使用器材登记表，保证器材完好。若有丢失或损坏按照相关赔偿制度进行赔偿。

5. 物资仓库应整洁、卫生、安全。各类物品存放有序，并插标签，标签注明进货时间和有效期。

6. 要定期对培训物资进行检查、维修、保养，对帐目进行清仓、盘点，编制出库报表和盘存表。

（三）教学质量管理

教学质量是重中之重。培训中心要制定详细的条款，通过多种方式对教学质量进行把控。教学质量控制的内容包括培训前、培训中和培训后三个方面。

1. 培训前需要对导师教学准备进行监督管理,如课程准备情况、培训器材以及教具的准备,学员知识背景的准备,课堂突发事件的预案管理等。

培训前培训导师需要布置和检查以下几点:

（1）保证环境安全可靠,可以最大限度地防止外界干扰。桌、椅、地板清洁干净,以利于学习并让人感觉舒适。照明充足,设备和模具清洁,摆放有序。

（2）保证教具准备充足。对于实操课程教具的准备是重中之重,不仅数量要满足教学需要,还要确保用物的性能完好、干净整洁、摆放美观。根据授课方式不同,教具准备也不相同。常见的授课方式有讲座、小班教学和大班教学。根据授课方式确定学员与模拟人的比例。如果是讲座类的培训只需要演示技能,通常只需要带一套模型。若是每位学员需要练习那就需要考虑学员和模拟人的比例,通常学员与模拟人比例不超过 1 : 3。

（3）保证教具能正常使用。要仔细检查模拟人是否已清洁消毒、功能是否完好,自动体外除颤器训练机是否有电,呼吸膜有无破损,创伤教学用物是否充足。

（4）如果有条件可以准备茶歇,但不要浪费。

（5）按需配备常用的急救物品,如自动体外除颤器、急救包和应急药品。

（6）按需配备适当的生活设施,如纸巾、充电宝,根据学员需求,还可以提供订餐服务和交通环境指引。

（7）按需配备疫情防控物品,如体温计、免洗洗手液、一次性酒精消毒片、消毒液、口罩等。

2. 培训中需要对导师的课堂互动、知识展示、技能培训、答疑能力、课堂组织、逻辑思维、控场能力、器材运用等能力进行管理。

在教学过程中,培训中心可以根据导师的授课能力配备导师,对于首次担任主讲的导师可以派遣主任导师现场指导配合。如果学员人数过多,可以多安排几名辅训导师进行协助。

在教学过程中,培训中心可以让主任导师现场观摩或是以直播方式在线观看,以了解导师是否完成教学目标、有无知识点讲解有误、有无技能演示偏差等。

3. 培训后对导师的管理包括课堂分析总结、学员反馈、培训发证数据的统计、培训教室与器材的检查与归整等。

培训中心要重视学员的负面反馈,要和导师加强沟通及时分析原因并做好改进方案。对于培训过程中已经造成了不可弥补的负面影响或财产损失,培训中心要及时处理,将影响和损失降到最低。

（四）培训导师的培训、督导和考核

1. **师资培训**　在急救培训体系的框架下开展导师的师资培训。师资培训班一般由培训导师队伍组建的主体组织,根据培训计划,安排主任导师、场地,招募并组织导师队伍候选人员参加培训。有意愿成为导师的公众,也可以自由报名参加其他机构举办的师资培训班,取得相应证书,再申请加入培训导师队伍。

每一名导师均应当先参加学员培训班,再参加师资培训班,才可以成为一名准导师。经过辅训锻炼和主讲督导,合格方可成为一名正式导师。

急救培训导师队伍组建的主体可以依托医学专业学会、协会、医学院校等专业学术团体,以及急救医学培训中心、红十字会等培训经验丰富的机构,作为培训师资队伍建设的技术指导和专业支撑。也可以直接引入现有的标准课程体系,开展师资培训。

在开展师资培训时,对于成为一名导师候选人,在学员理论考试或技能操作考核时,可以比学员要求更高。例如某个公众急救培训课程学员理论考试只需要 80 分就可以合格,取得学员证书,但是如果想成为一名准导师,则理论考试分数要达到 90 分以上,这是一个准入条件。

2. 教学督导 准导师成为主讲导师或辅训导师需要经过主任导师和主讲导师的督导,同时,培训中心也可以安排主任导师对主讲导师授课进行随机督导。督导一般采用现场观摩的方式进行,如果受条件限制也可以采取线上督导。主任导师在课程结束后,应及时总结,对准导师或主讲导师的不足之处提出改进意见。现场督导可以参考表 8-4 给予评分,60分以下属于督导不合格。

表 8-4 培训现场督导表

	内容	分值	得分
课前	签到、PPT 教材	5 分	
	教室与教具	5 分	
	准时开课、服装得体	5 分	
课中	自我介绍与破冰	5 分	
	语言流畅、吐字清晰,知识点表达准确	10 分	
	技能演示动作规范	10 分	
	课堂气氛轻松、互动性强	10 分	
	能处理好学员提出的问题	10 分	
	能合理运用教学技巧	10 分	
	对于突发事件具有良好的协调沟通能力	10 分	
	现场应变能力	10 分	
课后	总结、签发证书、教具教室归位	10 分	

3. 导师考核 公众急救培训导师的考核应作为培训中心或者培训机构的重点工作,只有通过考核才能发现问题和解决问题,考核也是促进导师间相互学习行之有效的方法。培训中心要制定对导师考核的要求和标准,定期对导师进行量化评分,并根据评分制定奖惩机制。

考核的内容包括以下几个方面:一是完成培训中心教学任务情况,通过查看出勤次数、培训学员人数等记录进行评分;二是教学质量,通过查看学员评分和评价、学员考试通过率、主任导师督导意见来评价;三是专业素养,通过培训中心组织的试讲、理论考试、教学比赛来评价。

培训中心每年与培训导师签约,任期满后,经培训中心主任导师复训与考核(表 8-5),合格后可以申请续约。如果年度考核不合格,培训中心可以取消导师资格。

表 8-5 导师考核表

初级救护员课程导师考核表

导师：＿＿＿＿＿＿＿＿　　　　课程：＿＿＿＿＿＿＿＿　　　　所在单位：＿＿＿＿＿＿＿＿

评估主题	项目	标准	得分			
			好	较好	较差	差
技术能力 50分	技术示范 20分	- 熟悉课程的每项急救技术,示范正确且熟练	20 18	16 14 12	10 8 6	4 2
	练习指导 20分	- 对学员练习中的技术错误,能及时准确地发现、记录、反馈和辅助纠正,并对学员技术水平进行准确评估。	20 18	16 14 12	10 8 6	4 2
	准确答疑 10分	- 对课程涉及的专业内容熟悉,并能准确回应学员疑问	10 9	8 7 6	5 4 3	2 1
辅导能力 30分	辅导流程 20分	- 能按照常用的辅训流程【开场-呈现-示范操作-反馈-评估】对学员进行学习辅导	20 18	16 14 12	10 8 6	4 2
	基础技巧 10分	- 语音清晰,声音有力 - 昂首挺胸,精神集中,情绪饱满 - 持续地与学员进行目光交流 - 手势有力、与语言配合到位 - 抑扬顿挫,有效运用声音改变情绪,加强感情效果	10 9	8 7 6	5 4 3	2 1
辅助职责 20分	遵守程序 10分	- 能严格遵守课程设计中辅导要求的流程和原则	10 9	8 7 6	5 4 3	2 1
	有效辅助 10分	- 能根据主讲导师的统一指令进行及时地响应,按照课程实施需要为主讲导师提供协助	10 9	8 7 6	5 4 3	2 1
综合评分	优点:		改进建议:			
综合评价	[ ]优秀 [ ]良好 [ ]一般 [ ]较差		评委签名:			

注:通过认证标准:总分一般在 80 分以上,且单项得分均须在较好及以上,综合评价在良好及以上。

(五) 建立信息化导师队伍管理平台

培训中心可以通过建立信息化导师队伍管理平台,借助信息化手段加强公众急救培训师资队伍建设和管理。利用信息化平台,可以将所有导师信息录入数据库,实现学员在线学习、预约报名、缴费、签到、培训、考核和领证一体化、无纸化流程,也可以实现导师调派、授课、监考和发证的一体化流程,还可以实现学员评价和建议实时统计和评分。通过信息化平台,方便了学员报名、节约了导师工作量、优化了导师管理。培训中心也可以随时掌握公众急救培训动态情况,对培训师资带教的数量和质量进行实时评价和反馈,并将其作为培训师资评价和考核的依据。

信息化导师队伍管理平台可以整合到公众急救培训信息化平台中。

(付　杰)

第四节　公众急救培训课程的设置

公众急救培训课程的设置有着非常重要的意义,公众急救培训课程分层设置主要是为了适应不同人群的需求和能力水平,不同年龄段、职业、受教育程度和经验的人们,对急救知识的接受能力和实践能力也有很大的差异。通过分层设置,可以针对不同人群的需求和能力水平,为其提供不同深度和难度的急救知识和技能培训,帮助其在急救场景中更加自信和有效地应对紧急情况。同时,分层设置还有助于提高培训效果,可以更精准地将培训目标、培训内容和培训方法与不同人群的需求和能力相匹配,让培训更加有针对性和针对性。

一、急救培训课程设置灵活多样

国外的急救培训起步较早,有着比较成熟的急救培训体系,如美国心脏协会(AHA)Heartsaver 全球标准救护培训课程是比较完善的急救培训课程,急救培训课程的内容包括急救基础、CPR+AED+ 气道异物梗阻的急救、内科急症急救、创伤急症急救和环境急症急救。急救基础包括:急救原则、目的、程序、施救者的职责、患者和施救者的安全、电话求助、查找患者问题、急救过后等。CPR+AED+ 气道异物梗阻的急救包括:成人、儿童、婴儿三种情形。内科急症急救包括:呼吸困难、成人气道梗阻、过敏、心脏病、昏厥、糖尿病和低血糖、卒中、抽搐(含癫痫)、休克的急救护理方法。创伤急症急救包括:肉眼可见的出血,伤口与包扎,肉眼不可见的出血,头、颈、脊柱损伤,骨折和扭伤,烧伤和电击伤的急救处置方法。环境急症急救包括:叮咬伤、高温症、低温症、中毒等的急救处置方法。美国心脏协会(AHA)Heartsaver救护培训课程的课程内容非常丰富,基本包括了大部分常见的急救症状,值得我们的借鉴。

我国人口众多,大多数急救培训部门在培训内容和方法上,没有全面考虑到公众的学习能力,很少根据社会公众和医务人员的差异对培训内容和方式进行设置。尤其是人口密集的深圳,急救培训课程内容的设置要做到具体问题具体分析,要做到按需设置和灵活多样。急救培训主体单位一方面根据严格的规定和地方区域特点,一方面根据不同的年龄群体和不同职业的需求,在培训人群数量可观的情况下,在确保课程内容系统全面达到普及效果下,设置适合不同层级的社会公众急救培训课程和相对应的不同的教学方式,学员通过考核将获得相关层级证书。

二、急救培训课程分层级管理

(一)急救知识与技能普及讲座课程

相关调查显示,我国社区居民的急救培训活动很少,急救知识匮乏,当意外发生时不能及时展开现场急救。未来院前急救将趋向于"急救社会化,结构网络化,抢救现场化,知识

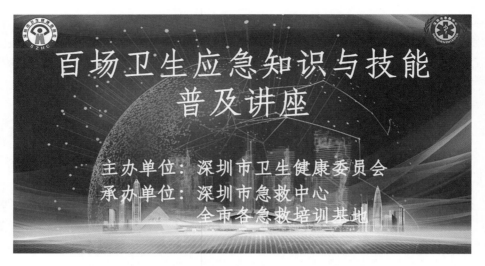

图 8-3　深圳百场卫生应急急救知识与技能讲座课程

普及化",因此向社会公众普及自救互救知识是提高全民急救意识和能力的大势所趋。

急救知识与技能普及讲座课程(图 8-3)适合所有在该方面缺乏了解的普通市民,是最直观的面向社会公众的课程,课程的受众的年龄没有限制,同时对培训场地、模型人和导师数量没有特殊要求。急救知识与技能普及讲座课程属于普及课程的层级,因此没有考核和证书的设置,课程培训时长为 3 小时,其中知识讲授占 90%,技能操作演示占 10%。

该课程在知识目标上需要学员掌握基本的急救救命知识,常见急症的现场救治原则,让市民了解急救的概念和重要性,激发学习急救的兴趣。在技能目标上要求学员了解徒手心肺复苏、AED 操作、止血、包扎、异物卡喉急救技能等操作要点与注意事项,让市民知道急救的基本概念和现场急救的重要性。当意外发生时,作为现场"第一目击者"的市民,应该知道在急救"黄金 4 分钟"内,能做什么、不能做什么,从而有效提升市民正确应对卫生应急突发事件能力,极大地降低院前死亡率和伤残率、减少突发公共事件所造成的生命损失。

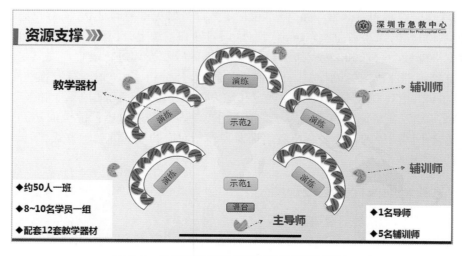

图 8-4　初级救护员证书课程教学场地设置图

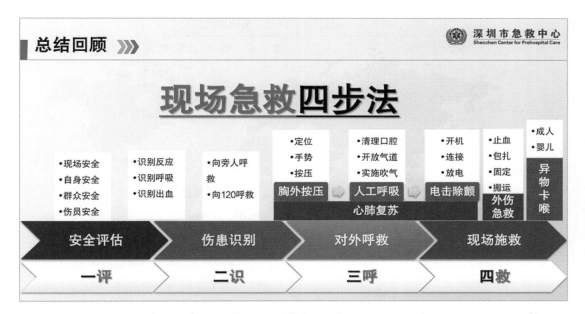

图 8-5　现场急救流程四步法

（二）初级救护员证书课程

"初级救护员证书课程"（图 8-4、图 8-5）适合的培训人群以时间相对充足、工作性质对急救知识与技能有一定需求、对急救救人救己认识深刻、对急救感兴趣等年满 18 岁的社会公众为主。学员可以在多样化的教学方式中进行理论学习并通过实操考核后获得证书。证书课程在知识目标上需要学员掌握现场急救流程四步法、能正确回答心肺复苏、对外呼救、伤患识别、安全评估的核心知识点。能准确复述异物卡喉、外伤急救的常见方法及操作误区知识。在技能目标上要求学员熟练掌握现场急救流程、徒手心肺复苏技能、胸外按压、人工呼吸、AED 的使用、徒手指压法、加压包扎法等止血和包扎方法、应用"腹部冲击法"，完成成人和婴儿异物卡喉、紧急翻身技能、常见病的处置、现场救援以及应急处置原则。

深圳市初级救护员证书课程课时约为 7 小时,采用试学练测的教学方式（图 8-6、表 8-6）,逐步展开各个环节知识与技能学习,其中技能演练操作占 60% 约 4.2 小时,知识讲授占 30% 约 2.1 小时,理论技能测试占 10% 约 0.7 小时。学员完成固定课时后,通过考核可获得市急救中心颁发的"初级救护员"证书（图 8-7）。

深圳初级救护员证书课程采取小班制教学,通过 PPT 的教学工具向学员授课。课件设计专业,关键急救技能的实施过程会通过独立视频的形式进行详细介绍。为了使学员在以后的现场急救中娴熟发挥施救技巧,挽救更多的患者生命,课程设置了多样化的教学模式:讲授急救知识时,除了以传统授课形式讲授理论知识,更加注重实际操作的部分;一边讲授

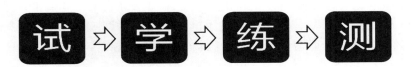

图 8-6　急救课程主教学流程

表 8-6　初级救护员课程主要教学内容

关键内容			试	学	练1	练2	练3	练4	练5	练6	测试
心肺复苏	胸外按压	☑ 定位　☑ 手势　☑ 按压	5	20	30						80
	人工呼吸	☑ 清理口腔　☑ 开放气道 ☑ 实施吹气		15		35					
	人工除颤	☑ 开机　☑ 连接　☑ 放电		10			20				
安全评估		☑ 现场安全　☑ 自身安全 ☑ 群众安全　☑ 伤员安全		15				30			
伤患识别		☑ 识别反应　☑ 识别呼吸 ☑ 识别出血		20							
对外呼救		☑ 向旁人呼救　☑ 向 120 呼救	5	15							
异物卡喉		☑ 成人异物卡喉 ☑ 婴儿异物卡喉		15					20		
外伤急救		☑ 止血　☑ 包扎 ☑ 固定　☑ 搬运	10	25						30	

课间休息：2 次，每次 10 分钟，合计 20 分钟

急救理论知识和操作技能，一边辅助人具模型进行练习，加深印象；不定时设置突发现场情景模拟，通过情景模拟教学，扩大学员的接触面，加强学员接触和运用急救技能的学习机会。情景模拟教学法相比传统授课法，更加注重学生的主体性，可充分发挥培训人群的积极性、主观能动性，在施救过程中感受现场急救氛围来培养信心和冷静处理问题的品质，使枯燥的课堂变得富有趣味。培训导师通过多种教学模式来促进并监督学员对急救技能的掌握情况。

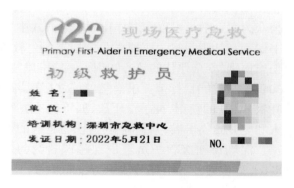

图 8-7　初级救护员证书

（三）初级救护员证书线上课程

在传统现场面授教学的基础上根据日益发展的互联网科技趋势，广大市民长时间处于时间紧、任务重的快节奏生活，以及配合新冠疫情防控工作的现实情况下，利用零碎时间、方便快捷、随看随学获取知识的需求愈发成为新的趋势，适时推出线上＋线下的"初级救护员"证书课程。该课程受众为年满 18 岁的市民，培训人群主要是针对工作繁忙，时间紧，不方便上线下 7 个小时课程的公众，学员可以通过手机 APP 等互联网工具登录深圳急救微信公众号（图 8-8），随时随地线上学习四个模块的急救知识视频（图 8-9），完成线上理论学习和理论考试后，可以申请线下的四个小时（半天）实操训练课程，学时完成后进行线下考核，考核通过后可以获得"初级救护员"证书。

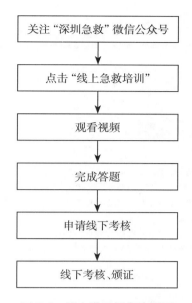

图 8-8　线上学习报名流程图

完成以下五个模块的学习方可申请线下考核 ⌄

一、急救四步法
播放量：243288

二、心肺复苏（CPR+AED）
播放量：183287

三、异物卡喉
播放量：70157

四、外伤急救
播放量：102157

五、六大常见急症处置
播放量：42972

图 8-9　在线课程系统知识模块

全天的线下课程和线上线下结合课程这两种授课形式满足了社会公众对急救普及培训的不同需求，目前此课程也作为政府公益项目常年推进，社会公众急救普及培训工作取得重大突破，社会公众急救普及培训率领跑全国，取得了良好的社会效益。

线上＋线下的培训模式灵活机动，培训学员即便在培训课程结束后仍可以根据自身对知识的掌握情况，反复观看视频进行复习学习，这样可以加深对急救知识与技能的理解和掌握，进一步巩固学习效果，事实证明，这一模式受到了广大培训学员的欢迎，进一步推动了社会公众急救普及培训工作的发展。

（四）心肺复苏（CPR）与 AED 证书课程

心肺复苏（CPR）与 AED 证书课程的培训人群为年满 16 岁的市民，学员通过理论知识考试和实操训练后可以获得 CPR+AED 证书，培训学时共计 4 小时，该课程的授课内容是普及最基本和最重要的救命技术 CPR＋AED 的理论和实操练习，需要让市民掌握 CPR 的技能和 AED 的使用。主要授课内容包括成人、儿童、婴儿单人和双人施救者实施的心肺复苏（CPR），胸外按压、开放气道、口对口人工呼吸、自动体外除颤器（AED）的使用等和气道异物梗阻的紧急现场急救方法。心肺复苏（CPR）与 AED 证书课程也是两部构成，完成理论知识学习和急救技能实际操作后进行考核，通过考核颁发"初级救护 CPR+AED"证书，为保证课程培训效果，需合理设置学员人数和培训模型数量比，建议每 2~3 名学员配备一套心肺复苏训练模型和 AED 训练模型，10 名学员配一名辅训导师。旨在帮助大家真正学习及掌握关键的急救技术，也许在未来的某一天会挽救一个生命。

（五）高级救护员证书课程

"高级救护员证书课程"（图 8-10、图 8-11）在初级救护员的基础上，进一步增加了急救理论知识和提升急救技能，同时增加与专业急救系统的衔接实操、现场处置参与实践等环节，帮助大家学习急救实战和急救现场协调管理能力。

授课方式采用讲授、案例分析、案例演练、操作示范与练习和技能测试，通过 12 小时（不

高级救护员认证课程　　　深圳市公众急救技能普及课程系列

我们的课程目标

在测试中，能准确回答高级急救员任务流程及对应的关键举措；

在测试中，能准确回答现场处置行动链中的现场、定性和定量的三项评估处置流程、评估结论及对应处置策略；

在测试中，能准确回答三大系统、常见急症、生命体征相关知识

技能

在模拟案例演练中，**能准确应用信息确认、快速响应、现场处置、事后管理步骤完成任务处置全流程。**

在模拟案例演练中，能准确使用评估流程和对应处置策略，完成任务处置。

在模拟案例演练中，能有效关注路径管理、资源管理、情绪管理、沟通管理、团队管理、信息管理等情况，并做出合适的处置。

知识

图 8-10　高级救护员证书课程教学目标

包含课前预习时长）的线下学习，帮助学员达到以下目标：

1. 技能目标　在模拟案例演练中，能准确应用信息确认、快速响应、现场处置、事后管理步骤完成任务处置全流程。在模拟案例演练中，能准确使用评估流程和对应处置策略，完成任务处置。在模拟案例演练中，能有效关注路径管理、资源管理、情绪管理、沟通管理、团队管理、信息管理等情况，并做出合适的处置。

2. 知识目标　在测试中，能准确回答高级急救员任务流程及对应的关键举措。在测试中，能准确回答现场处置行动链中的现场、定性和定量的三项评估处置流程、评估结论及对应处置策略。在测试中，能准确回答三大系统、常见急症、生命体征相关知识。

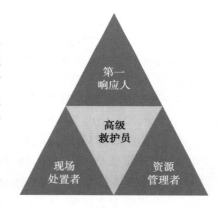

图 8-11　高级救护员责任和任务

3. 态度目标　认同遵循急救处置流程的重要性，认同持续提升急救能力的必要性，认同高级救护员的身份责任感。通过学习考核者将获得深圳市急救中心颁发的"高级救护员"证书。高级救护员证书课程目前还在积极探索阶段，我们通过课程培训导师和培训学员的反馈，对课程不断完善，相信一定会越来越专业和规范。

（六）青少年急救培训证书课程

根据青少年阶段的特点设置的"青少年急救培训证书课程"（图 8-12、表 8-7）属于青少年初级层级，该课程的培训目标人群为 7~15 岁的在校学生，急救课程培训时长根据学生年龄段不同而设置。课程内容针对小学生和中学生分别有相应的不同内容。总体来说，在知识目标上需要学生掌握所处年龄阶段需要掌握的急救知识和技能，并通过考核获得急救先锋少年证书。在技能目标上要求在校学生以年龄为依据掌握不同年龄阶段应掌握的急救

表 8-7　青少年场景化、分级化内容

通用急救步骤	青少年急救常见九大场景及教学要求								
	失去意识 （心脏骤停、昏迷、抽搐）	异物 卡喉	触电	一氧化 碳中毒	跌落及 碰撞	大出血	中暑	烫伤	溺水
觉察场景	全年龄掌握								
保护安全	全年龄掌握								
正确呼救	全年龄掌握								
伤情识别	**"分级化"教学**：按不同年龄段学生的心理及身体发展情况进行分级教学，一般情况								
现场处置/施救	下分为 7~9 岁（1~3 年级）、10~12 岁（4~6 年级）、13~15 岁（初一至初三）								
告知亲人	指导已经参与急救的青少年，向亲人倾诉过程及感受，亲人运用课程所教导的话术， 协助心理调和								

知识和技能，并通过现场操作测试。该课程采用情景式教学模式以"播、演、练、测、评"五步展开现场教学，全程通过"分级化""场景化"和"互动化"的"三化"原则向青少年普及急救知识与技能。

关于"分级化"根据青少年不同年龄阶段的心理特点，将这一阶段分成了三个年龄组，分别是 7~9 岁、10~12 岁和 13~15 岁，每个年龄组的授课内容不同。如 7~9 岁年龄组适合小学年级教学，该教学向学生讲授四个部分。首先"目击倒地"：看到有人忽然倒地，在倒地后一动不动或者倒地者出现抽搐现象。其次"评估安全"：通过看、听和闻三个步骤首先确认自己是否安全，看我和倒地者的周边环境是否有危险存在、听有没有异常的声音、问

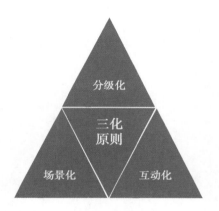

图 8-12　青少年课程三化特点

有没有异常的气味。如果确认处在安全状态，进入第三部分"声音刺激"：向倒地者大声喊，如：叔叔/阿姨/爷爷/奶奶/……你听得到我的声音吗？听到的话请动一下手。如果倒地者没有任何反应，说明他已经失去意识，进入第四部分"对外互救"：立刻想办法拨打 120，并且找大人帮忙。如果身边有手机，立刻拨打 120 电话，如果身边有手机、有同伴，一个人拨打 120，另一个人寻找附近大人帮忙；如果身边没有手机，向有人的方向喊，先喊到大人过来，如果呼喊后没有人过来，则向有人的地方跑，寻找大人帮助。如果确认处在非安全状态，跳过第三部分"声音刺激"，迅速离开现场，直接进入第四部分"对外互救"。

关于场景化，深圳市急救中心根据青少年阶段常出入的场所，比如学校操场、学生宿舍、学校食堂、教室等，将教学内容模拟场景化，这种方式在中小学文化课中取得了不错的效果；

关于互动化，急救中心根据青少年频繁接触人群，增强互动性，将学校教学和家庭复习相结合，让学生在学习到急救知识和技能后做到学以致用。

由于针对中学生的急救培训历史较短，目前根据青少年的年龄所呈现出的不同状态，通过精准的学生心理和生理发展特点的分析，确认不同年龄段的学生能做什么？该做什么？

能学什么？该学什么？青少年急救培训证书课程借助图文并茂的教学手册,强大的家校联动,积极实现符合不同年龄阶段学生认知的课程内容。

目前针对培训人群为学生而创新的场景化CPR培训教学模式取得了一定的积极效果,这种形式从学生的身心发展特点出发,他们对新兴事物有较强好奇心,看重游戏的胜负。这种从游戏中获得急救知识和操作技能的方式,效果比传统授课模式更好。

公众急救培训的培训课程内容丰富多样,基本满足了不同人群不同职业的急救培训需求。初级救护员课程以"急救四步法(一评二识三呼四救)"的现场急救全流程为逻辑,高级救护员课程以"急救六步法(一评二识三呼四救五查六护)"的现场急救全流程为逻辑,分别展开各个急救环节的关键急救措施和技能。每个核心技能点,都强调技能的操作练习,而且,心肺复苏的核心高难度技能设计了3次以上的重复练习,因为经历过实践的我们深知,急救技能是练出来的,不是听出来的。另外"试学练测"过程贯彻内容学习的始终,确保学员高度的参与并对学员技术进行严格的认证,确保真实场景下通过认证的学员能够准确施救,发挥正确的急救技能。此外,公众可以根据自己的实际情况选择合适自己的急救培训课程(图8-13),急救培训课程的设置切实把急救理论知识和急救实践操作有效的结合在一起,不仅增强了不同类型的培训学员满意度,更重要的是提高了培训效果。

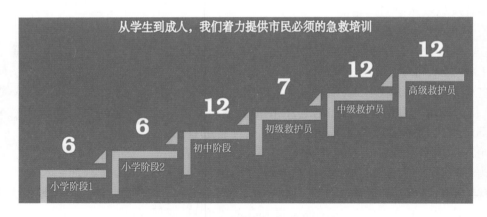

图8-13　深圳急救培训课程体系架构图

目前,北京急救中心、浙江省杭州市急救中心、海口市120急救中心致力于自主开发急救培训课程(图8-14),并在实践中摸索,未来也会在引入与国际接轨的专业认证课程基础上,进一步推动我国自主开发公众急救课程的进展,同时,我们也关注到目前缺少对现场心肺复苏效果的评价,将在以后进行深入探讨。

三、公众急救培训课程标准化管理

对公众急救培训课程进行严格的管理,可以使公众急救培训更加标准化、专业化,规范化,是保证公众急救培训高质量、同质化的基础,可有效提高公众急救培训的效率。急救培训基地需在开班前三个工作日向基地管理主体单位(如市急救中心或红十字会)申请并报备培训场地、教学设备、培训师资、考核方式、证书级别等相关事项,如申报情况与实际培训需

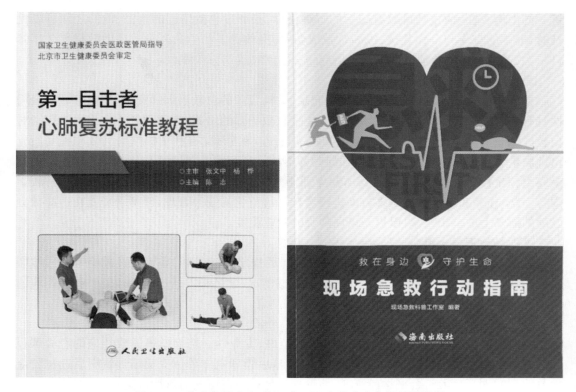

图 8-14　北京急救中心、海口市 120 急救中心急救培训课程

求匹配,可获得基地管理主体单位课程认证授权,统一使用基地管理主体单位指定的课件和教材,培训课程的开展必须遵循统一培训学时、统一课程教材、统一师资管理、统一考核标准和统一颁发证书的"五个统一"和统一标准、统筹开发、专业认证、行业认可的"四化原则"的教学管理规定,执行由基地管理主体单位制定的教学大纲、教学计划,同时,培训基地需接受基地管理主体单位多形式的授课检查和教学质量督导等,培训课程的规范化管理依托信息化管理平台,开展远程教学督导,提升管理效率和水平。

（一）统一培训学时

关于培训学时,美国心脏协会被认证的第一急救目击者需经过 7 小时的急救培训和每 2 年的一次复训课程,我国的培训时长通常为 3 小时,这与国外的培训学时相比有较大差距,应借鉴国外培训时长并结合我国实际情况根据培训人群的不同进行调整,以达到培训的最佳效果。培训学时的设置需要经过培训经验的累积而制定,它与培训学员的培训效果息息相关,各急救培训基地的培训导师均应严格按照不同层级的急救培训课学时,在规定时间内完成教学任务,不得对培训学时进行任意的删减。

（二）统一课程教材

基地管理主体单位须结合当地的实际情况,并参考欧美美国等发达国家的公众急救培训项目,公众急救初级培训主要以心肺复苏和外伤急救四大技术为主,根据课程自身的特点以及所针对的培训学员编写相应的课程教材。培训导师使用统一的课程教材对培训学员进行授课,可以使培训学员对所学的急救知识与技能内容有一个统一性,在遇到急救现场时,统一的内容、统一的技巧可以有统一的解决目标,参加过急救培训的市民,他们之间可以更及时、准确的交流与合作救援,提高急救成功率,挽救更多的生命。急救培训教材每2年修订一次,各基地培训导师根据教学中出现的实际问题提出修改建议。

(三) 统一师资管理

拥有一支素质优良、专业过硬,数量充足、结构合理的急救培训师资,对急救培训的全局性具有重要的意义,基地管理主体单位应注重急救导师的培养、管理和使用。采用注册制对急救导师资源统筹管理的模式对培训师资进行统一的管理,有利于提高培训效率和同质化培训质量。师资管理主要包括对培训导师师资的认证和准入、导师职责和要求、导师培训记录和组织纪律等进行管理,可以具体到导师任期年限,导师准入和推出机制,导师日常教学内容、教学任务和教学方式等多方面进行考核和规范化的统一管理,导师管理要在适应社会发展的需求下进一步完善,以提升培训师资的专业程度。

(四) 统一考核标准

急救培训后考核。培训学员在完成培训课程规定的学时后,需要通过理论考试或技能操作考核,以检验学员对急救知识与技能的掌握情况,学员必须通过考核才能够获得相应的培训证书。对相应各课程的考核标准进行统一制定。

(五) 统一颁发证书

统一颁发证书能够体现出急救培训的规范性、专业性。培训学员完成相应的急救课程学时并顺利通过考核后,急救培训基地可以向基地管理主体单位提交培训资料后通过公众急救培训管理平台上传合格学员资料,地管理主体单位在审核通过后,进行统一颁证。

目前北京市急救中心、杭州市急救中心、海口120和深圳市急救中心在持续地优化及构建符合公众急救需要的急救课程体系,持续完善及创新公众急救培训管理体系,积极追赶国际上专业的急救认证课程,努力成为我国急救培训的先行者,为国家急救培训事业完善发展持续提供实践经验。

四、明确社会公众急救培训的政府责任

社会急救培训工作是实现"健康中国"的基础,也是政府面对的一项重要民生工程,政府有责任和义务保护社会公众的健康,使健康社会和健康个人和谐发展,在培训工作中要起主导作用,制定明确职责分工,使健康领域发展和经济社会发展相协调。

(一) 政府出台相关法律法规

政府是公共安全素质教育的主导者,要提高全民安全素养和技能,对社会公众的安全教育应做到有效教学,开展应急避险、自救互救演练等方式有法可依、有法必依。我国在保障社会公众生命安全上出台了许多急救政策,2007年11月施行《中华人民共和国突发事件应对法》,2016年10月中共中央、国务院印发并实施《健康中国行动(2019—2030年)》,2021年8月2日教育部等五部门《关于全面加强和改进新时代学校卫生与健康教育工作的意见》精神,加强学校急救教育,各级各类学校把应急知识教育纳入教学内容,培养学生的自救互救能力,市卫生健康委和市红十字会应组织实施开展青少年急救教育行动计划,在校园开展应急知识的宣传普及活动和必要的应急演练,同时,各居民委员会、村民委员会、企业事业单位应结合各自实际情况,开展相关突发事件应急知识的宣传普及活动和必要的应急演练。

社会急救作为健康中国的重要载体,正朝着普及化、网络化、社会化、信息化方向发展。

国家卫生健康委相关负责人表示,目前我国院前急救水平相对国外较低。2020年9月17日国家九部委联合印发了《关于进一步完善院前医疗急救服务指导意见的通知》,明确政府部门的责任是非常重大的。根据乌斯坦因公式(医疗技术 × 教育质量 × 当地实施效果 = 生存率),要想猝死抢救生存率得到提高,院外心搏骤停和意外事件抢救成功率得到提高,社会急救得到广泛普及,需要完善的医疗水平,高质量的教育水平和政府突出的主导作用,多重环节的实施才能够实现健康中国。

（二）政府投入财政支持

庞大的社会公众急救培训事业的发展离不开政府的大力资金支持。2018年10月,深圳市出台的《深圳经济特区医疗急救条例》中第四十五条规定:"市、区人民政府应当采取多种形式组织医疗急救知识与技能的普及培训,增强社会公众急救意识和自救、互救能力";第四十七条规定:"市、区卫生行政部门应当制定医疗急救培训计划,免费向公众提供医疗急救知识与技能的普及培训。培训可以通过购买服务的方式实施,费用纳入财政预算。"第五十三条也规定市、区人民政府应当将医疗急救知识与技能的宣传、培训、考核纳入本级财政预算。市、区两级政府每年均有财政拨款用于社会公众急救培训。

以深圳市为例,深圳市政府财政拨专门款项用于社会公众急救培训,专款专用。2019年,深圳市急救中心承担了深圳公众免费急救培训项目,财政拨款300万元;2020年,财政拨款600万元;2021年,财政拨款300万元;2022年,财政急救培训经费300万元;未来每年深圳财政给予深圳市急救中心急救培训专项经费300万元,为社会公众急救培训工作顺利进行提供经费保障。方便市民进行急救培训,学习掌握实用有效的急救技能,还需政府还加大资金投入,在驾校、学校、社区及党群服务中心设立标准化急救技能培训点,财政的支持彰显了深圳市政府对社会公众急救培训对重视,真正做到了为人民服务的政府。

（三）政府主导急救培训工作

近年来,各级政府高度重视社会公众急救知识与技能普及培训,市卫生健康委和市红十字会相继设立了急救培训基地和急救培训点,为公众提供了学习急救知识与技能的专业场所,同时,组织专家自行开发不同层级的急救培训课程,为公众提供了专业的学习教材。广大市民在参与培训后学习到了自救和互救的急救知识与技能,促进了社会急救网络事业的发展。随着急救培训的广泛开展,越来越多的市民愿意主动参与急救,市民利用配置在公共场所的救命神器AED,成功救治了多名患者。政府要广泛动员、鼓励有社会责任、爱心善举的企业人士,积极参与社会公益活动,鼎力资助社会急救培训事业发展,让更多的民众掌握急救技能,进一步推动城市急救网络建设事业的发展。

（王雪梅、冯健兰）

第五节　公众急救培训信息化平台的建设管理

近年来,移动互联网技术蓬勃发展,全球互联网用户数已超34亿人,同比增长10%,互联网全球渗透率达到46%。数字化学习、信息化管理、无纸化办公已逐渐成为生活、学习、工作的主流。

数字化学习亦称网络化学习,即 Electronic Learning,这一学习方式迎来了创新与变革,现已被广泛应用于学校教育与企业培训中,这也让急救知识培训更广泛普及更广泛、更深刻、更便捷成为可能。数字化学习成功实施的关键就是数字化学习资源,包括数字视频、数字音频、多媒体软件、网站、公众号、在线学习管理系统、在线讨论、数据文件以及数据库等。

　　信息化管理具备信息获取、信息传递、信息处理、信息再生、信息利用的功能。信息化管理的优点显而易见,特别是进入到移动互联网时代后,智能手机的功能越来越强大,各种工具层出不穷。培训中心可以适量投入,即借助信息化管理平台,节省人力、物力和财力,获取最佳效益。

　　当信息平台做到无纸化办公,让报名表、申请表、签到表、理论试卷与答卷、技能操作表和证书等都电子化,既可节省大量的纸张,也不占用场地去存储,还有利于数据的统计和分析。

一、公众急救培训管理平台运行主体

　　公众急救培训管理平台可以由政府职能部门如卫生健康委员会,可以由各地红十字会,可以由医疗卫生机构如急救中心、医院集团,也可以由学术组织、社会团体、培训机构等搭建。这些部门或单位投入资金开发并维护,也可将其纳入政府公共服务平台,如接入本地政府服务或市民生活平台(如网站、公众号、小程序或 APP),成为当地为民服务的一部分。

　　公众急救培训管理平台可以是网页,可以是微信公众号或小程序,也可以是 APP 等多种方式进行呈现。在目前的移动互联网时代,微信公众号和 APP 更为适用。二者的区别体现在功能上的,APP 的功能更为强大。

　　公众急救培训管理平台一般按"谁开发、谁使用、谁维护"的原则运营。政府职能部门可以出台相关标准、内容要求以及管理指南,统一教学大纲、统一技术标准、统一考核标准、统一发证管理,使得各培训机构在平台上可以实现信息互认、互联。卫生行政主管部门也可指定、委托或购买服务来管理和维护该平台。

二、公众急救培训管理平台功能

　　1. 各方服务与交流　公众急救培训管理平台(图 8-15)可以为用户、学员、导师、急救志愿者和管理方提供服务。关注或注册的用户可以通过本平台查找附近的急救培训机构,培训导师也可以发布培训通知招募学员,急救志愿者通过本平台可以报名参加志愿服务活动,管理方也可以查看各类学员反馈的评分和评价。

　　2. 线上急救知识宣传　随着 4G、5G 等高速网络的建设和发展,以及新冠疫情影响,线上学习已深入教育培训行业。培训中心可以开发出线上培训课程,学员可以通过平台参与线上理论学习,预习考核内容,参加理论考核,为线下培训做好知识储备。培训导师可以通过短视频或直播的方式,结合教学案例、操作演示向用户展示急救知识和技能操作。

　　3. 线下急救培训管理　培训中心可以通过管理平台实现发布课程、导师学员签到、课件下载、在线考

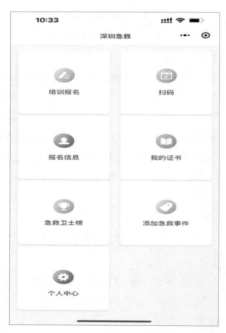

图 8-15　公众急救培训管理平台系统手机应用端

核、教学反馈、电子证书发放等活动。告别传统单一的教学管理，实现混合式教学，全程可以无纸化，更加快捷便利、高效实用。

4. 查询与管理自动体外除颤器　管理平台可以录入当地自动体外除颤器的相关信息，管理方对自动体外除颤器进行增删改操作，用户可以查询附近自动体外除颤器的位置，急救志愿者可以记录自动体外除颤器的检查、维护。

5. 管理志愿服务　急救志愿者可以通过本平台提交服务队申请表，参加志愿服务活动，提交服务队时长，在线生成个人急救志愿者电子证，可以实现服务时长随机抓取统计等。急救志愿者还可以通过本平台发布志愿服务活动，查看志愿服务时长、积分、经验值等，实现线下物品兑换。

6. 急救响应服务　急救志愿者在管理平台上根据个人实际情况，可以打开接收急救任务的服务。当有市民拨打 120 急救电话时，调度员可通过本平台查看附近的急救志愿者，并发出调派指令，急救志愿者接收到信号后，可以选择接受任务，查看附近的自动体外除颤器和急救资源，携带救援设备抢先于救护车一步开展施救，构建"社会急救 +120 急救 + 医院急救"的三级急救体系。用户也可以通过管理平台主动呼叫 120 急救中心，主动呼叫附近的急救志愿者赶到自己身边实施救援。

7. 数据统计分析　学员可通过管理平台查询证书真伪与有效期；急救志愿者可查看入队时间、服务时长、活动次数等；导师可查阅授课次数、学员好评率、授课时长等；培训中心可查阅各培训项目的培训场次、培训人数、培训收入等。管理平台还可以为数据提供客观分析（图 8-16），通过分析可知道哪些急救志愿者比较活跃，哪些导师受欢迎度较高，哪些培训项目受市民喜爱，哪些培训机构社会声誉高等。

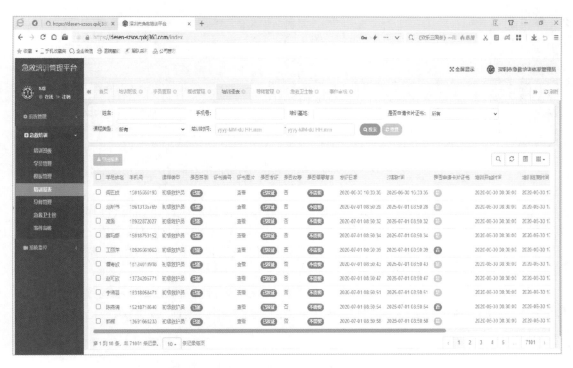

图 8-16　公众急救培训管理平台培训数据统计分析

落实管理平台建设方的其他相关任务,如发表相关文章,在线销售某产品等。

三、公众急救培训管理平台运营原则

(一) 信息安全原则

管理平台是一款大数据管理平台,所有的数据可分为公开部分和非公开部分,两者都需要确保信息安全,特别是机构商业秘密和个人资料均不得对外公开。在调派急救志愿者参与院前急救时,要尊重学员对于个人行程轨迹的保密原则。在使用案例教学时,确保所涉及患者个人隐私保密,确保没有任何的系统漏洞。

(二) 内容真实原则

1. 个人资料要真实,学员报名参加培训学习,需要提交个人真实资料(图 8-17);加入志愿服务队需要提交身份证明复印件,提交亲笔签名的入队申请表等资料;导师加入急救中心或培训机构,需要提交真实的学历、身份、资质、履历等个人资料。

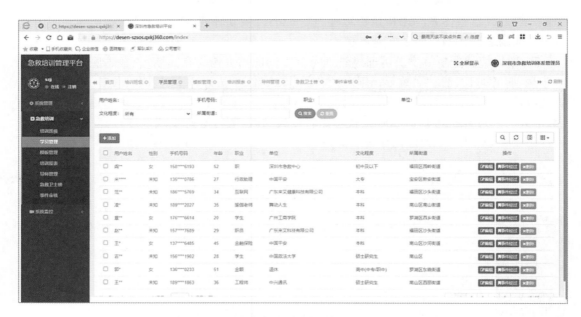

图 8-17 公众急救培训管理平台学员个人信息

2. 机构资料要真实,培训机构要在平台上进行机构身份认证,从而获得相应的认证标识,同时认证信息中与平台上的介绍信息要基本一致,不应出现相冲突或矛盾之处。培训机构通过平台对外发布培训资质、机构介绍、师资队伍、收费标准、场所地址、实景音频、所获荣誉、取得的称号等信息均要确保真实,不得存在夸大其词行为。

3. 教学资料要真实,管理平台上发布的任何教学资料,包括在线学习视频、操作流程、课件、科普文章、案例等必须真实,不能发布错误、虚假、有误导性、有争议、或已被淘汰的知识和技能。

(三) 信息发布及时原则

在管理平台内发布的培训通知信息,需要提前发布,内容包括培训项目内容、时间、地点、培训收费标准、证书颁发、报到地址等,应接受平台监督,不接受培训结束后补发通知,补签到考核发证等情况。

(四)删减慎重与说明原则

对于在管理平台上已经发布的培训课程、培训学员、急救志愿者、导师、培训机构、自动体外除颤器等,删减应该相当慎重,特别是重要的数据或已经向社会公众发布的自动体外除颤器位置等相关信息,删减应慎重操作。在删除或修改过程中,应该对为什么要进行删除或修改有所说明,避免不必要的误解。

(五)尊重医学科学原则

管理平台内发布的培训项目,特别是专业性较强的教学内容,均要遵从医学科学原则,注重内容的科学性。发布的培训视频、教学图文、操作音频等均要经过审核把关,不得传播错误内容。

(六)广告避免原则

在管理平台内,要尽量避免直白的广告,对于培训照片中的影像而言,由于各种原因在拍摄时可能摄入一些品牌的相关画面,通常应该避免类似的画面,或者在有关品牌上添加水印等元素以遮挡。

四、公众急救培训管理平台功能要求

公众急救培训管理平台按照使用和管理的角度不同,可分为公众应用端、管理应用端和后台管理端 3 个部分,每个部分有不同的任务。同时公众急救培训管理平台还应具有系统对接功能,能够与其他平台进行扩展对接。

(一)公众应用端

公众应用端的任务包括急救响应、急救培训、志愿服务、个人中心等。

1. 急救响应　急救响应里面包括自动体外除颤器地图查询和紧急救护。其中自动体外除颤器地图供所有用户查看附近自动体外除颤器的位置。紧急救护是身份为急救志愿者的用户查找附近自动体外除颤器得位置,接受 120 调派前往现场开展紧急救护;或者用户自主呼叫急救志愿者服务。在本项内容里,还可以包括免责声明、志愿服务的规则提示、急救志愿服务风险提示等内容。

(1)自动体外除颤器地图查询功能:用户通过管理平台使用自动体外除颤器地图应用功能,可在自动体外除颤器地图上查看后台已录入的自动体外除颤器网点信息。

自动体外除颤器地图点开后,会出现自动体外除颤器位置列表,由近到远显示出离您最近的所有自动体外除颤器。位置列表仅显示相对简要的投放点名称,如海口市 120 急救中心。用户可通过触屏扩大或缩小来查看处于更远或更近的自动体外除颤器。位置列表中每台自动体外除颤器旁边设有"详细地址"按键,可供用户查看选定的自动体外除颤器详细信息。

点击详细地址,会显示该自动体外除颤器的具体位置描述,具体到某单位某楼某层某室,同时显示离用户所在位置的距离(可以精确到小数点后两位)如:海口市龙华区椰海大道 372 号海口市 120 急救中心行政大楼一楼电梯口对外接待室旁 0.02km。该自动体外除颤器位置在地图上设置"到这里去"按键,用户可以用过点击"到这里去",转入已下载的导航 APP,如高德导航、腾讯导航、百度导航等,去寻找并使用这台自动体外除颤器。

（2）紧急救护功能。用户可以主动提供现在所在的位置、手机号码等信息，由管理平台自动通过距离远近筛选合适的急救志愿者，将用户信息以短信、私信等方式提醒急救志愿者。急救志愿者可以接受此任务，自愿进行急救响应。

如果有120急救志愿者调派功能，可以实现120调度指挥中心调派急救志愿者参与院前急救。急救志愿者可以设置"值勤"键，当进入值勤状态时，急救志愿者可以接收任务。120调度指挥中心可以看到报警地附近的急救志愿者，从调度系统内将该急救任务发送至急救志愿者紧急救护板块，内容包括：呼救地址、患者呼叫原因、报警联系人等。急救志愿者选择接收任务后，可携带附近自动体外除颤器等救援设备赶往现场开展紧急救护，在紧急救护完成后，急救志愿者还需可以上传救援详细情况（表8-8）。

表8-8 公众急救志愿者现场救援情况调查表

施救日期		施救者姓名		身份	急救志愿者或导师	联系电话	
所参加过的急救培训	学习时间	学习地点	内容		证书名称	是否在有效期内	
施救地址场所							
患者姓名		患者性别		患者年龄		有无家属	
现场环境受伤机制							
患者生命体征描述							
施救过程描述							
交接情况							
现场照片							
其他							

2. 急救培训 内容包括急救视频、培训课程、预约培训等 3 个方面。

（1）急救视频部分包括线上课堂、科普视频、活动视频 3 个板块。

1）线上课堂：是标准化的视频教学内容，学员可通过观看视频完成理论部分学习，学习完成后通过在线答题方式参加线上考核，考核通过后再申请线上培训合格证书。在申请合格证书时，需要填写个人真实资料，包括姓名、性别、所在单位、手机号码等。如果学员在个人中心板块已经完善了个人信息，在生成线上合格证书时，个人信息会从个人中心自动导入，不需要学员再次输入。

2）科普视频：是由管理方从后台上传的小视频，小视频按照内容主题不同来录制，如鱼刺卡喉、烧烫伤、心肌梗死、溺水的急救等。可以是趣味性的短视频，也可以是急救案例，学员可以对视频点赞、评论、分享。每个视频可显示播放、点赞、分享次数以及点评详情，具有社交属性。

3）活动视频：是由参与培训的导师或参与志愿服务活动的急救志愿者上传，如马拉松活动医疗保障视频、急救安全屋培训视频、参与现场紧急救援视频等，所有视频均要由后台严格把关审核后方可上传。活动视频板块供学员了解培训和活动的真实性、趣味性、专业性等。

（2）培训课程部分包括培训列表、培训预约、导师榜单 3 个板块（图 8-18）。

1）培训列表：按照培训发布时间顺序罗列出所有课程主要信息：课程名称、培训起止日期时间、已报名人数和本次培训设置总人数、培训地点、培训导师、课程状态（报名中 / 进行中 / 已结束）。最右边设置"课程详情"。

选定课程后，点击"课程详情"即可查看该课程的详细信息，如：课程介绍（授课内容、考核要求、颁发证书、费用说明等）、课程起止日期时间、主讲导师、培训详细地址、已报名人数和总人数等。如果课程处于"报名中"状态，学员可点击"我要报名"进入系统报名，学员也

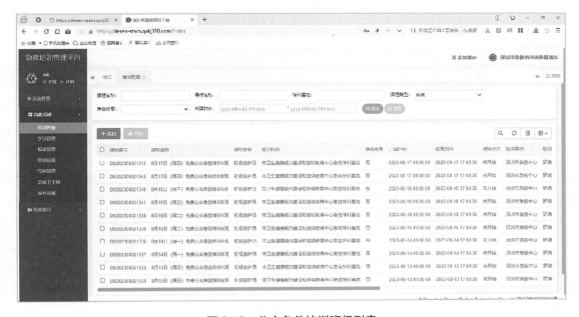

图 8-18 公众急救培训班级列表

可以转发该课程链接给有需要参加的朋友。进入报名系统完善个人信息:姓名、性别、学历、证件照、手机号码等。如果学员在个人中心板块已经完善了个人信息,在生成报名表时系统会自动导入个人信息,不需要学员再次输入。完成报名信息后,可以实现在线缴费。需要开具培训发票的,在线填写单位名称、纳税人识别号、单位地址、联系电话等信息,到线下培训时现场索取培训发票。如果开通了电子发票功能,系统可以将电子发票的链接直接发送至给学员的手机上,学员可以自行打印。

2)培训预约:可供学员按照自身实际情况预报名参加未来的培训课程,也可以供单位进行团体预约。预约板块以选择问答的形式供学员操作(表 8-9)。

表 8-9 公众急救培训报名预约表

姓 名		联系电话		个人 / 团体	
您希望学习的内容	1. 急救理论　2. 心肺复苏　3. 创伤救护　4. 灾难救援				
您期待的学习时长	1. 半天　2. 一天　3. 两天				
您期待在哪里学习	1. 去 120 急救中心学习　2. 上门开展培训				
您期待参加的课程	1. 急救讲座　2. 初级救护　3. 高级救护　4. 青少年课程　5. 灾难救援 6. 创伤救护				
您期待的培训日期					
预计参加培训 场次和人数	场次		人数		

3)导师榜单:将所有导师按照被关注度、好评率从高到低以导师姓名加证件照形式排列出来。点击导师姓名,会显示该导师的详细介绍,包括所取得的培训资质、工作年限、履历经验、培训场次和培训服务人数、导师格言等。

3. 志愿服务 内容包括活动列表、急救卫士榜等两个方面。

(1)活动列表包括活动名称、起止日期时间、地点、已报名人数和本次培训总人数、状态(报名中 / 进行中 / 已结束)字段信息,选择某活动,进入到该活动详情页面。

活动详情包括活动名称、起止日期时间、地点、已报名人数和总人数、活动内容、活动联系人姓名和联系方式、状态可选报名中、进行中、已结束(表 8-10)。

1)报名中状态:急救志愿者可以点击"我要报名"参与活动,或转发分享操作。

2)进行中状态:可对宣讲类活动进行分享及扫码签到操作,发布活动的急救志愿者展示二维码(图 8-19)给急救志愿者进行签到。急救志愿者可以在活动进行中发

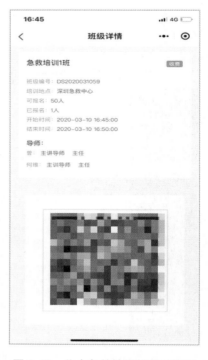

图 8-19 公众急救培训签到二维码

表 8-10　公众急救培训志愿者活动列表

活动名称		活动日期		起止时间	
活动详细地址					
活动联系人姓名		联系电话		活动状态	
活动类别	1. 宣讲培训　2. 紧急救援　3. 活动保障　4. 其他				
服装要求	1. 志愿者 T 恤　2. 志愿者马甲　3. 志愿者制服				
装备要求					
其他事宜					
要求到达时间			预计离开时间		
我要报名	√		我要转发分享		√

布照片或活动感想。公众也可以通过专用二维码扫码进行签到，这样系统可以自动统计服务人数。

　　3）已结束状态：可对活动进行分享。可以看到本次活动照片、参与人数、服务人数等信息。急救志愿者也可以对活动进行点赞和发表评论。

　　（2）急救卫士榜。按照急救志愿者个人服务累积时长、参加活动场次数、服务总人数三个类别来进行排名。排名榜分别需要显示志愿者总服务时长、活动总场次数、服务总人数。每种排名方式均由高到低显示前 20 名，排行榜前 20 的队友展示姓名、个人介绍、所属队伍、被关注人数、活动照片和个人格言，其余得队友仅显示自己得数据和排名（图 8-20）。

　　（二）管理应用端

　　管理应用端包括自动体外除颤器巡查管理、培训管理、志愿服务管理、个人中心 4 个方面的任务。

　　1. 自动体外除颤器巡查管理　以自动体外除颤器巡查列表和自动体外除颤器详情来展示。自动体外除颤器巡查列表仅展示所有投放点简单的名称，然后可以点击"自动体外除颤器详情"进入到该自动体外除颤器详情页面。

　　自动体外除颤器详情包括投放点名称、投放点地址、投放部门、投放公司联系人姓名电话、投放点联系人姓名电话、认领人姓名手机号、经纬度、自动体外除颤器品牌 / 型号、电极片有效期、录入时间、投放时间、更新时间、操作（是否核查的确认操作）。

　　2. 培训管理　内容包括培训列表、培训预约查询。

　　（1）培训列表：包括课程名称、起止日期时间、地点、费用、课程状态（报名中 / 授课中 / 已结束）、已报名 / 限学员数量，选择某培训课程，进入到该培训课程详情页面（图 8-21）。另外，需要设置"发布课程"按键，供导师发布列表之外的新课程通知。

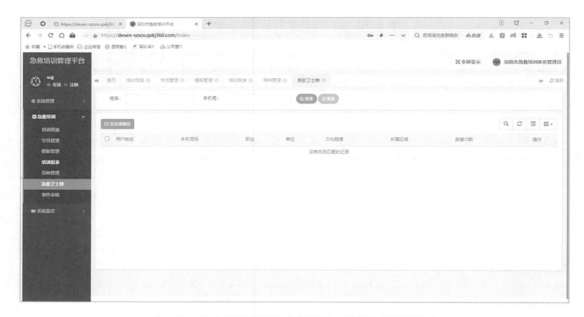

图 8-20 公众急救培训平台急救卫士榜后台管理信息表

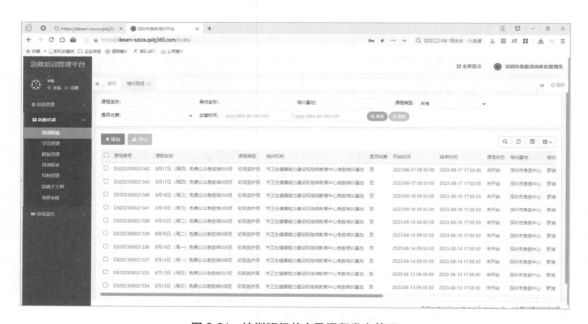

图 8-21 培训班级状态及课程发布管理

课程详情包括课程名称、课程地点、导师人数、已报名/限学员数量、二维码签到(课程开始前半小时学员/导师/助教可以扫码签到)。

签到完成后将会生成学员名单、理论/操作考试、证书发放三个板块。学员名单会显示每个学员的个人信息;课程结束后,由导师在学员名单中逐个点击学员名字,对其进行操作考核;理论考试由主讲导师设置开始和结束时间,理论考试开始后,学员在应用端培训板块统一在线答题,提交后自动阅卷出结果。证书发放板块会展示所有学员的理论与操作结果,两项考核都合格者,由主讲导师确认包括学员证件照在内的个人信息,点击"发放证书"。期间如有学员理论或操作不合格,由导师对学员单独开展一次补考,补考仍不合格者,将无法获取电子培训合格证书。

未发布状态,可对课程进行编辑、发布(公开和内部)、删除、保存操作。

报名中状态,可对课程进行下架、分享操作。

授课中状态,可对课程进行修改(如课程开始结束时间)、签到二维码展示操作、增加学员临时手动报名窗口;可提供签到列表查看,包括用户名称、性别、手机号、身份(公众/急救志愿者)、签到状态(未签/已签);订单列表的连接跳转(只展示该课程的订单);开始考试,展示学员姓名、考试状态(未考/考试中/已考)、考试结果、补考次数/可补考次数、证书发放(是/否)、操作(发放证书)内容,且可对考试进行考试结束操作。

已结束状态,可对课程进行证书发放、分享、上传课程照片操作、评价列表查看,展示用户名称、评分、评价内容。

(2)培训预约查询:对已提交的培训预约进行查看,包括培训分类、提交人员姓名、联系方式、可参与的人数、可以参与的时间、学习内容等信息做统计。可为培训机构下次开班决策做出重要参考。

3. 志愿服务管理　内容包括急救志愿者管理、活动管理、积分兑换管理(图 8-22)。

(1)急救志愿者管理:包括急救志愿者入队申请审核、取消急救志愿者资格等操作。急救志愿者加入志愿服务队,如符合条件,点击通过,并向急救志愿者自动发送"欢迎您加入急救志愿服务队!"。如不符合条件,点击驳回,并给出理由。取消急救志愿者资格,对入队后长期不参加活动、服务时长不达标的急救志愿者,提前一个月信息通知本人,时长不达标将被取消急救志愿者资格。

(2)活动管理:点击活动管理,进入活动列表。活动列表显示所有活动名称、起止日期时间段、地点、报名人数/总人数、状态(未发布/报名中/进行中/已结束)相关信息,选择

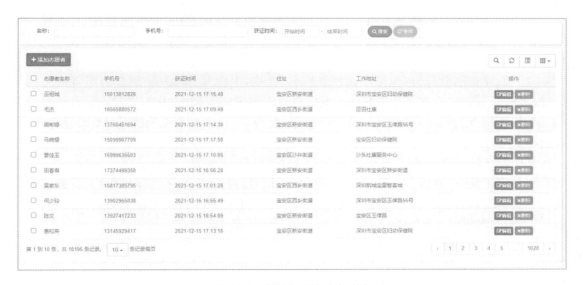

图 8-22　急救志愿者信息查询

某活动,进入到该活动详情页面。另外,需要设置"发布活动"按键,供急救志愿者发布列表之外的新活动通知。

活动详情包括活动名称、起止日期时间段、活动地点、报名人数/总人数、报名人员详情(姓名、性别、手机号)。

未发布状态,可对活动进行编辑、发布、删除、保存操作。

报名中状态,可对活动进行编辑、分享操作。

进行中状态,可对活动进行二维码签到操作、照片上传。

已结束状态,可对课程进行评价列表查看,活动发布者录入活动参与人数,服务人数。并为参与本活动的急救志愿者赋时长。

(3)积分兑换管理:兑换订单,包括列表及详情,其中列表包括商品图片、名称、兑换数量、总扣减积分、兑换人员名称、状态(未兑换/已兑换);详情包括商品图片、名称、兑换数量、总扣减积分、兑换人员名称、状态(未兑换、已兑换),同时可对兑换订单操作为确认兑换(未兑换状态)。

(4)兑换设置:包括列表及详情,其中列表包括商品图片、名称、数量、需兑换的积分;详情/新增包括商品图片、名称、数量、需兑换的积分,同时可对商品进行编辑、删除操作(表 8-11)。

表 8-11　兑换设置表

物品	浅绿 T 恤	帽子	马甲	背包	长袖制服	全套制服	培训课程
所需积分	160	150	200	600	500	1 900	500

4. 个人中心　个人中心按照角色可分为公众身份、急救志愿者身份、导师身份、主任导师身份,不同角色各自实现操作管理。

(1)公众身份:包括个人信息姓名、性别、手机号、证件照、我参与的培训、我的培训证书、申请成为急救志愿者。

其中申请加入急救志愿者点开后,会展示志愿服务队的介绍、服务内容、加入条件、加入须知(根据志愿服务队自身实际情况设置)。符合条件者,参考表 8-12 完善个人信息申请加入。

(2)急救志愿者身份:包括个人信息姓名、性别、手机号、身份证、急救志愿者信息(星级、服务时长、积分、急救志愿者证书)、退出急救志愿者申请操作、我的急救志愿者证书、我参与的培训服务、我参与的活动服务、我的积分兑换(可点击申请兑换物品)、发布急救志愿者活动。

其中发布急救志愿者活动,参照表 8-13 模板填写活动信息。

(3)导师身份:包括个人信息姓名、性别、手机号、身份证、加入的培训机构、我的培训、我的学员、发布培训活动。其中发布培训活动中,不同课程的导师,所能发布的课程是有权限的,不同的课程也有不同的模板,以实际培训开课情况自主制定。

(4)主任导师身份:包括个人信息姓名、性别、手机号、身份证、加入的培训机构、我的导师培训、我的学员、发布导师培训活动。其中发布培训活动中,不同的主任导师,所能发布的课程是有权限的,不同的导师课程也有不同的模板,以实际培训开课情况自主制定。

表 8-12　急救志愿者个人申请表

姓　　名		性　　别		相片
出生年月		政治面貌		
学　　历		毕业学校		
职　　业		职务 / 职称		
联系电话		邮　　箱		
身份证号				
家庭住址				
个人简历				
入队原因				
入队承诺	我自愿申请加入急救志愿服务队,承诺在条件允许的情况下积极参与志愿服务队开展的各项活动,遵守相关法律法规,认可并履行志愿服务队的宗旨和章程,遵守及服从志愿服务队的管理和规定,维护志愿服务队的名誉,理解志愿服务队的性质,遵循志愿服务队的共同理念和准则,完成服务时间,支持志愿服务队的所有公益服务项目。 　　　　　　　　　　　　　　　承诺人签名:　　　　　日期:　　年　月　日			
身份证 证件照片				

表8-13　急救志愿者活动发布信息

活动名称		活动日期		起止时间	
活动详细地址					
活动联系人姓名		联系电话		活动状态	
活动类别	1. 宣讲培训　2. 紧急救援　3. 活动保障　4. 其他				
服装要求	1. T恤　2. 马甲　3. 急救志愿者制服				
装备要求					
其他事宜					
要求到达时间			预计离开时间		

（三）后台管理端

后台管理端包括自动体外除颤器管理、急救视频管理、考核管理、证书管理、人员角色管理、统计管理、系统对接等任务。

1. 自动体外除颤器管理　自动体外除颤器管理功能，包括对自动体外除颤器网点的增、删、改、查操作。

2. 视频管理　视频列表包括视频类型（心肺复苏、创伤、灾难救援、急救志愿者活动）、视频名称、播放量、点赞人数、评论人数、状态（未发布/已发布），点击某视频可进入到视频详情页面。视频详情包括视频类型、视频名称、视频链接，同时可对视频进行编辑、删除、发布、下架操作。

3. 考核管理　包括理论考题管理、考核结果管理。

（1）理论考题管理。区分考题列表及详情，其中列表包括试卷名称、题目数量、总分值、及格分、状态（待发布/已发布）、操作（增删改查、发布、下架、副本），点击某考题进入到考题详情页面。

考题详情，包括试卷信息（试卷名称、题目数量、总分值、及格分）、题目信息（题目名称、答案选项"正确答案+选项"、分值）。

（2）考核结果管理。区分考核结果列表及详情，其中列表包括试卷名称、考试人数/培训人数、及格人数、考试时间、状态（未考、考试中、已结束）、导出考核通过人员证书操作，点击某考核结果进入到考核结果详情页面。

考核结果详情，包括结果信息（试卷名称、考试人数/培训人数、及格人数、考试时间）、个人信息（姓名、考试结果、补考次数/可补考次数、证书发放"是/否"）、操作（发放证书"当证书未发放时"）。

4. 证书管理　包括对课程培训证书和急救志愿者证书的管理（图8-23），其中培训证书和急救志愿者证书设置有证书有效时长的设置内容。当证书有效时长快到期时，会提前发布消息通知本人"您的培训证书或急救志愿者证书将在一个月后达到有效期，请您及时参

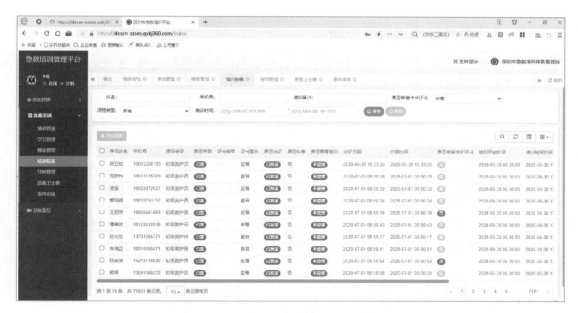

图 8-23　急救证书有效期管理

加复训或志愿服务活动"。对于证书到期但仍未及时参加辅训或志愿服务活动的情况,不删除证书,但要在证书上显示"已过期"字样。

5. 人员角色管理　包括系统使用人员的增删改查,内容包括人员的姓名、性别、手机号、身份证号、角色信息。也包括对角色的增删改查,同时角色区分公众、急救志愿者、急救志愿者导师、工作人员、管理员。

6. 统计管理　按照视频类别、培训课程名称、活动类别等 3 个不同的标准进行统计。

（1）按照视频类别统计,统计内容包括视频名称、播放量、点赞、评论、分享数、导出功能。

（2）按照培训课程名称统计,统计内容包括培训场数、报名人数、签到率、考核（理论/操作）通过率、证书发放率、好评率。所有培训人员信息均具备导出功能,以备打印纸质证书。

（3）按照活动类别统计（宣传培训、应急救援、活动保障）,统计内容包括活动场数、总人数、急救志愿者人数、报名签到率、导出功能。

系统对接功能是指公众急救培训管理平台可实现与其他平台数据对接,如:通过单点集成或移动应用集成方式实现与 120 调度指挥中心、银行、税务部门和某些 APP 进行对接。

五、公众急救培训管理平台资金使用

公众急救培训管理平台因包含了培训中心在线收取培训费的项目,因此平台要承担起资金监管责任。

培训中心也需公开透明地公示收费标准,平台使用者不可以违规乱收费。管理平台与培训中心协商签订资金往来合同协议,所有资金往来须为指定官方账户。培训机构所收取得每笔资金均要能开具发票。另外,平台与培训机构要协商并制定出行之有效的退费流程以及办法。

六、公众急救培训平台的管理

平台的建设方应指定专员负责平台的管理,包括上传教学视频资料、把关培训课程的运营、导师资质、证书的发放、资金往来、急救志愿者入队申请、急救志愿者活动审核、服务时长和积分兑换审核、自动体外除颤器的增减等。

按照"谁开发、谁维护"的原则,在整个平台运营过程中,涉及技术性故障问题的,需要开发者指定专人进行维护。

管理平台应当设置客服咨询热线,各类角色的人员在使用本平台期间,如遇到各类技术性问题,均可通过客服热线解决,包括通过用户名找回密码,个人培训数据,志愿服务记录等。

对必要的纸质资料导出和打印。通过后台可导出学员名单打印证书,通过数据分析导出导师年度授课课时和培训机构工作量以及收入,也可导出急救志愿者花名册以及参与活动数据统计等。

七、建立心搏骤停数据库

管理平台内设置"心搏骤停数据库"板块,供经过培训的学员和急救志愿者记录在日常生活工作中参与挽救心搏骤停患者的情况。该板块由学员和急救志愿者根据实际情况自行填写,可用于科研数据统计分析、教学案例、决策和表彰依据等。

八、建立公众急救培训数据库

通过收集数据,管理平台可以建立公众急救培训的数据库。数据库的内容包括以下几个方面:

（一）学员分类数据库

通过公众急救培训平台,对报名参加培训的学员按照年龄、职业、性别、培训时长等做出统计分析,这将有利于在课程研发中更加有针对性,课程设置更为合理（图 8-24）。

（二）课程类别数据库

通过公众急救培训管理平台,可以看出哪些培训项目参与人数更多,更受欢迎,以及学员对课程的评价,从而总结分析受欢迎的因素,挖掘闪光点来提升优化（图 8-25）。

（三）导师数据库

公众急救培训管理平台可以通过数据统计发现哪些主讲导师授课量比较多,学员好评多,知识较渊博,授课能力强,可作为主讲导师晋升表彰的依据（图 8-26）。

（四）教学视频数据库

可以查看到发布的教学视频浏览量和视频点赞数量,从中挖掘闪光点,分析总结,不断锐意创新。

（五）复训数据库

培训中心可以通过公众急救培训平台查看到,已发出去的证书有哪些是已经过期需要复训的,确保有效掌握数据,及时建议学员参加复训。还可以运用管理平台查询到放置在培训场所或公共场所的"培训一体机"等,来实现复训数据的互联互通。

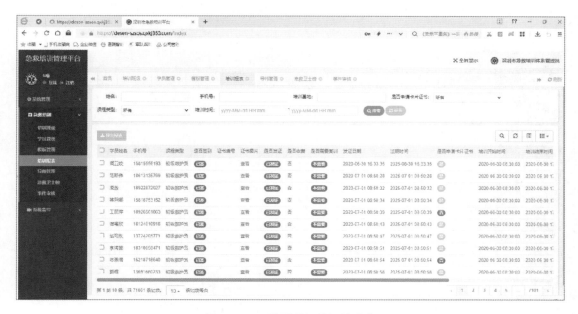

图 8-24 已培训学员数据统计表

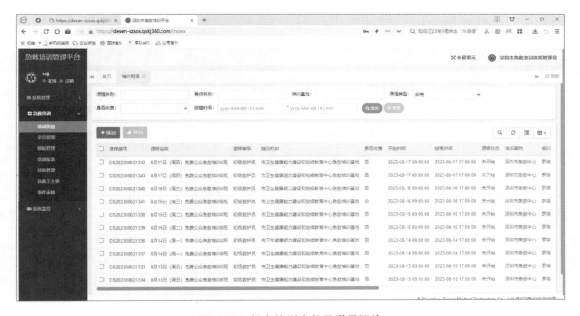

图 8-25 报名培训人数及学员评价

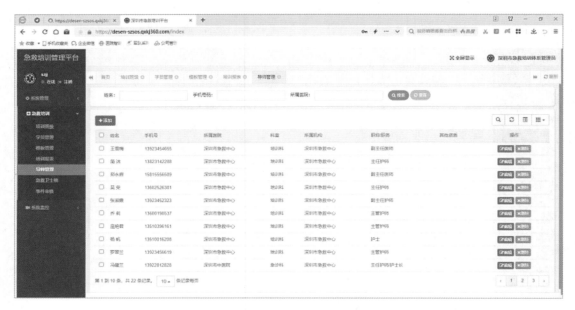

图 8-26　主讲导师信息管理

九、急救志愿者的管理和使用

1. 急救志愿者,是经过相关急救知识培训并且掌握了一定的急救知识、热爱急救事业的非急救工作人员。

2. 急救志愿服务队是为推广普及急救知识、参与应急救援的非盈利性社会组织。

3. 急救志愿服务队的宗旨是汇集热爱急救,秉承志愿服务精神的社会各界人士,共同交流经验、互助学习,以促应急救援与救助行动的开展。志愿服务队在工作中需遵守中华人民共和国宪法、法律、法规和国家政策,遵守社会道德风尚。

4. 急救志愿服务队的任务包括紧急医疗救助、急救知识宣传、急救技能培训、开展健康教育与健康促进工作及突发事故和灾难自救互救演练、大型赛事与活动医疗保障、灾难事故人道救援与救助。

（1）年龄 18 周岁以上,身体健康;认同“奉献、友爱、互助、进步”的志愿服务精神,热爱志愿服务事业,具有强烈社会责任感和奉献精神;取得执业资格证的专业医护人员,或者参加急救培训取得合格证书的公众可以自愿申请成为急救志愿者,加入志愿服务队。

（2）急救志愿者申请加入急救志愿服务队时,需要参加认证培训。认证培训包括志愿服务队的介绍、了解服务队的宗旨和性质、组织架构、急救志愿者守则、服务内容、如何参加活动、如何使用平台上报服务时长和保障激励机制等内容。

（3）急救志愿服务队队员可以分为新队员、精英队员、急救志愿者导师三种身份。

新队员:指已提交申请加入急救志愿服务队,还没参加过志愿服务活动的,使用“一颗星”做身份标识。加入服务队有参加活动的经历,但服务时长未达到晋级精英队员要求的,使用“两颗星”做身份标识。

精英队员:新队员达到一定的服务标准,可以晋级为精英队员。这类队员较为积极稳定,通过参加活动,对急救知识有更深的了解认识,使用"二颗星"做身份标识。

急救志愿者导师:精英队员中服务时长较多,且组织能力好,口头表达能力强,经导师课程培训,可晋级为急救志愿者导师,担任主讲独立授课的队员,使用"三颗星"做身份标识。

5. 急救志愿者的退队是自由的,但是急救志愿者应书面通知志愿服务队,并退出志愿服务管理平台。

6. 急救志愿服务队应当设置奖励机制,如通过服务时长和积分作为急救志愿者分级和激励体系衡量工具。服务时长是急救志愿者分级和奖项评比的标准,是由志愿服务时长直接体现的。服务积分是服务时长通过一定比例换算而获得的分值,可以用来兑换福利,随着参加活动而增加、兑换福利而减少。服务队根据活动奖励分值的多少引导急救志愿者的活动方向与类别。

7. 奖励机制可以是物质奖励和精神鼓励并行。物资奖励可以是一些与开展急救志愿服务有关的物品,如志愿者服装、水杯、背包、急救包、模型人等,也可以是一些收费的急救培训课程名额。精神鼓励包括定期召开志愿服务表彰大会,对优秀的志愿者进行表彰,颁发证书和奖章;也可以向志愿者所在单位写表扬信、赠送锦旗。

8. 急救志愿服务队应设置队员晋升机制,通过志愿服务时长、积分和获得荣誉进行综合评价,制定晋升标准和外在体现形式,来达到一定标准的志愿者晋升。这种晋升体现在志愿者制服、管理平台的志愿者个性标识上,以荣誉感来激发志愿者的参加志愿服务活动的内生动力。

9. 急救志愿者应履行下列义务:遵守志愿服务队章程;维护志愿服务队声誉和合法权益;积极、认真、诚信的参与本志愿服务队组织和各项活动;严格保守志愿服务队内的秘密,完成志愿服务队交办的工作;向志愿服务队反映情况、提供有关资料;不得擅自以志愿服务队名义或成员身份从事任何营利性活动或其他违背社会公德的活动;不得以此私自筹集资金、接受捐赠与资助;遵守国家法律法规及有关志愿服务的规定。

10. 急救志愿服务队应为急救志愿者提供良好的展示平台,如组织各种形式的急救宣传培训、参与各类赛事活动的医疗卫生应急保障、实施现场救护或定点进行志愿服务值勤等,让每一名急救志愿者都能够有事可做,能够在各种活动中体现价值、获得荣誉感和自豪感。

11. 急救志愿服务队应为急救志愿者做好后勤保障服务,如开展志愿服务活动所需的物资、交通运输、食宿等。

12. 急救志愿者的招募、活动参与、时长报送、积分兑换等都可以通过公众急救培训管理平台来实现。

13. 急救志愿者可以开展以下服务:

(1)卫生应急救援和响应:掌握了急救知识和技能的急救志愿者分散在城市、乡村的各个角落,在日常生活中,随时可能成为意外事件的第一目击者。同时,急救志愿者也可以在志愿服务队、120急救中心的调度下有目的地执行应急救援任务。还可以在需要急救服务时,由公众通过主动呼救来进行互救。

(2)急救知识宣传普及:急救志愿者导师通过为开展急救培训,如心肺复苏术、自动体外除颤器的使用等,以此增强民众应对突发事件的自救意识和提高应急能力,帮助市民掌握基本的自救互救知识和技能。

（3）志愿服务点执勤：急救志愿者可以参与急救志愿服务岗位的执勤，如在急救安全屋值班，为周边市民提供紧急医疗救援服务、健康教育和健康促进、便民服务等。

（4）活动或赛事的医疗保障：急救志愿者可以参加大型体育活动、赛事、会议、会展的医疗保障活动，提供紧急医疗救援保障。

（付　杰）

参 考 文 献

［1］严慧深,卜平,熊彦,等.非医学专业人群使用 AED 的可行性和需求分析［J］.医学理论与实践,2017, 30（23）:2.

［2］EMELIA JB,SALIM SV,CLIFTON WC,et al. Heart Disease and Stroke Statistics—2018 Update: A Report From the American Heart Association［M］. Circulation: Originally published,2018.

［3］贾昊男,李敬群,房慧莹,等.我国公共场所配置自动体外除颤器的相关问题分析［J］.医学与社会, 2020,33（01）:53-56.

［4］中华医学会急诊医学分会,中国医学科学院海岛急救医学创新单元（2019RU013）,海南医学院急救与创伤研究教育部重点实验室,海南医学院急诊创伤学院,海南医学院第二附属医院海南省急危重症临床医学研究中心,海南省创伤与灾难救援研究重点实验室,海南医学院创伤重点实验室.中国 AED 布局与投放专家共识［J］.中华急诊医学杂志,2020,29（8）:1025-1031.

［5］黄先琴,刘磊,许智伟,等.公共现场急救培训体系研究［J］.教育教学论坛,2020（39）:137-138.

［6］顾亚楠,窦清理,张文武,等.社会急救服务体系的建设经验［J］.中华危重病急救医学,2020,32（12）: 1418-1422.

［7］SHAO F,LI H,MA S,et al. Outcomes of out-of-hospital cardiac arrest in Beijing: a 5-year cross-sectional study［J］. BMJ Open,2021,11（4）:e041917.

［8］BROOKS SC,CLEGG GR,BRAY J,et al. International Liaison Committee on Resuscitation. Optimizing outcomes after out-of-hospital cardiac arrest with innovative approaches to public-access defibrillation: A scientific statement from the International Liaison Committee on Resuscitation［J］. Resuscitation,2022,172: 204-228.

［9］SOUERS A,ZUVER C,RODRIGUEZ A,et al. Bystander CPR occurrences in out of hospital cardiac arrest between sexes［J］. Resuscitation,2021,166:1-6.

［10］KIM MW,KIM TH,SONG KJ,et al. Comparison between dispatcher-assisted bystander CPR and self-led bystander CPR in out-of-hospital cardiac arrest（OHCA）［J］. Resuscitation,2021,158:64-70.

［11］COBB LA,ELIASTAM M,KERBER RE et al. Report of the American Heart Association task force on the future of cardiopulmonary resuscitation［J］. Circulation,1992,85（6）: 2346－2355.

［12］COLQUHOUN MC,CHAMBERLAIN DA,NEWCOMBE RG,et al. A national scheme for public access defibrillation in England and Wales: early results［J］. Resuscitation,2008,78（3）:275-280.

［13］HANSEN CM,WISSENBERG M,WEEKE P,et al. Automated external defibrillators inaccessible to more than half of nearby cardiac arrests in public locations during evening,nighttime,and weekends［J］. Circulation, 2013,128（20）:2224-2231.

［14］赵旭峰,董雪洁,张琳,等.自动体外除颤器的普及现状及其在我国的应用展望［J］.中国急救复苏与灾害医学杂志,2019,14（2）:104-107.

［15］NISHIYAMA C,KIYOHARA K,MATSUYAMA T,et al.Characteristics and Outcomes of Out-of-Hospital Cardiac Arrest in Educational Institutions in Japan- All-Japan Utstein Registry［J］.Circ J,2020,84（4）:

577-583.

[16] 李梦涵,李恒,付航,等.国外院前公众急救模式对比及借鉴[J].重庆医学,2021,50(04):704-707.

[17] 王一镗.再论发展我国急诊医学的重要方针之一——三分提高、七分普及[J].中国急救医学,2010,30(2):97-98.

[18] 殷欣,李文涛,安力彬,等.国内外社会公众急救知识普及现状比较[J].医学与社会,2009,22(008):42-43,45.

[19] 孙远新.论"初步急救培训基地"在急救知识普及中的应用[J].中国社区医师·医学专业,2012,14(10):419.

[20] XU F,ZHANG Y,CHEN YG. Cardiopulmonary Resuscitation Training in China Current Situation and Future Development [J]. JAMA CARDIOLOGY,2017,2(5):469-470.

[21] 张文武,徐军,余涛,等. 关于我国公众急救培训体系建设的探讨[J]. 中国急救医学,2019,39(4):309-312.

[22] 刘勇,曾杰. 我国公众应急救护普及现状与思考[J]. 中国急救复苏与灾害医学杂志,2019,14(2):169-171.

[23] 张洪.《深圳经济特区医疗急救条例》的立法特色探析[J].法制博览,2021,(27):72-73.

[24] 张文武,窦清理,梁锦峰,等. 政府主导公众急救培训:深圳宝安的实践[J]. 中华急诊医学杂志,2019,28(1):126-128.

[25] 张文武,梁锦峰,窦清理.社会急救培训体系建设与实践[J].中国急救医学,2022,42(10):829-833.

[26] 梁锦峰,武海波,郑军,等. 社会急救培训导师的遴选与管理[J]. 中国急救医学,2020,40(12):1173-1176.

[27] XU F,ZHANG Y,CHEN Y.Cardiopulmonary resuscitation training in China :Current situation and future development [J].JAMA cardiology,2017,2(5):469-470.

[28] 韩伟,冯耿超,侯世科.粤港澳大湾区现代急救与救援医学学科建设思考[J].中华灾害救援医学,2020,8(6):319-321.

[29] 瞿军平,张勋,蒋洋洋,等.院前急救师资培训的实践与探索[J].中华灾害救援医学,2014,2(11):618.

[30] 李宗浩,金辉.心肺复苏突破性进展的自动体外心脏除颤[J].中国急救复苏与灾害医学杂志,2007,2(3):129-131.

[31] 朱海兵,社会公众急救知识培训与探讨[J].中国急救复苏与灾害医学杂志,2016,10(8):835.

[32] 钱里娜,陈燕娟,王建岗,等.杭州公众场所自动体外除颤器配置的现状与思考[J].全科医学临床与教育,2019,17(03):64-65.

[33] 王立祥,孟庆义,余涛.2016中国心肺复苏专家共识[J].中华灾害救援医学,3027,5(1):1-23.

[34] 程鹏飞,骆丁,陈丽花,等.虚拟学习形式在心肺复苏培训中的应用进展[J].中国急救医学,2021,41(4):361-363.

[35] 张华,程少文,王鹏,等.院前急救待援期公众应对措施专家共识[J].中国急救医学.2022,42(5):380-386.

[36] 王晓巍,桂莉,孙洁琼.智能手机APP指导模式与调度员指导模式对目击者实施心肺复苏的作用及比较研究[J].中华医学教育探索杂志,2016,15(08):853-857.

[37] 吕传柱,张华,陈松,等.中国AED布局与投放专家共识[J].实用休克杂志(中英文),2020,4(4):235-241.

[38] 冉飘,王君业,井国防,等."互联急救APP"调派志愿者参与院外心脏骤停急救的应用研究[J].中华急诊医学杂志,2022,31(06):842-845.

第九章

公共场所自动体外除颤器配置的监督与管理

第一节　公共场所自动体外除颤器配置的监管体系

一、公共场所配置自动体外除颤器监管的必要性

院外心搏骤停（OHCA）是由于心脏突然停止有效跳动而导致的无脉搏紧急状态，如果不及时处理，会导致严重的健康后果，甚至死亡。在美国，每年超过 380 000 人死于 OHCA，我国每年大约有 540 000 人发生 OHCA，而现场或者出院存活的概率仅在 1% 左右。多项研究结果已证实，公众除颤（PAD）计划对于提升 OHCA 患者的生存率有明显效果。此外，从心搏骤停到获取到除颤资源的时间间隔也是影响 OHCA 生存率的关键因素，为了最大限度地提高 OHCA 患者的生存率，20 世纪 90 年代美国心脏协会（American Heart Association，AHA）首次提出 PAD 的概念，后续研究也证实了公众使用 AED 除颤的可行性和有效性。

通过及时的心肺复苏（CPR）和自动体外除颤器（AED）的使用，可以提供关键的急救措施，帮助患者恢复心脏的正常跳动，提高患者的生存率和预后。在人流密集相对比较密集的公共场所配置 AED 能有效应对可能发生的心搏骤停事件使得周围的人员能够迅速使用 AED 进行 CPR 和除颤，增加患者的生存机会，同时配置 AED 不仅仅是提供设备，也为公众普及 CPR 的知识和技能。AED 通常配有语音指导和操作简单的界面，使得没有专业医疗背景的人员也能够进行紧急救护。通过配置 AED，公众能够学习到 CPR 和 AED 使用的基本技能，提高整个社会对心搏骤停的救治能力。再者，公共场所配置 AED 有助于加强公众对心脏健康和心搏骤停的认知和关注。人们在日常生活中接触到 AED 设备，会意识到心搏骤停是一种严重状况，并了解到 AED 的重要性。这种安全意识的提高可以促使人们更加关注自身的心脏健康，及早采取预防措施和接受心脏健康检查。最后，公共场所配置 AED 是社会对公众安全和健康的关爱表现。这种措施显示出社会机构和管理者对人们生命安全的重视，增强了公众对于机构的信任感。公共场所配置 AED 能够给人们带来安全感，并且向外界传递出一个关爱和负责的形象。

因此在公共场所 AED 的有效性和安全性对于心搏骤停患者的生命救助至关重要。以

下是需要监管体系来确保公共场所 AED 的有效性和安全性的几个重要原因：

（一）标准化和质量控制

监管体系可以确保公共场所配置的 AED 符合特定的标准和要求，防止不合格产品的流通和使用。这些标准包括设备的性能、操作简易性、可靠性以及电击能量等方面。监管体系确保 AED 设备经过质量控制和认证，能够在紧急情况下正常工作并提供准确的诊断和治疗。监管机构通过制定相关法规和标准，对 AED 产品的生产、销售和使用进行监督，减少低质量产品的流通，保障公众的生命安全。

（二）确保培训和操作规范

监管体系可以推动和规范使用 AED 的培训和操作。AED 设备需要被经过培训的人员正确使用，以确保在心搏骤停时能够迅速和正确地操作设备进行急救。监管体系可以确保相关培训计划和资质认证的实施，提高公众对 AED 的正确使用和操作规范性。

（三）确保设备维护和监督

监管体系能够确保公共场所 AED 设备的维护和监督。AED 设备需要定期的维护和检查，例如电极和电池的更换等，以确保其在需要时可靠可用。监管体系可以要求公共场所进行设备的定期检查和维护，包括电极贴片的更换、电池的充电和更换等，从而保证 AED 设备的可靠性和工作状态。

（四）监督应急响应能力

监管体系可以监督公共场所的应急响应能力，确保在心搏骤停事件发生时能够迅速、协调地使用 AED 设备。这包括培训人员的响应能力、设备的位置布局和可访问性，以及应急响应计划的制定和实施等。监管体系的存在可以确保公共场所在应对心搏骤停时具备高效的救治能力。

（五）安全性保障

监管体系可以确保公共场所 AED 设备的安全性。这包括设备的防盗措施、防水性能、使用时的电击安全等方面。监管体系能够推动安全性评估和合规认证，确保公众在使用 AED 时不会面临不必要的风险。

（六）统一管理和数据收集

监管体系能够实现对公共场所配置 AED 的统一管理，包括设备的登记、位置的记录和维护情况的跟踪等。此外，监管机构还可以收集和分析 AED 使用的相关数据，了解 AED 的使用情况和效果，为改进监管体系和培训提供依据。

二、发达国家公共场所配置自动体外除颤器监管经验与启发

（一）发达国家公共场所配置自动体外除颤器的监管经验

在公共场所配置 AED 方面，发达国家已经积累了丰富的监管经验，以下从标准、制度、模式等方面阐述发达国家公共场所配置自动体外除颤器监管经验。

1. 制定 AED 产品质量和安全标准　发达国家设立了 AED 设备的质量和安全标准，以确保设备符合相关的技术规范和性能要求。这些标准涉及设备的电气安全、电磁兼容性、操作界面、声音和指示灯等方面。在国际范围内，有一些广泛接受的 AED 监管标准和指南，它们提供了关于 AED 设备的设计、性能、安全性和操作等方面的指导。以下是一些参考标准：

（1）国际电气技术委员会（IEC）标准：IEC 是一个国际标准化组织，负责制定和发布各

种电气和电子设备的标准。IEC 60601-2-4 标准专门针对 AED 设备,规定了其安全性、基本性能和测试方法等方面的要求。该标准确保 AED 设备符合国际安全标准,能够在心搏骤停事件中提供安全和可靠的急救。

(2)美国心脏协会(AHA)指南:美国心脏协会发布的《心肺复苏和心脏急救指南》提供了全面的指导和建议,包括对 AED 的使用和急救措施的详细说明。该指南被广泛接受,并在全球范围内被许多国家和组织所采用。

(3)欧洲心脏复苏委员会(ERC)指南:欧洲心脏复苏委员会发布的《心脏复苏指南》提供了关于心肺复苏和 AED 使用的指导。该指南基于最新的科学研究和临床实践,被欧洲许多国家采用,并在国际上具有重要影响力。

(4)国际质量标准组织(ISO)标准:ISO 发布了一系列与医疗设备和质量管理相关的标准,其中包括涉及 AED 设备的标准。例如,ISO 13485 是一个质量管理系统的标准,适用于医疗设备制造商和供应商,要求其满足质量管理和安全性要求。

这些标准和指南为 AED 的设计、制造、安全性和操作提供了基准和指导,各国在制定本国的 AED 监管标准时通常参考这些国际标准,并根据本国的法规和实际情况进行相应的调整和补充。例如美国食品药品监管局(FDA)、欧洲标准化委员会(European Committee for Standardization,CEN)、加拿大食品药品监管局(Health Canada)均针对各自国家的情况要求 AED 设备在市场上销售之前需要经过严格的评估和认证,以确保 AED 设备在设计、制造和销售过程中符合相关的技术规范和性能要求,同时制定了电气安全、电磁兼容性、操作界面、声音和指示灯等方面的技术规范和性能要求,并对 AED 设备进行审核和监管,保证设备在紧急情况下的有效性和可用性。

2. 建立 AED 各类监管制度 发达国家在 AED 监管方面建立了一系列制度,以保障公共场所 AED 的有效配置和运行。这些制度包括以下几个方面:

(1)AED 注册和管理系统:AED 注册和许可要求是确保 AED 设备在公共场所配置和使用符合相关标准和规定的重要环节。发达国家在这方面的实践中建立了较为完备的 AED 设备的注册和管理系统,确保设备的可追溯性和管理。以下是一些常见的注册要求:

1)制造商注册:AED 设备的制造商通常需要在相关监管机构进行注册。这涉及提交必要的文件和信息,包括产品规格、质量管理体系、性能测试数据等。注册程序可以确保制造商符合监管机构的要求,并且能够生产符合标准的 AED 设备。

2)供应商注册:除了制造商,AED 设备的供应商也可能需要在相关机构进行注册。这是为了确保供应商具备合法资格和能力提供符合要求的 AED 设备,并能提供适当的售后支持和服务。

为了获得批准并在市场上销售,AED 产品通常还需要通过一系列的审批程序,在一些国家或地区,配置 AED 设备可能需要特定的许可证或许可文件。这些许可要求可能由当地的卫生部门、监管机构或其他相关机构制定。公共场所需要遵守这些要求,确保其 AED 设备的合法性和合规性,以下是一些常见的批准程序和相关要求:

1)临床试验:AED 设备可能需要进行临床试验,以评估其在实际使用中的安全性和有效性。临床试验通常涉及在人群中进行 AED 设备的使用和数据收集,以验证其对心搏骤停的救治效果。

2)性能测试:AED 设备需要经过严格的性能测试,以确保其满足预定的技术和功能要求。这些测试可能包括电击能量输出测试、自动识别心律失常的准确性测试、自动化操作的可靠性测试等。

3）材料和安全测试：AED 设备的关键材料和组件需要进行安全性和质量测试。这包括电极贴片的生物相容性测试、外壳的耐久性测试、电磁兼容性测试等，以确保设备在使用过程中不会对用户或患者造成伤害。

4）文档和报告：在批准程序中，制造商通常需要提交详细的文档和报告，包括技术文件、质量管理文件、性能测试报告、临床试验结果等。这些文件和报告提供了有关 AED 设备的全面信息，以供审批机构进行评估和决策。

通过完成批准程序，并满足相关要求，AED 产品可以获得正式的批准，允许其在市场上销售和使用。这确保了 AED 设备的质量和性能符合标准，并提供了可靠的心搏骤停急救工具。

例如美国食品药品监督管理局（FDA）要求 AED 设备制造商获得 FDA 的许可或批准，以确保设备的安全性和有效性。FDA 还要求 AED 设备制造商提交设备的预市申请（Premarket Approval，PMA），包括设备的技术规范、临床试验数据和质量控制等信息，此外，美国食品药品监督管理局（FDA）还要求 AED 设备制造商进行严格的质量管理和报告不良事件等方面的监管。

欧洲联盟通过 CE 认证要求 AED 设备符合相关的欧洲标准和指令，以确保设备的质量和安全性。根据欧洲医疗器械指令（Medical Device Directive），AED 设备制造商需要进行技术文件的编制，包括设备的技术规范、性能测试和质量控制等内容。

加拿大卫生部对 AED 设备制造商实施注册和许可要求，以确保设备的质量和安全性。AED 设备制造商需要提交设备的技术文件和相关测试报告，以满足加拿大卫生部的要求。

澳大利亚治疗性商品管理局（Therapeutic Goods Administration，TGA）负责对 AED 设备进行注册和监管。AED 设备制造商需要提交设备的注册申请，包括设备的技术规范、性能评估和质量保证措施等。

加拿大通过加拿大医疗器械法规对 AED 设备进行监管。AED 设备需要获得加拿大医疗器械许可证（Medical Device License），以证明其符合加拿大的安全性和性能要求。加拿大还要求 AED 设备制造商进行质量管理和报告不良事件等方面的监管。

日本制定了关于医疗器械的法律和法规，其中包括对 AED 设备的监管。根据日本《药品与医疗器械法》（Pharmaceutical and Medical Device Act，PMD Act），日本厚生劳动省（Ministry of Health，Labor and Welfare，缩写为 MHLW）负责医疗器械在日本市场的监督和管理。AED 设备需要获得 PMDA 认证（也有人称为 MHLW 认证），以确保其质量、安全性和有效性，制造商需要提交设备的技术文件和质量管理计划等信息，经过审查和批准后方可在日本市场销售和使用。

（2）AED 放置准则：发达国家制定了 AED 设备在公共场所放置的准则，包括设备的数量、位置、布局和可见性等。这些准则旨在确保 AED 设备覆盖面广、易于找到并能够及时使用。如前面章节所述，OHCA 患者的抢救失效非常重要，每耽误延误 1 分钟，患者的生存率会降低 7%~10%。丹麦自 2007 年在公共场所投放 AED 网络至 2010 年达到全覆盖（相当于每 750 人拥有 1 台 AED）的 3 年来，因 AED 的布局和覆盖密度等方面的管理缺失导致使用率依旧不足 5%。由此可见，科学合理的选择 AED 放置点，应先对该地区的整体情况进行调查分析再综合决定,如人口密度、人群特征和距离等影响因素,以下对这两点进行详细阐述。

1)人口密度和人群特征:有研究指明,人口密集的场所也可具体界定为:5 年内发生过 OHCA,白天至少有 250 名年龄 >50 岁的老人或 1 000 名群众通过的地区,如大型市场、公交车站、照顾机构等。有学者对日本 PAD 项目中 2 万多例 OHCA 患者发病位置进行分析,发现 5 761 例(27.5%)发生在公共区域,且 2010—2012 年随着 AED 数量增多,发生在日本公交站台的 OHCA,旁观者除颤率从 4.3% 升至 37.1%,抢救成功率明显提高,因此人口密度是 AED 布局选址的关键因素之一,人口分布多、流动性大、密度高的地区发生 OHCA 的风险高,所需 AED 的数量也多。依据 OHCA 易发人群特征选址也是投放 AED 的关键,不合理的布局可能导致 AED 无法得到广泛有效地使用,PAD 也难以达到理想的效果。

2)距离范围:患者发生心搏骤停时,除颤成功的概率与最快可获取到 AED 的时间密切有关,因此合理控制 AED 的布局和每台 AED 的覆盖范围,缩短患者在各种可能位置获取到 AED 的时间是使得患者能够以最快速度获得急救资源的前提。公共场所 AED 布局的原则可以参照 OHCA 患者与最近一台 AED 的直线距离最好应当是不高于 100m,这样可以按照美国心脏协会的指南要求保证现场目击者快走 1~1.5 分钟即能取到。例如,2005 年日本举办爱知世博会期间,展馆内以 75m 为间距点,安置 AED 和其他应急设施。英国卫生署在人流量较大的公共场所放置 AED 的原则是确保需要救助时在公众可以进入任何地方的 200m 步行距离内必然能够获取到 AED。2016 年仅有 1 万人口的意大利城市布斯卡也安装 11 台 AED,保证在任何位置步行 4min 的距离均有 AED 布置,并可以全天候使用。且丹麦一项全国回顾性调查研究发现,截至 2013 年,丹麦安装注册的 AED 共 7 500 台,随着获得最近 AED 路径的增加(≤100m,101~200m,>200m),OHCA 患者率不断增加(4.6%,5.3%,90.1%);旁观者除颤率随之下降(22.8%,8.1%,2.5%);患者 30 天存活的总概率也明显降低(26.9%,20.1%,9.8%)。因此,战略性的放置 AED、确保每台控制范围具有增加 AED 使用并最终提高患者生存率的潜力。

基于以上 AED 的放置原则,美国心脏协会(AHA)、欧洲心脏复苏委员会(ERC)、加拿大心脏协会(Heart and Stroke Foundation of Canada)等均推荐在公共场所放置 AED 设备,并提出了针对 AED 放置的指南,将 AED 设备放置在高流量公共场所和高风险区域,如机场、火车站、公共交通站点、购物中心、办公楼、体育场馆等,同时 AED 应在易于找到的位置放置,指南还建议 AED 设备的放置应该根据区域大小和人流量进行合理的布局,确保 AED 设备的可见性和易于访问,确保任何患者在发生心搏骤停时都能够在 3 到 5 分钟内获得 AED 的救助。

然而,我们仍需批判性对待这些研究成果,因为上述的方法可能仅适用于 PAD 较为规范、OHCA 登记制度较完善的发达地区。最近,Fan 等提出的基于步行路线的 AED 配置模型也给城市中 AED 的配置提供了新的参考意见。因此各级政府应当建立适合当地具体情况的数字化模型用于识别 OHCA 的风险,从而优化 AED 的配置方案,而非教条的照搬西方的已有经验。另外,在 AED 投放时还应当考虑 OHCA 高风险人群可能聚集的场所,从而有效指导 AED 的布局,充分发挥 PAD 救助 OHCA 的效能。

(3)培训与认证机制:发达国家建立了 AED 使用者的培训与认证机制,包括心脏复苏基础生命支持(BLS)认证等,确保使用者具备必要的急救技能。各国依托诸如美国心脏协会、欧洲心脏复苏委员会等机构开展相关培训和认证课程,提供基础生命支持(BLS)培训课程,包括心肺复苏(CPR)和 AED 操作培训以确保 AED 使用者具备必要的急救知识和技能,同时这些机构还提供加强心脏生命支持(advanced cardiac life support, ACLS)培训课程,以进一步培养专业医护人员的急救技能。

例如在美国, AED 培训是普及心肺复苏(CPR)技能的重要组成部分。美国心脏协会和美国红十字会(American Red Cross)等机构提供 CPR 和 AED 培训课程。这些课程旨在教授基本的急救知识、心肺复苏技能以及正确使用 AED 设备的方法。培训通常由经过认证的教练或教授主持,可以在医疗机构、学校、社区中心等场所进行。AED 培训课程通常包括以下内容:

1)基本急救知识:AED 使用者应该具备基本的急救知识,包括心搏骤停的识别和应急处理、心肺复苏(CPR)目标、重要性、步骤和技巧、通知急救人员等。这些知识能够帮助使用者更好地理解心搏骤停事件,并采取正确的措施进行急救。

2)AED 操作培训:使用者需要接受 AED 操作的培训,了解设备的基本功能和操作步骤。培训内容通常包括正确放置电极贴片、按照设备提示进行电击、CPR 的配合等。操作培训可以帮助使用者熟悉 AED 设备,提高其在紧急情况下的应对能力。

3)CPR 和 AED 的结合应用:教授如何将 CPR 和 AED 技能结合起来,在心搏骤停紧急情况下进行救援。

4)实践演练:除了理论培训,使用者还应该进行实际模拟训练,模拟真实的心搏骤停场景和应急情况。这种训练可以帮助使用者在实际操作中获得更多实际的操作技能和经验,提高其应对紧急情况的能力和信心。

为了确保 AED 使用者的技能和知识达到一定的标准,存在针对 AED 使用者的认证标准和程序。以下是一些常见的认证标准:

1)心脏复苏基础生命支持(BLS)认证:BLS 认证是一种广泛接受的认证,旨在培训和评估个体在心搏骤停急救方面的技能。通过参加 BLS 课程和通过相应的考试,使用者可以获得 BLS 认证,证明其具备正确使用 AED 设备和进行基本心肺复苏的能力。

2)急救认证:除了 BLS 认证,还有其他类型的急救认证,如基本急救认证、心肺复苏和自动体外除颤器(CPR/AED)认证等。这些认证通过培训和评估使用者在急救技能方面的能力,确保其能够有效地使用 AED 设备进行心搏骤停急救。

认证标准和程序可以根据不同机构和组织的要求而有所不同。通过参加认证课程并成功完成相关考试,使用者可以获得相应的认证,这将证明其在 AED 使用和心搏骤停急救方面具备必要的技能和知识。认证的持有者通常需要定期进行更新培训和重新认证,以保持其技能的有效性。

AED 培训通常面向各个层次的人群,包括但不限于医疗专业人员、教师、学生、急救志愿者和普通公众。培训课程可以根据不同群体的需求进行调整和定制,以确保培训内容的针对性和实用性。完成培训课程后,参与者通常会收到培训证书或认证。这些证书表明参与者已经掌握了基本的 CPR 和 AED 技能,并有能力在需要时正确应用这些技能。认证的有效期通常为一到两年,之后需要进行定期更新和再认证。为了促进 AED 培训的普及,美国各级政府和相关机构提供了一系列的培训资源和工具。这些资源包括培训手册、教学视频、在线课程和模拟设备等,以支持培训的开展和参与者的学习。

(4)设备维护要求:为确保 AED 设备的可靠性和可用性,发达国家设立了 AED 设备的维护要求,以确保设备始终处于良好的工作状态。例如美国食品药品监督管理局要求 AED 设备制造商提供详细的设备维护指南和建议,包括定期检查和维护的要求。根据美国食品药品监督管理局的指导原则,AED 设备的维护记录应该被记录和保留,以便监管机构和使用者能够追踪设备的维护历史。

以下是一些常见的设备维护计划内容和检查周期:

1)定期检查:AED 设备应该定期进行检查,以确保其正常运行和可靠性。这包括检查设备的外观是否完好,连接线和电缆是否正常,显示屏是否清晰等。定期检查可以帮助及时发现任何设备问题,并采取必要的维修或更换措施。

2)电极和电池更换:AED 设备的电极和电池是关键的部件,需要定期更换以确保其性能和可靠性。通常,电极应在指定的时间间隔内更换,以确保其粘性和导电性能。电池也应在其寿命期限内更换,以确保设备具备足够的电力供应。

3)环境适应性:AED 设备应适应不同的环境条件,例如温度、湿度和灰尘等。设备维护计划应包括对设备的环境适应性检查和必要的维护措施,以确保其在各种环境下的正常运行。

4)维护记录:公共场所应建立维护记录,详细记录每次设备维护的日期、维护内容和执行人员等信息。这有助于跟踪设备维护情况,并提供证据证明设备维护的及时性和有效性。

(5)报告和追踪机制:发达国家要求 AED 设备的使用情况进行报告和追踪,以便对设备的效果和性能进行评估。这些报告包括使用情况、救治结果和设备故障等,有助于监控 AED 设备的使用情况和维护需求。

例如美国心脏协会(American Heart Association,AHA)通过国家心脏病流行病中心(National Cardiovascular Disease Surveillance System)收集和分析 AED 使用的数据,包括设备的使用情况、救治结果和设备故障等,欧洲心脏复苏委员会(European Resuscitation Council,ERC)通过各成员国的心脏病流行病监测系统收集 AED 使用的数据,并对数据进行分析和评估,加拿大各省和地区的心脏协会和卫生部门会收集 AED 使用的数据,并对数据进行分析和评估。

美国心脏协会、欧洲心脏复苏委员会、加拿大心脏协会等还还鼓励 AED 设备的所有者和管理者主动向监管机构报告设备使用情况和救治结果,并积极推动各国建立和维护 AED 设备的注册和报告系统,以便进行数据分析和维护需求的评估,进而对设备的使用情况和效果进行监测和追踪。

(6)产品召回和安全通报:如果发现 AED 设备存在安全隐患或故障,发达国家要求制造商或供应商主动发起产品召回和安全通报。这样可以保护用户的安全,及时解决设备的问题。发达国家一般均要求 AED 设备制造商或供应商建立有效的质量控制体系,监测设备的性能和安全情况。如果发现 AED 设备存在安全隐患或故障,制造商或供应商必须及时采取措施,包括发起产品召回和向用户发出安全通报,以便修复或更换受影响的设备。

其法律法规要求 AED 设备制造商或供应商建立有效的质量控制和安全管理体系,监测设备的性能和安全情况。如果发现设备存在安全隐患或故障,制造商或供应商必须主动采取措施,包括发起产品召回和向用户发出安全通报,以保护用户的安全并解决设备的问题。这样的要求确保了 AED 设备的质量和安全性,提高了设备的可靠性和可用性,从而更有效地应对心搏骤停等紧急情况。

（7）报警与定位系统：在对 AED 的监控和管理中，各国还在不断推动 AED 设备的自动报警、定位等功能，提高救援的效率和准确性，可以大大缩短救援的响应时间，提高生命挽救的成功率，并为紧急情况下的 AED 使用提供更加可靠的支持。

例如美国要求 AED 设备具备自动报警和定位功能，以提高救援的效率和准确性，这些设备通常与当地的急救中心和应急服务机构连接，当 AED 设备被使用时，它会通过网络或无线通信自动发送报警信号到急救中心，通知医护人员关于心搏骤停事件的发生。AED 设备还会通过 GPS 定位系统提供精确的位置信息，使急救人员能够迅速到达现场。在一些欧洲国家，AED 设备与紧急呼叫系统（Emergency Call System）集成，一旦设备被使用，系统会自动触发警报并将救援请求发送给相关急救机构。加拿大一些地区还使用了应急响应系统（Emergency Response System），该系统将 AED 设备的报警和定位功能与急救人员的调度系统相连接，以确保快速和准确的救援。

（8）监管执法和监督机制：为确保公共场所配置的 AED 符合监管标准，监管机构实施执法程序和处罚措施。以下是一些常见的执法程序和处罚措施：

1）检查和评估：监管机构有权对公共场所进行定期检查和评估，以核实 AED 设备的配置情况和符合性。检查人员会检查设备的位置、状态、维护记录等，确保其符合监管标准和要求。

2）违规处罚：如果发现公共场所未按照监管标准配置 AED 设备或违反相关规定，监管机构有权对其进行违规处罚。处罚可能包括罚款、责令停用 AED 设备、撤销许可证或许可证暂停等措施，以确保公共场所积极遵守监管要求。

3）教育和警示：除了处罚，监管机构还可以通过教育和警示措施来提高公共场所对 AED 监管的意识和重视程度。这可以包括发布公告、发出警告信函、举办培训活动等，促使公共场所主动遵守监管要求。

3. 推动健康的 AED 发展模式　发达国家在 AED 监管方面探索和采用了一些成功的模式，以推动公共场所 AED 的配置和使用。这些模式包括以下几个方面：

（1）政府倡导与投资：在 AED 管理方面，发达国家政府起到了重要的推动作用。政府通过倡导和投资，鼓励公共场所配置 AED 设备，并提供相关的经费和资源支持。政府的倡导意味着将 AED 的重要性和应用价值传递给公众，以提高他们对 AED 的认知和意识。政府投资主要体现在经费的拨款和资源的调配上，例如设立专项基金用于购置 AED 设备、培训急救人员和推广 AED 的宣传活动等。政府的参与和支持使得 AED 管理体系能够得到有效建立和运行。

（2）社区参与和教育：社区参与是 AED 管理的重要组成部分。发达国家鼓励社区居民参与 AED 的配置和使用，通过培训和教育活动提高公众对 AED 的认知和应用能力。社区居民可以通过组织培训课程、宣传推广和志愿活动等方式参与到 AED 管理中。培训课程包括基本急救知识、CPR 技能和 AED 操作培训，使得社区居民具备正确使用 AED 设备并提供紧急救援的能力。同时，宣传推广活动可以通过社区活动、媒体宣传和社交媒体等渠道将 AED 的重要性传递给更多的人群。社区参与和教育的开展将使得更多的人了解和关注AED，提高救援的效率和准确性。

（3）企业责任与合作：企业在 AED 管理中承担了重要的社会责任。发达国家鼓励企业主动配置 AED 设备，并与相关机构合作，共同推动 AED 的普及和使用。企业可以将 AED

设备安装在自己的办公场所、商业中心、购物中心等公共场所,为员工和客户提供急救保障。此外,企业还可以与政府部门、医疗机构、急救服务机构、非营利组织等建立合作关系,共同开展 AED 管理的宣传、培训和维护工作。企业的参与和合作将促进 AED 设备的普及和可及性,提高公众的生命抢救机会。

(4)科技创新与应用:科技创新在 AED 管理中发挥着重要的作用。发达国家积极引入科技创新,例如 AED 设备的智能化、互联网、物联网等技术,以提高设备的性能和救援效果。智能化的 AED 设备配备了更加人性化的操作界面和声音指示,使得使用者更容易理解和掌握操作步骤。互联网、物联网的 AED 设备能够与急救中心和医疗机构实现实时通信,提供远程指导和监控。此外,还有一些创新技术如自动报警和定位功能,使得 AED 设备能够自动向急救中心发送报警信号,并提供设备的精确位置,以加快救援的响应时间。科技创新的引入提高了 AED 设备的效率和可靠性,进一步提升了公众对 AED 的信心和使用意愿。

例如在欧美地区,除了保证公共场所 AED 的高覆盖率外,一些研究人员根据区域内 AED 设备的实际使用情况探索了 AED 设备投放的新模式。瑞典研究人员使用无人机投放 AED 设备用于 OHCA 的抢救,投放准确率可达 92%。在时效性上,无人机投送相较于等待专业急救人员施救具有明显优势。德国学者利用计算机软件模拟了从 OHCA 发生到无人机投放 AED 设备至施救现场的全过程,结果显示,10km 处发生的 OHCA,利用无人机运送,15 分钟左右即可实现 AED 的投放,因此可以极大地提高偏远地区 AED 的实用性及可及性。

通过政府倡导与投资、社区参与和教育、企业责任与合作以及科技创新与应用等模式的综合运用,发达国家在 AED 管理方面取得了显著的成效。这些模式相互协调,形成了一个完整的 AED 管理体系,为公众提供了更好的紧急救援保障,发达国家的这些监管经验为其他国家提供了有益的启示和借鉴,其他国家可以借鉴这些经验,制定适合本国实际情况的监管措施,推动公共场所 AED 的普及,并加强培训和意识教育,提高社会的急救响应能力。

(二)对我国公共场所配置自动体外除颤器监管体系的启发

美国心脏协会于 1995 年通过立法推出实施 PAD 项目,即在急诊医疗服务人员到达之前,由第一目击者对院外心搏骤停患者使用 AED 进行除颤,以提高院外心搏骤停患者存活率。目前,美国、欧洲、加拿大、日本等发达国家或地区的 PAD 项目均已铺开,在其推广的过程中已经形成了对院外心搏骤停患者进行除颤的规范流程并且积累了相对丰富的数据和经验。较之发达国家的历程,我国 AED 配置工程和 PAD 的计划实施则大约在 2004 年才开始启动,较欧美等发达国家滞后了 5~10 年的时间。目前我国 AED 的配置和 PAD 项目的开展均存在地区间发展不平衡、整体投入不够充分、实施流程不够规范等现状,除北京、杭州、广州、深圳、上海等少数几个城市正在重点建设健全医疗急救体系,出台了相对比较完备的急诊医疗服务条例,同时通过各种渠道公布 AED 的具体布局位置和 AED 布置地图以外,其他的多数城市的实践均比较滞后。

1. 我国公共场所配置自动体外除颤器监管体系的实践   根据发达国家的建设经验,公众急救体系的建立和公众急救的普及标志着现代文明的进程,AED 的普及水平不仅反映了一个国家及其所属城市和地区对急救的重视程度,同时也在一定程度上反映了其对生命的尊重并从一个侧面体现了国家的文明程度。

我国现阶段 AED 配置及使用的实际情况是数量相对较少、监管力度尚待加强,据 2019 年媒体报道数据显示,各国每 10 万人配有 AED 的数量情况是美国 317 台、日本 555 台、荷兰 695 台、奥地利 544 台、挪威 378 台、丹麦 311 台。但目前,我国每 10 万人配置 AED 数量仅为 15 台左右。2021 年,中国医学救援协会发布的《公共场所自动体外除颤器设置要求》团体标准,建议每 10 万人应配置 100~200 台 AED。

综观我国 AED 配置和 PAD 计划开展中里程碑的事件,2010 年海南省批准的《海南省红十字会条例》是 AED 被列入法规保护的起点。2020 年 6 月 1 日颁布的《中华人民共和国基本医疗卫生与健康促进法》第 27 条规定:"卫生健康主管部门、红十字会等有关部门、组织应当积极开展急救培训,普及急救知识,鼓励医疗卫生人员、经过急救培训的人员积极参与公共场所急救服务。公共场所应当按照规定配备必要的急救设备、设施"标志着我国 AED 普及事业的快速突破差距。近年来,国家以习近平新时代中国特色社会主义思想为指导,以人民健康为中心,全面落实"大卫生、大健康"理念,对标国际标准,科学规划,有序推进全市公共场所 AED 配置,建立精准高效的 AED 管理平台,保护人民生命健康安全,加快构建与独特韵味别样精彩世界名城相匹配、相协调的公共应急救治体系,逐步加大对 AED 等急诊医疗设备的配置力度。《健康中国行动(2019—2030 年)》提出,要完善公共场所急救设施设备配备标准,在学校、机关、企事业单位和机场、车站、港口客运站、大型商场、电影院等人员密集场所配备急救药品、器材和设施,配备自动体外除颤器;《中华人民共和国基本医疗卫生与健康促进法》也明确了公共场所应当按照规定配备自动体外除颤器(AED)等必要的急救设备设施,提高院前急救效率。

2020 年 9 月,国家卫健委曾联合 8 部门印发指导意见,明确要求各地逐步建立统一的公众急救培训体系;2021 年 5 月,国家卫健委同交通运输部、中国红十字总会等部门再次引发指导意见,要求力争在"十四五"期间逐步在全国交通运输客运场站普及配备 AED 等医疗急救设备。2021 年 12 月,国家卫健委印发《公共场所自动体外除颤器配置指南(试行)》,对公共场所 AED 标志标识、安装要求等作出了初步要求。这是由国家出具的针对全国 AED 配置的通用指南[14]。随着国家级文件接连出台,各地已经意识到了普及 AED 的重要性,纷纷响应,开启了全国范围内的 AED 配置浪潮。上海、广州、深圳、青岛、西安等城市密集出台急诊医疗服务相关管理条例,从政策层面推动在机场、车站、码头、口岸、学校、体育馆等人流密集的公共场所配置 AED,鼓励公安、消防、教师、导游等公共事务从业人员和普通民众参与急救知识培训。总体来看,深圳、上海以及北京等地区 AED 配置发展水平位居全国前列。

(1)北京的实践:为进一步贯彻落实《中华人民共和国基本医疗卫生与健康促进法》《健康中国行动(2019—2030 年)》《北京市院前医疗急救服务条例》和《关于加强本市院前医疗急救体系建设的实施方案》,2021 年底,北京市卫生健康委等 15 部门联合制定了《北京市重点公共场所社会急救能力建设三年行动方案(2021 年—2023 年)》。方案提出,2023 年底前,北京全市配置 AED 总量不低于 5 000 台,初步形成覆盖全市重点公共场所的 AED 等急救设施设备配置、使用、管理体系;全市建成统一规范的社会急救培训体系,并形成长效机制,重点公共场所从业人员急救知识普及率不低于 80%,获得急救培训证书比例不低于 40%。方案明确了北京市重点公共场所社会急救能力建设的基本原则:政府推动,社会参与;行业主管,单位主责;部门联动,协同保障;统筹规划,分步实施。提出了推进重点公共场所 AED 等急救设施设备配置、加强社会急救信息化管理、组建社会急救专业指导团队等八项重点工作任务。

(2)杭州的实践:浙江省杭州市急救中心主要负责杭州市公众急救技能培训及公共场

所 AED 的配置管理工作。杭州自 2015 年 5 月开始在公共场所安装 AED，2016 年 G20 峰会后数量迅速增加，大部分 AED 配置在交通枢纽如机场、火车站、地铁、学校、旅游风景区及大型商场等人流密集心搏骤停事件高发场所。随着 AED 配置数量的增加，AED 使用次数也随之增多。到 2020 年 12 月为止，全市累计共配置 AED 数量 1 201 台。密度约为 10 台 /10 万人，与专家共识提出的建议按照每 10 万人配置 AED 100~200 台的标准相比，仍有相当大的差距。

2022 年 4 月 18 日，为进一步规范公共场所自动体外除颤器配置和维护管理，保障人民生命健康安全，杭州市卫健委发布《杭州市公共场所自动体外除颤器配置与维护管理规范》，给出了更细化、明确的要求。至此，杭州成为全国首个以地方立法形式规范公共场所 AED 配置和使用的城市。

（3）广州的实践：在 AED 布局的实践中，广州市卫生健康行政主管部门、急诊医疗指挥机构、红十字会应当依照本市社会急诊医疗知识与技能普及培训年度计划，对社会公众开展包括但不限于心肺复苏、自动体外除颤器使用、气道异物梗阻解除手法等内容的急救培训；医疗机构、医学相关社会组织、社会化培训机构等可以提供急救培训服务，建立培训台账，如实记录培训师资、对象和内容等信息；人民警察、消防人员、政务服务人员、安保人员、直接为旅游者提供服务的从业人员及交通运输站场从业人员等应当参加所在单位组织开展的急救培训；同时各级各类学校也采取多种形式，对教职员工和学生进行急救知识和技能的宣传教育，社会急诊医疗体系建设与能力不断提升，持续增进民生福祉。政府采取"财政投入 + 社会参与"的模式，通过财政资金购买和社会捐赠等形式推动公共场所、学校、地铁公交配置 AED，让"救命神器"发挥作用。同时安排急救培训经费支持组织开展应急救护培训，2022 年全年举办救护员培训班 632 期，培训应急救护人员 23 165 名，举办群众性自救互救知识公益讲座 448 场，普及应急救护知识 80 554 人次，切实提升群众的突发疾病应急救护能力。

值得一提的是，广州市人大常委会 2 月 1 日发布公告，《广州市社会急诊医疗管理条例》经广东省第十三届人民代表大会常务委员会第四十七次会议于 2022 年 11 月 30 日批准，自 2023 年 5 月 1 日起施行。该条例的三十三条明确了火车站、长途汽车站、客运码头、城市轨道交通站点、机场、高速公路服务区、体育场馆、风景旅游区等场所的管理单位，经营高危性体育项目的企业，建筑施工单位以及大型工业企业等，应当配置必要的急救器械和药品，在生产经营时间安排经过急救培训的工作人员或者志愿服务人员在岗，并在院前医疗急救和突发事件中协助开展紧急现场救护。市卫生健康行政主管部门应当制定公共场所急救器械、药品配置指导目录，并向社会公布。同时第三十四条指出下列公共场所应当配置自动体外除颤器：政务服务大厅、机场、火车站、客运码头、城市轨道交通站点、高速公路服务区、风景旅游区、学校、体育场馆、养老服务机构、大型商场等公共场所和单位应当配置自动体外除颤器，并定期检查、维护保养和做好记录。条例鼓励其他公共场所和公安派出所、消防救援站等单位配置自动体外除颤器，鼓励社会力量捐赠自动体外除颤器。市卫生健康行政主管部门应当制定公布自动体外除颤器配置规划和配置规范，建立自动体外除颤器电子地图、导航和远程管理系统，方便公众查询、使用。条例还明确了相应的处罚规则，相关场所若未按规定配置 AED，且逾期未改正，由卫生健康行政主管部门处以 1 万元以上 3 万元以下罚款。

在新规实施前后，广州 AED 布点逐步推进，截至 2023 年 2 月底，广州市 176 个镇（街）实现了 AED 全覆盖。另据广州市人民政府办公厅通报的信息，2022 年，广州市新增布置完成 800 台 AED,主要覆盖场所包括公交站场、学校、公园及医院等市民活动的密集场所。

（4）深圳的实践:为贯彻落实党中央实施"健康中国战略"要求,深圳市卫生健康委员会牵头鼓励各区相关部门、单位、社会团体等参与公共场所自动体外除颤器配置,于 2017 年起启动了"配置自动体外除颤器项目",由政府财政出资购置 AED,市卫生健康委员会牵头动员各区、部门、单位、社会团体参与到 AED 配置工作中来,有效推动深圳市各类公共场所自动体外除颤器的配置。至今已将 10 500 台 AED 配置安装在地铁站、机场、高铁站、火车站、口岸、体育场馆、养老院、旅游景点、高校、街道、社区、警务厅、办事大厅等人员密集公共场所。截至 2022 年 12 月 31 日,配置在公共场所 AED 共参与现场抢救 212 人次,已成功救治 56 人。

为了进一步明确公共场所自动体外除颤器建设与管理要求,提升公共场所自动体外除颤器配置效能,为公共场所经营单位配置和管理自动体外除颤器提供重要技术依据,深圳市依据中国医学救援协会发布的 T/CADERM 2020—2021《公共场所自动体外除颤器设置要求》和 2021 年 12 月 13 日国家出台的《国家卫生健康委办公厅关于印发公共场所自动体外除颤器配置指南（试行）的通知》(国卫办医函〔2021〕602 号),于 2023 年 2 月 24 日发布了《公共场所自动体外除颤器建设与管理规范》。《规范》提出,三类公共场所的 AED 配置密度要求不同。一类公共场所包括城市主要交通场站、体育健身场所、医疗卫生服务机构、养老机构和学校等,每台 AED 服务辐射半径不超过 300m,施救者直线步行 3~5 分钟可获取;二类公共场所包括公共住宿场所、文化交流场所、文化娱乐场所、住宅小区等,每台 AED 服务辐射半径不超过 600m,施救者直线步行 3 至 10 分钟可获取;除列入一类和二类以外的其他公共场所均为三类公共场所,根据需求配置适宜密度的 AED。

2. 对我国公共场所配置自动体外除颤器监管体系的启发　中国在不断完善公共场所配置自动体外除颤器（AED）监管体系时,可以借鉴发达国家的经验,参考如下建议和意见:

（1）建立专门的监管机构或委员会:类似于美国的 FDA(美国食品药品监督管理局)或欧洲的 CE 认证体系,我国需要落实责任主体,设立类似的机构,建立权责合理的监管体系,例如可以政府主导定义各级城市 AED 覆盖要求,分不同阶段完成包括资金规划、配置数量、培训体系、认证体系等内容,而后指定国家药品监督管理局（NMPA）负责 AED 设备的管理和监督工作,也可以聘请专业的第三方机构负责管理。该机构应具备权力和资源,进行监督、评估和执法,确保 AED 设备的配置和使用符合规定,并监督设备的质量和安全性。

（2）强化企业责任与合作:鼓励知名医疗器械制造商和供应商,如 Mindray(迈瑞医疗)、Philips(飞利浦)等,在 AED 设备的研发、生产和销售方面发挥积极作用。与这些头部公司合作,共同制定 AED 设备的技术标准、质量要求和维护流程,并推动设备的普及和使用。

（3）加强数据监测与信息反馈:借鉴美国的 AED 数据收集与分析系统（AEDPAD）、荷兰的公共卫生数据中心（PHDC）等先进经验,中国可以建立 AED 设备的信息管理平台,整合各地区的 AED 设备数据,并进行实时监测和分析。例如,与中国电子信息产业集团（CEC）等信息技术公司合作,开发云平台和大数据分析技术,实现对 AED 设备配置、使用情况和救治效果等数据的监控和评估。同时将 AED 的监控作为卫生主管部门或医疗学会的日常职责,需要定期对 AED 的使用进行追踪。同时敦促当地红十字、社会服务机构、AED 监管部门等与 AED 供应商共建基于智能化和信息化的 AED 动态监控反馈系统,实现对 AED 的科学管理。

（4）鼓励社区参与和教育：借鉴美国红十字会（American Red Cross）的经验，中国可以推动社区居民参与 AED 设备的配置和维护，并开展相关的培训和宣传活动。与中国红十字会（CRC）等公益组织合作，尽快将 AED 使用培训纳入急救培训规划并组织实施，促进 AED 的推广使用。以红十字会、120 急救系统、医院及相关医学院校中具有培训资质的师资为主体，其他培训机构为辅承担 AED 配置所在场所相关人员的急救培训与发证。提高公众对 AED 设备的认知和应用能力。建议医院急诊科、心脏内科、急危重症等科室的医生、护士等医务者对心搏骤停高危患者及其家属进行 CPR 及 AED 等相关急救知识的培训，并且建议在各高校开展 AED 培训，源源不断为社会培养一批又一批"第一目击者"，让志愿服务工作覆盖 AED 设置、使用、维护、评估的项目全流程。通过相关宣传部门和媒体，制作多种形式的 AED 宣传材料，作为公益广告在电视台、广播电台、报纸、网站等不同类型媒体广泛宣传，通过多途径向大众普及 AED 使用等公共急救基本知识。

在这方面，由于美国、日本、丹麦等发达国家较早就开始推行 PAD 计划，AED 设备的使用率及其复苏成功率也较高。一项丹麦的统计结果显示，在其 2 500 例 OHCA 样本病例中，发病地点主要集中在办公场所（18.6%）、学校（13.3%）和运动场（12.9%），在这些病例中，旁观者除颤的比例平均可达 13.8%，而在人流集中的场所如机场，这一比例甚至可以达到 43.5%，患者的存活率也因此明显提高。由于建立了普惠的 PAD 培训系统，日本旁观者除颤的比例更高，研究人员统计了全国范围内发生于中小学校的 232 例 OHCA 病例，仅有 25 例（10.8%）未接受 CPR 与公众除颤急救。分析结果显示，公共场所 AED 的配置和应用及其与旁观者 CPR 的结合使得 OHCA 患者的存活概率增加了 4 倍之多。此外，加拿大、波兰、韩国等地的旁观者除颤比例也从 15% 到 40% 不等。

（5）加强政府引导与投资：借鉴新加坡的公共场所 AED 配备计划，中国可以通过政策引导和财政资金的投入，鼓励公共场所配置 AED 设备。在此过程中，首先强化政府调控作用，将 AED 配置纳入院前医疗急救布局规划中，结合城市院前医疗急救布局规划，逐步分批分阶段推广 AED 配置使用。其次是建立财政专项资金，例如可以在国家发改委和卫生健康委员会的支持下，将 AED 购置、维护、更新机关培训、宣传费用等列入政府财政预算。再者是制定捐赠的鼓励政策，促进慈善机构、基金会、企业、民间机构或个人自愿捐赠 AED。

三、公共场所配置自动体外除颤器监管体系的框架

（一）公共场所配置自动体外除颤器监管体系组织架构

公共场所配置自动体外除颤器（AED）监管体系组织架构是一个综合而协调的体系，涵盖政府监管、社会监管和业主自治三个层面。这样的监管体系将确保 AED 设备的合理配置、正确使用和有效维护，从而最大限度地提高心搏骤停患者的生存率和救治效果。下面将详细描述这三个层面的组织架构。

1. 政府监管层面 政府在公共场所配置 AED 的监管中发挥着重要作用。政府监管的组织架构应包括以下主要部分：

（1）卫生部门或相关部门：负责制定和管理 AED 设备的监管政策、法规和标准。该部门应与其他相关部门合作，如卫生部门、急诊医疗服务部门和监管机构，以确保 AED 设备的配置和使用符合标准。

（2）监管机构：负责监督和执行 AED 设备的监管政策和法规。监管机构应设立专门的

部门或机构,负责 AED 设备的注册、许可和监督。他们将负责审核和批准 AED 设备的安全性和性能,并确保设备的合规性和质量。

（3）认证机构:负责对 AED 设备的制造商、供应商和培训机构进行认证和监管。认证机构将评估这些机构的能力和资质,确保他们符合相关的标准和要求。这将有助于提高 AED 设备的质量和培训的专业性。

（4）培训和教育部门:负责开展 AED 设备的培训和教育工作。他们将制定培训课程、编制培训教材,并监督培训机构的运行。该部门还应与医疗机构、急救组织和学术机构合作,确保培训内容和方法的科学性和实用性。

（5）数据收集和分析机构:负责收集和分析与 AED 设备相关的数据。他们将建立数据收集系统,收集 AED 使用情况、救治结果和设备故障等数据。通过对数据的分析和评估,政府可以及时发现问题,制定相应的改进措施和政策。

2. 社会监管层面　社会监管在 AED 设备的配置和使用中发挥着重要作用。社会监管的组织架构应包括以下主要部分:

（1）心搏骤停救援组织:由志愿者组成的心搏骤停救援组织是社会监管的重要力量。他们将参与 AED 设备的布置和维护工作,并提供紧急救援服务。他们将定期检查 AED 设备的运行状态,确保设备处于可用状态。

（2）社区组织和居民委员会:社区组织和居民委员会可以起到组织和协调的作用。他们将鼓励社区居民参与 AED 设备的配置和使用,并组织相关的培训和宣传活动。他们将建立社区 AED 设备的注册和管理系统,促进 AED 设备的共享和合理使用。

（3）公众参与机制:政府可以设立公众参与机制,例如 AED 设备用户委员会或用户代表机构。这些机构将代表 AED 设备的使用者和受益者的利益,与政府和监管机构沟通和协调,提出改进建议和意见。

3. 业主自治层面　业主自治是 AED 设备监管体系中的重要一环。业主自治的组织架构应包括以下主要部分:

（1）公共场所管理机构:负责管理和维护公共场所的业主自治组织或管理机构是 AED 设备配置和使用的关键。他们将与政府和监管机构合作,确保 AED 设备的合规配置和良好维护。

（2）AED 设备维护团队:由公共场所管理机构组建的 AED 设备维护团队将负责设备的定期检查、维护和维修工作。他们将确保设备的电极和电池的及时更换,并记录维护情况。

（3）AED 设备使用者:公共场所的工作人员和访客将是 AED 设备的主要使用者。他们应接受相关的培训和认证,熟悉设备的操作方法,并能够在紧急情况下正确使用 AED 设备。

通过政府监管、社会监管和业主自治三个层面的组织架构,公共场所配置 AED 的监管体系可以实现全方位的管理和监督。政府监管层面确保监管政策和法规的制定和执行,社会监管层面促进社区参与和公众教育,业主自治层面保障设备的维护和正确使用。这种组织架构将确保 AED 设备在公共场所的广泛配置、高效使用和可靠维护,最大限度地提高心搏骤停患者的生存率和救治效果。

（二）公共场所配置自动体外除颤器监管手段

公共场所配置自动体外除颤器（AED）的监管手段涵盖了制度、保障和科技三个重要角度。这些手段旨在确保 AED 设备的合规配置、正确使用和可靠维护,提高心搏骤停患者的生存率和救治效果。下面将从制度规范、保障机制和科技创新三个方面展开论述。

1. 制度规范

（1）监管法规和标准：制定和完善与 AED 相关的监管法规和标准，明确 AED 设备的配置要求、使用规范和维护要求。这些法规和标准将规范公共场所 AED 设备的选择、安装、布局、操作和维护，确保其符合相关的技术规范和性能要求。

（2）许可和注册制度：建立 AED 设备的许可和注册制度，要求设备制造商和供应商按照规定的程序进行许可和注册。这样可以确保 AED 设备的质量和安全性，避免低质量和仿冒产品的流通。

（3）培训和认证要求：制定明确的培训和认证要求，确保 AED 设备使用者具备必要的急救知识、心肺复苏技能和 AED 操作技能。通过培训和认证，使用者能够正确使用 AED 设备，并提供紧急救援。

（4）报告和追踪机制：建立 AED 设备使用情况的报告和追踪机制，要求设备的使用者定期报告设备的使用情况、救治结果和设备故障等信息。这样可以监控 AED 设备的使用情况和维护需求，及时发现问题并采取相应的措施。

2. 保障机制

（1）质量控制和产品认证：建立 AED 设备的质量控制机制，要求设备制造商符合相关的质量管理体系和认证要求。通过对设备质量的控制和认证，确保 AED 设备的可靠性和稳定性。

（2）设备维护和保养：建立 AED 设备的定期维护和保养机制，要求设备的所有者或管理机构定期检查设备的工作状态、更换电极和电池等，必要时进行更新和替换，这样可以确保 AED 设备始终处于良好的工作状态，提高设备的可用性和可靠性。

（3）培训和培养人员队伍：建立健全的培训和培养机制，培养专业的 AED 使用者和维护人员队伍。通过培训和培养，提高使用者和维护人员的专业水平，确保设备的正确使用和维护。

3. 科技创新

（1）智能化技术应用：积极引入智能化技术，提高 AED 设备的自动化程度和智能化水平。例如，采用自动报警和定位功能，使 AED 设备能够自动发送警报并确定设备所在位置，提高救援的效率和准确性。

（2）远程监控和管理：利用互联网和物联网技术，实现 AED 设备的远程监控和管理。通过远程监控，可以及时获取设备的工作状态和使用情况，监测设备的电量和故障信息，确保设备的正常运行。

（3）数据分析和预警系统：建立 AED 设备的数据分析和预警系统，利用大数据和人工智能技术分析设备使用的数据，提供预警和建议。通过数据分析，可以及时发现设备的异常情况，预测设备的维护需求，优化设备的配置和使用。

（4）用户交互体验优化：关注用户的使用体验，优化 AED 设备的操作界面、声音提示和指示灯等设计。通过人性化的设计，提高使用者对设备的理解和操作的准确性。

在运用现代智能技术管理公共场所 AED 的实践中，很多数国家和地区已经实现了根据已登记的 AED 绘制急救地图并基于这些信息开发出方便易用的 APP 程序，供广大公众可以快速检索并使用。此外，除了上锁的管理方式外，可以考虑将 AED 放置在指定区域内，由急救部门或者调度中心进行指导使用,当 OHCA 触发应急反应系统,有人试图获取近距离的 AED 时,公众可通过急救地图或者调度员指挥以最快速度到达附近的 AED,同时远程控制系统可以通过发送二维取件码等方式协助公众在达到 AED 防止区域时便捷获取到 AED,有效提高 OHCA 时 PAD 的可能性。

四、公共场所配置自动体外除颤器监管机制与保障

(一) 建立公共场所配置自动体外除颤器监管指标体系

理想中的公共场所配置自动体外除颤器(AED)监管指标体系应综合考虑多个方面,以确保 AED 设备在公共场所的配置、维护和使用达到最佳状态。公共场所配置自动体外除颤器(AED)的监管可以借助一些定量的指标来评估和衡量其有效性和合规性。以下是一些常见的定量指标示例,这些指标可以帮助评估和监督 AED 的监管机制与保障。

1. AED 设备覆盖率　指在特定区域或人口范围内,AED 设备的数量与需求之间的比例。通常以设备数量或密度来衡量,例如每个社区、每个建筑物或每个人口数量配置的 AED 设备数量。

2. AED 设备可访及度　指 AED 设备在公共场所的布局和位置,以确保设备易于找到和使用。可以通过评估设备距离人们通常聚集的区域的距离、设备在建筑物中的位置和可见性等因素来衡量。

3. AED 设备维护率　指 AED 设备的维护和保养情况,包括设备的定期检查、电极和电池的更换、维护记录的完整性等。可以通过设备的维护记录和维修统计数据来评估设备的维护率。

4. AED 设备培训覆盖率　指使用 AED 设备的潜在用户接受急救培训的比例。通过统计接受 AED 培训的人数和培训课程的覆盖范围,可以评估公众对 AED 的认知程度和培训参与率。

5. AED 设备使用率　指 AED 设备在实际心搏骤停事件中的使用频率。可以通过统计 AED 设备的触发次数和救治记录来评估设备的使用率。

6. AED 救援成功率　指在心搏骤停事件中使用 AED 设备成功复苏的比例。这可以通过统计 AED 设备使用后患者的生存率和恢复情况来评估。

7. AED 设备故障率　指 AED 设备发生故障或不工作的比例。可以通过设备的故障报告、维修记录和维修时间来评估设备的故障率。

这些定量指标可以帮助监管机构和相关组织评估和监控公共场所配置 AED 设备的情况,并采取相应的措施和改进措施,以提高 AED 设备的配置和使用效果,增加心搏骤停患者的生存率和救援成功率。

除定量指标外,还有一些无法量化但非常重要的定性指标可以用于评估公共场所配置自动体外除颤器(AED)的监管效果。这些定性指标可以提供关于监管体系的综合评估和理解。以下是一些例子:

(1) 公众意识与参与度:评估公众对 AED 的认知程度、态度和参与度。这可以通过调查问卷、焦点小组讨论或观察参与 AED 培训和意识活动的人数和程度来衡量。

(2) 救援反应时间:评估在心搏骤停事件发生时,从触发 AED 设备到开始进行心肺复苏措施之间的时间。这需要考虑到公共场所 AED 设备的布局和位置、培训覆盖率以及人们

对 AED 设备的熟悉程度。

（3）救援协同性与协作：评估公共场所配置 AED 的监管体系与急救服务、医疗机构和相关组织之间的协作和合作情况。这可以通过评估不同组织之间的合作协议、信息共享和沟通流程来衡量。

（4）AED 设备可靠性与有效性：评估 AED 设备的质量、性能和可靠性，包括设备的易用性、指示灯和声音提示的清晰度、电极的黏附性等。这需要基于用户的反馈、设备检查和实际使用情况进行评估。

（5）社会影响与效果：评估公共场所配置 AED 的监管体系对社会的影响和效果。这包括心搏骤停患者的生存率改善情况、对社区的健康意识提高、心脏健康教育的推广等方面。

这些定性指标可以提供关于监管体系的更全面和深入的理解，补充定量指标的不足之处。定性指标可以通过定期的评估、调查研究和用户反馈来收集和分析，以便监管机构和相关组织能够更好地了解公共场所配置 AED 的实际情况，优化监管措施并提升监管效果。

以上所述的监管指标体系旨在确保公共场所配置自动体外除颤器的监管机制与保障能够达到理想的状态。这些指标需要在政府、监管机构、社会组织和设备制造商的合作下制定和执行，以提供高效、可靠的 AED 管理体系，为公众的健康和安全提供保障。

（二）构建公共场所配置 AED 使用保障体系

构建公共场所配置 AED 使用保障体系需要考虑以下几个关键方面：

1. 制定相关法律法规和政策　政府可以制定明确的法律法规和政策，要求公共场所配置 AED 设备，并规定 AED 的使用、维护和培训要求。这些法规和政策应由政府或相关监管机构制定，明确各方的责任和义务，为 AED 的使用提供法律保障。例如卫生健康部门可制定相关管理规定，明确公共场所配置 AED 的义务和责任，并规定 AED 设备的数量和布局要求；卫生健康部门与国家药监局可以联合制定 AED 设备的注册和许可要求，确保设备的质量和安全性；地方政府可以出台财政补贴政策，鼓励公共场所配置 AED 设备，为购买、安装和维护提供经济支持。

荷兰约 43% 的公众因为担心操作会对 OHCA 患者造成伤害，以及出于法律责任的考虑，而不愿意使用 AED。在知晓救援人员免于联邦心搏骤停生存法案责任后，公众使用 AED 除颤的意愿从原来的 71% 增加到 84%。因此，为了促进 PAD 的有效性，建议政府出台相应的法律法规，豁免那些试图救助心搏骤停患者但却没有成功的人的责任，保障在关键时刻挺身而出的公众的权益，并加强公众法律知识教育，消除实施除颤后承担法律责任的顾虑，提高公众使用 AED 的除颤意愿，促进 PAD 的实施，提高 OHCA 的救治成功率。

2. 提供经济支持和资源投入　政府可以提供经济支持和激励措施，提供足够的资金和资源，鼓励公共场所配置 AED 设备，通过财政拨款、医疗保险资金、企业社会责任等渠道提供资金支持，提供补贴或减税政策，降低设备购置和维护成本，增加企业和个人的配置意愿，用以确保公共场所能够配备到足够数量和质量的 AED 设备。同时卫生健康部门可以协调医疗机构和急救服务机构，将闲置的 AED 设备分配到公共场所，并提供维护和管理的支持。

3. 建立监管机构和监管人员　设立专门的监管机构或委员会负责 AED 的管理和监督工作。监管机构应有权力和资源进行监督、评估和执法，确保 AED 设备的配置和使用符合规定，并监督设备的质量和安全性。可以考虑设立类似于"自动体外除颤器管理委员会"或"AED 监管局"的机构，该机构由专业的医学专家、急救专家、心脏病学专家等组成科学顾问

团队为委员会提供科学咨询和决策支持,其权力和职责额可以设计如下:

（1）制定和修订相关管理规定和标准:委员会有权制定和修订 AED 设备的配置、使用、培训等方面的管理规定和标准,确保其符合最新的科学知识和技术要求。

（2）监督和评估:委员会有权监督和评估 AED 设备的配置和使用情况,对公共场所的 AED 布局、使用培训等进行定期检查和评估,并提出改进建议。

（3）资金和资源调配:委员会有权协调相关部门,调配资金和资源,支持公共场所的 AED 设备购置、安装和维护,并提供必要的培训和技术支持。

（4）监管和执法:委员会有权对 AED 设备的质量、安全性和合规性进行监管,对违规行为进行处罚和执法,确保 AED 设备的正常运行和使用安全。

在监管机构建立的过程中,需要明确各自的责任分工,包括政府、业主、AED 供应商、培训机构和使用者等。政府应负责制定政策和监管措施,业主负责购置、维护和放置 AED 设备,供应商负责提供符合标准的 AED 设备,培训机构负责提供培训和认证,使用者负责正确使用 AED 设备等。

4. 建立培训和认证体系　建立全面的教育培训和认证体系,确保公众和 AED 潜在使用者具备必要的急救知识和技能。培训机构应提供标准化的培训课程和认证机制,建立全面的培训和计划,课程内容应包括但不仅限于普及基本急救知识、心肺复苏技能和 AED 操作培训,确保使用者能够正确操作 AED 设备并提供有效的心肺复苏,以提高公众的应急反应能力。

同时,要加大救助免责法律条款的社会宣传力度,一项对广州的居民调查显示,有大约 60% 的公众认为 AED 不能由没有经急救培训的人员使用,约 44.69% 的公众不了解救助免责条款。因此目前公共人群施救意愿低的一方面原因是居民不了解 AED 使用条件及救助免责条款。很多民众有的害怕不会正确使用、有的担心救治无效,甚至可能引起法律纠纷,这与一项对杭州市居民的调查结果类似。英国的一项研究同样显示,只有 2.1% 的公众会在到达急救现场之前查找并使用 AED 施救。另外,救人被讹的现象让本愿意施救的民众心有余悸因此犹豫不决,政府和社会应在适当的时候给见义勇为者注入强心剂,加强救助免责法律条款普法宣传,激发公众的社会责任感,营造建立友好互助型的社会氛围。

5. 建立监测和评估机制　建立监测和评估机制、设备维护和检查制度以及 AED 使用情况的报告和追踪机制,通过收集和分析数据,定期了解 AED 设备的使用情况,评估公共场所配置 AED 的运行情况,一方面可以确定 AED 设备的电极和电池等部件的健康状况,可以及时更换损坏或过期的部件等;另一方面通过 AED 使用情况、救治结果、设备故障和维修记录等大数据评估 AED 的救援效果和维护需求,为后续的优化和改进提供依据,确保 AED 设备始终处于良好的工作状态。在此基础上卫生健康部门可以与相关研究机构合作,开展 AED 设备使用效果的评估研究,为政策制定和改进提供科学依据。再进一步,相关管理部门可以通过积极引入科技创新例如远程智能化监控技术,实现 AED 设备的实时监测,并提供远程支持和指导,大幅度提高设备的性能和救援效果。

通过上述措施的综合运用,可以构建健康可持续发展的公共场所配置自动体外除颤器使用保障体系。这个体系将涵盖法律法规的制定、监管机构的建立、责任分工的明确、培训和认证的推行、设备维护和定期检查的实施、报告和追踪机制的建立、科技创新的应用,以及经济支持和激励措施的提供,从而确保 AED 设备能够得到有效配置、正确使用和及时维护,为公众的健康和安全提供保障。

（三）构建公共场所配置自动体外除颤器使用反馈体系

公共场所配置自动体外除颤器（AED）使用反馈体系是为了实时监测和评估 AED 的使用情况、效果和维护状况，从而提供反馈信息，促进 AED 的有效应用和管理。以下是构建该体系的关键要素和措施：

1. 用户反馈和投诉机制构建　建立用户反馈和投诉渠道，鼓励使用者和目击者向相关机构或监管部门提供关于 AED 使用的反馈意见和建议。可以通过电话、电子邮件、在线表单等方式收集用户的反馈信息。监管机构应设立专门的接收和处理用户反馈的部门或机构，及时回应用户的反馈，并采取必要的行动解决问题，这样可以促进信息的双向流动，帮助监管机构及时了解公众的需求和问题，并采取相应的改进措施。

2. 救治结果追踪　建立救治结果追踪系统，对 AED 使用后的救治结果进行记录和分析。使用者在使用 AED 后应向相关机构报告救治结果，包括复苏成功率、存活率和复苏后的生存质量等指标。监管部门应定期汇总和分析这些数据，并根据评估结果进行改进和优化。

3. 设备状态监测　监管体系需要建立一个机制来接收和记录 AED 设备的故障报告和安全问题，利用技术手段实时监测 AED 设备的状态和工作情况。可以采用远程监控技术，通过互联网将 AED 设备连接到中心服务器，监测设备的电池状态、电极的有效期、设备的工作状态等。一旦设备出现故障或需要维护，包括设备失效、误操作、电极或电池质量问题等，监控系统可以自动发出警报，并通知相关人员进行处理。监管机构可以通过监测系统获取设备使用数据和设备状态信息，为 AED 的管理和维护提供及时的反馈，这可以帮助监管机构追踪设备质量和安全性，并及时采取措施解决问题，确保公众的安全和信任。

4. 维护记录和定期检查　建立 AED 设备的维护记录和定期检查制度。每次维护和检查后，相关人员应填写维护记录，记录维护内容、维护时间和维护人员等信息。这些记录可以帮助监管机构了解设备的维护情况，并及时发现维护不到位或设备存在问题的情况。监管机构可以定期对维护记录进行审核，确保 AED 设备得到适当的维护和保养。

5. 数据分析和评估　定期对 AED 使用反馈数据进行分析和评估。监管机构可以利用数据分析工具和方法，对 AED 的使用情况、救治结果、设备维护状况等进行统计和分析。通过数据的分析，可以评估 AED 的使用效果和设备的可靠性，并根据评估结果制定相应的改进和优化措施。

6. 持续改进措施　根据反馈和评估结果，采取必要的改进和优化措施。监管机构应及时将评估结果和改进措施反馈给 AED 设备的制造商、供应商和使用者，促使他们改进产品质量、提升服务水平和加强培训和认证要求。同时，监管机构还应对 AED 的配置、使用和管理进行定期评估，及时更新和完善相关的法规和制度，以适应不断变化的需求和技术发展。

以下是一些可能的改进措施：

（1）定期审查和更新：监管机构应定期审查现行的监管标准和指南，并根据新的科学研究和技术进步进行更新。这有助于保持监管要求与最新的 AED 技术和最佳实践相一致。

（2）制定灵活的政策：监管机构应灵活制定政策和规定，以适应不同类型和规模的公共场所的需求。这包括针对特定行业或特殊场所的定制化规定，以确保 AED 的配置和使用符合实际情况。

（3）促进技术创新：监管机构应积极促进 AED 技术的创新和发展。这可以通过与制造商、学术机构和研究机构的合作,推动新技术的引入和应用。

同时,在持续改进的过程中,还有一些研究方向需要进一步关注,以提高 AED 的有效性和监管体系的科学性。以下是一些可能的研究领域:

(1)AED 有效性评估:对 AED 设备的有效性和性能进行深入评估和研究,包括对电击能量输出、电极黏附性能、敏感性和特异性等方面的研究。这有助于确保 AED 设备在应急情况下能够准确识别心搏骤停,并提供恰当的电击治疗。

(2)培训效果评估:评估 AED 培训对使用者的影响和效果,包括培训课程的设计、培训方法和教材的有效性等方面的研究。这有助于改进培训内容和方法,提高使用者的技能水平和应对心搏骤停的能力。

(3)实施效果评估:评估 AED 在不同公共场所配置实施的效果和影响,包括对 AED 配置率、使用率和生存率等指标的研究。这有助于评估监管体系的有效性和 AED 在抢救心搏骤停中的作用。

通过持续改进和开展相关研究,可以不断提升 AED 监管体系的科学性和实效性,促进 AED 的广泛应用和心搏骤停抢救效果的提升,不断发展和适应新的挑战,确保监管体系始终与时俱进,为公众安全做出贡献。

(刘思齐、杨正飞)

第二节 公共场所配置自动体外除颤器救治 患者的随访与健康教育

21 世纪初,在第一批公众除颤(PAD)计划实施约十年后,美国 AHA 在其心肺复苏指南的更新中强调了 PAD 的重要性,并联合医疗服务提供者、决策者、立法者、社区等利益攸关方联合提出了成功的 PAD 项目的四个基本要素——规划性和实践性的响应(planned and practiced response)、对救援人员进行心肺复苏和 AED 使用的培训(training of anticipated rescuers in CPR and use of the AED)、与当地 EMS 系统的衔接(link to the local EMS system)和包含 AED 维护和可用性检查的持续质量提升过程(a process of continuous quality improvement,including a plan for on-site AED maintenance and readiness-for-use checks)。如今约 20 年过去,PAD 项目究竟在患者救治上的表现如何? 是否实现了对 OHCA 患者全面覆盖的救治? 本节将从真实世界数据出发,揭示 PAD 救治患者的效果、分析现存不足和挑战、梳理 PAD 健康教育的内容并介绍一个社区健康教育的优秀案例。

一、患者随访和健康教育的重要性

(一)患者随访的意义

患者随访是指对心搏骤停后幸存者进行长期跟踪和管理的过程。在公共场所配置自动体外除颤器(AED)进行紧急救治后,对幸存者的随访工作显得尤为重要。以下将从患者随访的意义、随访内容和随访方法等方面详细阐述患者随访的重要性。

首先,患者随访对于心搏骤停幸存者的康复和生存质量至关重要。心搏骤停后的患者不仅需要得到紧急救助,还需要长期的医疗和康复关怀。患者随访可以及时发现并处理患者在康复过程中可能出现的并发症、心理问题以及生活方式的调整等。通过持续的随访和支持,可以提高患者的康复率和生活质量。

其次,患者随访可以收集重要的临床数据和研究信息。通过对心搏骤停幸存者的随访,可以获取患者的生存状态、康复情况以及相关的生活习惯等信息。这些数据和信息对于改进急救和康复策略、完善 AED 设备的性能以及提高抢救效果具有重要意义。同时,这些数据也可为心搏骤停相关研究提供宝贵的参考和依据。

随访内容包括但不限于以下几个方面:

1. 对患者的生存状态进行评估,包括心肺功能、神经系统功能以及日常生活能力等。

2. 评估患者的康复进展,如心理状况、生活质量和社交功能等。此外,还应了解患者的遵医行为、药物使用情况以及接受康复训练的情况等。在进行患者随访时,可以采用多种方法。首先是面对面的访谈,通过与患者或家属的直接交流,了解患者的康复情况和需求,并及时解答他们的问题。

3. 电话随访,通过电话联系患者,了解他们的康复进展,并提供必要的指导和支持。此外,还可以利用电子邮件、短信或在线问卷等方式进行随访,以便更加灵活地获取患者的反馈和信息。

总结起来,患者随访是公共场所配置 AED 后的重要环节。它有助于心搏骤停幸存者的康复和生活质量的提高,为改进急救和康复策略提供了宝贵的数据和信息。因此,应该加强对患者随访的重视,建立完善的随访机制,并通过多种方式进行有效的随访工作,以更好地关心和照顾心搏骤停幸存者的健康和康复。

(二)健康教育的意义

增加公众的意识和认知:大部分公众对于心搏骤停的知识和 AED 的使用方法了解有限,甚至存在误解和误区。通过健康教育,可以提高公众对心搏骤停的认知和了解,并向他们传授正确的 AED 使用技巧。这样,当发生心搏骤停事件时,周围的目击者能够迅速反应,采取紧急救助措施,提高心搏骤停患者的生存率。

1. 培养公众的急救意识和能力　通过健康教育,可以培养公众的急救意识和能力,使他们具备基本的心肺复苏(CPR)技能和 AED 使用技巧。这样,在心搏骤停发生时,有更多的人能够迅速采取行动,为患者提供有效的急救,争取更多的生存机会。

2. 提供及时救治机会　心搏骤停是一种紧急情况,每一分钟的延迟救治都会导致患者生存率下降。在公共场所配置 AED 并进行健康教育,可以使 AED 更广泛地为公众所知,并提供及时的救治机会。公众了解 AED 的位置和使用方法,可以迅速启动 AED,并进行自动体外除颤,为心搏骤停患者提供急救,增加他们的生存机会。

3. 促进社会心搏骤停救治体系建设　公共场所配置 AED 健康教育的开展,可以促进社会心搏骤停救治体系的建设。通过普及 AED 的知识和使用技巧,公众将成为心搏骤停救治体系中的重要一环,与急救人员、医疗机构等相互配合,形成一个更为完善和高效的心搏骤停救治网络。

特别值得一提的是健康教育对被救治的患者也有明显的积极作用,可以有效促进健康行为的形成。通过向患者传授健康知识和正确的行为准则,可以引导患者养成良好的生活习惯和健康行为。例如,教育患者关于饮食调理、适度运动、戒烟限酒等方面的知识,可以降低心脏疾病的风险,减少再次发生心搏骤停的可能性。健康教育还可以提供心理支持,帮助患者应对心搏骤停带来的心理压力和情绪困扰,促进心理健康的恢复。

此外,健康教育可以增强患者的自我管理能力,以及如何进行自我监测和病情管理,可以使患者更加了解自己的身体状况,及时发现异常情况并采取相应的措施。患者可以学会如何测量血压、心率和血氧饱和度等指标,了解自己的病情变化,并与医生进行有效的沟通和协作。这种自我管理的能力有助于提高患者的生活质量,减少疾病的复发和并发症的发生。

最后,健康教育可以提供患者与医疗团队之间的有效沟通和合作机会。通过健康教育,患者可以更好地了解自己的病情和治疗方案,并与医生、护士等医疗人员建立起密切的联系。患者可以向医疗团队提出问题、寻求建议和分享自己的经验,共同制订个性化的康复计划,提高治疗效果和康复效果。同时,医疗团队也可以通过健康教育了解患者的需求和反馈,进一步改进救治策略,提供更好的医疗服务。

综上所述,AED 使用后的患者健康教育具有重要的必要性。它可以提高患者对心搏骤停的认知水平,促进健康行为的形成,增强自我管理能力,促进患者与医疗团队之间的合作与沟通。因此,应该加强对患者健康教育的重视,建立有效的教育体系,为患者提供全面的支持和指导,促进心搏骤停患者的康复和健康。

二、PAD 救治患者的效果和现存挑战

1. PAD 救治患者的效果　全球多个前瞻性的心搏骤停患者注册记录表明,在 OHCA 患者中实施旁观者 AED 可提高生存率,且几乎没有证据表明 AED 的使用对患者有害。其中北美洲的复苏结局联盟(Resuscitation Outcomes Consortium, ROC)自 2005 年起开始实施的大规模前瞻性患者登记系统 EPISTRY(Epidemiology and Registry)是最为长久的注册登记之一,也是多项大规模人群研究的基础。2010 年,ROC 发表了第一篇有关 PAD 救治患者效果的文章,记录了 2005—2007 年美国和加拿大共 7 个城市和地区共 13 769 例 EMS 救治的 OHCA 的生存情况。该研究表明,在 EMS 接手救治前,共 289 位患者接受了旁观者使用AED(生存率 24%),其中 170 人接受了 AED 除颤(生存率 38%),这些生存率显著高于仅接受旁观者 CPR(无 AED 使用)的 4 403 位患者(生存率 9%)和总体生存率(7%)(图 9-1)。多重回归分析显示社区 PAD 项目可使院外心搏骤停后的生存率增加近一倍(OR 值 =1.75,95%CI=1.23~2.50,P<0.002)。将结果推及至美国和加拿大当年的 3.3 亿人口,ROC 提出,

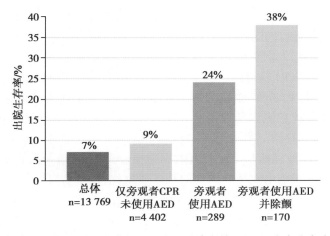

图 9-1　2005—2007 年 ROC 登记系统中的 OHCA 患者生存率

社区 PAD 项目下旁观者使用 AED 每年可挽救 474 人的生命。2017 年,同一作者基于 ROC2011—2015 年的登记数据对上述推演过程进行了更新,这一数值上升到了 1 200 人/年,考虑到信息技术的发展、AED 设备的进一步铺开和 AED 培训的进一步普及,ROC 认为公共场所 OHCA 患者的旁观者除颤率可达到 70%~90%,进而提出,在美国通过 PAD 可达成每年拯救 10 000 名 OHCA 患者的目标。

大规模的 OHCA 患者登记数据可以从整体人群的角度告诉我们有多少患者使用了 AED、他们的生存率如何。从 AED 使用的角度,来自 AED 设备自身的记录作为另一种数据登记方式也在不断记录 PAD 救治患者的效果。2020 年,英国的一个研究团队与一家国际 AED 生产商 HeartSine 合作,对 2012—2017 年所有 HeartSine PADs 品牌 AED 设备的除颤记录、施救者信息和患者结局进行了收集和分析。该研究横跨五年时间,共纳入了来自于全球各洲共计 35 个国家和地区的 977 例患者,不仅通过首次使用 AED 记录报告了真实世界 PAD 的使用情况,更是用数据证实了 PAD 的有效性:PAD 的初次除颤成功率可达 89.1%（312/350 患者）,且初次除颤成功率与患者生存率显著相关（OR 值 =4.60,95%CI=2.24-9.94,$P<0.001$）。然而,除了高的初次除颤成功率外,这些研究也揭示了 PAD 在患者救治上仍然面临的一些挑战。

2. PAD 救治患者的现存挑战　无论是整体人群的大规模 PAD 登记数据或是 AED 设备记录数据的研究,在其结果中都揭示了 PAD 救治患者的效果在不同发病地点（公共场所/家中）和不同性别患者中的明确差异,这两个差异的问题不仅是目前 PAD 在救治患者上的挑战,也是未来提升 PAD 效果的关键抓手。

（1）不同发病地点的差异:ROC 登记数据显示,OHCA 发病在家中的比例高达 80%,而发病于家中的患者为可除颤心律的比例仅为公共场所发病患者的一半。AED 设备记录则告诉我们,仅有 33.6% 的 AED 使用发生于家中,且这部分的患者生存率最低（13.2%）。更多的发病、更少的可除颤心律、更少的 AED 使用、最低的生存率。研究者认为造成这一现状的主要原因一是发生在家中的患者往往年龄更大、患慢性心血管疾病和合并其他疾病的可能更大,这使得他们更容易出现不可除颤的心律失常;另外,家中发病的患者往往难以接受到旁观者 CPR 和早期除颤,这共同导致他们的生存结局较差。与家中相对应,体育场馆发病的患者拥有最高的生存率（78.1%）,不仅因为患者较为年轻、有活力、基础疾病少,也因为这类场所发病更容易被人注意到、旁观者 CPR 和除颤均可以更快实施,更因为这类场所往往有严格的急救安全守则和人员培训。

针对这一差异现状,人们首先是肯定了 PAD 在公共场所救治患者的巨大价值,多国的 PAD 项目（引用 PAD、HAT）获得的经验形成了一个共识,即公众操作的 AED 最好应放置在 OHCA 发生率较高的公共场所,而这无形中排除了 OHCA 发病最高的家中。近几年,随着 PAD 的铺开,人们越来越意识到私人场所 PAD 的重要性,认为只有提升家中 AED 的使用情况才能真正提高整体生存率。考虑到家中发病的比例之大,只要一点点提升就可以对整体生存率产生重大影响。地理信息系统和大数据建模分析被寄予厚望,研究者们期望,通过分析 OHCA 发病风险,可识别出发病高风险的社区或家庭,找到 AED 布局的盲区,从而进一步优化 PAD 的布局策略。

（2）不同性别患者的差异:2020 年,ROC 团队利用 EPISTRY 登记 2011—2015 年的数据,揭示了 PAD 项目的性别的不平等获取和使用的问题。在总计 61 473 例病历中,女性占比为

34%。与男性患者相比,女性患者的年龄更大、发病时有目击者的比例更低、初始为可除颤心律的比例更低、被实施 AED 的比例低、最终出院生存率也更低(7.6% vs 12%)。共 15% 的病例发生在公共场所,其中女性更易于家中发病(74% vs 72%),发病在公共场所的比例更少(8.8% vs 18%)。进一步回归分析显示,公共场所中,女性的确与更低概率的旁观者 AED 施救相关联(OR =0.76,95% CI =0.64-0.90)。

无独有偶,来自 35 个国家的 977 例 AED 使用记录也显示出相似的结果:OHCA 患者中,男女占比分别为 70.8% 和 26.1%。女性患者占比少、年龄较男性更大(62 ± 20 vs 58 ± 17, P =0.014)、检测为可除颤心律的比例更低(19.2% vs 43.5%, P <0.001)、且接受除颤的比例更低(20.4% vs 42.3%, P <0.001)。正是因为这些原因,虽然男女患者中初次除颤成功率相近(89.1% vs 80.8%),但男性的入院生存率显著高于女性(36.0% vs 24.7%, P <0.05)。

两方面的因素共同导致了这一性别差异。一方面,女性更少发病于公共场所。这可能是因为女性患者年龄更大、外出工作机会少、更倾向于居家生活,也有观点认为女性在感到不舒服时倾向回家等待缓解。总之,女性多于家中发病,而我们之前提过,家中发病患者生存率是最低的。另一方面,女性接受旁观者救助和使用 AED 的概率更少,这可能是因为女性发病的症状难以识别、或旁观者在为女性患者使用 AED 时感到犹豫。无论成因如何,这一性别差异化的现状都提醒业界需注意改善女性 OHCA 患者的预后和生存结局。对此,ROC 提出以下策略:优化 AED 配置地点和 OHCA 多发场所的匹配;制定私人住所 OHCA 早期响应预案;更深入理解女性患者结局不理想的原因;以及针对性地为民众提供如何救治女性患者的培训。

三、PAD 相关的健康教育

(一) PAD 相关健康教育的内容

2018 年,COSTA(哥本哈根、奥斯陆、斯德哥尔摩和阿姆斯特丹研究合作)专家组在 OHCA 生存链以外,提出了一个 PAD 链(Chain of PAD)的概念(图 9-2)。

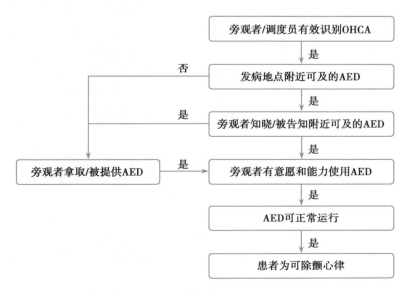

图 9-2　COSTA 专家组提出 PAD 链(Chain of PAD)

该 PAD 链共包含七个环节,对应的实际是 PAD 除颤成功的七个必须要素:第一,旁观者和 / 或急救调度员必须有效识别 OHCA;第二,在发病地点附近必须有可及的 AED;第三,旁观者必须知晓或被告知最近的可及的 AED 的具体位置;第四,附近若无可及的 AED,旁观者须立即拿取或被提供最近的可及的 AED;第五,旁观者必须有能力且有意愿使用 AED;第六,AED 须能正常运行;第七,当使用 AED 时,患者须呈现可除颤心律。PAD 链这一概念为改善 PAD 项目提供了一个识别和加强关键环节的框架,同时也为 PAD 相关健康教育提出了重点方向。只有针对性地强化 PAD 链的各个环节,才能有效提升 PAD 救治患者的成功率,真正提升 OHCA 患者的总体生存率。

　　第一,旁观者和 / 或急救调度员有效识别 OHCA。有效识别是旁观者采取适当急救措施的前提,也是 PAD 成功除颤患者的前提,然而 OHCA 症状复杂,无论对未经训练的民众或是急救调度员来说都是一大挑战。对于民众来说,接受培训和听从急救调度员的程序化指令可以提高 OHCA 快速识别的特异性和敏感性。而对于急救调度员来说,自身的能力、培训程度、工作经验是识别 OHCA 的保障,此外,视频辅助的急救电话能帮助调度员更好掌握现场情况并做出准确的识别。

　　第二,AED 的可及性。PAD 项目成功的保障之一是社区内必须有足够数量的可公开使用 AED,指南提出在预计每 2~5 年发生一次 OHCA 的地点配置一台 AED 是合理的。近年来,虽然公共场所 AED 的配置数量逐步增加,但 AED 的实际使用状况和可及性仍有提升空间。丹麦一项研究发现,仅 18% 的 OHCA 发生在高风险区域(≥1 次 /2 年,仅占城市总面积的 1.1%),即多数 OHCA 并未发生在 OHCA 发病风险高的地点,提出优化配置策略的必要性。除地点外,AED 的使用时间也是可及性的一大方面:韩国一项研究显示,2013—2017 年首尔政府投入的 23 619 台 AED 设备中仅 0.99%(224 台)真正被使用过,15.4% 的 AED 处于无法使用状态,44.1% 的设备无法保证全天 24 小时可用。

　　第三和第四,旁观者需知晓或被告知附近可及的 AED 的位置。虽然公共场所 AED 配置数量增加,但若公众不知道 AED 的具体位置,或不知道如何去寻找距离最近的 AED,这将制约 PAD 的效果。英国一项公众调查显示,仅 5.1% 的受访公众知道附近 AED 的具体位置或找寻方法,3.3% 的民众表示会在 OHCA 的情形下试图定位附近 AED,更少的民众(2.1%)表示会去取回并使用设备。对于这一现状,公众 AED 登记系统(如日本的社区第一响应者登记系统、美国的 MyHeartMap 行动、我国的公开 AED 地图等)能帮助旁观者找寻最近的可及 AED,而公众急救志愿者系统(短信或智能手机应用,如荷兰的短信响应者、韩国的短信警报系统、英国的 GoodSAM 志愿者第一响应 APP 等)可帮助调派注册志愿者拿取最近的可及 AED。

　　第五和第六,旁观者有意愿且有能力正确使用 AED。CPR 和 AED 使用培训是提高旁观者对 OHCA 响应的重要促进因素,很长时间来始终是 PAD 相关健康教育的主要内容。而除了旁观者的意愿和操作技术外,AED 的功能(检测效率和安全性)也影响着旁观者使用 AED 的效果。荷兰一项研究回顾了 1 114 例 AED 的使用记录发现,AED 对可除颤心律检测的敏感性为 99%,对不可除颤心律检测的特异性为 98%。在 4% 的病例中 AED 给出了错误的除颤建议,5% 的除颤建议未被实施,而这主要是因为操作人员操作不当造成的,提示保证旁观者操作能力的重要性 。

　　第七,患者的可除颤心律。近年来,EMS 记录的 OHCA 初始心律为可除颤心律的比例明显下降。最近的一项研究表明,患者发病初期可除颤心律并不会迅速恶化为不可除颤心律,EMS 救治时可除颤心律比例的下降是由于初始 VF 更少,而这与家中发病数量的增加是相关的。无论原因如何,这一现实都再一次提示了 OHCA 早期干预和早期除颤的重要性。

　　除了上述七个必备要素的针对性的健康教育,对公众 BLS 进行培训是整个 PAD 运行的基石。公众 BLS 培训有助于旁观者有效识别 OHCA、实施旁观者 CPR,美国心脏协会（AHA）、欧洲复苏委员会（ERC）和复苏国际联络委员会建议对人群进行 CPR 和 AED 使用方面的广泛培训,作为增加 OHCA 后旁观者干预和生存率的长期策略。在旁观者 CPR 率低的社区,任何改善 PAD 效果的策略都极大可能会失败。

　　（二）针对不同人群的健康教育策略

　　针对不同的人群,设计和实施定制化的健康教育策略可以提高教育效果和参与度。下面是针对不同人群的健康教育策略:

　　1. 公众群体

　　（1）宣传和推广:通过广告、宣传册、社交媒体等渠道向公众传播心搏骤停的知识、AED 的使用方法和 CPR 技巧。

　　（2）公共场所教育:在公共场所如商场、学校、社区中设置展板、宣传画,向公众展示 AED 的位置和使用方法。

　　（3）公众讲座:组织专家或医生进行公众讲座,解答公众对心搏骤停的疑问,提供相关的健康教育。

　　2. 学校和教育机构

　　（1）教育课程:将心搏骤停和 AED 使用纳入学校教育课程,教授学生基本的心肺复苏技能,并进行模拟训练。

　　（2）学生俱乐部:组织学生参加急救培训课程和急救演练,提高学生的急救意识和能力。

　　（3）家长教育:开展家长会或家长培训班,向家长传授心搏骤停的相关知识,培养家庭急救能力。

　　3. 医疗机构和医护人员

　　（1）培训课程:提供专业的心搏骤停救治培训课程,包括 AED 的使用、CPR 技巧、团队合作等内容。

　　（2）持续教育:为医护人员提供定期的心搏骤停和 AED 相关的持续教育,更新他们的知识和技能。

　　（3）临床操作指南:制定和推广针对心搏骤停患者的操作指南,明确医护人员在救治过程中的职责和步骤。

　　4. 高风险人群

　　（1）慢性病管理:针对患有高血压、糖尿病等慢性疾病的人群,加强健康管理和教育,控制相关风险因素,减少心搏骤停的发生。

　　（2）高危职业工作者:向高危职业工作者,如建筑工人、消防员等,提供专门的心搏骤停和急救培训,增强他们的自我救护能力。

　　以上策略旨在针对不同人群的特点和需求,提供有效的健康教育,增强公众对心搏骤停的认知、掌握 AED 使用技能,提高社会急救响应能力,从而最大限度地挽救心搏骤停患者的生命。

(三) 优秀的社区健康教育案例

澳大利亚的心脏安全社区（heart safe community pilots，HSC）是 2017 年起由澳大利亚维多利亚心脏基金会与维多利亚急救中心合作实施的一项公共卫生行动，其目标是提升公众 24 小时 AED 的可及性，增强当地社区的急救技能和信心，提高 OHCA 的存活率。心脏安全社区这一概念在本质上是通过建设社区的能力来激活国际公认的"生存链"，主要实施的干预措施包括：为社区成员提供简要的 OHCA 识别、呼叫 EMS 以及 CPR 和 AED 使用的培训、提升社区成员 AED 的可及性、向州急救服务登记处注册所有的 AED、社区成员注册使用 GoodSAM 第一响应者 APP 等。HSC 试点增强了当地社区应对 OHCA 的韧性，这不仅体现在当地呼叫急诊医疗服务、实施 CPR、获得和使用 AED 的知识、信心和技能的增加上，也体现在社区能力的整体提升上。

社区能力（community capacity）指的是用于社区建设和社区健康改善的一套动态的社区特征、资源和模式，包含 7 个维度，分别是技能、知识和资源水平（level of skills，knowledge，and resources）、社会关系的性质（nature of social relationships）、社区对话和集体行动的结构、机制和空间（structures，mechanisms，and spaces for community dialogue and collective action）、领导力和发展（quality of leadership and its development）、社区居民参与程度（extent of civic participation）、价值体系（value system）及学习文化（learning culture）。研究者们发现，HSC 在试点干预的过程中在以上 7 个维度都有所作为，提高了社区居民的心脏安全知识和技能水平、增进社区成员间的凝聚力和整体协作、激发了社区居民的责任感、并在一个不断学习的氛围中逐步进行整体优化。HSC 的经验表明，只要运用简单的行动增强社区能力建设，不同背景和不同环境下的社区均有机会提高其对 OHCA 的安全性和反应能力。如今，HSC 试点的成功经验已被澳大利亚纳入其国家急救服务的运营计划中，并不断扩大其实施规模。来自三个 HSC 试点社区的资源和经验被嵌入到各地的实施计划中，以制定本土化策略满足各个社区的具体需求。

四、患者随访和健康教育工作的创新与合作

在提高患者健康管理水平和预防疾病复发的过程中，尝试推动患者随访和健康教育工作的创新与合作可能可以为患者提供个性化和有效的健康教育服务，促进其积极参与健康管理并改善治疗效果。为了实现这一目标，我们可以从以下几个方面进行创新和合作：

首先，充分利用信息技术和数字化手段。随着信息技术的飞速发展，我们可以利用智能手机、移动应用和互联网等数字化工具，为患者提供便捷而全面的健康教育服务。通过在线健康教育平台和电子健康档案，患者可以随时随地获取个性化的健康信息和建议，实现全方位的健康管理和监护。此外，信息技术还可以用于患者随访，通过远程监测和在线咨询等方式，及时了解患者的健康状况和治疗效果。

其次，我们需要进行跨学科的合作。推动患者随访和健康教育工作需要医生、护士、健康教育师、心理咨询师等专业人士的共同参与。他们可以共同制定患者随访和健康教育的方案，提供多方位的健康指导和支持，确保患者得到全面的关怀和管理。

再次，我们还应该引入社区资源和社会组织的力量。社区健康中心、非营利组织和志愿者团体等社区资源和社会组织在推动患者随访和健康教育方面扮演着重要角色。通过与他们的合作，我们可以共同开展健康教育活动和患者随访工作，提供贴近患者需求的健康服

务,并增加患者对健康教育的接受度和参与度。

最后,通过建立反馈机制及时了解患者对服务的反馈和需求。通过问卷调查、满意度调查和重访评估等方式,收集患者的意见和建议,进一步改进服务质量和内容。患者的反馈还可以为医疗机构和健康教育团队提供改进和创新的方向。

通过创新和合作,推动患者随访和健康教育工作可以更加贴近患者需求,提高患者的健康管理水平和治疗效果。这将为建立健康社会和改善全民健康水平做出积极的贡献。同时,创新和合作也为医疗机构和健康教育团队带来更多发展机遇和合作伙伴,共同推动健康教育事业的发展。

(张 琳、杨正飞)

第三节 公共场所自动体外除颤器配置的立法免责保护

一、国内外紧急救助法律现状

(一) 国外紧急救助法律现状

1. 起源于西方的《好撒玛利亚人法》(*Good Samaritan Law*) 西方国家早期奉行严格的个人主义原则,强调自由自治,不容许轻易干涉他人事务。然而早期的社会存在诸多风险,个人力量在应对各种意外的时候难免显得有些薄弱,而公共力量有时又不能及时处置,于是人与人之间相互扶助就成为必然。特别是在事出紧急、处于危险急迫状态时,私人间的紧急救助就变得尤为重要。当时普通的法律一般是禁止人们"好管闲事",在缺乏特殊的情景或特殊的关系时,法律不认为人们有救助他人免遭危险的义务。不仅如此,救助者在救助时反而负有采取合理注意的义务,如果救助者在救助时产生的过失行为造成被救助者受到伤害或者加重这一伤害,那么救助者可能要承担相应责任。所以,在这种社会背景下,私人间救助的发生就变得十分局限。毕竟没有人愿意因善举而承受无妄之灾。因此,有必要建立一套新的法律体系来鼓励私人间的紧急救助,豁免见义勇为者在一些特定情况下的责任。在这一背景下,美国和加拿大通过制定单独的《好撒玛利亚人法》来调整紧急救助中各方当事人的关系。1959年,加利福尼亚州率先推出美国第一部《好撒玛利亚人法》。截至1983年,美国所有的州都制定了《好撒玛利亚人法》或《无偿救助者保护法》。加拿大的情况大致与美国相同,但更为强调对见义勇为者进行表彰。

《好撒玛利亚人法》的核心是给自愿向伤者和患者实施救助的主体(救助者)免除责任,即使救助者在救助过程中存在一般过失,也不承担责任,其目的是使见义勇为者在做好事时没有后顾之忧。但如若见义勇为者造成了重大过失,即导致被救助者伤病加重或死亡,根据《好撒玛利亚人法》,见义勇为者仍要承担相应的刑事责任。跟美国和加拿大的"免除后顾之忧"的鼓励方式相比,德国的法律对"见义勇为"的要求更显严苛。德国刑法典第323条规定:遇见紧急救助的情形时,行为人在自身并无重大危险,且不违反其他重要义务的情况之下,若不进行救援的,要追究其刑责并处罚金。当然,严苛的另一面也有仁道。德国的法律同时也规定,因施救过失而造成的损失,损失方可以向国家申请赔偿。

《好撒玛利亚人法》首先强调的是"好"字,也就是施救者的"善意"。而法律最讲究的是客观事实和证据,而一个人是否具有真正的善意是很难作出客观判断的。虽然不同的地方在具体的文字表述中有所不同,但是通过《好撒玛利亚人法》来获取救助中的责任豁免须具备以下三个条件:第一,救助是发生在紧急情势之下,即受助人的人身健康等处于紧急情况需要获得立即救助;第二,行为人在他人处于危难或困境中时,采取了紧急救助措施,并且救助的动作是合理的;第三,救助人的紧急救助行为是基于自愿,也就是通常所说的见义勇为、助人为乐的无偿行为,而不是专业救助的有偿行为。

2. 国外立法现状   如前文所述,推广"公众启动除颤"可以有效减少心源性猝死的发生。但是,如果许多非专业目击者担心由于疏忽而造成的民事或刑事责任,他们可能会不愿意使用 AED。尽管目前尚无很多因抢救失败起诉救助者的案例,但对于法律责任的担忧和对于 AED 项目的有效推广会产生很大影响。为解决"敢用"的问题,通过立法明确救助者的法律责任至关重要。那么就要依赖于刚才讨论的"好撒玛利亚人法",他们可以在适当的时候成为"见义勇为者"的护身符。

美国在 AED 立法方面较为领先,在 1995 年到 2000 年之间,所有 50 个州都通过了有关非专业施救者 AED 计划的法律和法规,即所谓"好撒玛利亚人法"。2000 年,联邦通过了《心搏骤停生存法》(CASA,公共法 106-505)。CASA 呼吁制定在联邦建筑中建立 AED 计划的准则,并在无其他可适用的豁免法规的前提下,对紧急 AED 用户和 AED 提供方提供有限的民事责任豁免权。各州和联邦法律法规的差异曾经使推广非专业施救者 AED 计划的工作复杂化,在某些情况下,阻碍了此类计划的发展。自 2000 年以来,大多数州都重新审查了非专业施救者 AED 法规,许多州已通过立法以消除障碍并鼓励发展非专业施救者 AED 计划。

在欧洲,目前尚无整个欧盟层面的 AED 立法,但在许多国家诸如意大利、法国、希腊、西班牙、葡萄牙等均有 AED 相关的立法。对于谁可以使用 AED 的问题,不同国家的法律规定不一,荷兰、德国、法国等国的法律规定所有人均可以合法使用 AED;西班牙、波兰和匈牙利等国,规定受过训练的人可以使用;少数国家如土耳其、葡萄牙要求急救人员使用;而保加利亚则规定仅限医生使用。

在日本,AED 普及率和使用率居世界领先地位,这得益于该国针对 AED 使用各方面进行了规范化。日本厚生劳动省于 2004 年颁布的《非医务从业者使用 AED 的说明》对公众如何使用 AED 施救给予了说明。鉴于 AED 作为医疗器械的特殊性,为保护施救者和被施救者双方的权益,厚生省又于 2009 年颁布了《对 AED 恰当管理的相关规定》,明确了各级政府及其辖区内单位对所安装的 AED 负有严格管理和规范维护的责任,以确保其所有或所辖 AED 设备随时处于妥善状态。以这些法规的施行为契机,AED 在日本各类公共场所得到快速普及。

在韩国,2011 年颁布的《紧急医疗服务法案》也对紧急情况下救助的法律责任进行了明确,被称为韩国的"好撒玛利亚人法"。

(二)国内紧急救助法律现状

1. 我国《中华人民共和国民法典》对紧急救助的相关规定   与国际惯例相呼应,我国类似这方面的法律也被视为"好撒玛利亚人法",即"好人法"。《好撒玛利亚人法》保护的是采取"合适的措施"的救助者,但如果因救助过程中的严重疏忽导致被救助者伤病情况加重或死亡,救助者仍要承担民事责任。在我国的《中华人民共和国民法总则》的立法过程中,草案原本也有重大过失不免责的规定,但是在征求民众意见的过程中反对声音很大。有人指出,重大过失在实际生活中不好界定;也有人提出,有的情况下,救助人不一定很专业,也不一定懂得怎么救助,很难把不会救和有过失两者关系说清楚。在紧急情况下为保护他人实施救助,救助人没有时间考虑可能会产生什么后果,更难考虑自己会不会有所谓的重大过失。因此,2021年1月1日施行的《中华人民共和国民法典》第一百八十四条规定:因自愿实施紧急救助行为造成受助人损害的,救助人不承担民事责任。

2022年1月6日,《人民日报》发表评论"让民法典走进群众心里"指出:"民事法律关系是社会生活中最为常见的法律关系,实践证明,民事关系调整得好,各种社会关系就更和谐,各种社会矛盾也就更能得到妥善处理,人民群众的美好生活就更有保障"。《中华人民共和国民法典》是我国第一部以"法典"命名的法律,于2020年5月28日在十三届全国人民代表大会第三次会议通过,并于2021年1月1日起施行。《中华人民共和国民法典》对急救救助免责的规定,总共经历了三个重要的修订阶段,从"重大过失除外"到"免除善意施救者的举证责任"再到最后"完全免责":

(1)第一阶段:"重大过失"除外。该条款中含有"除重大过失外",重大过失的界定和如何担责问题引发争议,认为无法消除善意施救者的担忧,无法起到正面引导作用。

(2)第二阶段:免除举证责任。该条款中含"受助人能够证明善意施救者有重大过失造成自己不应有的重大损害的,善意施救者承担适当的民事责任。"该争议点在于没有任何善意施救者可以保证在施救的过程中不会出现重大的过失。如果因此而担责,施救者会在此时产生犹豫,畏缩不前。

(3)第三阶段:"过失"免责。第三次修订之后,成了我们现在可以看到的《中华人民共和国民法典》第一百八十四条。这是我国通过立法的形式,第一次明确将见义勇为救助他人的民事责任进行豁免,消除了因施救行为而带来风险的可能,表明了公众对救助人权利维护以及弘扬社会正能量的美好愿望,反映了我国社会主义的核心价值观,鼓励人们见义勇为,向处于困境中的人伸出援助之手,对端正社会风气,修正冷漠,唤醒良知,大有裨益。

除国家层面的法律之外,有的地方也出台了地方法规,特别是经济特区,也有相关的特区法规。早在1992年,深圳市就制定了《深圳经济特区奖励和保护见义勇为人员条例》。2013年,深圳市人大常委会制定了《深圳经济特区救助人权益保护规定》,对保护救助人的合法权益作了一系列规定,例如要求被救助人承担举证责任;如被救助人捏造事实,诬告陷害救助人等,应追究其法律责任。

2. 我国对专业人士实施紧急救助的法律规定　与《中华人民共和国民法典》遥相呼应的是,我国的《中华人民共和国医师法》也明确规定:"国家鼓励医师积极参与公共交通工具等公共场所急救服务;医师因自愿实施急救造成受助人损害的,不承担民事责任。"《中华人民共和国医师法》的这一规定是非常有必要的。如果一个普通人去施救而没有成功,可能被受救人家属理解,但如果一个医师去施救而没有成功,就可能不被受救人家属理解了。严格说来,医护人员在公共场所对突发的危急患者实施急救并不是职业责任。医护人员的职业责任是指按照规定的程序,承担与医疗工作安排相匹配和与个人能力相适应的特定工作的责任。医护人员职业责任最明显的标志,是其所做的工作能得到相应的报酬。医护人员在公共场所实施急救,显然不是为了报酬,也不受医疗机构的指派和安排,而是由于拥有医疗方面的特长,出于个人良善之心及其职业自信、职业道德,在医疗条件不允许、技术能力储备可能不充足的情况下,对自己没有救助义务的患者实施急救。

"救死扶伤"是白衣天使的天职,这四个字本意是抢救生命垂危的人和照顾受伤的人,但如果单从字面上来理解,似乎也可以理解为把"活人救死了,把扶的对象弄伤了"。不过只要救助人是真救、是真扶,我国的民法是明确保护其权益的。当然,作为专业人士和机构,对自身的要求和社会对其的要求会更加严格和苛刻。《中华人民共和国民法典》第一千二百二十一条规定:医务人员在诊疗活动中未尽到与当时的医疗水平相应的诊疗义务,造成患者损害的,医疗机构应当承担赔偿责任。

3. 对 AED 使用的专项规定　在 AED 层面,我国的相关立法开始得较晚。自 2010 年以来,在一些省市开始陆续颁布了一些与 AED 和紧急救助相关的法规。

海南省于 2010 年 8 月 1 日颁布的《海南省红十字会条例》中明确规定,"县级以上红十字会可以在机场、港口、车站等公共场所配备符合国际标准的自动体外除颤器等急救设备"。首先,这是我国首个支持公共场所使用 AED 的地方法规(《海南省红十字会条例》);其次,《海南省红十字会条例》还要求一些公共场合,如机场、学校等人群聚集的地方,要强制配备 AED;再次,《海南省红十字会条例》明确社会高度相关者,如警察等,强制性进行救人培训。

深圳市在 2013 年颁布了《深圳经济特区救助人权益保护规定》,其第三条要求"被救助人主张其人身损害是由救助人造成的,应当提供证据予以证明。没有证据或者证据不足以证明其主张的,依法由被救助人承担不利后果"。

上海市人大常委会于 2016 年发布的《上海市医疗急救服务条例》规定:"紧急现场救护行为受法律保护,对患者造成损害的,依法不承担法律责任"。但实施紧急现场救护行为的主体被限定为"经过培训的人员",同时,该条例还规定,"鼓励有条件的场所和单位配备自动体外除颤器"。

南京市 2017 年颁布的《南京市院前急救条例》要求,"机场、长途汽车客运站、火车站、养老机构、市 3A 级以上社区居家养老服务中心、设有医疗机构的旅游景区(点)及轨道交通换乘车站等场所,还应当配备自动体外除颤器(AED)等急救器械,由专、兼职人员进行使用和维护"。

除此之外,在成都、沈阳、广州、长春、宁波等地,也有相关的法规颁布。

值得一提的是,杭州市 2015 年颁布的《杭州市院前医疗急救管理条例》第三十条规定,"鼓励经过培训取得合格证书、具备急救专业技能的公民对急、危、重伤病员按照操作规范实施紧急现场救护,其紧急现场救护行为受法律保护,不承担法律责任"。之后,2020年,杭州市政府发布了《杭州市公共场所自动体外除颤器管理办法》,成为全国首个以地方政府规章的形式规范公共场所自动体外除颤器(AED)配置和使用的城市。明确救助人因使用自动体外除颤器自愿实施紧急救助行为造成受助人损害的,救助人依法不承担民事责任。

前面谈到的是 AED 使用者的免责问题,下面来探讨 AED 的产品质量和投放数量问题。如果产品质量出了问题,生产者可能会承担相应的赔偿责任。而对于 AED 的投放数量问题,目前国内外都没有法律法规作出规定。因此,当一个患者在机场或车站或宾馆出现心搏骤停而找不到 AED 的时候,目前是无法追究当地行政管理部门责任的。当然,AED 的投放量和科学布局作为衡量一个城市文明程度的重要指标,现在已经被很多大型城市开始重视起,不过最终从根本上解决问题的最好办法还是通过立法来规制 AED 的投放数量。

二、救助人侵权免责现状

(一) 救助人侵权免责现状

总的来说,目前我国的司法实践并未广泛应用"好人条款"。"杀人偿命、欠债还钱"这个以"结果为导向"的审判在原则是基本没有错的,但是在急救救助中需要强调当时的场景和救助人的善良初衷。不能在善意救助而导致受助人的生命丧失或财产损失的审判上也简单粗暴地套用这八个字。虽然我国的"好人法"已经明确规定了"完全免责",但是现实生活中影响案件处理的因素往往有很多,加之传统观念中的"死者为大"和为了避免重大社会舆情问题的出现,司法实践中往往折衷地采取公平责任原则。公平责任,又称衡平责任,是指在当事人双方对造成损害均无过错,但是按照法律的规定又不能适用无过错责任的情况下,由人民法院根据公平的原则,在考虑受害人的损害、双方当事人的财产状况及其他相关情况的基础上,判令加害人对受害人的财产损失予以适当补偿。在我国的司法实践中,之前的《中华人民共和国民法通则》第一百三十二条规定:当事人对造成损害都没有过错的,可以根据实际情况,由当事人分担民事责任。但在司法实践中,公平责任原则往往变成了有损失就要大家一起扛,基于"一个巴掌拍不响"的简单推论,出事了就要"各打五十大板"。这样的处理结果,必然使善意施救者为担心分担损失而思虑再三,从而最终放弃救助。彭宇案、扶不扶等事件的不良社会影响事件所折射出来的都是司法实践中由于无法还原事件真相而不加限制的适用公平责任原则所产生的弊端。为此,《中华人民共和国民法典》对公平责任进行了严格限定,《中华人民共和国民法典》第一千一百八十六条规定:受害人和行为人对损害的发生都没有过错的,依照法律的规定由双方分担损失。《中华人民共和国民法典》沿袭《中华人民共和国侵权责任法》"分担损失"的理念,同时又用法定方式限制了法官的自由裁量权,符合我国法系"法的确定性"要求。

第二个现状就是法律本身"斩不断、理还乱"。全国很多省(自治区、直辖市)都出台过关于见义勇为认定办法、见义勇为奖励办法、见义勇为保护办法等名称类似的地方性法规。而目前对于"好人条款"专门性的、配套的地方性法规,却尚未出台。这些地方性法规主要出现在"好人条款"确立之前。虽然与"好人条款"能形成配套,但与"好人条款"衔接上仍有一定的偏差。在见义勇为的评定标准上,多倾向于与犯罪分子作斗争、保护国家集体利益、个人生命方面;在主观上都强调不顾个人安危;在单个事件上又强调事迹突出;在保护和奖励方面,往往是针对见义勇为的个人医疗费等人身损害方面的损失进行补偿;对于见义勇为者因过失造成的损害如何进行豁免方面并未涉及。

上面的现象说明虽然有法律条文用于保障施救者的利益,但是公众的法律思维和司法实践的转变需要较长的过程。下面介绍两个典型的案例:

案例 1:赵宇案

2018 年 12 月 26 日,赵宇目睹一女子受到骚扰,并决定上前提供救助。不幸的是,双方陷入争执发生冲突,随后导致骚扰者受伤。由于这一事件,赵宇于 2018 年 12 月 29 日被警方以涉嫌故意伤害罪被刑事拘留,并被羁押在福州市第一看守所。所幸的是,在面对社会舆论的巨大压力下,检察院最终未批准对赵宇的逮捕申请,使得他最终获释。

案例2：三个儿童扶起老人案

老太太蒋某摔倒后紧紧抓住一位9岁小朋友的手,声称是被儿童撞到而导致摔倒。然而,儿童江某声称自己是在帮助老太太,称自己是做好事。双方对于事情的经过各执一词,出现了争议。为解决纠纷,双方不得已来到司法所进行调解。尽管有目击证人证明了儿童江某的无辜和清白,仍然被要求赔偿老太太7 500元。

从以上两个案例可以看出,好人条款在现在的司法实践中并未广泛应用。其原因是多方面,既有根深蒂固的习惯性思维,往往倾向于按照已有的判例来处理案件;也有盘根错节的社会关系,案件往往会从社会和谐的角度以和事佬的结果收场,还有社会舆论和风险的考量,以避免引发社会不满和争议。这些原因导致好人条款在司法实践中的应用大打折扣。然而,随着社会的进步和法律意识的提升,对于善意施救者的保护和尊重的需求不断增加。未来,需要加强相关法律法规的解释和宣传,提高司法人员对好人条款的理解和适用水平,以确保善意施救者能够得到合理的司法免责保护和社会褒奖,同时维护社会秩序和公平正义。

(二)"好人条款"的评析与适用

《中华人民共和国民法典》中关于"救助人不承担民事责任"的条款积极回应了社会上关于"救不救"的困惑,让帮助者免责,倡导和鼓励人们助人为乐,引领形成向上向善的良好社会风气。这将从法律层面鼓励更多路人"危难之中显身手",同时对"英雄流血又流泪"的情况说不。但是,该条文可能存在的社会风险也值得引起重视。例如,当被救助者处于困境或者危难中,特别是在病情危重中,如果施求者不懂医学抢救常识,采取不当救助措施,将会对被救助者造成严重后果。对于非善意行为造成损害后又冒充紧急救助人从而混淆是非的这种极端罕见的情况也要有甄别的技术和机制。《中华人民共和国民法典》对急救救助人完全免责的规定,对于救助者放开手脚大胆施救必将起到一定的激励作用,也产生了良好的舆论效果。但在民众鼓与呼的同时,法学界也进行了冷静思考。从法学视角观察,《中华人民共和国民法典》第一百八十四条对紧急救助一律免责,打破了应有的利益平衡,立法天平向救助人一方倾斜本无问题,但使受助人裸露在几乎不受法律保护的状态,这也可能会带来潜在的风险。所以需要考虑"好人条款"跟其他法律条款的兼容。

民法仅仅是各国法律体系中的一个分支,司法裁决一般也是做加法。一个案件可以同时适用多个法律条文,而不是像"木桶理论"那样由最小的木板来决定一个木桶里面的水量。《中华人民共和国民法典》中的"好人条款"是第一百八十四条。而这之前的三个条款(第一百八十一条正当防卫条款、第一百八十二条紧急避险条款、第一百八十三条规定侵权责任条款)也都可以应用到紧急救助案件的定性中来。目前,这几个条款之间仍存在有冲突的地方。比如,防卫过当和避险过当一般都是在行为人故意和重大过失的状态下造成的,如果防卫过当造成加害人不应有的损害时,纵使加害人有过错,防卫人仍尚需承担民事责任;但是,在紧急救助中,受助人本身没有过错,救助人因重大过失对受助人造成不应有的损害,反而不承担民事责任,这未免有点讲不通。在侵权法体系中,因重大过失而造成损失需要承担责任是一种通行的原则。按照刑法的规定,因重大的过失造成他人死亡或重伤的应当处以"过失致人死亡罪""过失致人重伤罪"的刑罚。救人的途中难免会造成过失;而"重大过失"与"一般过失"的界限并不分明。需要警惕的是,若非深圳市拟定的条例被媒体热炒,大多数人也许难以想象救助人除了可能被诬陷之外还可能因"重大过失"而遭到起诉;就此而言,免责条款究竟是增加了还是减少了潜在救助人的疑虑,不是一个可以轻易做出判断的问题。"好人法"仅有该条款是不够的,没有其他的法律法规的配合,难免显得势单力薄,不足以对善意施救者形成全方面的保护,也不足以为营造良好的社会氛围提供法律框架。

（三）再谈救现在的母亲还是救未来的母亲的世纪难题

跟前面提到的"见死去救"相比,"见死不救"分为"有作为义务"和"无作为义务"两种类型。对于"有作为义务"的见死不救,行为人就触犯了刑法,可以被定性为故意杀人罪;而"没有作为义务"的见死不救,并不构成犯罪,至多是遭受到道义上的谴责。在日常生活中和电视节目中,对于"女朋友和妈妈同时落水,先救哪个"这样的问题,或许会有不同的答案,但法律人的标准答案只能是:先救母亲。因为救母亲是法定义务,是必须做的,而女朋友在成为妻子之前,救助人是没有义务的,不去救也不会承担法律责任。在中国没有此类法律,而在许多西方国家,都有着"见危不救罪",例如《法国刑法典》第223-6条规定:任何人能够在不危及自己或第三方的情况下立即行动,防止犯罪或侵犯人身完整,故意不这样做,应处以五年监禁和75 000欧元罚款。

"先救女朋友还是先救妈妈"这样的问题可以登上娱乐节目,但是现实生活中我们很多人应该听说过父亲为了救溺水的孩子导致大人小孩都死亡的沉重新闻报道。父母为了孩子愿意牺牲一切,这是中华民族的传统美德。从法律的角度来说,这也是必须做出的选择。当然,救人之前必须要冷静思考,确认行为人采取的行为确实能达到救助的结果。除了先天的血缘关系可以产生"有作为义务",先行行为也可以产生"有作为义务"。比如一个成年人带着邻居家的小孩去游泳,成年人没有照看好,小孩溺水的时候,他不去施救,该成年人就负有法律上的救助义务,应根据其过错程度承担法律责任。还需要明确的是,即使有的国家设立了"见危不救罪",也是特指对本人或第三人无任何危险的见危不救行为,而不包括那种可能给本人或第三人带来危险的见危不救行为。譬如,对落水者,一个驾着船只在江面上航行的人,只要把船开过去,伸出一根绳子就可以把人救上来,却见死不救,此为犯罪;而同样是对落水者见死不救,却是因为自己水性不好或根本不会游泳,此则不能作为犯罪来处理。最后,如果两者之间为事先约定的有偿救助义务,或者在救助过程中而实际形成的有偿救助义务,那么在两者之间便成立了救助合同关系,理应受到合同法的约束。

三、展望:生命至上、法律至上、循证至上

党的十八大提出,要积极培育和践行社会主义核心价值观,这是中华民族优良传统和精神道德的高度凝练,是中国特色社会主义法治的价值内核,也是坚持中国特色社会主义法治发展道路的基本遵循。社会主义核心价值观是社会主义法治建设的灵魂,以法治体现道德观念、强化法律对道德建设的促进作用,是依法治国和以德治国相结合的必然要求,也将凝聚起强大价值引导力和精神推动力。《中华人民共和国民法典》将弘扬社会主义核心价值观作为立法宗旨,从基本原则到制度规范、具体规则,都充分融入了社会主义核心价值观。

新冠疫情之后,党中央提出了"人民至上,生命至上"。这样的指导思想用到急救救助领域,显然也是鼓励大家在紧急情况下去抢救生命。而上述的"好人法"就对这种鼓励添加了法律武器的保护。在新冠疫情防控中发挥巨大作用的大数据技术,也可以更加充分地运用到急救救助中,为法律提供客观的第一手资料。近年来,因救助他人被起诉的消息屡见报

端,如"彭宇案",从事件发生到最终真相大白历经了十几年,其中"真相"的反转和媒体的热议让这样的事件给社会舆论造成了不良的影响。这个案件的关键是没有事件发生时的视频证据,而警方还丢失了事发时对双方的询问笔录,从而缺少了原始的直接证据支撑,其判决结果因此也受到舆论质疑。在信息技术非常普及的今天,我们呼唤客观的证据取代主观的舆论导向。特别是新冠疫情发生之后,我们也看到了信息技术在保卫人民健康方面发挥的巨大作用。2020年9月,最高人民法院发布《关于完善统一法律适用标准工作机制的意见》,明确提出"坚持以事实为根据、以法律为准绳,遵守法定程序,遵循证据规则"。这里面用到的"循证"二字,既适用于法律,也同样适用于急救救助所属的医学。

(黄 捷)

参 考 文 献

[1] FAN M,FAN KL,LEUNG LP. Walking route-based calculation is recommended for optimizing deployment of publicly accessible defibrillators in urban cities [J]. Journal of the American Heart Association,2020,9(2): e014398.

[2] BAUMGARTEN M C,RÖPER J,HAHNENKAMP K,et al. Drones delivering automated external defibrillators—Integrating unmanned aerial systems into the chain of survival: A simulation study in rural Germany [J]. Resuscitation,2022,172: 139-145.

[3] 苏晨,王彤. 国内外 AED 配置与使用现状分析[J].岭南急诊医学杂志,2023,28(2): 200-202.

[4] 鲁美丽,张军根,王建岗,等. 杭州市公共场所自动体外除颤器配置使用现状研究[J]. 全科医学临床与教育,2021,19(8): 752-754.

[5] 中华医学会急诊医学分会,中国医学科学院海岛急救医学创新单元,海南医学院急救与创伤研究教育部重点实验室. 中国 AED 布局与投放专家共识[J]. 中国急救医学,2020,40(9): 813-819.

[6] AUFDERHEIDE T,et al.Community lay rescuer automated external defibrillation programs: key state legislative components and implementation strategies: a summary of a decade of experience for healthcare providers,policymakers,legislators,employers,and community leaders from the American Heart Association Emergency Cardiovascular Care Committee,Council on Clinical Cardiology,and Office of State Advocacy [J]. Circulation,2006,113(9): 1260-1270.

[7] WEISFELDT ML,et al. Survival after application of automatic external defibrillators before arrival of the emergency medical system: evaluation in the resuscitation outcomes consortium population of 21 million [J]. J Am Coll Cardiol,2010,55(16): 1713-1720.

[8] WEISFELDT ML,RA POLLACK.Public Access Defibrillation: Is This Making Any Difference? Controversial Issues in Resuscitation from Cardiac Arrest [J]. Card Electrophysiol Clin,2017,9(4): 551-557.

[9] RINGH M,et al.The challenges and possibilities of public access defibrillation[J]. J Intern Med,2018,283(3): 238-256.

[10] GRUNAU B,et al.Public access defibrillators: Gender-based inequities in access and application [J]. Resuscitation,2020,150: 17-22.

[11] HANSEN CM,et al.Temporal trends in coverage of historical cardiac arrests using a volunteer-based network of automated external defibrillators accessible to laypersons and emergency dispatch centers [J]. Circulation,2014,130(21): 1859-1867.

[12] KIM TY,et al.Trends in maintenance status and usability of public automated external defibrillators during a 5-year on-site inspection [J]. Sci Rep,2022,12(1): 10738.

［13］ZIJLSTRA JA，et al.Automated external defibrillator and operator performance in out-of-hospital cardiac arrest［J］. Resuscitation，2017，118：140-146.

［14］NACCARELLA L，et al.It takes a community to save a life in cardiac arrest：Heart safe community pilots，Australia［J］. Health Promot J Austr，2022，33（1）：99-105.

［15］STEWART PH，AGIN WS，DOUGLAS SP. What does the law say to Good Samaritans？：A review of Good Samaritan statutes in 50 states and on US airlines［J］. Chest，2013，143：1774-1783.

［16］房绍坤，张玉东. 论紧急救助情形下救助人不承担责任的条件——以《民法总则》第184条为分析对象［J］. 比较法研究，2018（6）：64-78.

［17］王亮，李玲娟. 见义勇为的法律思考——兼论《民法总则》第183、184条的理解与适用［J］. 法治社会，2018（1）：104-109.

［18］颛钧. 见义勇为认定何必为难"好友"［J］. 人民周刊，2017（2）：59-59.

［19］桑本谦. 利他主义救助的法律干预［J］. 中国社会科学，2012（10）：123-140，207.

［20］刘仁文. 对"见危不救"要否入罪的思考［J］. 法学杂志，2013，34（4）：26-31.

第十章

公共场所自动体外除颤器配置的资金筹措

第一节　公共场所自动体外除颤器配置的社会效益

一、社会效益的分析指标及核算方法

社会效益是某个项目对社会提供的公益性服务所产生的影响和社会系统对该项目的适应性和可接受程度,社会效益的评价可以从政治、社会稳定、福利、就业、精神等多方面进行分析。公共场所配置 AED 的社会效益评价应该是一种综合性的应用技术,是一项系统工程,因此它是一种从系统的观点出发,采用定量或定量与定性相结合,从经济、技术、社会等角度分析、设计、优化的评价方法。在评价中,常用的评价方法有专业判断法、指标评价法、成本-效益分析法等。由于本节旨在用货币单位来量化因使用公共场所配置 AED 带来的健康产出,因此采用成本-效益分析法评价项目的社会效益。

成本-效益分析法(cost-benefit analysis,CBA)是 20 世纪 50 年代开发的一种用来评价公共工程项目净经济价值的分析方法。从理论上来说,CBA 直接建立在福利经济学(welfare economics)理论基础之上,其研究结果可直接支持决策者的相关卫生决策,而且适用范围更广。在使用 CBA 评价公共场所配置的 AED 项目时,所花费的成本包括直接成本、间接成本和隐性成本。成本范围的确认需要与所确定的研究角度和研究时间一致,因此需要将生命延长期间产生的与目标疾病以及此项干预措施有关的成本纳入分析。项目所得到的社会效益包括直接效益、间接效益和无形效益。直接效益计量的是因公共场所配置 AED 的实施而发生的实际货币交换的收益。间接收益和无形收益计量的是没有直接发生实际货币交换的收益,通常需要采用人力资本法或意愿支付法(willingness to pay,WTP)等方法进行核算。

(一)社会效益分析指标

根据卫生经济学中的 ECHO 模型,可以把公共场所配置 AED 的社会效益分析具体分为三个维度的指标,包括经济产出维度(economic outcomes)、临床产出维度(clinical outcomes)和人文产出维度(humanistic outcomes)。由于公共场所配置 AED 是一项公共卫生服务,对社会产生正向的外溢效应,因此本节在 echo 模型的基础上增加社会产出维度(societal outcomes），形成 ECHSO 模型来分析该服务的社会效益。

1. 经济产出维度指标 虽然公共场所配置 AED 需要在设备、培训、维护、管理等要素上投入更多，但通过完善公共应急管理体系，让突发院外心搏骤停（OHCA）的患者获得更好的健康结局，从而节省相应的医疗费用、改善患者的预后和提高生命质量，这样产生的社会价值和经济效益，可以让公共场所配置 AED 这一公共卫生服务项目更具有经济性。因此，公共场所配置 AED 社会效益分析中经济产出维度的指标主要考虑成本投入和产出之间的比率，包括成本-效果比、成本-效用比和成本-效益比。

2. 临床产出维度指标 当发生 OHCA 时，对于室颤受害者，除颤每延迟 1 分钟，生存率会下降 7%~10%，即第 1 分钟内除颤生存率在 90%，而超过 10 分钟除颤生存率基本为 0。若能够在发生 OHCA 时立即取得 AED，便可以在实施心肺复苏的同时进行除颤急救，大大缩减施予电除颤的等待时间，而越早进行电击，则患者抢救成功的概率也越大，从而大大提高 OHCA 抢救成功率。临床效果维度的指标主要考虑公共场所 AED 的使用使得患者自主呼吸循环恢复、脑功能分类、神经功能损伤等中间指标，以及存活率、多获得的生命年、质量调整生命年等终点指标得到改善的情况。

3. 人文产出维度指标 人文产出维度简单来说就是需方（民众）、供方（应急管理体系/部门）对公共场所配置 AED 项目的满意程度，以及整个社会的认可程度和偏好。首先，需方人文方面，公共场所配置 AED 能够提高 OHCA 患者及时获得除颤治疗的概率，改善患者的生存率和预后，提升其在患者中的人文价值，因此主要使用效用值（偏好程度）这一指标来衡量需方效用。其次，供方人文方面，通过在公共场所配置 AED，并组织对应的急救培训，让路人做到敢用、会用、持证用。如此一方面可改善社会陌生人之间的信任、协作等，在救护人员到达现场前利用黄金救援时间进行救援；另一方面不断完善应急救治体系，能够体现以人民健康为中心的宗旨，进而提升供方人文价值。因此，供方人文效用可以通过急诊医疗资源供需现状、AED 使用效率等指标来衡量。

4. 社会价值维度指标 社会价值指标包括通过公共场所配置 AED 所提高的 OHCA 患者救治率和改善患者出院后健康状况、所节约的社会医疗资源和患者时间，分别对应福利经济学中的直接效益、间接效益。社会价值维度衡量具体的指标是，在一定意愿支付值（willingness to pay，WTP）前提下（一般是 1~3 倍人均 GDP），公共场所配置 AED 项目给社会带来的净货币收益和净健康收益。其中，意愿支付值是指人们愿意花费的用以获得良好健康状态的最大货币值，一定程度体现了健康状态的价值。

各维度的定义及对应的分析指标如表 10-1 所示。

表 10-1　公共场所配置 AED 的社会效益分析维度及指标

评价维度	定义	对应指标
经济产出	投入-产出效率	成本-效果比、成本-效用比、成本-效益比
临床产出	给院外心搏骤停患者临床健康指标带来的改变	临床效果（自主呼吸循环恢复、脑功能）、质量调整生命年
人文产出	人们对项目的满意程度与主观偏好；应急管理部门对急救体系构建的完善程度	需方人文（效益、偏好程度）供方人文（急诊医疗资源供需现状、AED 使用效率）
社会产出	给卫生系统和社会带来的影响	效益（净货币收益、净健康获益）

（二）指标核算方法

在明确经济产出维度、临床产出维度、人文产出维度、社会价值维度的定义和对应指标的基础上，结合各指标特性确定核算方法如下：

1. 经济产出维度指标测量　经济产出维度就是公共场所配置 AED 的经济效率，可以通过成本-效果比、成本-效用比、成本-效益比三个比值来反映。其中，成本包括公共场所配置 AED，以及患者救治过程中各项资源消耗的总和，包括：医疗产品相关资源（如服务提供中消耗的 AED、药品、耗材、服务项目等）与非医疗相关资源（主要指项目运行成本，包括人力培训、信息沟通等）。

（1）成本-效果比（cost-effectiveness ratio，CER）：成本-效果比值是指每产生一单位的临床疗效需要花费的成本或每单位成本所产生的临床效果，例如每成功救治一例心搏骤停患者所花费的成本，或每多花费一元所降低的神经功能损伤等，结果通过成本-效果比来反映。该方法还可以比较不同治疗方案之间的效果差别和成本差别，用于明确达到某一疗效需求后，帮助选择治疗费用最低的方案。成本（C）为货币单位，效果（E）为临床效果指标（如自主呼吸循环功能、入院存活率、出院存活率、脑功能分类、延长的生命年等）。在计算 CER 之前，要先计算净成本（net cost），即除去效益后的净成本。治疗 OHCA 的净成本，等于治疗费用减去因减少了神经功能损伤或降低了脑功能分类所节约的费用。

$$CER = \frac{净成本（C）}{临床效果 / 临床指标（E）} \qquad 公式\ 10\text{-}1$$

若 E 为抢救患者数，则 CER 表示每救一位患者所花费的净成本。因此，CER 值越小，代表越具有经济性。

（2）成本-效用比（cost-utility ratio，CUR）：成本-效用比简单地讲就是"比较哪一种治疗方式花费最低的成本让患者获得最佳的健康生命质量"。成本-效用比与成本-效果比的计算公式相似，只是把效果（effectiveness）替代为效用（utility）。其中，效用是指患者或社会对于某种干预措施所带来健康结果的偏好程度或满意度。效用值的测量方法包括直接测量法与间接测量法，而间接测量法中常用的健康效用量表包括欧洲五维健康量表（EuroQol Five Dimensions Questionnaire，EQ-5D）和六维健康调查简表（Short-Form Six-Dimensions，SF-6D）等。根据《中国药物经济学指南》，当研究过程中无法通过测量获得健康效用值时，可以通过系统文献检索，从已发表研究中获取健康效用值，但需要进行敏感性分析。

$$CUR = \frac{净成本（C）}{健康效用值（U）} \qquad 公式\ 10\text{-}2$$

在 CUR 值中，CUR 值越小，说明单位效用值所需的成本越少。

（3）成本-效益比（cost-benefit ratio，CBR）：成本-效益比的成本和健康结果都用货币单位测量。成本（C）包括不同治疗方案或其他干预方案所消耗的全部资源。如果挽救了患者的生命，改善了生命质量或降低了发病率，因此带来劳动收入的增加、社会医疗资源的节约等就是效益（benefit）。例如，在公共场所配置 AED，提高公共场所 OHCA 患者的生存率以及降低神经损伤，让患者减少住院时间和获得健康生活状态，由此增加的患者劳动收入和节约的相关医疗费用就是效益，而采用某种方案的费用就是成本。

$$CBR= \frac{成本（C）}{效益（B）} \qquad 公式 10\text{-}3$$

CBR 的结果有 3 种情况：①CBR>1，表明该方案的成本超过可以获得的效益，即没有经济性；②CBR=1，说明该方案的效益与成本相等；③CBR<1，表面该方案的效益超过成本，方案具有经济性。

2. 临床产出维度指标测量　临床效果指标可分为中间指标和终点指标两大类，中间指标通常通过临床检查获得，例如脑功能分类、血压、血脂等；终点指标反映已经发生或患者感受到的生命健康状态，如存活率、延长的生命年等。本章的临床效果终点指标采用质量调整生命年（quality adjusted life year，QALY）表示。质量调整生命年是指用健康质量的权重来调整生存的年数，因此计算公式如下：

$$QALY= 健康质量 \times 生命长度 \qquad 公式 10\text{-}4$$

其中生命质量用普适性量表测量，生命长度根据疾病转移概率、调整自然死亡率、疾病死亡率（OHCA 及相关并发疾病）模拟预测获得。

其次，临床效果的长期指标采用 Markov 模型来模拟预测。Markov 模型是将临床事件和相关干预实施的时间因素系统纳入模型模拟的动态模型。疾病被模拟成一系列的周期，每个周期与特定的健康状态相联系，同时用概率来表示一个周期到下一个周期的转移，在研究时间范围内对疾病的成本和产出进行估计的决策分析模型。

3. 人文产出维度指标测量　人文产出维度的指标即效用（偏好程度）指标的测量包括直接测量方法和间接测量法。直接测量法一般包括离散选择试验法（discrete choice experiment，DCE）、时间权衡法（time trade off，TTO）、标准博弈法（standard-gamble，SG）、视觉模拟评分法（visual analogue scale，VAS）、等级尺度法（rating scale，RS）等，间接测量主要通过各种量表进行测量，如欧洲五维健康量表（EQ-5D）和六维健康调查简表（SF-6D）等。直接测量法可以直接观测到受访者某个状态下的效用值，是效用值测量的基础方法，本章重点介绍 DCE 法测量效用值的过程。

DCE 法基于经济学理论和随机效用理论发展而成。随机效用理论假设与某一选择相关的效用是观察到的特征（属性级别）和该选择未观察到的特征的函数，每个患者在面对两个或两个以上的选择时，都会选择最大化效用的一个。

假设有 N 个接受问卷的受访者，他们在 T 个选择情境下选择 J 选项，则第 i 个受访者在 t 个选择情境下选择 j 的效用为：

$$U_{itj}=V_{itj}+\varepsilon_{ijt} \qquad 公式 10\text{-}5$$

$$i=1,\dots,N; t=1,\dots,T; j=1,\dots,J$$

式中，V_{itj} 表示系统性固定效用（可观测效用），而 ε_{ijt} 表示随机效用（不可观测效用）。其中，可观测部分 V_{itj} 又依赖于个体本身特质 x_{itj} 以及做选择的个体特质 β_i，即第 i 个受访者在 t 个选择情境下选择 j 的效用为

$$U_{ijt}=x_{itj}\beta_i+\varepsilon_{ijt} \qquad 公式 10\text{-}6$$

随机效用理论假设每个受访者都会选择效用最大的方案，因此，患者和供方的效用函数

如下：

$$U_{people}=\beta_0+\beta_1cost_{ijt}+\beta_2Service_1+\beta_3Service_2+\beta_4Accessibility_1+\beta_5Accessibility_2+\beta_6Bystander_1+\beta_7Bystander_2+\varepsilon_{ijt}$$

$$U_{provider}=\beta_0+\beta_1cost_{ijt}+\beta_2Service_1+\beta_3Service_2+\beta_4Accessibility_1+\beta_5Accessibility_2+\beta_6Bystander_1+\beta_7Bystander_2+\varepsilon_{ijt}$$

式中，U_{people}、$U_{provider}$分别代表居民和公共场所 AED 配置提供方做出选择后获得的效用值；β_0为方案特定常数（Alternative Special Constant，ASC）系数，反映效用函数中 ε_{ijt} 的均值，也就是效用函数中所未观测到的因素的均值；$\beta_1\sim\beta_6$是属性系数，代表每个属性水平的权重，通过对系数 β_i 估计值的符号（正负）、大小、显著性的分析，可以判断影响选择行为的水平；公式中变量编码见表 10-2。

表 10-2　变量编码

属性	水平	编码
AED 配置费用（cost）	最小值	连续变量
	平均值	
	最大值	
急救内容（service）	急救车服务（EMS）	Service0（参照水平）
	心肺复苏（CPR）	Service1
	自动体外除颤器（AED）	Service2
公共场所自动体外除颤器可及性（accessibility）	低	Access0（参照水平）
	中	Access1
	高	Access2
第一目击者心肺复苏急救水平（bystander）	低	Bystander0（参照水平）
	中	Bystander1
	高	Bystander2

离散选择实验测量效用值的具体步骤包括：

（1）问题描述：基于前期资料准备，对问卷中相关的术语以及不同的决策选择项作详细的描述；同时纳入年龄、学历、家庭收入等个体影响因素以控制对选择产生的影响；根据假设情景确定属性和水平，进而确定选择集，形成问卷。

（2）确定属性水平：纳入的属性要能够充分反映患者的偏好，会对患者的选择产生重要影响，同时也要便于理解，属性的个数要尽量少而全，过多的属性会使测试者产生厌烦的心理，也不易获得真实有用的信息。水平则反映了属性的某种程度，可以是连续变量，也可以是等级变量。

（3）确定样本量：样本量取决于显著性水平、统计效能、统计模型等，根据 Orme 学者提出的最小样本量计算公式：N> 500c/（t×a）。式中，500 为固定值，c 为任意属性中最大的水平数，t 表示每个问卷 DCE 选项集数量，a 指每个 DCE 选项集包含的选项个数。

（4）生成选项集：选择 Ngene、SAS 软件通过 D-efficiency 设计或正交设计生成选项集，以保证符合：①正交性（orthogonality），即不同属性之间应具有最小相关性；②水平平衡（level balance），即各水平在选项集中出现的次数应相等；③最小重叠（minimal overlap），即对于选项集中的方案应避免出现相同的水平值。

（5）选择分析模型：根据数据类型，选择二项 Logit（binary logit）模型、多项 Logit（multi-nominal logit）模型、有序 Logit/Probit（ordered logit/probit）模型、混合 Logit（mixed logit）模型等，获得适合的数据解释。

4. 社会价值维度指标测量　社会价值维度下的净货币效益指标和净健康效益指标，主要是间接效益和无形效益，计量的是没有直接发生实际货币交换的收益，通常采用意愿支付法和人力资本法进行测量。一般情况下，采用 1~3 倍人均 GDP 作为意愿支付阈值来衡量项目是否具有社会价值。人力资本法用患者增加的健康时间所带来的工资收益表示健康收益，前提假设是一个活着的个体的价值等于他（或她）生产过程中所创造的价值，一般用税前收入来衡量，计算公式为：

$$个人价值 = \sum_{i=1}^{T-t} \frac{\pi_{t+i} \cdot E_{t+i}}{(1+r)^i} \qquad 公式 10\text{-}7$$

式中，π_{t+i} 代表个体从 t 年龄活到 t+i 年龄的概率；E_{t+i} 代表个体在 t+i 年龄时的预期收入；r 代表贴现率；T 代表从劳动生产线上退休的年龄。

人力资本法对社会维度的间接效益或隐形效益测量存在低估的问题，主要原因是：人力资本法把个人价值只等于个人的劳动产出或等价于市场价值，而忽略了个人健康价值所产生的家庭幸福、社会稳定的价值。

二、国内外公共场所配置 AED 的社会效益现状

基于对公共场所配置 AED 社会效益分析指标及测量方法的了解，本部分采用上述指标分析公其社会效益现状。第一部分介绍国内外关于 OHCA 急诊医疗资源供需现状，其中国内以深圳市为例，因为深圳市的"公众除颤（PAD）计划"在国内相对成熟，而国外主要介绍美国、荷兰、日本等国的 OHCA 急救资源配备供需现状；第二部分为通过已有文献综述国内外公共场所配置 AED 的经济效率；第三部分以深圳市为例，从经济产出维度、临床产出维度等指标分析国内公共场所配置 AED 的社会效益情况。

（一）国内外 OHCA 急诊医疗资源供需现状分析

1. 国内 OHCA 急诊医疗资源供需现状分析——以深圳市为例

（1）深圳市 OHCA 急救业务量状况分析：OHCA 急救业务量主要通过急救车次、AED 使用数和 AED 复苏成功数来反映。表 10-3 收集了 2017—2021 年深圳市公共场所 OHCA 急救业务量的数据，同时对增长趋势和幅度分别做相应的分析，如图 10-1 所示。

由表 10-3 和图 10-1 可知，2017—2021 年深圳全市因 OHCA 的急救车次总体呈下降趋势，年均降幅为 1.38%。分析其原因之一可能是深圳市 2017 年开始着手开展公共场所 AED 安装配置工作，一方面不断提高 AED 在公共场所 OHCA 的使用次数（年均增幅 314.27%）和复苏成功次数（年均增幅 115.42%）；另一方面，根据深圳急救中心表示，每安装 1 台 AED 就会对 10 个或 10 个以上人员开展心肺复苏和 AED 使用知识和技能培训，因此可以不断提高公众的医疗急救意识和能力。

表 10-3　2017—2021 年深圳市公共场所心搏骤停急救业务量

年份	急救车次 / 次		AED 使用数 / 次		AED 复苏成功数 / 次	
	次数 / 次	年增长率 /%	次数 / 次	年增长率 /%	次数 / 次	年增长率 /%
2017	1 048	—	1	—	1	—
2018	688	−34.35	11	1 000.00	2	100.00
2019	707	2.76	25	127.27	7	250.00
2020	1 323	87.13	29	16.00	11	57.14
2021	515	−61.07	62	113.79	17	54.55

数据来源:深圳市急救中心。

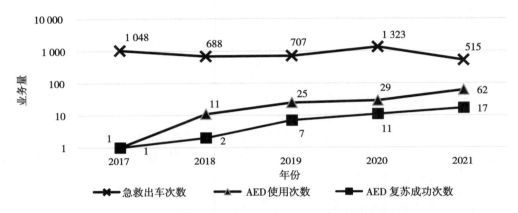

图 10-1　2017—2021 年深圳市 OHCA 急救业务量统计

进一步分析 OHCA 关联的急救车次指标的年增长率,发现降幅并不是呈逐年降低的。观察图 6.1 发现,因 OHCA 的急救出车次数与 AED 使用次数、AED 复苏成功次数呈负相关,即 AED 使用次数和 AED 复苏成功次数越多,则因 OHCA 的急救车次数越少。

（2）深圳市公共场所 AED 配置现状分析

1）总体现状分析:深圳自 2017 年启动"PAD 计划",于 2018 年开始在公共场所安装配置 AED,深圳的机场、地铁站、高校、体育馆、寄宿制高中、会展中心、社康等公共场所都可以看到 AED。截至 2022 年 1 月,深圳市急救中心实现了全市每 10 万服务人口配备 37.5 台 AED（总量为 7 500 台）的目标。深圳市各区域公共场所 AED 配置数量和每 10 万人口数量见表 10-4。

2）AED 配置数量与区域特征关系分析:公共场所每 10 万人口 AED 配置数量与人口密度、人均 GDP、OHCA 或猝死发生情况的关系,如图 10-2 所示。

结合图 10-2 和图 10-3 分析每 10 万人口 AED 配置数量与人口密度关系,龙岗区这二者的差值最大,其次为宝安区,因此要增加龙岗区和宝安区的 AED 配置数量;每 10 万人口 AED 配置数量与人均 GDP 关系,AED 配置整体上与人均 GDP 呈正相关,人均 GDP 较高的区域,AED 配置数量更多,但是大鹏新区比较例外,每 10 万人口 AED 配置数量明显高于人均 GDP 最高的南山区、福田区;每 10 万人口 AED 配置数量与 OHCA/ 猝死发生情况的关系,

表 10-4 深圳市各区 AED 配置现状

区域	2017 年		2018 年		2019 年		2020 年		2021 年	
	数量/台	台/10万人	数量/台	台/10万人	数量/台	台/10万人	数量/台	台/10万人	数量/台	台/10万人
宝安	78	2.48	186	5.71	539	16.13	752	16.80	1 239	27.68
大鹏	8	5.48	87	56.86	105	66.37	149	95.37	207	132.49
福田	99	6.34	334	20.44	665	39.99	1 044	67.21	1 274	82.02
光明	5	0.84	33	5.28	158	24.01	262	23.92	403	36.79
龙岗	65	2.85	170	7.12	439	17.50	619	15.56	754	18.95
龙华	17	1.06	111	6.64	328	19.22	565	22.34	950	37.57
罗湖	63	6.13	202	19.42	374	35.40	598	52.28	707	61.81
南山	135	9.48	293	19.62	615	39.79	998	55.57	1 277	71.11
坪山	10	2.34	23	5.15	192	41.47	291	52.78	398	72.19
盐田	14	5.90	54	22.23	70	28.74	114	53.22	132	61.62
深汕	1	1.32	1	1.33	1	1.07	19	28.94	19	28.94
其他	5	—	6	—	14	—	89	—	140	—
合计	500	3.99	1 500	11.51	3 500	26.04	5 500	31.32	7 500	42.71

数据来源:深圳市急救中心。

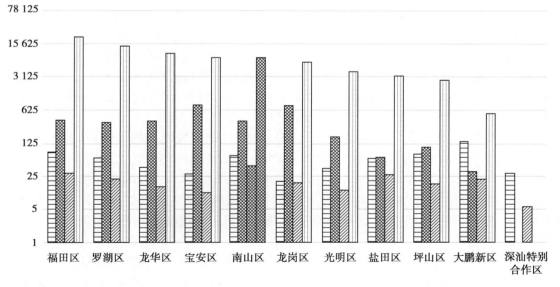

图 10-2 深圳市每 10 万人口 AED 配置数量与各区域特征现状

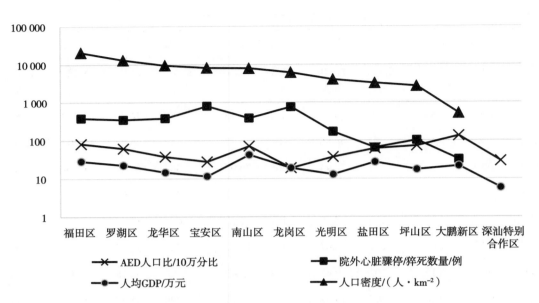

图 10-3　深圳市每 10 万人口 AED 配置数量与各区域特征的关系

宝安区与龙岗区的 OHCA/ 猝死病例数量最多,但是 AED 配置数量远远不足,尤其是龙岗区仅为 18.97 台 /10 万人。

2. 国外 OHCA 急诊医疗资源供需现状分析

(1)美国:1995 年,美国心脏协会(AHA)开始推广 "PAD 计划",允许非医疗急救人员和非医疗专业的 "第一目击者" 使用 AED。1996 年,美国芝加哥市政府部门为了改善急诊医疗体系,在中途机场(Midway Airport)、奥黑尔国际机场(O'Hare Airport)及梅格斯场机场(Meigs Field Airport)实施机场 AED 项目,项目实施 2 年内共发生 18 例以室颤为初始心律的心搏骤停,其中 11 位患者被施救成功并存活,生存率超过了 60%,大大超过美国 OHCA 8.4% 的中位生存率。自 2010 年以来,美国有 33~35 个州形成了 AED 注册登记库以及 AED 地图,大大提高了可获得性。研究发现,在人口密度较高的场所(如学校、机场、购物中心和大型公寓楼等)配置 AED 后,OHCA 的整体存活率提高,例如在学校中,学生 OHCA 的存活率提高至 64%~72%。

(2)荷兰:在荷兰的一项 AED 可用性、配置状况的研究发现,截至 2014 年荷兰没有关于公共场所配置 AED 的指南,在 6 大中心城市的购物商场内共发现了 130 个 AED 设备,其中有 40% 的设备不容易被看见,29% 没有明确的 "AED" 标志,7% 的设备没有电池,16% 的设备已经过期,所幸 98% 的设备附近有过急救培训的工作人员。总的来说,荷兰大概有 71% 的设备可供使用,有 70% 设备处于良好状态,而且各个城市可使用的 AED 设备数之间存在的较大差异。

(3)日本:通过立法支持,日本的 AED 在几年内迅速普及,一般的车站或人口密集的公共场所皆能发现 AED,如东京羽田机场设置了 53 台 AED,也有私人购买使用,部分豪宅更将其列为标准救护设备。截至 2012 年,日本 AED 的配置量为 555 台 /10 万人,全国总数超过 40 万台。

在日本,政府规定任何人即使未受过急救培训的普通人员都可以使用 AED 救治他人生命。学校、医疗机构、工厂为安装 AED 最多的场所,另外在包括车站、公交车、出租车、公园、体育场馆、网吧、酒店、商店、住宅区域等地方均有配置。根据 2010 日本教育文化运动科学技术部的统计数据显示,目前装有 AED 的小学共有 20 365 所(安装率 94.2%),初中 10 503 所(安装率 98.3%),高中 5 139 所(安装率 98.9%),中等教育学校 45 所(安装率 93.8%),特别支援学校 1 023 所(安装率 99.3%),幼儿园 5 196 所(40.5%),有 4 万多所学校在校园安装 AED 保障校园安全。

(二)国内外公共场所配置 AED 的经济效率综述

已有一系列研究表明,在 OHCA 发生率较高的场所中(如交通枢纽、体育场馆等),公共场所 AED 配置是具有成本-效益的健康计划,但是配置的范围和地点不合理则会导致 PAD 计划不具有经济性。表 10-5 收集了目前各国关于公共场所 AED 配置的经济性评价。

表 10-5　公共场所配置 AED(PAD 计划)成本效果分析概述

研究	国家	配置场所	结果
Walker, 2003	苏格兰	主要机场、地铁站、汽车站	PAD 计划每生命年的成本为 29 625 英镑(49 625 美元,43 151 欧元),每质量调整生命年的成本(QALY)为 41 146 英镑(68 924 美元,59 932 欧元),这一成本超过了人们可接受的阈值 30 000 英镑和 50 000 美元,因此不具有经济性
Nichol, 2003	美国	24 个社区场所,包括办公楼、公共区域等	仅心肺复苏方案,获得 0.5 个 QALY,平均成本为 42 400 美元/QALY;CPR+AED 方案,获得 1.14 个 QALY,平均成本为 68 400 美元。经过加强培训和 AED 在公共场所的配置使得 PAD 计划可能具有成本-效益
Sharieff, 2007	加拿大	各种场所	在医院部署 AED 时,每 QALY 的成本为 12 768 美元,在办公楼部署时为 511 766 美元,在公寓中部署成本为 2 360 023 美元,在高风险患者家中部署时为 87 569 美元,在 55 岁以上的人的家中部署时为 1 529 371 美元
Folke, 2009	丹麦	在 5 年内发生过心搏骤停的公共场所配置	在 5 年内发生过心搏骤停的场所配置 AED 方案的成本过高,每增加一个质量调整生命年需要 33 100 美元或 41 000 美元,而整个城市全覆盖则需要 108 700 美元/QALY
Moran, 2015	爱尔兰	全国城市和农村的公共场所	覆盖全国城市和农村的 PAD 计划的增量成本效果比为 928 450 欧元/QALY。仅在交通站、医疗诊所、娱乐场所、学校(不包括小学)和体育馆中放置 AED 的 PAD 计划为 95 640 欧元/QALY。当 OHCA 发生在公共区域时,AED 配置覆盖率为 40% 会使项目最具成本-效益
Shibahashi, 2021	日本	火车站	在火车站配置 AED 比在国家其他场所配置具有更高的成本-效益比

由表 10-5 可知,大部分国家的 PAD 计划具有经济性,但是成本都比较高。不同国家、不同的配置策略,以及不同的模型设定,最终的成本值差异较大,但大部分的研究报告表明每获得 1 个质量调整生命年的增量成本均小于 100 000 美元(一般而言在 1~3 倍 GDP 以下认为具有成本-效益)。总而言之,合理地配置和优化公共场所的 AED 非常重要,没有合理

优化的配置策略极大可能不具有经济性,甚至可能导致公共卫生资源的浪费。

（三）案例分析—深圳市公共场所配置 AED 社会效益分析

对公共场所配置 AED 社会效益进行评价是合理规划、配置的基础和前提,是该配置计划的重要内容。公共场所配置 AED 效益分析主要评价 AED 对人们健康、社会发展所做的贡献,以及评价放置的数量是否合理,是否取得最佳社会效益。本节对深圳市公共场所配置 AED 的成本-效果 / 效益 / 效用进行分析,以此了解深圳市公共场所配置 AED 的社会效益现状。

1. 方法

（1）目标人群:本分析的目标人群是在公共场所发生 OHCA 的患者。

（2）模型结构:本研究基于全社会角度,通过构建 Markov 模型,对在公共场所是否配置 AED 两种院外急救方案的临床效果、经济效率、人文价值和社会效益进行分析。Markov 模型结构包括自主呼吸循环恢复、存活入院、存活出院、继续存活、死亡这五种状态（图 10-4）。在每个周期的模拟中,患者将存在于上述的某一状态,并接受相应的治疗。根据临床实际和已有文献研究,将模型的循环周期设置为 1 年。为了充分呈现公共场所配置 AED 与不配置 AED 之间的获益情况,研究时限设为终身,即当模型模拟到超过 99% 的人进入死亡状态时,模型停止模拟。根据模型运行结果,本研究共循环了 45 个周期,即共模拟了人群 45 年的健康投入和产出情况。模型结果报告的指标包括临床效果（如获得的生命年）、人文效用（如质量调整生命年）、经济效率（如净成本-效益、净健康获益）。

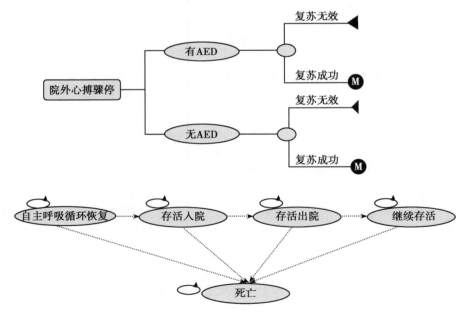

图 10-4　OHCA 长期效果模拟:Markov 模型

2. 模型参数　有 AED 与无 AED 复苏有效率数据来源于已发表的流行病学与预后调查研究。自主呼吸循环恢复、存活入院、存活出院、继续存活、死亡等状态间的转移概率来自一系列已发表的临床研究。各个疾病状态所花费的成本来自 2020 年基本医疗服务价格目录以及相关文献研究。AED 设备采购成本、维护成本、培训成本等来自深圳市急救中心数据，由于设备一般的使用年限为 10 年，因此设备采购成本在 10 年内摊销，即总价 20 500 元的 AED，每年的使用成本为 2 050 元。模型中使用的参数具体情况见表 10-6。

表 10-6　模型参数

变量	平均值	来源
复苏有效率参数		
有 AED 复苏有效率	0.75	深圳市 OHCA 流行病学特点及复苏效果分析
无 AED 复苏有效率	0.52	
转移概率参数		
ROSC 到存活入院的概率	0.30	浙江省院外心搏骤停流行病学及预后分析
存活入院到存活出院的概率	0.03	
ROSC 到死亡的概率	0.01	
存活入院到死亡的概率	0.10	
存活出院到继续存活的概率	0.18	Long-term survival after out-of-hospital cardiac arrest: an 8 year follow up
存活出院到死亡的概率	0.04	
继续存活到死亡的概率	0.01	
出院后一年再入院概率	0.60	Long-term survival after successful out-of-hospital resuscitation
成本参数		
ROSC 成本（CPR、EMS 费用）	￥155.00	深圳市基本医疗服务价格项目目录（2021）
存活入院成本	￥68 556.63	心肺复苏后患者预后影响因素分析和脑多模态监测对神经功能预后的评估
存活出院成本	￥133 831.81	
继续存活成本	￥16 859.61	深圳市 10 家医院财务年报（住院次均医药费用）
AED 成本（包括维护、培训等）	￥2 050.00	深圳市急救中心
效用值参数		
出院后效用值	0.71	Health-related quality of life after out-of-hospital cardiac arrest - a five-year follow-up study
继续存活 5 年效用值	0.82	

3. 模型结果　通过 Microsoft excel 2019 构建 Markov 模型，分析公共场所有 AED 配置与无 AED 配置对 OHCA 患者以及社会的成本-效益，结果见表 10-7。公共场所有 AED 配置组的生命年（life years，LYs）（9.41 年）比公共场所无 AED 配置组（6.56 年）多 2.85 年，质量调整生命年（7.72 QALYs）比公共场所无 AED 配置组（5.38 QALYs）多 2.34。公共场所配置 AED 组的 OHCA 患者平均终身医疗成本为 443 475.23 元，比无 AED 配置组高 137 742.18 元，增量成本效果比（ICER 值）为 58 894.92 元 /QALY。

表 10-7　模型分析结果

公共场所有 AED 配置			公共场所无 AED 配置			ICER（元 /QALY）
LYs	QALYs	成本 / 元	LYs	QALYs	成本 / 元	
9.41	7.72	443 475.23	6.56	5.38	305 733.05	58 894.92

4. 深圳市各类公共场所 AED 配置现状的社会效益　不同类型的公共场所配置不同数量的 AED 会有不同的社会效益。结合模型模拟的结果、各类场所每年发生 OHCA 的次数、AED 的使用概率，以及深圳市急救中心提供的 AED 安装场所分布信息，从经济效率维度、临床效果维度、人文效用维度评价深圳市目前 AED 配置的社会效益（表 10-8）。

表 10-8　深圳市各类公共场所配置 AED 的社会效益

地点	每年 OHCA 发生次数	每年 AED 使用概率	因 PAD 计划多获得的生命年	因 PAD 计划多获得的质量调整生命年	每种场所的 AED 数量	每年 PAD 计划成本	PAD 计划 ICER 值（元 /QALY）	PAD 计划的净货币效益	PAD 计划的净健康效益
社区 / 社康 / 住宅	632	0.09	153.78	126.10	3 251	6 664 550	52 853.15	20 035 311.16	125.76
交通枢纽（地铁 / 公交 / 火车 / 机场）	67	0.08	14.65	12.01	1 073	2 199 650	183 083.70	1 730 926.40	10.87
体育场馆	16	0.05	2.08	1.70	110	225 500	132 478.53	138 691.30	0.87
景区 / 公园	14	0.01	0.49	0.40	233	477 650	1 187 320.21	−1 123 231.40	−7.05
娱乐（酒店 / 餐厅 / 商场）	87	0.01	3.16	2.59	180	369 000	142 330.82	270 685.98	1.70
学校	39	0.03	2.85	2.34	1 552	3 181 600	1 359 204.98	−986 297.66	−6.19
工作场所	59	0.01	2.13	1.74	1 049	2 150 450	1 233 574.34	−955 856.15	−6.00

由表 10-8 知，在社区 / 社康 / 住宅等场所配置 AED 的社会效益最大，其次为交通枢纽（地铁 / 公交 / 火车 / 机场）、娱乐（酒店 / 餐厅 / 商场）、体育场馆。当每年 AED 的使用概率为 0.09 时，PAD 计划使得居民多获得的生命年为 153.78，多获得的质量调整生命年为 126.10。在深圳市 1 倍人均 GDP 的意愿支付值下，整个社会获得 20 035 311.16 元的净货币效益以及 125.76 生命年的净健康获益。但是在景区 / 公园、学校、工作场所等类型的地方放置 AED 却不具有经济性，可能会导致社会卫生资源的浪费，因此整个深圳市公共场所 AED 配置的策略还有进一步优化的空间。

（曾华堂）

第二节　公共场所自动体外除颤器配置的资金筹集方式

一、成本分析

公共场所配置 AED 的成本核算是项目筹资的基础性工作之一，也是项目可持续发展的需要，更是提高社会效益的重要途径，因此需采用科学准确的成本核算方法进行项目成本分析。作业成本法（activity-based costing，ABC）最早于 20 世纪 30 年代末提出，是一种以作业为核心，通过确认和计量耗用企业资源的所有作业，将耗用的资源费用准确地计入作业，然后选择成本动因，将所有作业成本分配给成本计算对象（产品或服务）的成本计算方法。作业成本法围绕项目的运行作业进行分析，围绕作业消耗和资源展开全面研究，这种方式可以更好地促进成本核算。简单来讲，成本作业法核心概念就是"产品消耗作业，作业消耗资源"，即资源-作业-产品。

（一）划分作业

对于公共场所配置 AED 项目而言，作业代表公共场所配置的 AED 在进入 OHCA 患者急救过程的前期资本投入情况，因此，在对工作进行划分前，应该对整个项目和工作流程有一定的把握，并且结合实际运作情况，具体问题具体分析。

根据公共场所配置 AED 项目流程调查结果，并咨询项目相关负责人，划分项目作业中心，详见表 10-9。

表 10-9　部门作业归集表

部门	作业名称	具体职能
办公室	组织规划作业	急救工作规范制订、急诊急救质量管理
业务科	设备采购作业	组织和规划 AED 的招标与采购
培训科	培训作业	向全市公众宣传、科普和培训急救知识
设备后勤组	安装作业	公共场所 AED 的安装
车辆管理科	维护作业	公共场所 AED 的维护、管理、零件更换等

（二）确定资源成本内容及资源成本动因

成本动因决定了成本的发生，是成本作业法中把耗费的资源与产品或服务紧紧联系到一起的一个核心要素。成本动因由资源成本动因与作业成本动因共同构成。资源成本动因能够很好反映作业消耗资源的情况，也是一种计量标准，可用来判断资源消耗和作业之间的关系。作业成本动因反映产品消耗作业的情况，其是作业产生的原因，作业中心的成本以作业成本动因为标准被分配至产品。公共场所配置 AED 项目成本划分为：AED 采购费用、AED 维护经费、培训费用、折旧费用及其他费用。

表 10-10　资源成本动因表

资源成本库	资源动因
人员费用	培训讲师费用、AED 安装人员费用、巡查管理人员费用等
设备维护费用	电池更换、垫片更换、平台管理等
固定资产折旧费	设备折旧等
其他费用	作业消耗能源费等

（三）根据资源动因将资源成本分配到各作业

本部分的成本分析以深圳市第五期公共场所配置 AED 项目成本为例。深圳市第五期公共场所 AED 配置目标为 37.5 台 /10 万人，因此计划配置 2 000 台 AED 设备。同时，在该期 AED 设备投入使用前,需对不少于 20 000 人进行培训,以及将 2 000 台设备纳入 AED 管理平台、手机 APP 及小程序中。

培训作业中,人员费用包括讲师课酬、辅训课酬,维护费用包括培训使用的设备电池更换等,折旧费用包括设备折旧、培训使用的模型折旧等,其他费用主要是培训场地费。其余作业的人员费用按照各作业安排的人员的工资进行汇总,维护费用包括 AED、管理平台等的费用,折旧费用按照折旧表数据统计,其他费用主要是电费。深圳市公共场所配备 AED 五期项目总投资概算为四千多万元人民币,其中,项目建设费用占比 90% 以上,项目建设其他相关费用占比较小(约 10%),资金来源全部由深圳市财政划拨。

二、资金筹集来源的国内外对比

在公共场所配置 AED 是提高心搏骤停抢救成功率的有效举措之一,其社会效益也远高于投入的成本,但是该项目仍存在配置数量不足,甚至存在因缺乏维护资金而"下岗"的情况。公共场所配置 AED 作为一种公共服务项目,是健全医疗急救体系的重要部分,也是一个国家公共卫生进步的重要标志,因此项目的资金一般主要来源于政府预算卫生支出或社会捐赠。

（一）政府预算卫生支出:资金筹集的主要来源

1. 国外公共场所配置 AED 的政府支持

（1）美国:美国每年报告超过 356 000 例 OHCA 患者,据估计 70% 至 90% 的 OHCA 患者在到达医院之前死亡,为了提高 OHCA 存活率,美国开启公众除颤（PAD）计划,确保在 OHCA 发生时立即能获得 AED。在资金支持方面,美国政府每年提供 3 000 万美元专项资金用于实施 PAD 计划,在急救车 5 分钟内无法抵达的公共场所全部依法设置 AED,鼓励接受培训的非专业大众能随时使用 AED 急救。

美国政府除了资金支持 PAD 计划,还采取各种立法手段以提高公共场所 AED 的可及性和使用率,例如,2006 年,美国卫生协会建议各州采取立法方式,支持社区非专业救援人员 PAD 计划。截至 2010 年,所有 50 个州和哥伦比亚特区都颁布了一项或多项法律,要求企业、学校和其他机构实施 PAD 计划,以及免除非专业旁观者使用 AED 进行急救的民事责任。

（2）英国:1999 年 7 月,英国政府发表了题为"拯救生命——更健康的国家"的政府声明(被称为英国白皮书),提出把 PAD 计划纳入国家公共卫生服务。英国政府最初拨款 200 万英镑（278 万美元,325 万欧元）用于 PAD 计划,其中一半用于购买 AED,其余资金用于急救培训。PAD 计划被宣布为英国的一项国家政策,由英国国家卫生服务专门负责,在预算内部署 AED 并培训,与法定救护车、红十字会等志愿组织合作,成立 AED 咨询委员会。理论上,该委员会的作用是为英国国家医疗服务体系（National Health Service,NHS）提供建议,但实际上它承担了项目的协调工作,包括培训、采购、安放在最可能获益的地点、维护。

（3）加拿大:加拿大政府在公共场所配置 AED 中的角色包括,一方面监管 AED 产品问题,与制造商合作并共同解决配置过程中发现的问题;另一方面,加拿大政府出资近 1 000 万美元实施国家 PAD 计划,在曲棍球等体育馆和娱乐场所安装 AED。

加拿大的国家 PAD 计划由加拿大心脏和中风基金会联合加拿大曲棍球协会、加拿大娱乐设施协会和市政府,以及各省和地区、当地急诊医疗服务、AED 利益相关者、加拿大圣约翰救护车、加拿大红十字会等组织共同实施。此 PAD 计划分为两个阶段,第一阶段的时间范围为 2012 年 11 月至 2013 年 3 月,主要任务是制定一个实施框架,以合理规划 AED 配置范围以满足居民健康需求;第二个阶段为计划具体落实阶段,时间范围为 2013 年 8 月至 2016 年 3 月,侧重于 AED 的安装和培训,该阶段突出的成效是安装了 3 000 台 AED,培训了 23 000 名加拿大人,共挽救了 9 人的生命。

2. 国内公共场所配置 AED 的政府支持　在国内很多大城市已经把公共场所配置 AED 项目视为政府"民生工程"纳入各级政府的财政支出,例如目前北京、上海、杭州等地政府已出台相关法律法规(或草案)以落实项目经费。

(1)北京:2017 年 3 月 1 日起,北京开始施行《北京市院前医疗急救服务条例》,"鼓励具备医疗急救专业技能的个人在急救人员到达前,对急、危、重患者实施紧急现场救护,其紧急现场救护行为受法律保护"。2021 年 12 月,北京市卫生健康委员会发布《北京市公共场所医疗设施设备及药品配置指导目录(试行)》,规定在人员密集的公共场所将统一配置 AED 设备。在资金支持方面,北京市财政提供可持续财政保障支持各重点公共场所经营管理单位,配置资金按照各单位现有资金渠道解决,列入单位运营成本。全市重点公共场所从业人员初次接受培训的培训费、师资培训、教具费用等由市财政统一负担,而二次培训的复训费用由本单位解决,辖区公众社会急救知识和技能普及培训相关经费由区财政负担。

(2)上海:2016 年 11 月 1 日,上海市开始施行《上海市急救医疗服务条例》,鼓励有条件的场所和单位配备 AED,其中的保障措施条款规定市和区人民政府可以采取购买公共服务等方式,支持和鼓励社会力量参与急诊医疗服务。社会力量参与急诊医疗服务的,应当服从卫健委的统一组织、管理。

(3)杭州:2015 年 1 月 1 日,杭州施行《杭州市院前医疗急救管理条例》,要求市和区、县(市)人民政府应当完善院前医疗急救网络布点,同时加大对辖区内医疗急救资源短缺地区的财政投入力度,使当地医疗机构具备承担医疗急救任务的条件。

(二)社会捐赠:公共场所配置 AED 资金重要来源

社会捐赠是在政府和市场配置资源的基础上对社会财富进行的第三次分配,是指法人实体、自然人等在内的捐赠人将自己的财产自愿、无偿地转让给公益组织或受益人管理使用,因此社会捐赠有自愿性、无偿性、非交易性等特征。公共场所 AED 的社会捐赠分为公益性捐赠和非公益性捐赠,公益性捐赠一般以基金会或众筹为主,非公益性捐赠一般为企业的买赠等互惠活动。

1. 国外公共场所配置 AED 社会捐赠的做法、特点和经验

(1)美国:美国高校的 AED 配置资金大部分来自体育部门的预算,而高中、初中和小学则主要依靠基金会捐赠,以华盛顿州的高中为例,通过基金会捐赠而配置的 AED 占 60%。以美国 2 个非政府、非营利组织基金会为例,了解其筹资做法、特点和经验。

案例 1:西蒙的心(Simon's heart)

在法律要求学校配备 AED,但美国州政府并没有给学校提供相应的财政资金来购买设备的背景下,"西蒙的心"基金会成立于 2008 年。该基金会致力于将 AED 安装在"孩子学习或玩耍的任何地方"。基金会的项目经理萨曼莎·克劳斯(Samantha Krouse)曾说,"捐款是有限的,不能帮助每个人,基金会的众筹可以,因为它给人们一种领导感。"例如,一个 16 岁的女孩在短短两天内就为她学校的足球队发起了一项 AED 筹款活动。

如果当地学校或青年机构没有购买 AED 的资金预算,管理员、校医、校长等可以与"西蒙的心"基金会合作,通过基金会的平台发起有意义的"GotAED"众筹活动。GotAED 是一个众筹网站,它使"资金非常实用且负担得起"。迄今为止,Simon's Heart 已经发起了 80 次资助活动。

案例 2:Via 心脏项目 Via Heart Project

Via 组织致力于确保学校范围内发生的 OHCA 都能够及时获得 AED 进行治疗。为了给学校的 AED 配置提供资金,Via 组织申请地方拨款和寻求相关俱乐部作为赞助商。地方拨款的资金主要来自地区医疗保健提案税,地方政府机构必须使用这些税收来回馈当地的医疗保健计划,并且有具体的年度申请流程。另外,面向学校资助的优秀俱乐部赞助商有 Kiwanis 俱乐部、扶轮社(Rotary Club)和狮子会(Lions Club)等,Via 组织与这些俱乐部合作,学校就可以通过 Via 组织购买特价 AED 套餐以及获得免费的医疗指导、急救培训课程、AED 日常维护服务(包括电极片和电池的更换)等。Via 组织已在加州学校部署了 800 多台 AED,并在全国拥有 3 000 台 AED。

(2)日本:自 2004 年 7 月,日本政府授权允许院外使用 AED 后,AED 在机场、火车站、学校、酒店、购物中心、体育场馆、寺庙和澡堂等公共场所的配置率迅速上升,甚至一些车辆,如观光巴士和出租车上也携带了 AED。日本公共场所 AED 配置广泛的关键原因包括:①AED 安装在自动贩卖机上,使得群众在日常生活中都能看见,提高可及性;②AED 的购买资金来自饮料销售收入,而饮料的成本由饮料公司和设备公司共同捐赠,另外 AED 的维护成本和日常电力资源消耗由自动贩卖机的分销商分担;③允许 AED 的盒子上有广告的投放,收取的广告费是设备资金来源的另一种方式。

2. 国内公共场所配置 AED 社会捐赠的做法、特点和经验　国内 AED 社会捐赠一般有红十字会、基金会、企业、众筹活动等形式。例如,上海市浦东区红十字会系统在商贸、旅游公共区域、地铁、中小学校、体育场馆等公共场所落地安装近 600 台 AED;杭州安装的第一批 60 台 AED 由杭州云林公益基金会捐赠;迈瑞医疗等 AED 销售企业向高校、医院等公共场所捐赠 60 台设备;深圳市志愿者发起的"公园 AED 生命守护站捐赠"众筹项目,通过公益迎新跑的活动,向社会大众发起募集,以推动 AED 的普及,推动城市应急救援体系建设。目前国内社会捐赠的 AED 总体占比较小,存在的主要问题是可持续性较差,同时后期设备的管理和维护等也存在相应问题。

3. 发达国家 AED 资金筹措经验对中国的启示

(1)优化政策环境,加强公共场所配置 AED 急救体系建设。类似美国、英国、加拿大等发达国家,每年有明确的专项资金拨付给公共场所配置 AED,除了资金支持还有法律保障,例如"好人法""救人免责"等,或者法律要求学校、单位、社区等场所自行出资配备。因此,一方面,各市、区级政府部门要积极出台有关配套政策,加快城市医疗急救体系建设,争取把公共场所配置 AED 纳入民生工程,加大各级财政对推广急救培训、AED 普及工作的经费投入,提高院外急诊医疗资源可及性,以解决 AED 数量不足、知晓率不高、不会用的问题;另一方面,加快各个城市"好人法""救人免责"等法律法规建设,让群众在目击 OHCA 后"敢用、敢救",解除民众协助急救的后顾之忧。

(2)构建以政府财政支持为主体、多种筹资方式组合的可持续发展多元筹资模式。由美国和加拿大的配置经验发现,政府资金只负责一些特定公共场所的 AED 配置,学校、社区等场所则通过立法规定必须配置,但是配置资金由各机构自筹。当某些机构的资金存在困难,确实没有配备 AED 的预算时,可以向当地的基金会申请。各基金会通过举办各种众筹活动,为申请的机构提供资金或设备支持。另外,AED 安装后,相应的人员培训、设备的管理与维护由当地的红十字会负责。因此,国内各市、区政府应推动出台配置 AED 的政策法规,对不同类型场所配置 AED 的社会效益进行评估,将政府财政资金主要用于社会效益最大化的场所配置,其余场所规定其自行出资配备,同时鼓励和动员各基金会、红十字会的关注和加入,提高整体协同运作能力,形成可持续发展的资金筹措模式。

(3)创新社会资金筹措方式,形成多方共担、互惠共赢的社会捐赠模式。需自筹资金配备 AED 的机构除了向基金会、红十字会等机构申请资金或设备,也可以探索新的方式引入社会资本。例如上述日本社会捐赠的经验做法,把 AED 搭载于自动贩卖机,由饮料生产商、AED 设备生产商、自动贩卖机分销商共同分担捐赠的成本以及后续管理和维护的费用。另外,还可以在 AED 的外盒上接受广告投放形成收益,达到互惠共赢。因此,我国可以学习这种多方合作、互惠共赢的捐赠模式引进更多的社会资本。

三、资金筹集来源的影响因素

公共场所配置 AED 的资金筹集目的是筹集到足够多的资金,以保障项目的健康可持续发展。公共项目的筹资有许多不同的方法和途径,每种途径都有优势和劣势,一个城市选择何种筹资途径很大程度取决于该城市的经济水平、急救观念意识,以及市级和区级政府的政策导向,同时也需考虑选取的筹资渠道是否具有可操作性、是否能达到既定的目标。

(一)经济因素

1. 地区经济发展水平影响着政府预算卫生支出能力 大量研究表明,决定各级政府预算卫生支出能力的主要因素之一是地区经济发展水平。当地区经济发展较快时,政府用于完善医疗急救体系的财政预算就会增加,相应的公共场所配置 AED 获得的财政资金支持也会增加。另一方面,在新冠疫情后时代,地区经济发展面临着各种危机和经济增长压力,同时还要投入更多的财政预算到医疗卫生行业以更好地抗击疫情和维护社会稳定,最终落实到公共场所配置 AED 的财政资金支持就会相对变少,因此该项目的资金筹措不能高度依赖于财政资金支持。

2. 地区人均 GDP 水平影响着社会捐赠的资助能力 公益捐赠在日常生活中随处可见,同时也是公共场所配置 AED 资金筹集的重要来源。国内公共场所配置 AED 的捐赠主体以企业为主,大企业的捐赠支出一般比小企业多,有一项研究调查发现,企业捐赠金额与企业当年的营业收入呈正向相关关系。在个人捐赠方面,有多项研究发现,公民的文化程度、个人月收入等因素与个人捐赠金额有正相关关系,即国家经济发展越繁荣、个人可支配收入越高,个人捐赠就越多。

(二)体制因素

1. 政府重视程度 各级政府对公共场所配置 AED 的重视程度和落实程度是影响财政投入水平的重要因素,其重要性甚至超过地方财政能力和地区经济发展水平。已有多位全国人大代表指出,公共场所配置 AED 经费不足的根本原因在于政府层面没有像重视消防那样重视 AED。

2. 立法规定 目前在全国层面尚未出台统一强制配置 AED 的法律或法规。在缺失公共场所配置 AED 上位法的情况下,很多地方政府通过地方立法明确区域内公共场所配置 AED 的民生工程地位以及政府财政投入的职责等问题,转变了地方政府对公共场所配置 AED 的认识。

3. 政治考核约束 由于公共场所配置 AED 的重视程度还没上升到全国,因此会缺乏上一层级的政府加强对下一层级政府公共场所配置 AED 工作落实状况(包括财政投入状况)的考核。如果不把 AED 在公共场所的覆盖率纳入到政府目标责任考核当中,当地的政府就没有资金投入的动力。

(三)观念因素

1. 民众急救意识 公共场所配置 AED 在国内国外均面临民众意识缺失的问题,例如在香港,接受调查的公众中只有 33% 知道 AED 的位置和仅有 18% 的人愿意使用它;在英国繁忙的城市购物中心向 1 000 多名公众发送的半结构化开放式定量问卷调查中,只有 5.1% 的人知道在哪里或如何找到离他们最近的公共可用 AED,只有 3.3% 的人会在心搏骤停的情况下尝试定位除颤器,而实际检索和使用该设备的人更少(2.1%);在荷兰,在 1 018 名受访者中,只有 47% 的受访者愿意使用 AED,而超过一半(53%)的人无法识别 AED。国家民众急救意识的缺失,对 AED 重要性认识不足,导致难以引起政府财政或社会资本对公共场所配置 AED 的关注和努力。

2. 民众社会捐赠意识 我国社会捐赠主要来自企业,个人捐赠较少,除行政动员外,自发自觉的慈善捐助、志愿服务还未普遍地融入民众的日常生活,主要原因是社会慈善文化以及公民慈善意识淡薄,捐赠水平普遍较低。根据中国慈善发展报告(2021),疫情下的社会捐赠、公益组织的生存既有挑战也有机遇。资金筹集方面,调查发现,越是资金量小的机构越难筹到钱,公益项目的马太效应愈加明显;疫情的出现也凸显了机构自身供血能力不足,资源导向的筹款模式的问题。因此,公益机构可以根据项目和筹资规模的大小,组织跨机构合作开展项目,探索多方共同捐赠的模式。

四、资金筹集的途径及建议

目前,我国公共场所配置 AED 的筹资高度依赖于政府预算卫生支出,单一的筹资方式难以在全国公共场所广泛覆盖 AED。多元化的资金筹集方式是公共场所配置 AED 得以持续发展的重要保障,因此要构建以政府为主体的多元筹资模式。2019 年,国务院印发《关于实施健康中国行动的意见》,提出要动员各方广泛参与,凝聚全社会力量,形成健康促进的强大合力;鼓励社会捐资,依托社会力量依法成立健康中国行动基金会,形成资金来源多元化的保障机制;从全方位干预健康影响因素、维护全生命周期健康和防控重大疾病等 3 个方面。该《关于实施健康中国行动的意见》的发布,为构建公共场所配置 AED 的筹资方式以政府财政资金为主体,社会捐赠、众筹、多方共担等多种方式相结合的多元筹资模式提供政策保障。

(一)政府财政支持途径:建议立法赋权,成本核算,政治与经济激励并行

基于对公共场所配置 AED 服务公共产品属性的认识,财政投入公共场所配置 AED 具有正当性,而这种正当性应该在全国层面的法律获得确认。一些城市地区已经完成或正在进行公共场所配置 AED 地方立法,为全国性的立法提供了基础和经验借鉴。

其次,要真正实现公共场所配置 AED 的财政充足,需要了解实现 AED 在全国公共场所覆盖的成本,并提供财政支持以满足需要。尽管从短期来看,我国现有经济发展水平、疫情

后时代财政预算卫生支出的压力,难以支持 AED 公共场所全覆盖,但从长期来看,这是保障公共场所配置 AED 全国推广和可持续健康发展的重要前提。在成本核算的基础上,要明确财政对不同类型公共场所配置 AED 的分担比例,以确保全国范围公共场所配置 AED 在可负担范围内。

另外,最重要的是增强地方政府的投入意愿,通过政治考核约束手段以及经济奖励手段共同提高政府的资金支持意愿。

（二）社会捐赠途径:建议培养民众"志愿精神",创新捐赠活动形式,形成多方共担的捐赠模式

1. 加大应急救治体系重要性、慈善捐赠文化宣传,增强民众的意识和参与感。一方面,广泛利用各种媒体手段,积极开展急救知识宣传,例如通过短视频等手段宣传公共场所使用 AED 救治的成功案例,让急救意识深入到民众日常生活。另一方面,大力开展志愿活动,扩大志愿者队伍,宣扬志愿精神,定期举办志愿者活动,给民众更多地参与慈善捐赠活动的机会,使慈善活动更贴近人们的生活。

2. 创新捐赠活动形式,增强捐赠活动的吸引力。许多公益组织会通过传统的活动形式来进行筹款,常难以达到筹资目标。一项研究表明,如果捐赠筹款活动公布了捐赠的底线,让公众更多地了解公共场所 AED 的需求总量,同时活动设置奖励方法,提高捐赠者的获得感,一定程度上可以提高达到筹款目标的概率。另外,可以形成捐赠筹款活动品牌,定期举行不同主题的捐赠活动,例如马拉松公益跑、义卖活动等,增强捐赠活动的趣味性和吸引力。

3. 探索多方共担的捐赠方式,形成互惠共赢、健康可持续的筹资模式。国内公共场所 AED 的捐赠以企业为主,而且一般是捐赠结束后没有后续的管理维护或者再次捐赠,这种方式存在不可持续的问题。因此,我国公共场所 AED 捐赠形式可以向日本的模式学习,探索多家企业合作捐赠,各自负责设备、安置空间、后期维护等部分的成本,各企业在支付成本的同时也可以获得收益,在互惠共赢的前提下实现筹资的可持续。另外,各企业或机构的合作可以发挥各自的优势,形成优势互补从而使得捐赠更好地进行以达到捐赠的目标。

（曾华堂）

第三节　公共场所自动体外除颤器配置的经费来源

院外心搏骤停（OHCA）被认为是全球范围内的一个重要健康问题。对 OHCA 患者在 1 分钟内进行心肺复苏（CPR）,3~5 分钟实施除颤,可使其存活率高达 50%~70%。但由于心搏骤停患者发病的不确定性,使其院外快速、有效、及时地救治变得非常困难。若患者未被及时复苏,每分钟存活率下降 7%~10%。因此,现场第一目击者在最短时间内对心搏骤停患者进行救助对其生存率有着至关重要的影响。

公众除颤（PAD）计划,通常是指在公共场所配置 AED,使现场第一目击者可以在急诊医疗服务工作人员到达之前使用 AED 为心搏骤停患者实施电除颤,减少发病到接受除颤的时间,改善患者生存结局,从而真正提高 OHCA 患者的生存率。PAD 计划开始于 20 世纪 90 年代初期,由美国政府主导确立,并在美国全境内推广实施。90 年代末期,英国政府加入 PAD 计划。随着英、美两国 PAD 计划的成果体现,欧美及亚洲等发达国家逐渐开始实施推广 PAD 计划。2004 年,我国正式开始实施以政府为主导的 PAD 计划。

从 20 世纪 90 年代初期确立到全球多国家参与开展的今天，PAD 计划已有 30 多年的历史。在其发展过程中，各个国家逐渐形成具有本国特色的发展战略及实施规划，并不断完善其相关法规。其主导模式也开始由单一的政府参与，演变成政府与非政府机构相结合，以寻求项目更好地推广与实施。本章节将以 PAD 计划实施主体为主，回顾 PAD 计划发展历程，对我国 PAD 计划实施方案进行梳理和讲解。

一、政府主导的公共场所配置 AED 的实施方案

2004 年，我国正式启动由政府主导的 PAD 计划。2006 年，北京首都机场在其公共场所配置 AED，开创了我国的先河。2018 年，上海红十字会在浦东新区投放 800 台 AED。同年，深圳市急救中心根据深圳市卫生计生委员会组织专家起草制定的《深圳市"十三五"AED 配置使用实施方案》，于 2020 年已完成采购 5 000 台 AED 及安装工作。与欧美国家相比，虽然我国 PAD 计划存在 AED 配置数目较少、公共急救普及率较低、投放布局局限性等问题，但是在国家经济水平上升、"健康中国 2030"战略大背景推动下，借鉴国外先进经验，结合我们国情，我国 PAD 计划推行方案正在逐步完善。其中针对以政府为主导的 PAD 计划实施方案，《健康中国行动（2019—2030 年）》给出了明确要求，完善公共场所配置 AED 工作需由国家卫生健康委员会牵头，教育部、财政部、中国红十字会总会等按职责分工负责，各级卫生健康部门应结合当地实际情况牵头组织实施。完善政府财政机制是保证 PAD 计划顺利推行的基础。目前，PAD 计划的政府财政机制建立可大体分为两个方面：建立民生类公共场所配置 AED 项目财政预算机制和完善政府主导的公共场所配置 AED 资金使用方案。

（一）建立民生类公共场所配置 AED 项目财政预算机制

1. 设立财政专项资金 建立民生类公共场所配置 AED 项目财政专项资金是保证政府主导的 PAD 计划实施的基础和关键。在政府财力可用范围内，根据建设规划，设立公共场所配置 AED 项目财政专项资金，资金内容主要包括 AED 设备购置、后续维护、更新及培训、宣传费用等。

2. 完善预算决策机制 完善财政资金分配与国民经济、公共场所配置 AED 项目发展规划及政府施政目标紧密结合的预算决策机制，使有限的财政资金在不同部门或公共领域之间得到有效配置。

3. 规定预算分配机制 完善定员定额管理，稳步推进实物费用定额试点工作，将细化预算编制工作与基本支出实物费定额试点工作结合起来，逐步建立和完善预算定额与实物费用额相结合的定额标准体系，如小批量 AED 设备采购资金来源可向财政部门申报部门预算编报，由项目实施单位在特定时间内组织编写下一年度的部门预算，完成论证后，递交财政部门审批。而大批量采购经费可由当地发展改革部门审批。

4. 完善政府机构间分配机制 一是进一步明晰政府间支出责任，对于共同事务的政策制定、资金筹集、具体实施以及监督管理，以法律形式在不同级次政府间加以明确，进一步清理、整合专项转移支付，完善资金分配办法。对专项转移支付资金存量进行清理，取消直接用于竞争性领域的专项转移支付项目；整合投向相同、零星分散的专项转移支付，发挥财政资金的规模效益；将数额相对固定的专项转移支付，归并到体制补助中，增强地方政府根据本地需要自主安排公共场所配置 AED 项目财政专项资金支出的能力；进一步规范专项转移支付审批程序，改进资金分配办法，确保专项转移支付所体现的政策导向目标得到切实贯

彻。二是要增加一般性转移支付规模,优化转移支付结构。建立激励约束机制。新增财力中要安排一定比例用于加大一般性转移支付力度,加快公共场所配置 AED 项目进程。

5. 建立标准预算程序 为保持预算编制和执行的有效运转和衔接,保证预算资金规范分配,要建立一套从预算编制、执行到决算全过程的标准预算程序。

(二)政府主导的公共场所配置 AED 项目资金使用方案

公共场所配置 AED 项目专项资金主要包括 AED 设备购置、后续维护、更新及开展人员培训、宣传费用以及科研项目资金等,近年来随着我国公共场所配置 AED 项目的逐步深入推广,项目的管理体制和运营环境发生了重大变化,面临的各项风险因素增加,因此厘清和研究财政专项资金的预算和财务控制机制更具有积极意义:一是有利于有效防范财政专项资金在使用过程中存在各项风险,提高财政专项资金的安全性;二是有利于通过预算的跨部门协作来解决财政专项资金在管理过程中的一些复杂性高、专业性强的问题,从而提升专项资金的使用效率;三是财政专项资金具有较强的政策导向性,因此强化规范资金使用实质上对公共场所配置 AED 项目的顺利推广具有推动作用。

1. 项目设备采购 公共场所配置 AED 设备采购主要包括计划申请、预算评审、采购实施、合同签订和验收入库环节,正确把握各个环节的关键点并进行精细化管理有利于提高采购质量,保障设备高效运行。

(1)计划申请:在计划申请环节,项目实施单位应结合前期了解的市场概况和测算的目标配置数量制定采购计划,内容应涵盖设备名称、数量、预算金额、类型、用途及性能参数、目前同类型设备品牌及规格型号、详细安装地点及水电配置和环保等相关要求、使用和管理设备的技术人员配备情况和效益预测。此外,在此环节,需要项目单位设备管理部门对项目单位提交的采购申请进行详细的审查,且要求项目单位填写清楚设备名称、购买原因和功能要求,同时根据政府下达资金预算份额,形成招标参数需求。总之,项目单位设备管理部门应依据 PAD 计划规模、发展规划和社会效益进行统筹兼顾,有计划、有步骤地实施设备采购,避免设备闲置与浪费。

(2)预算评审:为保证合理配置 AED 设备,满足公共场所配置 AED 项目发展的长期规划,必须加强对设备预算的论证和审查,充分发挥集体决策的作用。项目单位设备管理部门应整理所上交的采购申请,制作统计汇总表格;召开设备预算评审会议,由医疗设备专家委员会成员参考上一年的预算执行情况并结合本年度的收支预算,通过投票的形式集中论证评估设备采购的合理性和必要性,确保所购设备符合公共场所配置 AED 设备的发展趋势和改善 OHCA 患者生存结局的实际需要;对于通过论证的设备,交付采购机构,同时,向上级部门报送采购实施计划。

(3)采购实施:采购实施前,采购机构应根据招标参数需求,归集整合该公共场所配置 AED 的采购内容、数量、技术性能、售后服务、供货时间及地点等要素,编制具体的招标采购文件。

采购机构形成具体的招标采购文件后,对招标信息进行依法公开,并收集投标文件。采购机构从专家库随机抽取评审专家组成评审委员会,对期限内收到的投标文件进行总体评估,综合考虑质量、成本、效益和售后来筛选供应商;优先选择市场占有率高、售后服务好、处于主导地位的主流品牌,从货源上确保招标设备的质量与安全;通过优化采购流程提高采购效率,既节约时间又方便日后维修售后管理。评估结束后一定期限内,由政府采购中心发布采购结果公告,向中标人发放中标通知书。在采购实施过程中,应遵循公开、公平、科学的原则,充分发挥工程师的专业优势,根据采购方案及标书相应内容对设备保修期、具体配置、功能和其他常规条款和中标厂商进行约定及澄清。

（4）签订合同:中标通知书发放后的相应期限内,由主管部门与中标供应商起草、签订公共场所配置 AED 项目采购合同,并完成合同公示与备案。在合同审核过程中,应注意明确 AED 的规格型号、数量、价格、供货要求(根据实际情况考虑是否分批供收货)等内容。同时,需明确供应商可提供同步进行安装、人员培训及完善的售后维保等服务。此外,要求合同中附经销商资质和设备资质等,具体应包括:经营企业法人营业执照、组织机构代码证、税务登记、经营企业医疗器械经营许可证、中华人民共和国医疗器械注册证及注册登记表,产品的代理授权书、生产厂家销售授权、法定代表人对销售人员的委托授权书、销售人员身份证及联系电话、产品彩页、售后服务承诺、采购廉洁协议等文件及信息。对于合同的审核,应遵循严谨原则,根据招标文件核对合同中的信息是否正确,重点审核供货一览表、价格、质保期、付款方式等。

（5）设备验收:AED 设备验收是整个采购环节中的关键,不能流于形式,应认真对待。在验收设备时,应依据法规要求和项目特点决策科学的验收方式,确保验收的合法性、有效性。在验收设备时,需要填写"设备验收单",验收内容包括两部分,一部分是对物资进行验收,应根据签订合同有关条款和装箱单对所购设备名称、数量、配件、外包装完好状况进行核定验收,并协助设备管理员检查设备的商检、合格证、说明书、操作手册、维修手册等资料是否齐全;另一部分是对设备的性能、功能进行验收,这个步可分为两个阶段进行:一是初验,以抽验方式进行,邀请第三方专业机构或者组成专家验收组对随机抽取的 AED 进行功能性验收,保证该批次 AED 设备的性能条件符合招标参数要求;二是终验,查验项目所有 AED设备是否在线运行,培训工作是否开展完成。

2. 项目资金监管审查　财政专项资金是指上级政府单位拨给本行政区域的资金,专项用于社会管理、公共事业发展、社会保障、经济建设以及政策补贴等方面具有指定用途的资金。它是国家建设资金的主要来源,因此加强财政专项资金的管理,提高资金的使用率,提高资金的经济性,已成为财政专项资金持有单位的重要工作内容。

（1）完善财务管理制度,有效加强资金监管:在公共场所配置 AED 项目资金的监管及财务管理工作中,需要对财务管理制度加以完善,从而利用制度来对项目建设来进行有效控制。一方面,要建立完善的项目管理制度;另一方面,要建立完善的资金监管制度。在项目管理制度方面,首先,要对项目申报进行调查,包括对项目的市场调研和可行性研究,通过聘请专家对建设项目要科学合理地进行分析。其次,要根据 PAD 计划的特殊性,提供更加安全、可靠的方案设计。再次,要通过对项目单位所投资的金额进行计算,保障项目资金的合理使用。最后,要对项目建设的实际成果进行评估,要确保项目单位的各项效益符合项目制定的目标。在资金监管制度方面,要注重对每一笔资金使用的监管,确保每笔资金能够按照原定计划用在该用的项目支出上,而不是随意对资金进行支出和使用,如果遇到一些额外的支出,也必须要提前打申请报告,在财务审核之后才能够使用。为此,在财务管理过程中,对资金的监管十分重要,必须引起主管单位的重视。首先,建立监督管理机制,通过建立更加完善的资金管理体系,保障项目专项资金的有效利用。对项目建设的开发要严加审核,有效地发挥出 PAD 专项项目资金的最佳效益。其次,有关部门要充分地发挥出有效的监督管理作用,设置专人对项目建设进行稽查,避免出现资金乱用和其他违反法纪的问题,保障项目资金的专款专用。再次,通过有关部门内部的监督管理,提高项目建设的资金使用效益,充分发挥出内部的监督作用,形成良好的监督风气。通过制定有利的监督管理措施,可以提高对PAD计划资金的管理力度。在完善财务管理制度之后,开展PAD计划建设时就需要按照制度开展,如果出现违规事项,可以采取必要的惩罚措施,以示警诫。

（2）完善财务管理体系,降低资金管理风险:在PAD计划资金及财务管理过程中,建立必要完善财务管理体系,以降低资金管理存在的风险。PAD计划资金管理风险主要是资金的浪费,无法发挥出资金的效益,所以,在上级教育部门开展监管的同时,项目单位也要制定合理的规划,完善内部财务管理体系,避免盲目建设投放设备。对AED投放布局,应聘请专家对需要投放区域进行整体规划。秉着轻重缓急、确保安全,确保重点,逐步实现均衡发展原则,确定项目实施计划。在上级教育部门的指导和监督下,有关单位财务部门需要做好资金的专项管理工作,确保专款专用,不能随意周转资金,要在各项规章制度的要求下做好资金支出的有效控制,并监管各部门资金的支出。通过建立起完善的财务管理机制,也可以进一步规范PAD计划资金支出的管理,让每一笔资金都能够用在该用的地方。

（3）优化财务管理流程,提高资金回报效益:在PAD计划管理过程中,还有必要优化财务管理流程,通过有效控制流程来提高资金的回报效益。在PAD计划建设中,招投标管理、工程质量管理以及资金的拨付管理十分重要,这些流程必须严格控制,才能保障资金投入与使用的合理性。首先,在控制PAD计划招投标的财务流程管理中,要做好招投标程序的管理,由于PAD计划工程量小,投入大,为防范暗箱操作,充分发挥项目资金的效益,地方审计部门、地方财政部门、项目主管单位、项目建设单位可委托第三方机构对项目进行专项审计,审计具体内容和重点主要包括项目建设单位的内部控制制度建立、执行情况;建设项目概算执行情况;项目建设资金来源、使用及建设成本控制情况;建设项目的结算情况。通过对政府投资项目的审计,对项目各阶段经济管理活动的真实性、合法性、效益性进行审查、监督,促进建设单位加强项目管理,规范投资行为,以保证固定资产投资活动真实、合规、合法。其次,在开展PAD计划管理过程中,还必须加强对工程项目变更的管控,方可控制项目质量。一是因地质或突发事项需要变更的,由项目单位提出申请,报有关部门审批,经审批同意后方可实施;二是凡未经审批的项目,一律不纳入结算,财政一律不追加预算;最后,要做好对项目资金拨付的流程管理。一是实行按形象进度拨付相关款项,不预付项目资金;二是拨付项目资金实行监理、施工管理员同时签字并附工程施工进展照片;三是加强与财政、审计的联系,实行项目跟踪审计,对超前支付、项目单位挪用工程款等情况实行现场审计,发现问题及时整改。

（4）加强财务预算管理,合理控制资金使用:PAD计划的财务预算管理可以合理有效地控制资金使用,并能够实现对照监管。为了实现财务预算管理,可以采用项目前期预算、工程造价评审及下达项目预算书的流程,做好资金管理控制,最后还要做到竣工验收管理。一是项目前期测算:为准确测算项目所需求资金,对拟定的项目的建设内容进行前期预算。二是规范工程造价评审:邀请财政局投资评审中心对项目预算进行集中评审。三是下达项目预算书:根据评审结论,足额考虑项目有关前期费用,本着“把钱花在刀刃上”的原则,足额下达项目预算。四是项目竣工后实行财政评审,审计终审制度。五是在PAD工程项目竣工后进行验收管理,检查项目的质量是否达标,出具验收报告,从而可以有效对比财务预算和资金使用情况。为进一步规范项目资金支出行为,强化预算支出的责任和效率,提高 PAD 专项资金的使用效益。

二、非政府主导的公共场所配置 AED 的采购实施策略

PAD 计划的推广不仅对我国急诊医疗体系水平的提高有着重要意义,同时也是利国利民的好事。作为推广主导单位,政府已加大多渠道资金投入和财政支持,充分发挥调控作用,积极将 AED 配置纳入院前医疗急救布局规划中,逐步分批分阶段推广和维护 AED 配置与使用。但面对人口基数大、人群需求高、设备高价格等因素,仅靠政府的力量远远是不够的。为此我国各地积极推行"政府主导、社会共建"的方式,倡导公益性社会团体、企业以及有经济条件的个人购买 AED 设备,并参与 AED 日常运维及管理,进一步加强合作,协调有关部门共同加大公共场所 AED 的配置投入,逐渐完善配置布局,共建共享,为全民急救创建有利条件。目前,非政府机构参与 PAD 计划工程的方式主要分为:捐赠(以慈善机构、基金会为主)、企业购买(大型企业内部购买配置)和个人自购三种方式。

(一)捐赠

目前,慈善机构与企业开展的 AED 公益捐赠是我国非政府主导实施公共场所 AED 配置的主要模式之一。规范接受慈善机构、基金会及企业捐赠资助,不但能充分体现其社会责任的履行状况和其公益性根本宗旨。同时,对 AED 的普及、PAD 计划的长久有效实施、减少OHCA 患者死亡率和实现健康中国宏伟目标都有非常重要的意义。以深圳为例,深圳市政府大力支持并鼓励企业、基金会、个人参与到本市 PAD 推广计划。2016 年,迈瑞集团在深圳职业技术学院开启了 AED 在深圳校园的试点项目,标志着深圳市非政府主导公共场所配置AED 实施方案迈出了重要一步。2018 年,深圳市迎来了首批走进社区的捐赠型 AED 配置项目。这是第一台走进社区的公益捐赠 AED,也是深圳市内的第一个 24 小时社区应急站。2021 年,为倡导"健康宝安,急救先行"理念,构建深圳市宝安区系统化、专业化、全覆盖的"5 分钟社会救援圈",深圳市宝安区红十字会及宝安区健康局向区慈善会申请设立宝安区应急救护公益慈善项目,协助政府完成全区公共场所急救用品配置,捐赠宝安区卫生健康局100 台 AED,支援打造"宝安 5 分钟社会救援圈"的示范社区,助力守护深圳市人民群众的生命安全。

尽管目前非政府机构捐赠模式在我国 PAD 计划推进过程中已经崭露头角,但是相比于欧美等一些国家慈善捐赠在 AED 配置来源中占有比较重要的地位。国内 PAD 计划吸收社会捐赠资助资金份额很小,而且来源比较单一,大多是来自医疗器械企业或者公益基金。因此,制定相关激励政策,吸引更多企业类型、机构、个人开展公益捐赠,主动吸引公益捐赠是促进 PAD 计划发展的必要措施,例如:①重视资源拓展工作,转变捐赠意识。加强与社会各界的沟通,增进与公益性社会团体的联系,在更大范围争取社会资金资助。②建立捐赠激励机制,给予精神激励,可运用补偿机制给捐赠人以精神激励。在吸引社会捐赠时,可以给捐赠者以相应的荣誉,对于独家捐助的专项基金拥有基金的冠名权。精神激励对于捐赠者来说是非常必要的,可以激励他们为慈善事业发展贡献更大力量,满足捐赠者的精神需求。③确立"企业-社会双赢"理念。"企业-社会双赢"理念是把企业捐赠行为置于企业发展战略的高度而形成的现代企业发展理念。以"双赢"为核心特征的策略性企业慈善行为,通过慈善捐赠行为与生产经营活动的联系整合,以实现一种既有利于企业自身形象与声誉的提

升,又能增进社会利益,促进社会和谐稳定;既能达到企业追求的经济利益目标,又能实现追求社会和谐的价值目标的双赢结果。

(二)企业购买

以深圳为例,机场、腾讯、华为等大型企业人口密集大、流动性强且长期处于高压工作状态下,容易出现心搏骤停等需要急救的情况,按一定比例配置 AED 等急救设备,对保障区域内乘客和员工的生命安全起到重要作用。企业采购 AED 时,由申购部门发起申购单,采购部门核实申购内容有无采购计划、领导审批及库存情况后进入采购程序,通过多方询价、比价、议价确定所购 AED 目标供应商,签订合同,验收入库,最后出库安装。

(三)个人自购

近几年,随着公共场所配置 AED 项目的实施,国家民众急救意识也逐渐增强,各类 AED 争相在销售平台上售卖,为应对不时之需,越来越多的居民个人选择购买设备放置在家中。个人选购时,一是考虑所选 AED 是否在自身经济可承受的范围内;二是尽量选取公共版,功能简单,操作时不易出错;三是注意维护,最好选手机客户端完整的,能随时随地查看 AED 状态,同时考虑在全功能待机状态下的电池使用时长。居民个人在选取到合适的 AED 后,购买即可。

为保证非政府主导下的公共场所 PAD 计划的成功实施,离不开多方努力。政府应加强政策和制度保障,企业等机构应强化社会责任意识、加强融入"企业公民"理念才能更好使 PAD 计划长久发展。

(吴仍裕、周　强)

参 考 文 献

[1] OLSEN JA,SMITH RD. Theory versus practice: a review of 'willingness-to-pay' in health and health care[J]. Health economics,2001,10(1):39-52.

[2] KOZMA CM,REEDER CE,SCHULZ RM. Economic,clinical,and humanistic outcomes: a planning model for pharmacoeconomic research [J]. Clinical therapeutics,1993,156:1121-1132,1120.

[3] LANCSAR E,LOUVIERE J. Conducting Discrete Choice Experiments to Inform Healthcare Decision Making [J]. PharmacoEconomics,2008,26(8):661-677.

[4] TRAPERO-BERTRAN M,RODRÍGUEZ-MARTÍN B,LÓPEZ-BASTIDA J. What attributes should be included in a discrete choice experiment related to health　technologies？ A systematic literature review [J]. PLoS One,2019,14(7):e219905.

[5] WEISFELDT ML,KERBER RE,MCGOLDRICK RP,et al. Public access defibrillation. A statement for healthcare professionals from the　American Heart Association Task Force on Automatic External Defibrillation [J]. Circulation,1995,92(9):2763.

[6] DREZNER J A,RAO A L,HEISTAND J,et al. Effectiveness of emergency response planning for sudden cardiac arrest in United States high schools with automated external defibrillators[J]. Circulation,2009,120 (6):518-525.

[7] HUIG IC,BOONSTRA L,GERRITSEN PC,et al. The availability,condition and employability of automated external defibrillators in large city centres in the Netherlands [J]. Resuscitation,2014,85(10):1324-1329.

[8] SHIBAHASHI K,SAKURAI S,KOBAYASHI M,et al. Effectiveness of public-access automated external defibrillators at Tokyo railroad stations [J]. Resuscitation,2021,164:4-11.

[9] 许波,何晴,朱虹,等.深圳市院外心搏骤停流行病学特点及复苏效果分析[J].岭南急诊医学杂志, 2020,25(03):217-220.

[10] 费敏,蔡文伟,高峰,等.浙江省院外心搏骤停流行病学及预后分析[J].中华危重病急救医学,2016, 28(12):1099-1103.

[11] ANCTIL R M,JORDAN J S,MUKHERJI A. Activity-Based Costing for Economic Value Added® [J]. Review of Accounting Studies,1998,2(3):231-264.

[12] FAN K L,LEUNG L P,POON H T,et al. Public knowledge of how to use an automatic external defibrillator in out-of-hospital cardiac arrest in Hong Kong [J]. Hong Kong Med J,2016,22(6):582-588.

[13] GILCHRIST S,SCHIEB L,MUKHTAR Q,et al. A summary of public access defibrillation laws,United States,2010 [J]. Prev Chronic Dis,2012,9:E71.

[14] BRODIE D,BETHELL H,BREEN S. Cardiac rehabilitation in England:a detailed national survey [J]. Eur J Cardiovasc Prev Rehabil,2006,13(1):122-128.

[15] MITAMURA H. Public Access Defibrillation:Advances From Japan [J].Nat Clin Pract Cardiovasc Med, 2008,5(11):690-692.

[16] SCHOBER P,VAN DEHN FB,BIERENS JJ,et al. Public access defibrillation:time to access the public [J]. Ann Emerg Med,2011,58(3):240-247.

[17] BROOKS B,CHAN S,LANDER P,et al. Public knowledge and confidence in the use of public access defibrillation [J]. Heart,2015,101(12):967-971.

[18] 戴臻,林全洪,徐耀伟.院外心搏骤停复苏结果5年趋势观察研究[J].中华急诊医学杂志,2022,31(4): 497-503.

[19] 张军玲.院外心搏骤停患者心肺复苏效果及影响因素分析[J].临床医药文献电子杂志,2018,5(73): 25-26,28.

[20] KOSTER RW,BAUBIN MA,BOSSAERT LL,et al. European Resuscitation Council Guidelines for Resuscitation 2010 Section 2. Adult basic life support and use of automated external defibrillators [J]. Resuscitation,2010,81(10):1277-1292.

[21] AUFDERHEIDE T,HAZINSKI M F,NICHOL G,et al. Community lay rescuer automated external defibrillation programs:key state legislative components and implementation strategies:a summary of a decade of experience for healthcare providers,policymakers,legislators,employers,and community leaders from the American Heart Association Emergency Cardiovascular CareCommittee,Council on Clinical Cardiology,and Office of State Advocacy [J]. Circulation,2006,113(9):1260-1270.

[22] DAVIES CS,COLQUHOUM,GRAHAM S,et al. Defibrillators in public places:the introduction of a national scheme for public access defibrillation in England [J]. Resuscitation,2002,52(1):13-21.

[23] 骆丁,张娜,郑源,等.自动体外除颤器的配置现状及实施研究进展[J].中国急救医学,2021,41(2): 182-184.

[24] 中华医学会急诊医学分会,中国医学科学院海岛急救医学创新单元(RU),海南医学院急救与创伤研究教育部重点实验室,等.中国AED布局与投放专家共识[J].中国急救医学,2020,40(9):813-819.

[25] 健康中国行动推进委员会.健康中国行动(2019—2030年):总体要求、重大行动及主要指标[J].中国循环杂志,2019,34(9):846-858.

第十一章

公共场所自动体外除颤器配置的经验交流

第一节 国外部分城市公共场所自动体外
除颤器配置的实践经验

一、日本考察所见

(一) 自愿设置与管理

笔者第一次在公共场所见到公开设置的 AED 是在 2010 年(图 11-1),当时在日本北海道札幌市投宿的酒店前台就安装有 AED,经询问客服人员表示 AED 为酒店自愿设置并无法规要求,进一步询问人员是否会操作 AED,服务人表示酒店全体员工皆有接受过 CPR 与 AED 操作的培训。

2002 年 11 月,日本皇室亲王在加拿大驻日本大使馆内运动时猝死,事件造成举国震惊也引发了媒体大规模的报道。经统计日本一年数万人死于致命性心律失常,医学界与运动界人士乃开始呼吁应该在公共场所广设 AED。

2004 年 7 月,厚生劳动省发布行政命令,2004 年一般民众在接受过 AED 操作的培训后也都可以使用 AED,各级学校开始把 AED 使用手册列为卫生教育的教材,AED 开始被设置

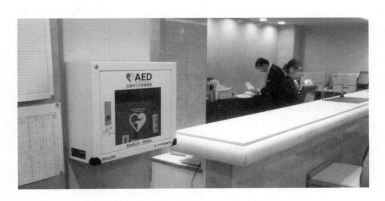

图 11-1 日本北海道札幌市酒店前头所设置的 AED

在学校、机场、车站、运动场等公共场所作为公用除颤器使用。

2005年,名古屋市举办万国博览会,主办方在机场、展场、酒店等公共场所设置AED,在为期半年的展会期间发生了数例猝死成功除颤案例,设置AED的效益引起全日本各界的关注。2006年7月东京都交通局通令,在都营的101个地铁站都设置AED,东日本旅客铁道公司(JR)随后也跟进在新干线(日本高铁)各车站设置AED。

（二）AED设置的创新作为

1. 群聚场所的AED设置　场所内猝死的发生率与容留人数成正比,为了提高在公共场所的猝死的救活率,札幌市在人潮聚集的街道保安岗也配置了AED(图11-2),保安人员也必须学习CPR及AED,在紧急事件发生时除了通报急救中心呼叫救护车外,可以在第一时间对猝死者实施CPR及AED的救治,扮演起救命第一反应者的角色。

2. AED与自动贩卖机共设　无人自动贩卖机在日本各城市都相当普遍,同一个贩卖机设置处所可能会有多达10台各种不同的贩卖机,贩售饮料、香烟、雨伞、袜子、纸巾等各种不同商品,在自动贩卖机集中设置的处所设置AED(图11-3),可以让经常路过或使用贩卖机的路人留下"地标印象",在紧急时刻可以知道何处可以取得AED。这所谓的"地标印象"举例来说,如果我们每天从住家步行到地铁口的路上,固定有一个小店铺是卖煎饼果子的,那如果有人问起何处有卖煎饼果子的,我们自然地就会想到住家附近某个地铁口边上那个小店铺。

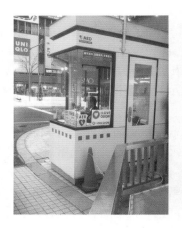

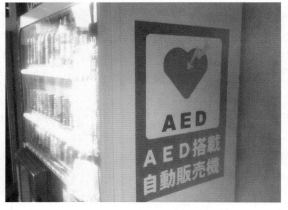

图11-2　札幌市街道保安岗哨配置的AED

图11-3　无人自动贩卖机与AED共设

（三）非政府组织的参与

公众除颤政策的推动,往往不是单方面的努力可以见到成效的,政府、学术、产业以及民众四个面向的资源整合,方能达到体系化建设的成效;公益性的非政府组织(Non-Governmental Organization,NGO)可以超越各个体单位间的各自本位限制,扮演体系发展当中重要的桥梁角色,使各个组织单位的资源能够有效地整合以发挥体系效益。为了协助政府推广公众除颤政策,"日本AED财团"于2017年以财团法人基金会的形式在东京成立,以推动与公众除颤相关的培训为主要任务,组织设有一专责的"减少猝死案件执行委员会",分学校、运动及社会活动三个方向执行相应的工作。

二、美国观察所见

（一）标示与连线报案

笔者在 2010 年赴美国休斯敦出席国际直升机协会（HAI）年会，观察到休斯敦机场所设置的 AED 的标示是采用相对大型的标示（图 11-4），如此可便于在人潮众多的场所可以轻易地发现 AED 的设置位置，同时观察到休斯敦国际机场所设置的 AED 是有连线报案功能的，如果 AED 的箱盖被打开，会连线到最近的机场急救站，急救站随即出动救护车前往现场观察并实施必要的急救，如此可以缩短事件通的时间，也有效缩短急救的反应时间并有效争取提高室颤案例的除颤成功率。

（二）关于残疾人的 AED 取用

当一起心搏骤停事件发生在公共场所或是工作场所，距离事件最近的 AED 取用者有可能是残疾人，为了避免因残疾造成紧急救命的障碍，在美国各地建议根据《美国残疾人法案》（Americans with Disabilities Act, ADA）的指南设置 AED，乘坐轮椅时正面 AED 的手柄的高度应高于 15in 即 38cm 而不超过 48in 即 122cm。侧面取用的高度建议为 54in 即 137cm 以下（图 11-5）。

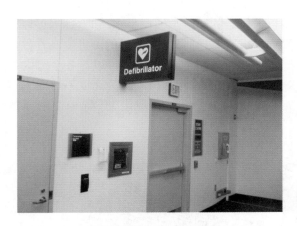

图 11-4　美国休斯敦国际机场所设置的 AED

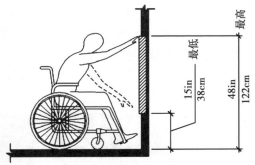

图 11-5　《美国残疾人法案》建议乘坐轮椅者取用 AED 高度

三、韩国首尔的 AED 标示观察所见

（一）多面向 AED 标示与障碍物排除

以下（图 11-6，图 11-7）为韩国仁川国际机场入境大厅所设置的 AED，在图 11-6 中可以在大型柱子面上看见 AED 的标示，却看不见 AED 究竟设于何处；但绕过柱子的背面即可发现设置的 AED，为了避免场所内大型的梁柱等结构物遮挡住 AED，采取多面向的标示是一个值得参考的方式。

渡轮上所设置的公用除颤器（图 11-8），被结构饰板所遮蔽，渡轮前侧的乘客可以看见 AED 的位置，但从渡轮的尾侧就无法看见 AED 的位置，故在遮蔽饰板的表面也张贴了 AED 的标示，让尾侧的乘客也可以轻易地知道 AED 设置的位置。

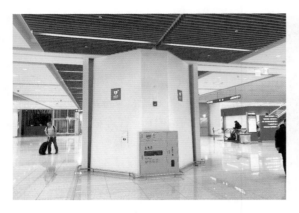

图 11-6　AED 设置处的背面标示

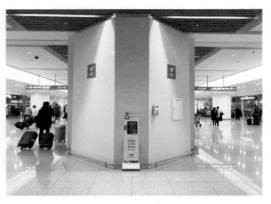

图 11-7　AED 设置处的正面标示

（二）AED 标示的角度与高度

观察国际公用除颤器的标示，多数以与墙面呈水平的平面方式呈现，偶有与墙面呈垂直的平面方式呈现。然就人眼视觉的角度而言，与墙面呈水平的方式呈现，最明显的视觉角度为 90°（与墙面垂直），当视觉角度因行走而改变时，与墙面的夹角越小则可见度越小。如 AED 标示与墙面呈垂直（90°）的方式呈现，则行人行走的动线与墙面呈水平时，标示可以得到最大的可见度，但行人移动的方向是与墙面近乎垂直时，则降低了标示的可见度。首尔仁川机场的候机楼，部分 AED 的标示是采用立体三角形的标示（图 11-9），可以让各个方向的可见度达到最大的效果。而在人潮众多的公共场所，AED 的标示可能因为高度不够而未被看见，所以在人潮众多及面积开阔的场所，为了提高 AED 标示的可见度，升高 AED 标示的高度以及加大 AED 标示的尺寸是必要的。

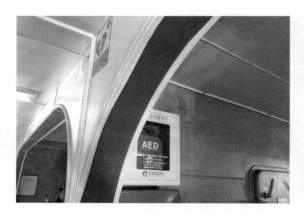

图 11-8　在遮蔽物的表面张贴 AED 的标示

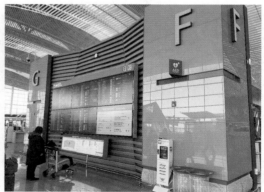

图 11-9　升高高度的立体三角形 AED 标示

四、英国观察所见

（一）颜色印象的应用

为了提高救护车的可见度以提升救护车的行车安全，英国伦敦救护车（图 11-10）的颜色统一采用黄绿搭配的巴腾堡格纹（Battenburg markings），于是黄绿相间的颜色组合就成了英国人记忆中的院前急救的代表色。于是，在英国公共场所设配置的 AED 外箱也大都采用黄绿搭配的颜色（图 11-11），与民众记忆中急救车的颜色印象做了联结，以便在紧急时能透过颜色印象的唤醒，搜寻记忆库中 AED 的设置位置，以缩短 AED 的取用时间。

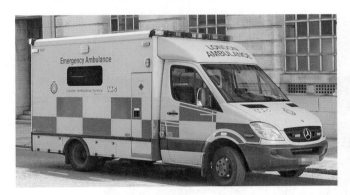

图 11-10　英国伦敦救护车的巴腾堡格纹配

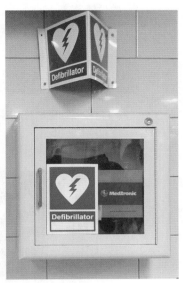

图 11-11　英国伦敦公用 AED 的外箱配色

（二）号码锁与报案机制的联动

在英国部分城市会给公用除颤器的外箱配上一个号码锁（图 11-12），也同时给每一组 AED 一个编号，民众如果要取用 AED 首先必须要先致电急救中心，告知将取用 AED 的编号，调度员就会把开锁的密码告诉报案人，设置这个号码锁的目的不单是为了防止 AED 被窃取或破坏，更重要的意义在于取用 AED 的同时也启动了院前急救体系，有效地缩短了猝死案例院前急救的响应时间。

（三）地标印象的应用

随着移动通信装置的普及，公用电话使用率逐渐下降，但是传统的公用电话亭仍然深植于英国人的记忆中，当地的卫生管理部门利用了民众对于公用电话的地标印象，将传统的公用电话亭改设成公用除颤器站，与记忆中紧急事故时要打电话求救的行为做成联结，缩短了寻找公用 AED 的时间（图 11-13）。

五、西班牙马德里的 AED 标示观察所见

（一）明确的方向指引

在西班牙马德里的地铁站，不仅为 AED 做出了标示，还为 AED 做出了明确的方向指引（图 11-14），即使 AED 不在事发地旁，也可以透过明确的方向指引一步步地接近 AED 的位置，甚至在楼层间隔的情况下，仍会以明确的图示指引往另一楼层取用 AED，这样的指引将有助

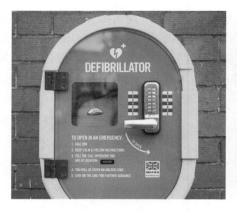

图 11-12　配置路号码锁的公用 AED

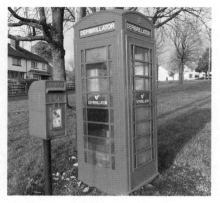

图 11-13　英国将公用电话亭改设为公用除颤器站

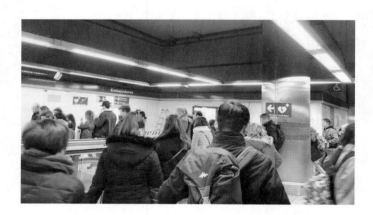

图 11-14　西班牙马德里地铁站的 AED 位置指引

于缩短民众找寻 AED 的时间。

（二）醒目的 AED 标示与操作流程

当民众按 AED 的方向指引接近 AED 之后,醒目的 AED 标示可以让民众在远处就看见 AED。马德里地铁站的 AED 标示,采用的是大尺寸的 AED 标示,以及同色系较大面积的机柜,并且在 AED 的设置处同时设置了简要的 AED 的操作流程,让不熟悉 AED 操作的民众在找到了 AED 之后,也可以快速地学习 AED 操作的方法,提高了 AED 操作的正确性(图11-15)。

（三）施工时 AED 标示的维持

即使在地铁站台施工期间,AED 被移位或是 AED 标示被遮蔽,仍不忘在遮蔽物的外部设置 AED 的方向指引(图 11-16),以确保民众在紧急时能尽快取得 AED。

六、德国观察所见

（一）极端气候中的保护

在德国南方山区的缆车站,我们观察到放置 AED 的机柜内亮着一个小蓝灯(图 11-17),

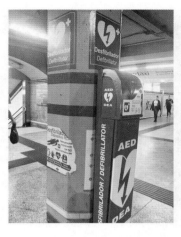

图 11-15 醒目的 AED 标示与机柜

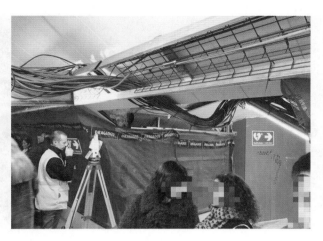

图 11-16 施工时的 AED 方向指引

这是别处曾见过的,本以为这可能是系统的电源灯,进一步观察后才知道这是 AED 机柜附带的加温装置。德国山区冬季普遍是会降雪的,低温会造成 AED 电池的电力衰退而导致 AED 电力不足,对于 AED 的分析与除颤功能都会造成影响,考虑到这个问题,设置单位在 AED 的机柜内加装了加温器,使机柜内的温度维持在 AED 主机与电池正常工作范围内,以确保 AED 的救命功能。

（二）圆柱上 AED 的标示

德国慕尼黑国际机场一部被设置在圆柱上的 AED（图 11-18）,因为圆柱的体积相对于 AED 要大,所以除了正面之外在其他的面向上是看不见 AED

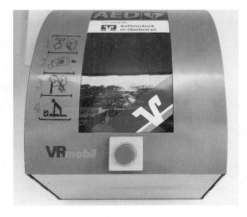

图 11-17 加装了加温装置的 AED 机柜

的,设置单位发挥了巧思,在圆柱上做了一个环形的 AED 标示牌,如此不管从哪个方向都可以看见 AED 的标示。圆形的柱体在中国传统的建筑结构上是相当普遍的,这样的标示方式是具有应用参考价值的。

（三）降低设置成本的考虑

自动除颤器设置的成本可能包含:AED 主机、机柜、标示牌、警报、警灯、配线、自动报警、锁具、物联网通信模块、加温装置等,加入的元素越多成本越高,对于设置单位的经济负担也越大,相对的也可能影响设置的意愿,特别是在没有法规规定必须强制设置的情况下,如何在不影响基本救命功能的条件下降低成本,相信是我们要积极去考虑的。在德国国王湖景区,我们观察到景区内所有的 AED 都舍弃了金属的机柜,改以廉价轻量的塑料收纳容器来收纳 AED（图 11-19）,而在其他场所也见过其他塑料轻量的收纳容器,其所节省下的成本,预估会是一套除颤贴片及电池的成本。

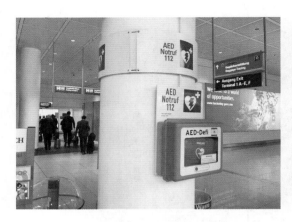

图 11-18 圆柱上设置 AED 的环形标示牌

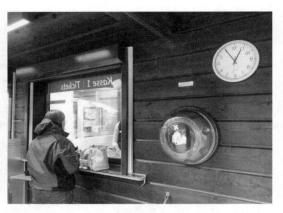

图 11-19 廉价的收纳容器降低了 AED 设置的部分成本

（徐震宇）

第二节 国内部分城市公共场所自动体外除颤器配置的实践经验

2008 年北京奥运会期间，为做好健康应急保障工作，北京首都国际机场及奥运场馆等场所相继安装了 AED，并对保安和相关工作人员进行了急救培训，这是 AED 在中国公共场所的首次亮相。但是遗憾的是，国内公众对 AED 的了解还远远不够，没有认识到 AED 配置是一个复杂的系统化工程，早期配置的 AED 基本被束之高阁，没有发挥真正的作用。2015年前后随着公众急救意识的不断增强，国内不少城市在业内专家和有识之士的不断呼吁下，如深圳、杭州、海口等城市开始尝试在公共场所开始大规模配置 AED，各城市在配置过程中不断摸索，慢慢认识到了这是一项需要政府主导，法律保障，社会各层面达成共识和配合的系统化工程。各个城市先行先试，形成了各地在配置 AED 过程中的实践经验。

一、深圳市公共场所配置自动体外除颤器实践经验

近年来，深圳市积极贯彻落实党中央实施"健康中国战略"，全面贯彻落实发展为民、发展惠民，保障和改善民生的新发展理念，从 2017 年起启动"公共场所配置自动体外除颤器项目"，在全市公共场所大量投放自动体外除颤器，全力构建全民急救体系，在提升深圳院前急救成功率的同时，全民急救意识与急救能力也得以显著提高，深圳市民生命安全更有保障。

（一）相关法规、政策

1.《深圳市"十三五"自动体外除颤器配置实施方案》 2017 年，深圳市急救中心按照深圳市卫生健康委员会要求，组织专家起草制定的《深圳市"十三五"自动体外除颤器配置实施方案》，方案提出：在公共场所配置 AED、普及急救技能，构建全民参与的社会急救新体系。建议由政府主导，财政出资，由深圳市急救中心牵头负责在全市重点公共场所配置AED，分年度实施，计划"十三五"期间完成 5 500 台 AED 的采购与配置安装工作。

2. 深圳市政府"民生实事"项目　自 2017 年始深圳市启动了"公共场所配置 AED 项目"并纳入深圳市政府民生实事项目,深圳市卫生健康委员会委托深圳市急救中心牵头动员各区、各部门参与公共场所配置 AED 工作。

3.《深圳经济特区医疗急救条例》　2018 年 10 月 1 日,《深圳经济特区医疗急救条例》颁布实施,在法律层面支持公共场所配置 AED。第四十六条规定:"市卫生行政部门应当制定机场、地铁车站、火车站、汽车客运站、客运码头、口岸等公共场所配置自动体外除颤器等医疗急救设备和器材规划,经市人民政府批准后组织实施"。第四十七条规定:"市、区卫生行政部门应当制定医疗急救培训计划,免费向公众提供医疗急救知识与技能的普及培训。培训可以通过购买服务的方式实施,费用纳入财政预"。第四十八条还特别指出:"人民警察、消防人员、保安人员、导游、公共交通工具的驾驶员和乘务员等所在单位,应当组织相关人员参加医疗急救知识与技能的普及培训。已配置医疗急救设备和器材的公共场所、人员密集场所的经营管理单位,以及从事高危作业、易发生灾害事故的企业事业单位,应当组织相关人员参加医疗急救知识与技能的普及培训,掌握医疗急救设备和器材的使用技能,并定期进行医疗急救应急演练。"

4.《公共场所自动体外除颤器建设与管理规范》　2023 年 3 月,深圳市急救中心制定深圳市地方标准《公共场所自动体外除颤器建设与管理规范》获批准发布,标准对深圳市公共场所自动体外除颤器的建设规划、配置场所、配置密度、配置要求、日常管理等进行统一规范。

（二）组织实施

1. 编制 AED 配置规划　深圳市"公共场所配置自动体外除颤器项目"遵循"政府主导、社会共建、全民共享"的原则,实行先行先试、循序渐进的方式,根据区域人口数量,按比例配置。初期（"十三五"期间）目标"百台千台"起步,中期（"十四五"期间）目标每 10 万常住人口配置 100~200 台,远期目标每 10 万常住人口配置 200 台以上。同步建设全市公共场所 AED 信息化管理平台,实现全市 AED 信息化、科学化、标准化管理。

深圳市"公共场所配置自动体外除颤器项目"初期（"十三五"期间）由深圳市卫生健康委员会委托深圳市急救中心主导组织实施,中远期由各区卫生主管部门负责辖区内公共场所 AED 配置管理工作。深圳市体育局、教育局、交通运输局等各有关部门积极配合做好市本级所辖公共场所 AED 配置工作。深圳市红十字会负责接受自然人、法人和其他组织向公共场所捐赠 AED,接受捐赠的 AED 纳入全市统一规划。

2. 统一 AED 设置规范　对全市公共场所配置 AED 的配置场所、配置密度、配置选址、配置方式、标志标识进行统一规范。

（1）配置场所:深圳市根据公共场所承担的城市功能,结合其面积、人流量、院外心搏骤停发生率等因素,将必须配置 AED 的公共场所分为三类。一类公共场所包括城市主要交通场站（口岸、机场、地铁站、火车站（高铁站）、客运站、游轮码头）、体育健身场所（体育馆、球类（训练、比赛、娱乐）场所、健身场所、游泳场（馆）等）、医疗卫生服务机构（市级医院、区级医院、社区医院、社区健康服务中心、社区健康服务站、中医馆）、养老机构（养老院、老人照料中心、老人娱乐活动中心）、学校（高等学校、高级中学、初级中学、小学）、大型购物场所（50 000m² 以上都市型购物中心、地区型购物中心）。二类公共场所包括公共住宿场所（经各级旅游星级饭店评定委员会评定为一星级及以上的宾馆、酒店、旅馆、旅社、宾舍、度假村、俱乐部等)、文化交流场所(展览馆、博物馆、美术馆、图书馆、宗教活动场所、书店等)、文化娱乐场所(影剧院、音乐厅等)、住宅小区(商品房、公租房、人才房、宿舍楼等)、办公场所(企事业单位办公楼、商务楼、部队、工厂、建筑工地等)、公众服务场所(党群服务中心、行政办事大厅、派出所、对外服务办事窗口)、公共交通工具(火车、高铁、飞机、客渡、公交车)。三类公共场所为除列入一类及二类以外的其他公共场所。

（2）配置密度：深圳市根据不同的公共场所配置相应数量的 AED，一类公共场所 AED 配置密度满足每台 AED 服务辐射半径≤300m 或施救者直线步行 3~5 分钟可获取；二类公共场所 AED 配置密度满足每台 AED 服务辐射半径≤600m 或施救者直线步行 3~10 分钟可获取；三类公共场所根据需求配置适宜密度的 AED。

（3）配置选点：深圳市公共场所 AED 的设置点选择在公共场所人流密集区域、位置显眼、易于发现、方便取用且不影响人员安全疏散的固定位置（表 11-1）。AED 设置点周边无易燃或易爆物品；周边区域环境清洁和干燥；周边区域有网络、监控设备覆盖或人员值守。

表 11-1　深圳市各类公共场所 AED 配置选点推介表

公共场所类别	配置安装选址推介
城市交通枢纽	覆盖每层建筑平面、有规律的安装在各类服务台、客服中心、监控室附近、垂直电梯附近，重要出入口、等候区、安检区、售票处
市政城市、自然公园	重要出入口、保安亭、公共洗手间附近
观光旅游区	重要出入口、售票处门口、医务室门口、服务台、客服中心、公共洗手间附近
体育健身场所	重要出入口、服务台、客服中心
养老机构	重要出入口、医务室门口、护士站、服务台、客服中心、
医疗卫生服务机构	室外出入口、服务台、客服中心
学校	校门口、医务室门口、操场(运动场)附近、宿舍楼一楼出入口、图书馆出入口、食堂出入口
公共住宿场所	服务台、客服中心、垂直电梯附近
居民住宅小区	多层楼梯房：保安亭、管理处、一楼出入口 小高层、高层电梯房：一楼大堂出入口、垂直电梯附近
大型购物场所	商场门口、服务台、客服中心、垂直电梯附近
文化交流场所	重要出入口、服务台、客服中心、垂直电梯附近
文化娱乐场所	重要出入口、服务台、客服中心、垂直电梯附近
办公场所	重要出入口、服务台、客服中心、垂直电梯附近
公众服务场所	重要出入口、服务台、客服中心
其他公共场所	重要出入口、服务台、客服中心、垂直电梯附近

（4）配置方式：深圳市按照配置场所的不同，选择不同的 AED 安置方式，常规公共场所 AED 设备安置在机柜(箱)内，机柜(箱)外形尺寸与 AED 匹配，机柜(箱)体端正，无歪斜、翘曲等变形现象，箱体表面无凹凸不平、毛刺等加工缺陷；机柜(箱)不上锁、不遮挡、不扫码，开启操作轻便灵活、无卡阻现象。机柜(箱)放置在地面或桌(台)面或悬挂于墙面，机柜(箱)牢固安置。AED 设备便于取用，其上沿离地面垂直高度不高于 1.5m。部分安置在户外的 AED，

选用具有防湿、防寒、防晒、防腐蚀、防雷等保护措施的机柜（箱）。特殊公共场所，如公共交通工具，将 AED 设备安置在具备防震功能的便携式手提式箱包内。

（5）标志标识：深圳市 AED 设置点标志为三角形柱式立体结构，AED 设置点标识牌的下沿距地面的垂直高度大于 2m。

3. 规范 AED 的管理 深圳市急救中心、公共场所 AED 配置单位、AED 中标商、第三方维保单位、按各自职责共同做好 AED 管理工作。

（1）开发"深圳 AED 一键查地图"、"AED 导航微信小程序"。为让市民更方便快捷地找到距离其最近的 AED，2018 年 10 月，深圳市急救中心开发"深圳 AED 一键查地图"（图11-20）和"深圳 AED 导航微信小程序"（图 11-21），市民只能通过手机扫一扫，就能查找身边的 AED 并通过导航提示即可前往获取。

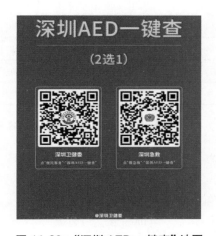

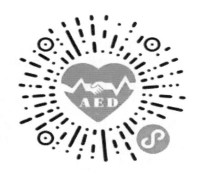

图 11-20 "深圳 AED 一键查"地图　　图 11-21 "深圳 AED 导航微信小程序"

（2）建立 AED 日常检查制度：深圳市急救中心通过与公共场所 AED 配置单位签订"公共场所配置 AED 合作协议"明确其作为 AED 协管单位，共同做好 AED 的管理。"公共场所配置 AED 合作协议"规定：公共场所 AED 配置单位应建立自动体外除颤器管理制度，明确责任部门和责任人，至少每周检查 1 次设备，检查内容包括：设备是否正常待机、设备是否在固定位置、放置自动体外除颤器的机柜（箱）是否清洁、完好、配备的操作说明、宣传册是否缺损。同时，公共场所 AED 配置单位应建立自动体外除颤器档案资料，记明配置类型、数量、安装地点、检查、维护、使用等有关情况并建立自动体外除颤器故障消除登记制度，自动体外除颤器设备发生故障后，应及时电话报修。

（3）通过购买服务落实人工巡检：深圳市急救中心每年度通过申请财政专项资金，通过政府招标，委托第三方服务公司每年一次上门对配置在公共场所的 AED 开展维护保养、检测更新并形成月报表。维护保养内容包括：设备操作运行是否正常、电池容量是否达到技术要求、电极片是否完好、有效、设备使用年限是否有效。检测更新内容包括：设备电极片在失效前及使用后及时更换、设备使用后操作系统及数据及时提取、更新。

（4）启用自动体外除颤器远程管理平台：深圳市急救中心于 2020 年开发建立基于网络的自动体外除颤器远程管理平台，平台能远程实时、动态监控全市 AED 设备状态、序列号、设备位置、设备状态、维护状态、电池电量、状态更新时间等。同时 AED 一旦被取出使用，平台第一时间触发报警、信息反馈至中心，由专人到现场进行数据提取及跟踪、回访。

4. 强化人员培训　深圳市"公共场所配置 AED 项目"中明确，在公共场所每配置 1 台 AED，AED 配置所在的公共场所经营单位必须按照 1∶10 的比例（安装 1 台 AED，急救培训 10 人）分批次、分阶段组织员工进行免费的自动体外除颤器相关急救培训。

深圳市"公共场所配置 AED 项目"配套急救培训由深圳市急救中心负责监督、急救培训地点覆盖分布在全市十个行政区，培训机构为取得深圳市急救中心认证的，具备颁发急救培训证书的 12 家"深圳市急救培训基地"（图 11-22）。各基地严格按照市急救中心的"五个统一"（统一学时、统一教材、统一师资、统一教具、统一颁证）的要求，开展急救技能培训工作。

深圳市急救培训基地名单	
序号	基地名称
1	深圳市卫生健康能力建设和继续教育中心急救培训基地
2	北京大学深圳医院急救培训基地
3	深圳市龙岗中心医院急救培训基地
4	深圳市人民医院急救培训基地
5	深圳市中医院急救培训基地
6	深圳市罗湖区人民医院急救培训基地
7	深圳市前海蛇口自贸区医院急救培训基地
8	中国科学院大学深圳医院急救培训基地
9	深圳市坪山区人民医院急救培训基地
10	深圳市龙华区中心医院急救培训基地
11	深圳市盐田区人民医院（集团）急救培训基地
12	深圳宝安乐邦拥军急救培训基地

图 11-22　深圳市急救培训基地名单

深圳市"公共场所配置 AED 项目"配套急救培训内容包括急救四步法、心肺复苏（CPR+AED）、异物卡喉、外伤急救、法律法规五大模块。培训时长为 7 小时。学员通过"深圳急救"微信小程序按流程进行报名（图 11-23），培训形式采用"试学练测"的学习形式，即对技能先试、再听老师讲、然后自行练习，培训当天现场将进行笔试及技能测试，合格者可获得深圳市急救中心颁发的"初级救护员"证书（图 11-24）。

截至 2022 年 12 月，深圳市急救中心累计急救培训总量为 69.695 万人次，以深圳市常

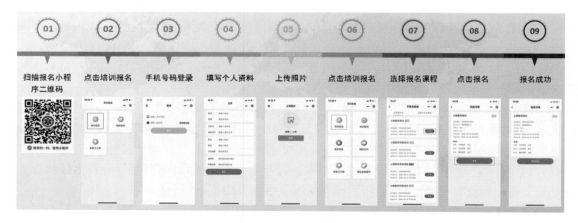

图 11-23　深圳市急救培训报名流程

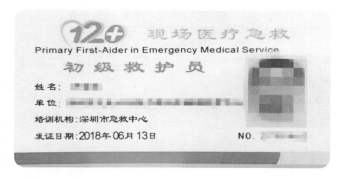

图 11-24　深圳市"初级救护员"证书

住人口 1 756 万计算("七普"人口数据)计算,急救培训普及率达到 3.97%,高于国内平均 1% 水平。

5. 加强宣传推广　社会公众能否积极主动参与到院外心搏骤停急救,直接影响公共场所配置 AED 的工作成效。深圳市急救中心特别重视加强公众急救技能科普与救助免责法律条款的普法宣传,引导和鼓励社会公众理性、主动参与急救服务,增强公众的社会责任感。

每年的 1 月 20 日急救日,深圳市急救中心响应中国医院协会急救(站)分会号召,举办"120 国家急救日倡议活动暨急救科普大课堂公益培训",让市民近距离地了解急救、学习急救、参与急救。同时,联合深圳地铁、深圳火车站等单位开展"出手急救,你也可以"急救知识与技能宣传活动,邀请广大市民参与使用 AED 急救体验式教学。

目前,深圳市急救中心制作有关自动体外除颤器操作使用的 2 个短视频以公益广告形式在深圳地铁沿线各站及列车上每天循环播放,以此作为宣传媒介,广泛的宣传。截至 2023 年 4 月 30 日,"深圳急救"微信公众号推送有关深圳公共场所配置自动体外除颤器宣传信息 151 条。

(三) 取得成效

1. 构建社会急救新体系　在深圳市卫生健康委员会的统一领导下,深圳市形成"政府主导、社会共建、以点带面、市区联动"的深圳公共场所配置 AED 整体推进局格,截至 2022 年底,深圳全市区 AED 配置总数达到 43 397 台(表 11-2),以深圳市常住人口 1 756 万计算("七普"人口数据)计算,配置率为每 10 万常住人 247 台。

深圳市对社会急救意识的觉醒,来自 2014 年深圳地铁内 IBM 公司员工梁某一起猝死事件,无人敢救、会救的悲剧引发大众热议,急救知识普及率和急救设备配置率"双低"是导致其生命无法获得重生的主要原因。近年来,随着 AED 在公共场所的大量投放,急救知识培训的普及,完整有效的社会急救机制逐渐在深圳有效的运行,截至 2022 年底,深圳安装在公共场所的 AED 共参与现场抢救 213 人次,已成功救治 56 人(表 11-3)。其中年龄最大的 75 岁,年龄最小的仅 13 岁。一个个深圳市民在各大公共场所大胆使用 AED 成功救人的故事,被全国、省、市各大媒体广泛报道宣传,温暖人心,令人振奋,不仅让更多公众见识了"AED 救命神器"的神奇,也让公众在危急时刻更有信心出手使用 AED 施救。

2. 发挥示范引领作用　深圳因为大规格启动"公共场所配置 AED 项目",深圳的 AED 发展模式得到了社会各界的认可。如今,"深圳模式"同样发挥了示范效应,在"深圳模式"的带动下,全国有许多城市也在加大公共场所 AED 的配置,如云南省、海南省、杭州市、北京

表 11-2　深圳市公共场所配置 AED 数量

实施单位	数量/台
深圳市急救中心	10 500
龙岗区卫生健康局	1 000
龙华区卫生健康局	1 200
南山区卫生健康局	2 000
福田区卫生健康局	1 300
宝安区卫生健康局	3 239
光明区卫生健康局	1 300
深圳市城市公共安全技术研究院	5 600
深圳市消防局	15 000
其他企业	2 258
共计	43 397

表 11-3　深圳市公共场所配置 AED 使用情况

AED 配置场所	AED 使用次数	使用 AED 成功次数
体育场所	16	11
学校	21	6
文化场所	2	1
大型商场	2	1
街道社区	20	7
交通场站	7	3
社康	36	9
政府机关	12	3
公园、旅游景点	8	3
地铁	47	9
养老院	18	0
口岸	4	0
住宅小区	20	3
救护车	0	0
共计	213	56

市、天津市、武汉市、广州市等借鉴深圳市的做法,启动 AED 配置工作。

　　近年来,中央电视台、《健康报》、全国两会等多次宣传肯定深圳率先在公共场所普及 AED 急救设备在全国做出的示范引领作用。

　　2020 年,深圳市急救中心受国家卫生健康委员会委托,作为唯一起草单位,编写《公共场所自动体外除颤器配置指南(试行)》获国家卫生健康委公开印发,深圳 AED 配置经验从深圳推广至全国。

二、杭州市公共场所配置自动体外除颤器实践经验

2014 年,杭州市开始在机场等公共场所布置 AED,2016 年"二十国集团领导人杭州峰会"(G20 峰会)后 AED 配置数量迅速增加,相应的急救志愿者也随之增加;2019 年,杭州成为全国首个将融合了 AED 地图的"城市大脑·卫健系统"急救志愿者救助系统真正投入日常实战使用的城市。

(一) 相关法规、政策

1.《杭州市深化院前医疗急救体系建设三年行动计划(2018—2020 年)》 2015 年《杭州市院前医疗急救管理条例》正式实施,该条例对公众急救培训等方面做了明确规定。为了更好地贯彻实施该条例,在杭州市人大的推动下,杭州市政府主导加快了对杭州院前医疗急救体系建设的推进工作,2018 年,《杭州市深化院前医疗急救体系建设三年行动计划(2018—2020 年)》正式印发,该文件对公共场所自动体外除颤器(AED)的设置和管理作出了指导性意见,将建立公共场所设置 AED 维护的长效机制,加强 AED 使用培训和规范管理,进一步提升公民互救能力确定为院前医疗急救体系建设的重点工作之一。

2.《杭州市公共场所自动体外除颤器管理办法》 2021 年 1 月 1 日,《杭州市公共场所自动体外除颤器管理办法》颁布实施,杭州市成为国内首个以地方立法形式规范公共场所 AED 的配置使用,使杭州公共场所 AED 的配置应用进入了规范发展的快车道,该办法共十七条,以问题为导向,主要内容包括:

(1) 明确使用对象:AED 是经国家药品监督管理部门注册,依法批准上市销售、使用,具备自动识别可电击心律、自动电除颤功能,用于抢救心搏骤停患者,供社会公众使用的便携式急救设备。

(2) 明确管理主体:卫生健康行政主管部门负责公共场所自动体外除颤器的配置管理工作。

(3) 明确经费保障:公共场所和执法执勤车辆、船舶 AED 的配置管理的相关费用应当纳入政府预算予以保障。同时,鼓励社会向公共场所捐赠、维护 AED,AED 上可以标注捐赠、维护者名称。

(4) 明确配置范围:办法规定了机场、体育场馆、养老机构、学校、大型超市、风景区等六大类公共场所应当按配置规划逐步配置 AED,两级政府应当安排一定数量的执法执勤车辆、船舶配置 AED。

(5) 明确急救培训主体:卫生健康行政主管部门应当组织开展自动体外除颤器使用及相关急救技能培训等工作,红十字会应当按照法定职责向公众提供自动体外除颤器的使用及相关急救技能的培训。鼓励、支持有资质的社会组织开展公益性自动体外除颤器的使用及相关急救技能的培训。

(6) 明确救人免责:鼓励具备急救技能的公民对急危重患者实施紧急现场救护。救助人因使用自动体外除颤器自愿实施紧急救助行为造成受助人损害的,救助人依法不承担民事责任。

3.《杭州市公共场所自动体外除颤器配置与维护管理规范》 为进一步规范杭州市公共场所自动体外除颤器配置和维护管理,统一全市 AED 标志标识和配置标准,2022 年 4 月18 日,杭州市卫生健康委员会印发《杭州市公共场所自动体外除颤器配置与维护管理规

范》,主要内容包括:

（1）数量标准:根据《杭州市公共场所自动体外除颤器管理办法》六大类公共场所应当配置自动体外除颤器（AED）要求,根据人口密度、人员流动量、分布距离等因素,按照3~5分钟内获取AED并到达现场为原则进一步明确公共场所配置AED的数量标准和配置密度。如机场、火车站、长途汽车客运站每楼层至少设置1台,楼层面积每超过4万 m² 增设1台;公园、风景旅游区最大日人流量超过3 000人次的,每个至少设置1台;执法执勤车辆、船舶:每5辆日常执法执勤车辆、船舶至少配置1台,少于5辆的按5辆标准进行配置等。

（2）标志标识:统一全市AED设置点标识、导向标识、封条标识。AED设置点标识为心形内加电击符号图案,及AED和自动体外除颤器字样。标识的背景色为橙黄色,心形图案为红色,文字和电击图案为白色,字体为黑体。AED标识放置在AED附近,位置明显,有视线障碍的AED设置点应设置发光标识。

（3）配置管理:每台AED安装后5个工作日内,向卫生健康行政部门提供已设置AED的品牌型号、详细位置、配置单位、管理单位、现场照片等相关信息。杭州市公共场所的AED要接入全市统一信息管理平台,实现AED位置信息、品牌型号、配置单位、功能状态、日常检查、维护保养、使用记录等在线管理。鼓励单位、个人自行购买配置的AED接入信息管理平台。不得随意移机或拆除已设置的AED,确需移机或拆除的应提前1个月向卫生健康行政部门提交移机(拆除)报告,满足移机或拆除条件的方可进行移机或拆除,新安装设置信息应在移机完成后5个工作日内上报卫生健康行政部门。

（4）维护管理:配置单位应制定AED日常检查和维护保养制度,落实每台AED的管理责任人。每台AED每日至少检查1次,发现AED任何存在异常情况导致AED不能正常使用时,应立即设立故障牌或张贴故障标识,及时进行修复。检查、维护保养情况应及时进行记录,相关记录至少保存两年。AED设备和配件(电池、电极板等)使用年限或维保协议到期前一年应制订更新计划,确保及时更新。

（5）监督保障:卫生健康行政部门要加强公共场所AED配置情况监督巡查,对配置单位未按规定进行配置、维护保养,或者未做好维护保养记录的,责令限期改正或按规定处以罚款。配置单位上级主管部门要采取措施,督促帮助指导配置单位按规定进行配置和维护保养AED。

（二）组织实施

1. 配置情况及规划　2014年,云林公益基金捐赠的第一批15台AED,配置在地铁、机场、市民中心等人流密集的公共场所。2017年,第二批60台捐赠AED也配置到位。截至2022年底,杭州市配置AED共约4 000余台,主要分布在机场、地铁、高铁等交通枢纽,以及政府机关、学校、体育馆、旅游风景区等公共场所。承办亚运会对杭州市城市国际化建设提出了更高的要求,加快公共场所配置AED符合杭州城市发展战略规划和城市国际化的建设目标,符合国际大型会议和赛事活动保障要求,杭州计划科学有序地推进自动体外除颤器（AED）配置。

2. 管理的难点和痛点　目前有些配置单位和场所对AED的配置时间、型号、品牌、维护周期不统一,缺乏规范,导致AED的位置信息、状态信息、维护信息和耗材管理混乱,新增、变更信息不能得到及时统计和管理。AED各品牌产品技术发展不均衡,配置点位选择的AED不一定适合物联网远程管理,还需要靠传统人工巡检保障AED状态,成为统一管理的痛点。AED 使用频率不高,长时间待机在配置场所,容易被忽视,导致日常管理缺失。AED 配置场所设备管理员,往往是单位基层员工或者安保人员,人员流动性较大,容易导致管理脱节、信息缺失,缺乏有效的管理。

3. 管理应对措施　杭州市建立 AED 监管信息平台(图 11-25),包括云端存储系统、电脑端管理系统和手机端 APP 功能,并整合现有配置多品牌 AED 信息及未来配置 AED 信息。平台管理内容包括 AED 位置信息、AED 状态信息、AED 耗材时效、志愿者信息。系统具有数据存储、台账管理、状态预警、数据查询、统计、提醒等功能。平台电脑端具有地图显示模式,AED 位置和状态可直观显示于地图上。手机端 APP 支持 AED 获取导航、一键呼救、志愿者响应及志愿者申请功能。平台可对带有 AED 远程管理系统的接口进行对接,也可对原不具备远程管理或不具备联网功能的设备进行定期二维码扫码管理。平台支持数据输出,预留数据输出接口,平台具有权限设置功能,可分级管理。

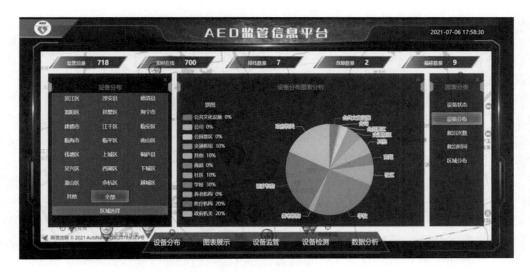

图 11-25　杭州市 AED 监管信息平台功能页面

(三) 取得成效

为提高 AED 的利用率,杭州市急救中心将监管系统平台与 120 急救调度系统所使用的医疗优先分级调度系统(MPDS)进行有效结合,一旦有市民发生心搏骤停的情况,通过拨打 120 急救热线,120 的工作人员将能最快速度定位离患者最近的 AED 位置及相关使用信息,并通过电话进行线路指引导航,以便市民第一时间拿到"救命神器 AED",为患者争取到宝贵的"黄金 4 分钟",提升急救的成功率。

截至 2022 年底,杭州市全市 AED 配置总数达到 4 000 台,杭州市使用 AED 参与急救 40 余次,其中救治 OHCA 患者 38 例,复苏成功 25 例,比例为 65.8%,脑复苏成功 14 例,占成功案例的 56%,取得了良好的成效。

三、海南省公共场所配置自动体外除颤器实践经验

近年来,海南省委省政府在国际旅游岛、自由贸易港建设中,对标适应国际先进的社

会管理服务经验,不断完善"社会急救、院前急救、院内急救"为主体的三级急救体系,建立"互联网 + 社会智能急救"网络,在海南省公共场所建设投放急救设备,在机场、车站、码头、学校、滨海浴场、运动基地、体育馆、会展中心、市民游客中心、大型商场、景区、公园等场所实现 AED 投放全覆盖。建设智能救护培训岛,配置智能救护箱,在全省范围内宣传普及急救知识、组建规范化急救志愿者队伍,实现突发心源性疾病或意外伤害需要急救的人能得到最快速、有效的救治目标,以此提高公共健康服务保障水平,建设国际化的居民游客应急救助体系。

(一) 相关法规、政策

1.《海南省红十字会条例》 2010 年 10 月 1 日起施行的《海南省红十字会条例》,第十四条规定:县级以上红十字会可以设立固定的红十字卫生救护培训场所,配备必要设施,组织开展群众性卫生救护培训和防病知识的宣传普及。县级以上红十字会可以在机场、港口、车站等公共场所配备符合国际标准的自动体外除颤器等急救设备。这是全国首个支持公共场所配置 AED 的法规。

2.《关于海南省完善院前医疗急救服务实施方案》 2021 年 10 月 31 日,海南省卫生健康委员会印发《关于海南省完善院前医疗急救服务实施方案》,在提升公众急救技能方面,提及加强海南省急救医学培训中心建设,健全公众急救培训管理体系,制订培训计划,统一培训内容。整合各级急救中心、红十字会、公立医院及社会化培训机构等多方力量,扩大急救志愿队伍规模,通过"进校园、进社区、进机关、进企业、进商场、进农村"等方式,开展针对社会公众的心肺复苏等基本急救技能培训。出台自动体外除颤器(AED)配置标准和相关管理规范,推动"AED 地图"建设;将急救常识和基本急救技能培训内容纳入公务员、公安民警、消防救援人员、公共交通工作人员等重点人群在岗培训;在现有课程体系中充实自我保护与急救技能的内容,加强急救常识普及教育和急救技能培训。探索将急救志愿者调度纳入 120 指挥系统,在发生意外时可以调度附近急救志愿者在救护车到达之前开展现场急救。

3.《海南省公共场所自动体外除颤器管理办法》 2022 年 8 月 1 日,海南省卫生健康委员会印发《海南省公共场所自动体外除颤器管理办法(试行)》,规范公共场所自动体外除颤器的配置和使用管理,主要内容包括:

(1)明确组织实施分工:卫生健康行政主管部门负责制定公共场所自动体外除颤器配置规划与指南、急救人员培训与考核标准、维护管理规范,推动建立自动体外除颤器电子查询地图,将自动体外除颤器纳入院前医疗急救体系统一管理,会同红十字会等部门开展培训工作,组建急救志愿者团队。交通运输、城乡规划、文化体育旅游、住建、教育、民政、商务、消防救援、银保监局等部门协助做好本行业重点场所自动体外除颤器的配置管理,以及本行业从业人员自动体外除颤器使用培训。各市县负责将公共场所自动体外除颤器配置管理工作纳入本行政区域院前医疗急救体系建设。

(2)明确配置场所:AED 配置公共场所包括机场、火车站、高铁站、地铁站、汽车客运站、码头、口岸等交通枢纽以及高速公路服务区;教育和培训机构(含各类学校、幼儿园和托幼机构等)、体育场馆、广场公园、文化馆、图书馆、博物馆,以及商场超市、农贸市场、影剧院、酒店宾馆、工厂车间、运动健身场所、会展场馆、宗教活动场所、银行营业厅等人员密集场所;政务服务中心、信访部门、消防站、派出所、交通岗亭、以及对外开放的政府服务机构等;基层医疗卫生机构(含乡镇卫生院、社区卫生服务中心站、村卫生室)、养老康养等提供医疗或健康保健的场所；民政服务机构(含养老机构、儿童福利机构、未成年人保护机构、救助管理机构等)；航班、高铁车厢、船舶、公共汽车、旅游大巴、消防车、警车和其他应急救援车辆等；鼓励出租车、网约车配置自动体外除颤器。

（3）明确经费来源：支持市县和部门通过为民办实事或购买服务等方式，在政府机关、交通枢纽、学校、宗教活动场所、体育场馆、广场公园、文化馆、图书馆、博物馆，以及基层医疗卫生机构(含乡镇卫生院、社区卫生服务中心站、村卫生室等)、养老机构、康复机构、相关公务车辆等配置自动体外除颤器；支持各部门、各单位自主配备。企业、商场超市、农贸市场、影剧院、酒店宾馆、运动健身场所、高速公路服务区、银行营业厅、旅游景点、营利性康养机构、会展场馆等人流量较大的经营性场所，以及人口集中居住的城市住宅小区，应自购安装自动体外除颤器，纳入安全管理重点内容。鼓励爱心企业、基金会、慈善总会等向特定单位、场所捐赠自动体外除颤器。鼓励有发生心源性猝死高风险人员的家庭自行配备自动体外除颤器，保障家庭成员生命健康安全。

（4）明确使用管理：要求各市县配置自动体外除颤器后，应及时统计和上报投放数量、投放单位名称、地址、投放点联络人、仪器状态、品牌型号、投放日期、投放位置经纬度等信息，确保及时纳入全省自动体外除颤器查询电子地图和接入120调度指挥系统。AED日常维护一般按照"谁采购、谁负责"的原则执行，支持通过购买服务的方式委托第三方开展日常巡查、定期巡检、设备更新维护等工作。

（5）明确宣传培训：要求各市县、各部门应利用报纸、电视、广播、网络等各类媒体开展自动体外除颤器使用知识技能和《中华人民共和国民法典》等相关法律法规的公益宣传，营造见义勇为、救死扶伤的良好社会氛围。卫生健康行政部门、红十字会应加强自动体外除颤器培训师资和基地建设，完善相关教学设备设施，制定统一的培训考核标准。鼓励、支持有资质的社会组织开展自动体外除颤器的使用及相关急救技能培训工作。各级机关、企事业单位、人民团体应当组织本单位、本行业人员参加急救培训并定期复训，原则上每安装一台AED应培训至少20名持急救培训证的人员。

（二）组织实施

海南省是中国公共场所普及AED的先驱，也是中国最早立法普及AED的省份。2014年，海口美兰国际机场利用自动体外除颤器成功救助了一名心搏骤停旅客，每当人们讨论起公共急救事业与AED，海口这座具有先导意义的城市都会被提起。

1. 打造社会急救城市版的"海口模式"　目前，海南省海口市的AED已覆盖商场、公园、车站、码头、景区等公共场所和学校、消防站、派出所、交通岗亭、志愿服务站、政务中心、社区服务站、乡镇卫生院等重点场所，截至2022年底，海口市共配置AED约1 200台，公众可以通过"海口120"微信公众号、"海易办"APP查找全市的AED，安装在海口市公共场所的自动体外除颤器统一纳入海口市120急救中心急救指挥调度系统，实现120接到求救电话后，可以从急救指挥调度系统内AED地图中迅速找到距离患者最近的AED，并通过系统报警和手机客户端引导，给片区志愿者发出求救信息和定位，调动人力带着AED以最快速度、最短时间赶到现场施救。

2020—2022年，海口市120急救中心在海口市卫健委的领导下，开展AED使用培训1 555场，培训44 793人次。同时，组建了1 573人的急救志愿服务队，开展急救普及公益活动1 658场，服务市民87 564人次。同时，制作张贴AED宣传海报1 200多张、发放AED使用宣传手册 3.2 万多册；创建微信科普视频号，急救视频播放量达 300 多万次。

海口市的公众心肺复苏培训普及率和 AED 布局标准达到国内领先、国际先进水平，打造最佳生命健康安全城区可复制样板工程，为自贸港建设营造良好营商环境，"海口模式"的出现，代表了城市对公众心肺复苏普及和 AED 规范化布局的探索。

2. 试点社会急救农村版的"琼中模式" 海南省琼中县地处海南中部生态保护区，18 万人口中农业人口占比约 58%，人口密度约为 66.57 人/km²，大部分乡镇距离主城区较远。按照"100 台/10 万人"的配置标准，全县共计投入 176 台 AED 覆盖至县城区及 10 个乡镇 98 个村委会，并对村委会干部、村医、适龄人群进行心肺复苏普及培训，将社会急救网延伸至村一级，实现急救健康保障服务不落下一个村，不落下一个村民，守护好群众的生命红线。

3. 织牢织密校园应急救护网 近年来，海南省委、省政府落实习近平总书记关于学校师生健康的指示精神，把守护学校师生生命安全和身体健康放在首位，将学校 AED 项目纳入 2020 年、2021 年和 2022 年为民办实事工程，实现全省各阶段学校 AED 全覆盖，同时，同步推进学校师生急救知识和技能培训。

4. 组建志愿者队伍开展急救技能普及 为扩充专业急救队伍力量，海口市还致力于组建规范化的急救志愿服务队。2017 年，海口市 120 急救志愿服务队成立（图 11-26），急救志愿服务队由海口市 120 急救中心发起、倡导、组织、管理，主要服务内容是在急救安全屋内值勤，向周边居民提供急救援助、开展防灾减灾知识普及和应急救援与自救技能培训、演练工作、开展急救知识普及活动、参与大型赛事与活动医疗保障。截至 2022 年底，急救志愿服务队拥有注册志愿者 1 573 名，累计开展活动共 1 863 次，服务市民 123 386 人次，服务时长累计 6.83 万小时。急救志愿服务队致力于宣传、推广 AED、将急救普及深入基层、深入百姓，达到进一步提升急救知识社会普及知晓程度，促进急救公众社会参与，提高市民整体应急意识和综合素质。

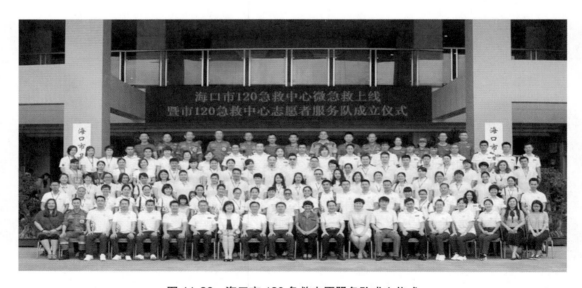

图 11-26 海口市 120 急救志愿服务队成立仪式

5. 设立急救安全屋提升全民急救能力　针对海南省各县急救培训基地少、培训师资少、教学设备少,难以经常性开展各类急救培训的问题。经过不断探索,2016 年 9 月 10 日,由海口市卫生健康委员会指导,海口市 120 急救中心发起的全国首个社区"急救安全屋"在海口市凤翔东路江畔人家小区落成,江畔人家小区急救安全屋的落成开启了一个公益合作的新模式。"急救安全屋"(图 11-27)提供 3 大设施服务,包括智能救援岛、救援培训岛和应急救援设备。智能救援岛主要是起到远程急救的作用,居民可以通过触动 SOS 按钮,与远程的医护人员进行视频通话以便于呼救与指导进行现场急救,而救援培训岛主要是起到科普的作用,市民可以在培训岛上进行急救知识的问答和练习,以及在机器的指导下进行技能的练习和考核。

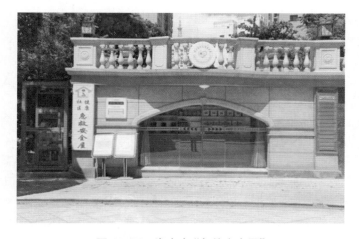

图 11-27　海南省"急救安全屋"

急救安全屋有三个运行方式,包括固定时间、固定地点开展急救培训的安全屋;固定地点,但时间自主选择类型的安全屋;时间、地点均不固定的流动性急救安全屋,哪里需要到哪里去,上门开展培训的形式。在探索急救安全屋运行模式过程中,海口市 120 急救中心坚持与时俱进,创新形式,为急救安全屋运行注入新活力,先后与万绿园志愿者之家、海南省农垦中学、海口经济学院、海南民间灾害救援队、美兰区新时代文明实践中心、海南华侨中学初中部、海南星童教育科技公司、海南卫生健康职业学院、海南科技职业大学签署协议,联合共建急救安全屋。截至 2022 年底,以安全屋为载体的急救微课堂,共计开展培训 472 场,培训人数达 32 150 人。"急救安全屋"项目在第二届全国卫生健康行业青年志愿服务大赛中喜获银奖、获得第五届中国青年志愿服务项目大赛国家卫生健康委专项赛金奖。

2022 年 2 月 18 日,海南省卫生健康委员会发布了《海南省公共场所急救安全屋建设指南(试行)》,建设指南从安全屋的功能职责、建设选址、硬件配置、人员配置、工作任务、制度设置等方面进行规范,急救安全屋的建设将向着标准化、规范化、制度化的方向迈进。同时海南省将开展应急救护知识普及培训纳入 2023 年为民办实事项目,项目计划 2023 年在全省建成 100 个急救安全屋,免费开展应急救护知识持证培训超过 3 万人,普及培训超过 8 万人。

（三）取得成效

截至 2022 年底，海南省 AED 配置总数达到 5 000 台，其中海口市自 2018 年开始，陆续在全市党政机关单位、学校、酒店、景区等地投放 AED，目前，海口的 AED 已覆盖商场、公园、车站、码头、景区等公共场所和学校、消防站、派出所、交通岗亭、志愿服务站、政务中心、社区服务站、乡镇卫生院等重点场所，并参与保障了各类大型活动，海口市公共场所投放的 AED 数量已达 1 200 余台，使用 48 次，成功救治 6 人。

四、中国台湾公共场所配置自动体外除颤器实践经验

AED 约在 1999 年被引进中国台湾，医学界对于 AED 应用于院前急救的效益普遍表示肯定，因此，中国台湾开始尝试 AED 应用于院前急救，结果显示自动体外除颤器对于提升心源性猝死的存活率有极大的效益。

2000 年，中国台湾修订"紧急医疗救护法"，自动体外除颤器正式被写入法规，救护技术员（emergency medical technician，EMT）被授权可以在执行院前急救任务时对可疑院外心搏骤停患者使用 AED 施救，此后，全中国台湾救护车上开始大规模的配置 AED，院外心搏骤停个案的院前存活率随之提升。

美国心脏协会推动的公众除颤（PAD）计划在全美各地卓有成效，全球各个国家及地区也随之推广公众除颤计划，中国台湾卫生主管部门于 2008 年 1 月 17 日召开"急救教育训练推广"研商会议，决定实施推广全民 CPR 与 AED 培训，初期以大型公共场所且容留人数众多的地点（如：车站、机场、地铁站、法院等）及偏远的观光旅游地区为首选推广设置 AED 的场所，同时该场所的员工须接受 CPR+AED 培训，其训练内容包含示范教学与实地操作演练。中国台湾卫生主管部门于同年拟定"推动心肺复苏术 + 自动体外除颤器训练计划书"，由中国台湾红十字会组织执行，推动 CPR+AED 培训，针对办公场所与企业的工作人员进行专项培训，该计划除扩大企业参与层面外，还将公众已经接受急救教育训练的质量具体化。

2011 年 5 月，中国台湾卫生主管部门委托中国台湾急诊医学会开展"民众心肺复苏与早期电除颤推动之评估计划"科研工作，由中国台湾大学医学院马惠明教授担任科研计划主持人，组织跨领域工作小组为推动中国台湾的公众除颤计划做了相应的准备，拟定优先推动设置 AED 的场所，以作为未来全面推广的依据。同时为赋予公共场所配置 AED 的法律依据，2012 年 12 月 25 日，中国台湾"立法机构"通过"紧急医疗救护法修订案"并于 2013 年 1 月 16 日公告实施，第 14 条，规定"中国台湾卫生主管部门公告的公共场所，应当配置自动体外除颤器或其他必要的紧急急救设备""救护人员以外的人员，为免除他人生命的危险，使用紧急救护设备或施予急救措施者，适用民法、刑法紧急避难免责的规定，救护人在于非值勤期间，前项规定也适用。"自此，公共场所应配置自动体外除颤器有法可依，但"紧急医疗救护法"并没有明确公共场所未设置 AED 急救设备的相关处罚措施，在行政管理上仍以鼓励的态度推动公共场所配置 AED 急救设备。

2018 年 7 月，中国台湾急诊医学会延续"民众 CPR 与早期电除颤推动之评估计划"，举办公众除颤计划专家论坛，分别从法律、急救培训、体系建设等层面重新探讨公共场所民众心肺复苏与早期电除颤的相关政策，将社区生存链融入急救生存链环节中。如何提升公共场所配置的 AED 使用率仍是下一阶段公众除颤计划重点优化的工作。未来计划的发展目标为在现有 AED 系统中增加空间及时间因素，达到智能化部署、简化民众教育、提升公众除

颤使用率,成立专职的非政府组织(NGO)以整合社会各界资源,建立数据库调度急救志愿者参与社区化急救。

(一)相关法规、政策

1."紧急医疗救护法"　"紧急医疗救护法"是中国台湾实施院前(外)紧急医疗救护业务的基本法律,本法于1995年8月公布实施,其间经过数次的修订,与公共场所配置自动体外除颤器相关的法规条文包括:

紧急医疗救护法第14条之一,规定"中国台湾卫生主管部门公告的公共场所,应当置有自动体外除颤器或其他必要的紧急急救设备,场所管理权人或法人负责人于购置设备后,应送卫生主管部门备查后,登录纳入救灾救护指挥中心。必要的紧急救护设备项目、设置方式、管理、使用训练及其他有关事项的办法,由中国台湾卫生主管部门制定。公共场所购置自动体外除颤器或其他必要的紧急救护设备,必要时给予奖励或补助。"这是中国台湾公共场所配置自动体外除颤器的根本法律依据,明确中国台湾卫生主管部门所公告的场所,应当规定配置 AED 或其他必要之紧急救护设备,同时条文里除了要求配置 AED 设备,还为配置其他必要的急救设备预留了法律依据。本条文规定公共场所配置 AED 后,应将 AED 型号、购置日期、设置位置、场所开放时间、平面图等相关的资料报送地方的卫生主管部门(通常指各地方的卫生局),同时还必须将上述资料登录纳入救灾救护指挥中心(通常指各地 120 急救指挥中心),目的在于使各地急救指挥中心在接报院外心搏骤停或可疑院外心搏骤停紧急事件求救时,能同时获取距离案发现场最近的 AED 位置并通过电话指导的方式指导报警者即时使用 AED 急救设备进行施救。

"紧急医疗救护法"第14条之二,规定"救护人员以外的人员,为免除他人生命的危险,使用紧急救护设备或施予急救措施者,适用民法、刑法紧急避难免责的规定,救护人在于非值勤期间,前项规定也适用。"条文明确一般民众在实施善意急救时,适用民法及刑法紧急避难免责相关规定,即不需承担民事赔偿及刑事责任。而根据"紧急医疗救护法"的规定,所称紧急医疗救护人员为医师、护理人员以及救护技术员(简称救护人员),本条文适用对象指向救护人员以外的一般民众,救护人员如在执行院前急救时,属依法执行业务故不适用本条文的免责规定,救护人员于非值勤期间等同一般民众一样适用本法免责的规定。

2."公共场所必要紧急救护设备管理办法"　"公共场所必要紧急救护设备管理办法"是根据"紧急医疗救护法"的规定,由中国台湾卫生主管部门制定,全文共 14 条,作为公共场所配置 AED 以及其他必要紧急救护设备的指引。

(1)对 AED 作出明确的定义:自动体外除颤器是指由中国台湾卫生主管部门查验登记,取得输入或制造许可,具备自动判读个案心脏搏动及体外电除颤功能的设备,并且明确公共场所必要紧急救护设备项目包含但不限于 AED。

(2)AED 的备案登记制度:公共场所设置 AED 后,应将 AED 相关资料上传至中国台湾卫生主管部门指定的资料库,并将登记数据送至所在地卫生主管部门备查,再转给所在地消防主管机关登记在救灾救护指挥中心,如有移机、拆机等异动也应按上述办理。

(3)AED 的放置要求:公共场所应将 AED 放置在明显、方便取用的地方,并且必须附上 AED 操作的流程,同时在各公共场所的平面图上标示 AED 位置,在重要出入口、AED 放置点设有明细的 AED 标识。并且在明显处设置统一的 AED 标识(图 11-28),此外,收纳 AED 的容器也必须在开启时有警报或警铃功能。

（4）AED 的日常管理：为了维护公共场所 AED 的效能，设置 AED 公共场所必须指定管理员，负责 AED 的管理，管理员应接受 220 分钟的培训，当中包含了 180 分钟的 CPR 和 AED 训练及操作，以及 40 分钟的法规与维护管理课程，并且每两年必须接受一次复训。设置 AED 的公共场所必须定期地检查 AED 电池、耗材有效日期及其功能，维持机器正常运作，并制作检查记录，妥善保存两年以上备查。使用 AED 急救后，设置 AED 的公共场所应填写 AED 使用记录表于并 7 日内送交中国台湾卫生主管部门备查。

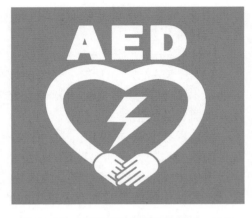

图 11-28　中国台湾公众除颤器统一标识

（5）AED 的监督管理：中国台湾卫生主管部门应当制作 AED 训练教学内容，供宣传培训使用。设置 AED 的公共场所，其所在地直辖市（县）卫生主管部门应对该场所 AED 的管理进行检查；该公共场所的负责人及从业人员不得规避、妨碍或拒绝，并应提供必要的协助根据"应置有自动体外除颤器的公共场所公告"要求，未配置 AED 或其他必要的紧急救护设备的公共场所，或设置而无明显标示者，其所在地直辖市（县）卫生主管部门应给以劝导。

3. "应置有自动体外除颤器的公共场所公告"　"应置有自动体外除颤器的公共场所公告"由中国台湾卫生主管部门根据"紧急医疗救护法"制定并于 2013 年 5 月 23 日发布。公告规定应配置 AED 的公共场所包括：

（1）交通要冲：机场、高铁站、二等站以上的铁路车站、高铁站、客车转运站、高速公路服务区、港区旅客服务区。

（2）长距离交通工具：高铁、座位数超过 19 人座且派遣客舱组员的载客飞机、总吨位 100 吨以上或乘客超过 150 人的客船等交通工具。

（3）观光旅游地区：国家级风景特定区及直辖市（县）政府主管的风景区、国家公园、森林游乐区、开放观光游憩活动水库、观光游乐业、文化园区、农场及其他等观光旅游性质地区。

（4）学校、大型集会场所或特殊机构：高中以上学校、"法院""立法机构""议会"、健身或运动中心、殡仪馆、3 000 名以上人员的军营。

（5）大型休闲场所：平均单日有 3 000 名民众出入的电影片映演场所（戏院、电影院）、录像节目带播映场所、视听歌唱场所、演艺厅、体育馆、图书馆、博物馆、美术馆。

（6）大型购物场所：平均单日有 3 000 名民众出入的大型商场（包括地下街）、卖场、超级市场、福利站及百货业。

（7）旅宿场所：客房房间超过 250 间的旅馆、饭店、招待所（限有寝室客房者）。

（8）大型公众浴场或温泉区：旺季期间平均单日有 100 人次出入的大型公众浴场、温泉区。

4. "自动体外除颤器安心场所认证作业原则"　为了鼓励各公共场所广泛配置 AED，中国台湾卫生主管部门于 2013 年 7 月 22 日颁布"自动体外除颤器安心场所认证作业原则"。凡设置 AED 的公共场所，依法完成公开登录及指定 AED 管理员后，其所属员工有 70% 以上完成 CPR 和 AED 培训者,该场所可向所在地直辖市(县)卫生主管部门申请"安心场所"认证,经地方卫生主管部门进行审查,合格者,即由中国台湾卫生事务主管部门及地方卫生主管部门会核发"AED 安心场所认证标章"(图 11-29)。

CPR 和 AED 的培训必须是由中国台湾卫生主管部门指定的培训机构执行培训,培训课程及教材共分为简易版(90 分钟,不发证)、完整版(180 分钟,发证)及 AED 管理员(220 分钟)共三套(图 11-30);员工 CPR 和 AED 培训可自由选择简易版或完整版,但 AED 管理员依规定必须接受 220 分钟的 AED 管理员培训。培训的教员与学员比不得超过 1∶15,而培训使用的教具(按压模型及 AED 培训机)与学员的比例不得低于 1∶3,简易版不需考核仅发放"参加证明",完整版及 AED 管理员版学员需接受考核,考核标准为得分在 80 分以上为

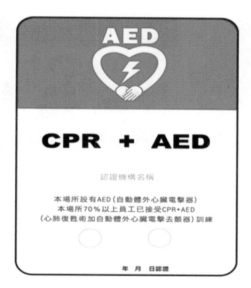

图 11-29　中国台湾"AED 安心场所认证标章"

合格,由培训机构颁发"合格证书",参加证明及合格证书有效期限均为两年。

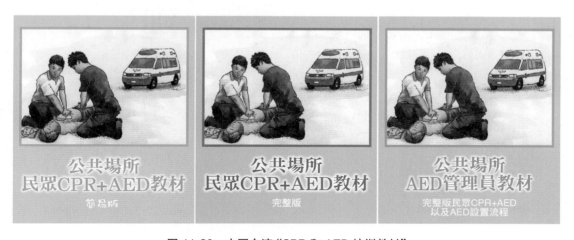

图 11-30　中国台湾"CPR 和 AED 培训教材"

(二)组织实施

1. 政府层面——建立公共场所 AED 急救资讯网　为了有效地整合公众除颤相关资源,推动公众除颤相应的政策,中国台湾卫生主管部门建立了"公共场所 AED 急救资讯网"(图 11-31),将与公众除颤相关的资源与法规都集中于网站,包括:法律法规、设备登记、培训、AED 地图等信息,AED 设置场所可以通过这个网络平台进行公开的登录、修改与查询,一般民众也可以通过网站获取与公众除颤及急救相关的信息。

除了网站资源,中国台湾卫生主管部门还设计了一套名为"全民急救 AED"的 APP(图 11-32),可以由移动装置端获取一键报案、寻找 AED、CPR 指引及法律解答等信息。

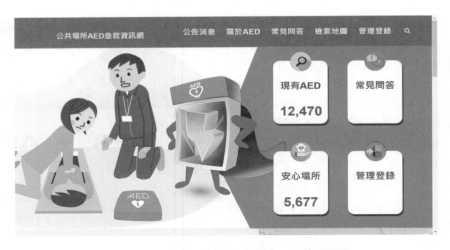

图 11-31　中国台湾 AED 急救资讯网首页画面

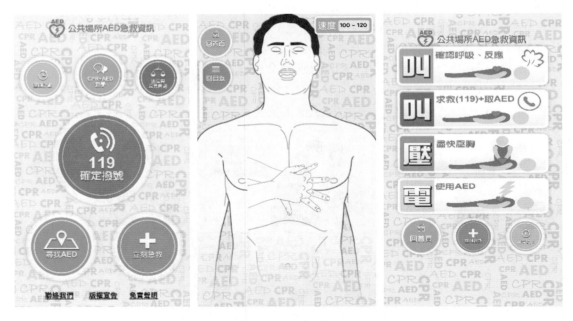

图 11-32　中国台湾"全民急救 AED"APP 功能页面

2. 民间力量——公众除颤发展协会　社团法人"中国台湾公众除颤发展协会"简称"公众除颤发展协会"为中国台湾内政事务主管部门及卫生事务主管部门属下的一级公益组织,协会组织接受内政事故管理部门及卫生事务主管部门管理;协会依法设立、为非营利性社会团体,以整合各项社会资源,推广公共场所自动体外除颤器的设置,并协助落实 AED 的管理,提升心源性猝死患者的救活率为宗旨。

2019 年 6 月 2 日,"公众除颤发展协会"获批在台北市成立,由徐震宇先生出任首任理事长,协会下设产业、学术、教育训练、志愿服务等委员会,在推动公众除颤政策相应的工作上,积极发挥政府部门、产业、学术界、民众四者之间的桥梁作用。

（三）取得成效

1. 公共场所 AED 配置成效　截至 2022 年 5 月 26 日,凡于公共场所设置并在"公共场所 AED 急救资讯网"公开登录备案的 AED 总数为 12 470 台,结合中国台湾总人口数,约为每 10 万人口 53 台。另有许多自愿设置 AED 的公共场所,例如:私人企业、住宅小区、工作场所等,配置后未及时登记备案。根据"公众除颤发展协会"从各 AED 厂家所收集到的数据,从相关法规公布实施以来 AED 销售数量,约为公开登录数量的 3 倍以上,因此,推测中国台湾实际在公共场所设置的 AED 数量应远大于公开登录的数量。

2. 院外心搏骤停救治成效　从收集的中国台湾 2019—2021 年三年院前急救心搏骤停统计数据表(表 11-4、表 11-5、表 11-6)可见,请求院前急救的心搏骤停个案中,在院前接受 AED 电除颤救治的个案比例逐年上升,这当中包含了一般民众以公众 AED 实施除颤以及救护人员到达现场后实施的除颤,而院前除颤的比率与急救成功率及康复出院比率成正比关系。

表 11-4　中国台湾 2019 年无生命征象院前急救成功人数统计

项目/县市别	无生命征象人数	急救成功人数				急救成功率	康复出院人数	康复出院比率
		CPR	AED shock & CPR	ACLS	总计			
总计	20 003	2 604	1 025	1 167	4 796	23.98%	748	3.74%
新北市	2 214	98	35	740	873	39.43%	171	7.72%
台北市	1 937	304	133	139	576	29.74%	126	6.50%
桃园市	2 094	289	92	87	468	22.35%	77	3.68%
台中市	2 534	368	199	0	567	22.38%	92	3.63%
台南市	1 573	137	110	78	325	20.66%	24	1.53%
高雄市	2 051	401	106	33	540	26.33%	59	2.88%
宜兰县	555	69	15	0	84	15.14%	7	1.26%
新竹县	485	70	18	13	101	20.82%	10	2.06%
苗栗县	540	70	17	0	87	16.11%	4	0.74%
彰化县	1 289	175	76	12	263	20.40%	44	3.41%
南投县	539	50	18	7	75	13.91%	9	1.67%
云林县	649	114	21	5	140	21.57%	19	2.93%
嘉义县	500	58	21	0	79	15.80%	15	3.00%
屏东县	1 062	137	36	0	173	16.29%	9	0.85%
台东县	277	29	9	45	83	29.96%	13	4.69%
花莲县	463	50	38	0	88	19.01%	8	1.73%
澎湖县	111	5	11	0	16	14.41%	3	2.70%
基隆市	311	44	17	0	61	19.61%	4	1.29%
新竹市	419	81	28	0	109	26.01%	35	8.35%
嘉义市	294	51	17	2	70	23.81%	14	4.76%

续表

项目/县市别	无生命征象人数	急救成功人数				急救成功率	康复出院人数	康复出院比率
		CPR	AED shock & CPR	ACLS	总计			
基隆港	11	0	0	0	0	0.00%	0	0.00%
台中港	10	1	1	0	2	20.00%	1	10.00%
高雄港	15	0	3	0	3	20.00%	3	20.00%
花莲港	0	0	0	0	0	—	0	—

表 11-5 中国台湾 2020 年无生命征象院前急救成功人数统计

项目/县市别	无生命征象人数	急救成功人数				急救成功率	康复出院人数	康复出院比率
		CPR	AED shock & CPR	ACLS	总计			
总计	19 351	2 471	1 075	1 219	4 765	24.62%	718	3.71%
新北市	2 111	121	60	664	845	40.03%	179	8.48%
台北市	1 834	289	101	152	542	29.55%	111	6.05%
桃园市	2 113	263	110	151	524	24.80%	103	4.87%
台中市	2 568	374	204	15	593	23.09%	95	3.70%
台南市	1 420	124	107	98	329	23.17%	63	4.44%
高雄市	1 948	350	107	31	488	25.05%	41	2.10%
宜兰县	498	77	13	2	92	18.47%	4	0.80%
新竹县	534	85	24	16	125	23.41%	25	4.68%
苗栗县	474	47	19	0	66	13.92%	4	0.84%
彰化县	1 241	151	90	25	266	21.43%	32	2.58%
南投县	471	47	26	7	80	16.99%	6	1.27%
云林县	633	108	14	2	124	19.59%	11	1.74%
嘉义县	523	68	29	0	97	18.55%	12	2.29%
屏东县	1 083	111	57	0	168	15.51%	2	0.18%
台东县	249	21	10	32	63	25.30%	16	6.43%
花莲县	440	64	23	5	92	20.91%	11	2.50%
澎湖县	96	1	12	0	13	13.54%	4	4.17%
基隆市	329	38	17	1	56	17.02%	9	2.74%
新竹市	385	67	14	0	81	21.04%	18	4.68%
嘉义市	307	57	21	13	91	29.64%	13	4.23%
基隆港	10	1	3	—	4	40.00%	0	0.00%
台中港	7	1	2	—	3	42.86%	0	0.00%
高雄港	19	1	11	0	12	63.16%	0	0.00%
花莲港	1	0	0	—	0	0.00%	0	0.00%

表 11-6　中国台湾 2021 年无生命征象院前急救成功人数统计

项目/ 县市别	无生命 征象人数	急救成功人数				急救 成功率	康复出 院人数	康复出 院比率
		CPR	AED shock & CPR	ACLS	总计			
总计	18 729	2 433	1 182	1 331	4 946	26.41%	822	4.39%
新北市	2 280	200	67	577	844	37.02%	166	7.28%
台北市	1 822	252	75	144	471	25.85%	116	6.37%
桃园市	1 766	242	83	205	530	30.01%	110	6.23%
台中市	2 236	366	180	28	574	25.67%	97	4.34%
台南市	1 437	90	248	120	458	31.87%	87	6.05%
高雄市	2 042	404	133	51	588	28.80%	54	2.64%
宜兰县	517	78	21	13	112	21.66%	24	4.64%
新竹县	486	73	33	21	127	26.13%	18	3.70%
苗栗县	485	66	15	3	84	17.32%	5	1.03%
彰化县	1 225	144	87	21	252	20.57%	34	2.78%
南投县	508	30	20	24	74	14.57%	6	1.18%
云林县	664	101	14	25	140	21.08%	8	1.20%
嘉义县	508	57	29	11	97	19.09%	6	1.18%
屏东县	945	90	51	0	141	14.92%	1	0.11%
台东县	268	36	8	46	90	33.58%	12	4.48%
花莲县	435	54	28	26	108	24.83%	21	4.83%
澎湖县	102	0	13	0	13	12.75%	3	2.94%
基隆市	333	32	17	0	49	14.71%	12	3.60%
新竹市	312	63	33	2	98	31.41%	25	8.01%
嘉义市	252	52	19	5	76	30.16%	14	5.56%
基隆港	19	0	0	0	0	0.00%	0	0.00%
台中港	13	2	5	0	7	53.85%	2	15.38%
高雄港	12	1	1	0	2	16.67%	0	0.00%
花莲港	3	0	0	0	0	0.00%	0	0.00%

　　由以上统计可以看出,新北市在院前心搏骤停的急救成功率上表现相对出色,分析其原因乃与公众急救与 AED 电除颤的积极推广有关,时任新北市市长侯友宜先生对于院前急救与公众急救的推广极为重视,要求新北市各级公务部门均需落实 CPR 和 AED 培训,首长率先接受培训,另外,全市所有警察人员均须接受完整的 CPR 和 AED 培训,并且定期接受复训,因此,新北市辖内有许多院外心搏骤停个案是由公务员、一般民众实施 CPR 及 AED 电除颤进行救治的。

　　2020 年开始,因受新冠疫情的影响,一般民众在公共场所为他人实施急救的意愿相对降低,同时,院前救护人员在急救流程上进行了传染病相关防护措施,急救时效上有所延迟,影响了院外心搏骤停个案存活率的成效。

（陈楷珠）

第十二章

公共场所自动体外除颤器配置的前景

第一节　健康中国战略与自动体外除颤器配置

健康是人民幸福和社会发展的基础,是民族昌盛和国家富强的重要标志,是全国人民对美好生活的共同追求。基于全民健康这一目标,为推进健康中国建设,提高人民健康水平,我国提出了健康中国的发展战略,印发了《"健康中国 2030" 规划纲要》,把健康中国建设上升为国家战略,确认了健康优先战略。《健康中国行动(2019—2030 年)》明确提出,完善公共场所急救设施设备配备标准,在学校、机关、企事业单位和机场、车站、港口客运站、大型商场、电影院等人员密集场所配备急救药品、器材和设施,配备 AED。国家卫生健康委员会近日印发《公共场所 AED 配置指南(试行)》,对 AED 的配置进行了详细规定。

一、健康中国的内涵

健康中国是全面小康社会下的全民健康蓝图,是健康优先的创新型发展理念,是凝聚政府、社会和全体人民共同理想的旗帜。2016 年 8 月,习近平总书记在全国卫生与健康大会上明确提出要 "将健康融入所有政策,人民共建共享",强调 "没有全民健康,就没有全面小康。要把人民健康放在优先发展的战略地位"。同年 10 月,中共中央、国务院印发《"健康中国 2030" 规划纲要》,提出 "普及健康生活、优化健康服务、完善健康保障、建设健康环境、发展健康产业" 五方面的战略任务。党的十九大报告更是将实施健康中国战略纳入国家发展的基本方略,把人民健康置于 "民族昌盛和国家富强的重要标志" 地位,并要求 "为人民群众提供全方位全周期健康服务"。健康中国的内涵,不仅是应该确保人民身体健康,更是应该涵盖健康环境、健康经济和健康社会在内的大健康。

二、健康中国的时代价值

推进 "健康中国" 建设,既是我们党贯彻以人为本发展理念和践行执政为民宗旨的生动体现,也是促进、实现马克思所揭示、预见人的全面自由发展的根本诉求。健康中国是中国特色社会主义道路的又一个伟大实践,为全面建成小康社会,实现中国梦,将健康中国升级为中国特色社会主义建设新时期的一项国家战略,体现了党和国家对人民群众的健康需求、健康权利的高度重视和大力支持,是党和国家对维护、改善和促进人民群众健康水平的郑重承诺,有助于促使关注健康、促进健康成为国家、社会、个人及家庭的共同责任与行动。党的十九大报告明确指出:"实施健康中国战略,完善国民健康政策,为人民群众提供全方位全周期健康服务。"党和国家历来高度重视人民健康,想让人民享受美好生活,得到更好的发展,健康是基石;人民身体健康,也成为国家昌盛的支柱和社会进步的体现。保障人民健康,对全面建成小康社会、加快推进社会主义现代化具有重大意义。

三、AED 的健康价值

心搏骤停,是指心脏射血功能突然终止,大动脉搏动与心音消失,导致重要器官严重缺血、缺氧,如果不及时干预,将导致生命终止。如果患者既往表现健康,且在急性症状出现后 1 小时内死亡,称为猝死。其中,病因是心血管疾病者称为心源性猝死。我国每年发生心搏骤停的患者中心源性猝死的发病人数超过 54 万,80% 发生于院外,且治愈率仅为 1%。如患者能够得到及时有效的急救措施,则有可能恢复自主循环,生存概率较高,否则很可能发生生物学死亡,对公众健康造成严重威胁。心搏骤停的患者早期 85%~90% 是室颤,在发生心室颤动时,心电活动严重紊乱,心室无法有效泵出血液,若不矫正,会迅速导致脑部损伤和死亡。治疗室颤最有效的方法是尽早应用电除颤,电除颤每推迟 1 分钟,存活率降低 7%~10%。心肺复苏与电除颤的早期有效配合使用,是抢救心搏骤停患者的最有效急救手段。

AED 是一种便携式的医疗设备,可以经内置电脑分析和确定发病者是否需要电除颤,诊断特定的心律失常,并且给予电除颤,是可以被非专业人员使用的抢救心源性猝死患者的医疗设备。其又被称作自动体外电击器、自动电击器、自动除颤器、心脏除颤器及傻瓜电击器等,具有便携、易于操作等特点,现场第一目击者用其尽早为患者进行有效急救,能够显著提高生存率。有研究显示,在院外心脏性猝死的患者中,只使用心肺复苏急救的生存率为14%,同时使用心肺复苏和 AED 的生存率能够上升到 23.4%。通过自动除颤器的配置使用,可以提升全民急救观念和能力水平,降低心源性猝死患者的死亡率。

四、健康中国建设的 AED 实施路径

根据《中华人民共和国民法典》《中华人民共和国基本医疗卫生与健康促进法》《健康中国行动(2019—2030 年)》及国家卫生健康委制定发布的《公共场所 AED 配置指南(试行)》等有关要求,全面加强健康中国建设,完善国民健康政策,提升社会文明水平,保障公民身体健康和生命安全,为人民群众提供全方位全周期健康服务。应由政府主导,规范公共场所AED 的规划配置,开展 AED 使用等急救知识和技能培训工作,推动 AED 配置与院前医疗急救服务相衔接,建立 AED 远程管理系统,建立 AED 地图、AED 导航,为公众提供更加准确的AED 地理位置服务等。政府应主导引领健康中国行动中 AED 配置的建设,同时加强全民急救素养培育和社会急救体系建设,来提高心搏骤停患者抢救成功率,为全面实现健康中国建设添砖加瓦。

(一)政府主导引领健康中国 AED 建设

我国始终坚持基本医疗卫生事业的公益性,基本医疗卫生服务应该主要由政府负责保障,坚持政府主导,落实领导责任、保障责任、管理责任、监督责任,通过各种方式保障全体人

民公平获得基本医疗卫生服务。为了落实好总书记的要求,政府应当通过制定法规或规范性文件对基本医疗卫生和公益性的科学定义、涵盖范围、具体标准和收支管理机制等作出可操作性的规定,以明确政府的保障范围,落实政府的保障责任。

2017 年全国人民代表大会通过的《中华人民共和国民法总则》第一百八十四条指出在我国紧急情况下使用 AED 将受到法律保护;2020 年 6 月颁布的《中华人民共和国基本医疗卫生与健康促进法》第二十七条规定:"卫生健康主管部门、红十字会等有关部门、组织应当积极开展急救培训,普及急救知识,鼓励医疗卫生人员、经过急救培训的人员积极参与公共场所急救服务。公共场所应当按照规定配备必要的急救设备、设施";《健康中国行动(2019—2030 年)》也明确提出未来心肺复苏培训人员的比例要求和公共场所急救设施设备的配备标准。海南、上海、杭州、深圳等省市通过立法、政府出台工作方案等方式规范公共场所 AED 配置,这些规定要求正在一点点改变着现实境况。但是,我国城市公共场所 AED 覆盖率仍严重不足。据数据显示,对比 100 台/10 万人的国际水平,我国人均只有 0.2~0.3 台/10 万人。除一、二线城市外,其他地区总体配置问题更加严峻。因此,需要政府和相关机构、部门做好顶层设计,规划 AED 配置发展路径,加大投入力度,稳步提高公共场所覆盖率,特别是地铁、火车站、体育场馆、商业街区、酒店等人群密集的场所。必要时,也可以吸引社会力量投入,推动 AED 更好地进入公众融入社会和人们的生活。2020 年,相关专家调研起草了《中国 AED 布局与投放专家共识(2020)》,就 AED 的配置数量、布局因素、重点公共场所投放位置及相关急救器材配备等作出相应推荐、建议,以期规范公共场所 AED 的合理有效布局,提升我国 AED 配置应用水平,从而进一步加快我国社会急诊医疗体系建设。

在国家经济水平提高和"健康中国 2030 战略"大背景推动之下,提高社会各界对 PAD 项目的认识,科学合理地制定 AED 配置的发展策略,分阶段逐步推广,让更多单位、机构、公众都能参与到社会大急救体系中。各地政府、卫生部门应当增加经济投入和财政预算,根据辖区内的院外心搏骤停发生率、人口数量及密度、辖区面积、公共场所数量及类别等因素,明确 AED 配置的数量、密度、点位、安装规范等要求,以统一规划、配置公共场所的 AED。应按照科学规划、注重实效的原则,优先保障重点公共场所,加大配置密度。优先在人口流动量大、意外发生率高、环境相对封闭或发生意外后短时间内无法获得院前医疗急救服务的公共场所,以第一目击者能够在 3~5 分钟之内获取 AED 并赶到患者身边为原则进行配置。

建议政府在城市轨道交通、长途汽车、铁路列车、飞机以及交通场站、大型企事业机关单位、工厂车间、城市广场、教育和培训机构、医疗机构、养老机构、社区、体育和文化娱乐场所、大型商超、酒店、旅游景点、学校、幼儿园等人员密集、流动量大的场所和警车、消防车等应急载具内,逐步推进配置自动体外除颤器及相关应急设备。公共场所配置的 AED 可纳入当地急救资源体系进行统一管理。鼓励慈善机构和个人向相关机构进行捐赠,提升 AED 配置水平,帮助保证充足的急救资源配置数量、分布密度和人群覆盖率,支持急救事业发展。在公共场所科学配置安装 AED,放置位置应有固定醒目标识,定时定人维护,确保设备的安全和状态正常。政府主导设计、构建 AED 网络体系,利用信息化技术绘制设备地图,统一管理体系中的设备。利用广播、电视、报刊、印刷品、户外广告设施、公共交通工具、互联网等多种方式,及时主动公布公共场所 AED 分布信息,有效提高其知晓率和利用率。

（二）基于 AED 配置的全民急救素养提升

急救素养是居民健康素养的重要组成部分,反映了居民获取和掌握基本急救知识和急救技能、识别不安全因素、预防事故发生、正确应对突发疾病或突发事件以及维护生命健康的能力。随着社会发展、急救观念更新,良好的全民急救素养和急救知识技能普及水平成为衡量社会发展水平和现代社会文明的重要指标。因此 AED 的普及水平不仅反映了城市、地区及国家对心搏骤停急救的重视程度,也一定程度上反映了该地区和国家的文明发展水平。近年来,我国急救事业发展迅速,公众急救知识普及工作取得一定进展,但与发达国家相比,还有较大差距。在突发疾病或伤害时,作为第一目击者,对专项急救知识技能及其实际应用能力掌握程度较差,离及时采取有效的急救措施还有差距。

为了加强对公共场所、职业机构、高校等发生心搏骤停高风险场所的重视,突出公众安全、职业安全和高校安全等的重要性,将 AED 的配置、培训和使用纳入基本公共卫生服务中,政府相关部门应当制定急救培训体系、认证体系和急救培训规划,规范培训内容,监督培训管理,将 AED 的使用纳入急救培训规划,统一安排分层面培训。由红十字会、院前急救机构、医疗机构及医学院校等机构的师资人员对公众进行 AED 使用的规范化培训;在配置 AED 及相关急救设备的重要场所,完成对工作人员 CPR 及 AED 使用的培训,对重点岗位人员每年进行一次急救基本技能考核和再评价,保证其急救技能的稳定;心搏骤停高危患者及其家属则由医疗机构急诊科、心脏内科、急危重症等科室的医护人员完成 CPR 与 AED 使用等相关急救知识的培训。

在我国急救知识普及率还比较低,除了部分高校外,很多学校尚未系统规范开设急救知识课程,急救培训也远远不能满足社会需求,社会急救基础相对薄弱。《健康中国行动（2019—2030 年）》明确提出中小学健康促进行动,把学生健康知识、急救知识,特别是心肺复苏和 AED 使用纳入考试内容,并与体质健康测试情况一起作为学校学生评优评先、毕业考核和升学的重要指标;同时引导居民学习掌握心肺复苏等自救互救知识技能;同时建议将急救知识纳入教师培训体系或课程,鼓励教师取得应急救护专业资质;成为驾校必修课程,考试合格方可取得驾照。除依靠急救中心、红十字会、医疗机构和一些社会团体来做科普之外,政府、行业和全社会都应该共同推进、促进急救常识的普及,还应在高中和大学开设相关课程或培训。

建立社会急救志愿者体系,将接受过急救知识和技能培训考核的人员组成社会急救志愿者队伍,实施第一目击者救治。建立"互联网 + 急救"模式,在应急救援体系中融合互联网信息传输技术,利用智能手机、地图软件、APP 小程序等有效途径,缩短急救等待时间,提高急救效率。政府主导设计 AED 网络布局,将社会急救志愿者及 AED 网络信息与急救服务紧密结合,将公共场所 AED 地图接入 120 急救指挥调度平台中。公众拨打 120 急救电话后,调度员在调派救护车同时,可以第一时间指派调度最近的第一目击者,查找患者附近的 AED 放置点,信息同步发送给第一目击者,在救护车到达前,由第一目击者取得 AED 对患者施救。移动的出租车、网约车、警车和警用摩托车等可构成移动的 AED 输送者,也可随呼叫向患者汇聚。第一目击者也可在手机中查找获取周边 AED 分布信息,实现定位与急救相结合,缩短急救反应时间,提高急救效率。

政府应明确 AED 安装应用的法律责任,推动 AED 相关法律条文的制定或修订计划。消解公众不敢用、不敢救的顾虑,是鼓励公众使用 AED、参与急救的必要保障。完善相关立法,为受培训者颁发急救证书,使其急救行为合法化,免除抢救实施者在紧急情况下实施急救除颤导致不良后果的法律责任,使抢救行为受法律保护。《中华人民共和国民法典》第一百八十四条规定:因自愿实施紧急救助行为造成受助人损害的,救助人不承担民事责任。确认了对善意救助者的责任豁免,标志着在我国紧急情况下使用 AED 将受到法律保护,经过专业培训并获得证书的志愿者(非医疗业务工作者)急救时使用 AED 是合法的。政府部门应加强对 AED 的监管,依法明确 AED 安装和应用的法律责任,推动相关法律条文的制定或修订,进一步加强对现场救护人员的保护,让 AED 得到更广泛的利用。

倡导健康生活方式,避免减少心源性猝死的发生。心脏疾病、高血压、高血脂、高血糖以及不健康的生活方式等,都可诱发冠心病、心律失常、急性循环障碍等,严重时导致猝死。防治各种心脏疾病,控制心脏疾病的危险因素,控制、减轻其发病,是预防心源性猝死的最根本措施。同时,倡导健康的生活方式,合理膳食,少盐少油,适量吃鱼、禽、蛋、瘦肉;少食含胆固醇高的食物;摄入足够的蔬菜和水果;肥胖者控制摄入量,以减轻心脏负担。劳逸结合,起居有常,避免长期熬夜;身心愉快,避免大幅度情绪波动;避免过重体力劳动或突然用力,饱餐后不宜运动;适量运动,量力而行,不增加心脏负担。戒烟限酒,防止主动吸烟和被动吸烟。

(三) 基于 AED 配置的社会急救体系构建

社会急诊医疗服务指对遭受各种危及生命的急症、创伤、中毒、灾难事故等的患者在到达医院之前进行的紧急救护,包括现场紧急处理和监护转运至医院的过程。目前,我国社会急诊医疗服务主要由院前急救机构承担,是城市公共安全应急保障体系的重要组成部分,在履行政府社会保障职能、应对突发公共卫生事件和保持社会稳定方面都发挥了重要作用。

社会急救体系构建应包括现场第一目击者实施紧急救治、院前医疗急救机构现场急救、途中转运以及院内急救等,每个环节紧密相连,形成早期通路、早期心肺复苏、早期电除颤、早期加强生命支持、早期复苏后救治的急救生命链。AED 的配置应用,可为社会急救体系中的第一目击者现场紧急救治和早期电除颤提供有力支持,有效提高心搏骤停患者抢救成功率。但急救生命链是多环组成的,其配置应用要与院前医疗急救机构和院内复苏紧密连接。第一目击者尽早呼叫 120 电话、早期实施心肺复苏和电除颤后,还需要院前医疗急救机构的专业急救人员尽早到达现场对患者实施加强生命支持,并在医疗监护下转送到医院内进行多学科复苏后救治。院前医疗急救体系建设也是急救生命链中至关重要的组成部分,完善的院前医疗急救网络建设、先进的通信指挥调度系统、充足的救护车硬件装备、精湛的院前医疗急救队伍、高效的院前医疗质量控制管理体系等,是缩短急救反应半径和反应时间,提高急救效率的必要保障。

为进一步加强院前医疗急救体系标准化、规范化建设,提高院前医疗急救服务能力,更好地满足人民群众对院前医疗急救的需求,2020 年国家卫生健康委、国家发展改革委、教育部、工业和信息化部、公安部、人力资源和社会保障部、交通运输部、应急管理部和国家医保局联合制定了《关于进一步完善院前医疗急救服务的指导意见》,提出要进一步加大政府对院前医疗急救事业的投入,统筹规划院前医疗急救体系建设,加强院前医疗急救专业人才队伍建设,提高院前医疗急救质量与效率,加强院前医疗急救基础设施等硬件建设,提升人民群众对医疗急救服务满意度,建成与我国社会经济发展水平相适应的政府主导、覆盖城乡、运行高效、服务优质的省、地市、县三级院前医疗急救服务体系。

加强院前医疗急救网络建设,推进急救中心(站)建设,科学规划编制院前医疗急救站点网络布局,缩短急救半径,力求城市地区服务半径不超过 5km,农村地区服务半径 10~20km。加强急救车辆等装备配置,合理配置救护车数量和类型,每 3 万人口配置 1 辆救护车,其中至少40%为负压救护车,平均急救呼叫满足率达到95%。探索完善航空医疗救护管理标准和服务规范,构建陆空立体急救网络和空地协同机制。加强院前医疗急救的人才培养和队伍建设,合理配置院前医疗急救专业人员和其他工作人员,规范开展院前医疗急救岗前培训、在岗培训和继续医学教育,建立健全绩效评估指标体系,完善考核管理制度。建立健全院前医疗急救工作信息管理系统,提高信息化水平,推动院前医疗急救网络与医院信息系统连接贯通。加强科学调度水平,建立院前医疗急救指挥调度信息化平台,提高调度效率,使120呼救电话10秒接听率达95%,3分钟出车率达95%。提升院前医疗急救服务质量,加强院前医疗急救质量控制,推进标准化建设,有效规范院前医疗急救行为,院前急救病历书写率达到100%,危急重症现场医疗监护或抢救措施实施率达到98%。完善院前院内急救衔接机制,提高救治效率。提升公众急救技能,建立辖区公众急救培训管理体系,加强重点人群在岗培训,有效提升全人群自救互救能力。完善价格体系,保障院前医疗急救机构运行。

我国院前医疗急救体系建设正在朝着目标努力前进,部分省市已经达到《关于进一步完善院前医疗急救服务的指导意见》相关指标要求,甚至超越指标,能为患者提供快捷高效的急救转运服务。但是大部分省市院前医疗急救体系建设仍有较大差距,还需在政府主导下,将院前医疗急救事业纳入卫生事业发展规划,加强组织领导,明确部门分工,强化政策协调衔接,统筹推进,落实统一规划、统一接报、统一质控,明确人员和经费保障,确保各项政策措施取得实效。

加强多部门联动救援机制建设,逐步建立院前医疗急救系统与应急管理、公安交通、交通运输、通信管理、海事、航空等有关部门和单位的沟通与协作联动机制,探索构建海陆空一体化立体医疗救援体系。与配置AED的交通场站、学校、体育场馆等大型公共场所建立联动机制,建立信息平台。在遇到突发疾病患者或突发事件时,公共场所工作人员呼叫120,120调度员调派救护车的同时,平台可对呼叫者给予专业的电话急救指导,并指导公共场所工作人员为救护车急救转送患者建立绿色通道。

（张　擎）

第二节　自动体外除颤器的未来发展趋势

经过几十年的发展,AED的功能逐渐得到丰富和完善,其便携化和自动化的特点,使得旁观者救治心搏骤停患者成为可能,进一步缩短了患者等待救治的时间,很好地契合了院外心搏骤停紧急救治的需求,在提高院外心搏骤停患者的复苏成功率上起着至关重要的作用。

从技术发展方面来看,随着工程信息技术以及智能化技术的进步,AED必将得到更大的发展,其主要趋势可以概括为以下几个方面。

一、未来AED将更加智能化

基于AED的应用场景,心肺复苏实时监控反馈、心电节律的自动分析、基于病因诊断的个性化按需诊疗以及自主循环恢复(return of spontaneous circulation,ROSC)自动检测等,均是AED智能化的重要发展领域。

在心肺复苏实时反馈方面,未来的AED将能够向施救者提供更多的信息以辅助救治过程,提高复苏成功率。一方面,预测除颤成功率的技术正迅猛发展。这项技术主要通过分析 AED 采集的心电信号,判断电除颤能够成功终止室颤的可能性,在成功率较低时提示施救者要继续进行有效的心肺复苏,而成功率较高时提示施救者要立即进行电除颤,从而实现在最优的时机给予电除颤。围绕着这个问题,在时域、频域、时频域、非线性以及神经网络等各种信号分析方法上都有相关的研究。另一方面,心肺复苏质量的反馈信息也将更加丰富和准确。目前,部分 AED 中已经具备了一定的心肺复苏反馈功能,例如通过除颤电极片采集的胸阻抗信号或外加的加速度按压板获取的按压深度信号来反馈心肺复苏的质量。卓尔的 AED pro 提供的心肺复苏按压板(图 12-1),就利用了加速度传感器来获取胸外按压时的按压深度和按压频率信息。当施救者胸外按压深度或者按压频率偏离推荐范围时,可通过语音提示纠正施救者,指导施救者进行高质量的心肺复苏。美敦力菲康 Physio-Control LIFEPAK 型 AED,则是通过除颤电极片直接采集人体胸阻抗的变化,获取胸外按压频率的信息作为反馈,辅助施救者进行急救(图 12-2)。未来,AED 中复苏质量反馈手段会更加丰富和准确,例如除了上述按压深度和按压频率信息以外,呼气末二氧化碳分压($ETCO_2$)也可能成为一个重要的反馈指标被使用。在多项指标的协同决策辅助下,指导施救者按照心肺复苏指南推荐流程和要求进行紧急救治,也许会更加科学有效。

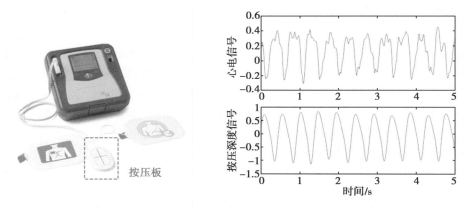

图 12-1 ZOLL AED pro 除颤电极片上的按压板以及采集的心电信号与按压深度信号

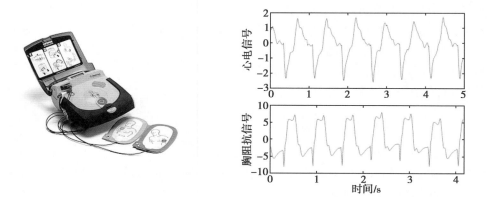

图 12-2 Physio-Control LIFEPAK AED 以及采集的心电信号经胸阻抗信号

在自动节律分析方面,抗干扰自动分析算法,将作为一项基本功能逐步嵌入 AED 中。目前的 AED 能够自动分析患者心电节律,并向施救者提供除颤/不除颤的建议,但分析的过程需中断胸外按压以避免干扰影响分析结果,从而降低复苏成功率。近年来众多相关研究中,无论是直接在有干扰情况下进行节律分析,还是通过数字滤波技术抑制干扰,或采用人工智能算法进行分类,其目的均是希望能够在不中断胸外按压的前提下进行准确的节律识别。虽然各种算法层出不穷,但准确性及实时性仍然制约着算法的实际应用。到目前为止,仅有少数 AED 中植入了抗干扰功能,例如卓尔公司 AED pro 中植入的 See-Thru CPR 干扰抑制技术(图 12-3)。AED 采集的心电信号因受到胸外按压的影响而出现了明显的干扰,在 See-Thru CPR 干扰抑制技术的处理后,胸外按压干扰被消除,原来的心电信号被复原,并能够呈现给施救人员进行观察确认。未来,类似的干扰抑制技术或抗干扰识别技术,将逐渐得到普及。

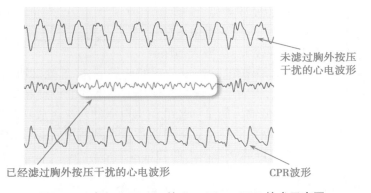

未滤过胸外按压干扰的心电波形

已经滤过胸外按压干扰的心电波形

CPR 波形

图 12-3 卓尔 AED pro 的 See-Thru-CPR 技术示意图
注:https://www.zoll.com/zh/medical-technology/cpr/see-thru-cpr

在个性化诊疗方面,心搏骤停病因的实时检测功能,将是 AED 智能化发展的重要方向之一。心搏骤停的诱发因素有很多,但根据目前心肺复苏指南的建议,对于发生心搏骤停的患者,在急救过程中几乎采取的是统一的施救策略,主要对除颤/不除颤的情况进行了区分和明确。然而,即便同样是需要电除颤的心电节律,由于病因的不同,电除颤的成功率也会有所差别。在最新的文献报道中,研究者通过冠状动脉造影发现,急性冠状动脉闭塞诱发的心室颤动相比于冠状动脉慢性完全闭塞诱发的心室颤动来说更难除颤成功,患者的存活率更低。因此,针对不同的心搏骤停病因,合理地采用除颤、胸外按压、药物以及额外的生命支持等不同的策略,实现个性化按需除颤,是提高心搏骤停患者复苏成功率和存活率的重要途径。鉴于心搏骤停患者急救的紧迫性,通过对 AED 实时采集的心电图(ECG)信号进行分析,是目前心肺复苏领域早期病因识别的研究热点。待相关技术成熟之后,基于心电信号的早期病因识别,将会是 AED 最具潜力的重要功能之一。

最后,未来的 AED 中将具备 ROSC 的自动检测功能。AED 不仅能够提示患者紊乱的心室颤动节律是否恢复为规律的心电节律,同时还能够实时监控患者的脉搏,判断患者心脏是否恢复搏动。有研究发现,对于 ROSC 的患者,停止胸外按压后,在 AED 采集到的胸阻抗信号或者加速度信号中,能够观测到微弱的跳动信号,与心电信号具有严格的锁时关系。因此,通过对这种微弱信号的分析和提取,能够自动判断患者心脏搏动情况,及时反馈患者心脏机械活动状态。

二、未来 AED 将更加小型化

AED 的便携性得益于其较小的体积与重量，例如飞利浦 HeartStartFRx 型 AED 的尺寸大致为 6cm×18cm×22cm，重量仅有 1.6kg，远远小于院内使用的除颤监护仪。此外，由瑞士 schiller 开发 fred easyport 袖珍 AED，其体积仅有 13.3cm×12.6cm×3.5cm，重量仅有 0.49kg（图 12-4）。但即便如此，目前 AED 的尺寸离日常的随身携带还有一定距离，这一定程度上制约了 AED 的大众普及。对于 AED 的设计来说，由于需要提供上千伏的除颤电击，与之匹配的供电电池以及耐高压电容的体积也相对较大，这极大地限

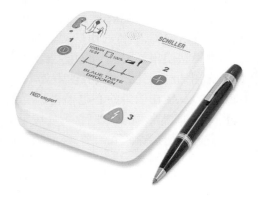

图 12-4　fred easyport 型 AED

制了 AED 的小型化设计。在不影响电除颤成功率的前提下，降低除颤所需能量和电压，是一个可行的解决思路。近年来，针对电除颤波形展开了一系列的设计和探索，有研究发现，连续脉冲串输出波形能够在较低输出能量和较低输出电压的前提下成功除颤。随着电除颤技术的不断革新，制约 AED 小型化的技术难题也将逐步得到解决，在不远的将来，如手机一般能够随身携带的小型 AED 也许能够走入人们的日常生活。

三、基于无线通信的 AED 定位——投递技术

对心搏骤停患者的急救，时间是非常重要的一个因素，越早进行施救，患者存活的概率就越高。对于院外发生的心搏骤停，大部分患者的初始节律主要表现为心室颤动，可通过电除颤的方式进行施救，但通常等待专业医务人员到达现场需要很长的时间，错过了除颤的最佳时机。

目前除医院以外，在机场、火车站及地铁站等公共场所也都配置有 AED，但对于旁观者来说，在不知情的前提下，要找到附近的 AED 存放点，需要花费较多的时间。

随着移动通信技术的发展和智能手机的普及，基于移动定位技术的 AED 取用方案开始受到关注。从定位方式来看，目前采用的方案主要是地图-固定 AED 放置点的定位模式。瑞典自 2016 年开始，开展了基于手机 APP 的 AED 定位分派系统的开发和测试。他们对公共可用的 AED 进行备案，每半年更新一次 AED 的位置和设备状态，并将信息整合至 APP 系统中。当有人发生院外心搏骤停时，系统会向事发地点附近不超过 12 位志愿者发送急救询问，征得同意以后，通过定位地图指派响应者前往事发地点进行心肺复苏，或前往附近 AED 存放地点获取 AED。在我国，腾讯与中国红十字基金会也联合推出了"AED 地图"服务功能，可通过手机查找备案的 AED 网点，并以地图定位的方式呈现出来。该项服务已经在上海和深圳两地试点上线，未来期望覆盖到全国各个城市中。另一种可行的定位方式，则是直接在 AED 中内置定位芯片，通过 GPS 或北斗定位功能，结合无线通信网络实现 AED 的实时定位以及设备状态的实时反馈。与第一种方式相比，这种定位方式更加精准可靠，是未来 AED 定位领域极具应用潜力的发展方向。

除 AED 定位以外，在此基础上的无人机 AED 配送，也是进一步缩短患者等待救治时间的有效方案（图12-5）。一方面，通过无人机实现直线距离的飞行配送，能够极大缩短 AED 抵达现场的时间。另一方面，在传染病疫情严重的地区，通过无人机形式配送 AED 还可减少人员接触，降低病毒传播的风险。无人机很容易在大多数地理环境中进行部署，且运营成本较低，具有较高的应用价值。在近年的几项研究中，基于地理信息系统模型部署的院外心搏骤停无人机配送方案，表现出了不错的应用效果。研究结果显示，与专业医务人员到达现场的时间相比，通过无人机配送 AED，减少的时间最高可达到19 分钟。从派出无人机至到达现场，平均耗时为 5 分 21秒；而医务人员到达现场的时间为 22 分钟，平均可缩短16 分钟的急救延迟时间。

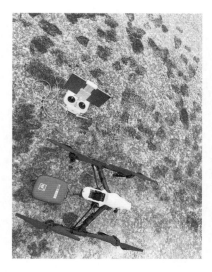

图 12-5　无人机配送 AED

（Drone delivery of an automated external defibrillator-a mixed method simulation study of bystander experience DOI：10.1186/s13049-019-0622-6）

四、面向家庭的多功能 AED

据研究报道，约 3/4 的院外心搏骤停发生在家中，而对于这类情况，复苏成功率仅有 2%。发生在家中的心搏骤停，若需要使用 AED，则需旁观者前往附近的 AED 放置点获取 AED 后再原路返回，花费的时间比等待专业急救人员携带 AED 赶往现场的时间更长，从而浪费宝贵的急救时间。若家中配置有 AED 则可立即进行救治，极大提高救治反应速度。

目前 AED 售价较高，在家中配置 AED 会受到昂贵价格和维护成本的限制。在将来，家用多功能医疗设备中增加 AED 电除颤功能，可在一定程度上提高设备性价比，更容易被大众所接受。对于心搏骤停高危人群的家庭，在家中存放具备 AED 功能的多功能医疗设备，并接受必要的急救培训，了解急救知识，能够在家中出现心搏骤停的突发情况时，及时地采取必要的急救措施，挽救生命。

从社会发展方面来看，我国 AED 的推进步伐也将越来越快。然而，由于起步较晚，我国急救知识的普及率仍然很低，大面积推广 AED 的社会基础相对薄弱，我国中心城市 AED 的配置数量、分布密度和覆盖范围与国外一些发达国家仍有较大差距。

2021 年，全国"两会"期间，人大代表提出建议，在公共场所科学、合理、有效地配置AED，让它像灭火器一样得到重视和广泛配置使用。随着 2021 年 1 月 1 日《中华人民共和国民法典》的正式施行，其中第一百八十四条规定：因自愿实施紧急救助行为造成受助人损害的，救助人不承担民事责任。这项正式的立法解决了 AED 急救责任承担问题。可以预见，在国家政策的推动下，我国 AED 的配置率将不断提升。

（李永勤）

第三节　自动体外除颤器在智慧医疗急救系统的运用

根据 AED 的未来发展趋势，必然需要将前沿技术与管理系统升级相结合，从而实现智能化现代改造。在急救系统的发展方向上,智慧医疗急救系统的建设是发展的必然趋势。因此,AED未来的运用必须纳入智慧医疗急救的系统中,从而实现救援网络和救援流程的升级改造。

一、立体化救援网络

AED的运用需要纳入立体化的救援网络,在智慧医疗的技术与系统管理下,主要体现在空间立体化、资源立体化、模式立体化与网络立体化四个方面。

首先,是空间立体化,智慧医疗急救系统需要基于5G的高速网络通道,利用物联网技术,打造水、陆、空多重的空间立体网络。现代的交通工具的不断革新,这些交通工具在提升流动速度、扩展生存与旅行空间的同时,也使得越来越多的急救需求发生在这些独立的空间之中。这将出现更多立体空间中的心搏骤停急救需求,也使AED的应用场景更加复杂化。在这个过程中,第一在基础设备上,应保证AED设备的有效配置。如在大型的交通工具,如民航飞机、远洋游轮、高铁列车上做到全覆盖;在小型交通工具的重要停泊节点,如机场、码头、高速公路服务区等进行有效布局。第二,在远程指导上,通过物联网技术,保证在各独立空间中,提供稳定的智能化远程救治和指导,是空间立体化救援网络的建设重点。相较于陆地交通,如高铁、汽车类的网络与智能救援的覆盖较为成熟与完善,空中、水上尤其是远海的网络通道设计与覆盖是未来建设的一个重点。由于现有5G网络的建设,北斗、GPS等定位系统的构建,机载、船载网络技术的完善,相关商业网络服务的开始应用,为立体化救援系统的建设奠定了较好的技术基础。因此,未来的空间立体化建设,在于实现水陆空智慧救援网络的统一与效率的提升,使得AED的使用与指导有高速稳定的网络支持,从而保证独立空间中救治的及时有效。

其次,是资源立体化,智慧医疗在于通过综合的网络,实现资源的效益最大化应用配置,将院前与院前治疗、公共应急管理与公众人力资源综合连接,使得心搏骤停救治和AED应用的多层次资源的立体激活,实现救治网络的全社会覆盖。这种资源立体连接,第一步是实现院前院内的连接,进一步提升院前院内信息衔接的效率,实现更精准更快速地信息交互。这需要院前急救人员可以随时查看区域内各家医院的待诊患者、剩余床位等数据,把握各家医院所具备的实时接诊能力,以便患者的合理转运;也需要院内急救人员把握院前急救的实时数据,以便实时更新自身接诊能力数据。第二步是实现公共应急管理与院前院内急救体系的智慧连接。对于区域内的AED的分布与使用,有专用网络来实时监控使用与更新状况,发生意外事件和大型事故、灾害时,始终保持相应的设备运用与急救系统和远程服务专网的畅通连接。在面临相应的急救人员与设备不足时,可以及时引导患者家属或救护人员就近寻找AED等急救设备。实现社会公共应急管理与急救系统的智慧连接与统一调度。第三步是实现社会公众与院前院内急救体系、社会公共应急体系的有效接入,受过AED使用培训的志愿者与专业救助人员在某区域的分布可以不断更新,使得发生救治需求时,保证设备、人员与远程指导的及时就位。社会急救资源的多层次、多体系的有机整合、管理和应用,有利于保证集中资源实现救治效率的最大化,避免因为某时空内资源分布的相对不足带来的救治不及时,从而以智慧医疗急救系统的综合应用来提升心搏骤停救治的及时有效性。

再次,是模式立体化,突出将呼救、救治与预警全链条的综合管理与控制,在提升救治效率的同时,通过预警环节的模拟预测机制,使救治环节努力实现走在问题发生之前,真正实现提前量的把握,从而实现智慧化救治模式下急救环节的进一步前置。在这个过程中,不仅要关注 5G 专网和物联网的连接,更需要注重大数据与人工智能技术的应用。第一,是将呼救与救治的连接进一步打通,实现信息交互的无缝对接。这不仅需要在院前院内急救体系中及时通报与反馈心搏骤停救治的进一步的信息,更需要将呼救与救治的区域分布、人群分布进行相应的智能画像,保证从专网呼救到救治的更快速的反应。这个画像过程则需要利用大数据分析进行模型的测算。第二,从长期来看,要真正地实现预警网络的立体构建,必须要通过大数据与人工智能的结合,建立、优化合理预测模型。在这个过程中,需要对急救中心、医院、AED 设备配置点等相关医疗资源数据进行深度挖掘,确定呼救与心搏骤停发生的时段与区域的精准分布,形成大数据模型,通过人工智能演算,实现实时监控乃至提前预测,将智慧调度真正应用于心搏骤停急救资源的配置。这将实现在目击者在拨打呼救电话之时,系统可利用运算网络,生成精准投送方案,与院内急救资源的动态衔接。更能通过深度融合,为院前急救的数字化转型提供全方位的深度支持,力求通过模型的不断修正,实现可能的提前预警,进一步缩短心搏骤停救治的前置应对时间。

最后,是网络立体化,力求通过智慧医疗的急救体系,实现在不同层级的行政区划下,AED 分布与应用网络的有效覆盖,实现基层社区与村镇心搏骤停救治资源的合理布局。我国国土广阔,各地区经济和社会发展水平不均衡,基层社区与偏远村镇的急救资源较为有限,相应设备配置与人员培训更是存在短板。如果单纯强调传统的全覆盖,对于地方的医疗资源来说,难以面面俱到。而通过现代前沿技术支持下的远程系统建设,使得相应的立体网络的构建成为可能。传统的 AED 在地级市、发达的区县一级单位可以有较为充分的配置,但应用效率不足;而基层社区、乡、镇、村级单位的设备覆盖和人员配置则均严重缺乏。因此,在网络立体化过程中,要把握合理配置和远程控制两个方面,保障基层区域的急救体系的构建。第一,通过大数据的模型测算,分析不同基层区域的急救需求,根据人群的年龄、健康状况等,根据区域内发生心搏骤停的概率,合理配置设备和人员,力求实现有限资源下的合理运用。第二,通过 5G 专网和医疗机构的实时连接,保证基层区域在发生心搏骤停事件时,能及时找到 AED 及获得正确使用方法和配套救治方法的远程指导。可见,通过智慧医疗急救系统的协助,可以在区域急救体系中实现更加有效、均衡的 AED 布局,进而实现立体网络的现代化、智能化覆盖。

二、智能化救援流程

AED 的运用需要在智慧医疗的技术与系统管理下接入智能化的救援流程,这主要体现在资源管理智能化、预警监测智能化、智能调度智能化与救援流程智能化四个方面。

首先,是资源管理智能化,要将 AED 以及救治心搏骤停的其他资源纳入智能化的资源管理体系,以系统化的思维和方法进行整合应用。现代急救系统的服务对象,已经不是针对单一特定呼救的被动性、临时性的救助,而是在先进信息系统和立体救治体系共同作用下的现代智能化救援。因此,智能化的救援,需要以资源的合理配置与调度为前提,进行资源的综合智能化管理。这一体系的建设以管理框架、技术基础和管理模型为三个主要的组成部分。在管理框架上,需要构建相应的理论框架,实现基本框架的设置,确定数字化体系的层次、布局和应用设计,并以这个框架作为基础,开展相应的技术设置和运行安排。在技术基础上,需要将"云物大智"与 5G 网络有机整合。其具体的实施重点在于构建一个专门的网络基座,将各种功能、维度、体系进行有效安排,保证硬件体系和软件开发都与相应的技术网络适配;相关的线下急救设备、运载设备与辅助设备也都需要通过物联网充分连接。在管理模型上,使用基于大数据的深度学习、基于大数据的质量控制考核,来确保资源的供给、配置、应用、控制、考核与优化不断地演进。可见,资源管理智能化,进行相应的系统建设与系统控制,能真正将智慧医疗应用于心搏骤停救治,从而确保救治科学性、系统性与可优化性。

其次,是预警监测智能化,要将 AED 的配置、使用和更新纳入一个科学、主动的智能模型体系,以有助于具有提前量地进行预警预测,有利于配置和救治的前置性。这里的预警监测的智能化建设,包括两方面的内容,既有前文提到的模式立体化中心搏骤停救援预警监测体系的建设,也包括 AED 的配置、布局、使用的预警监测体系的建设。两个方面的对象有所不同,但本质上都是追求前沿技术基础上预测模型带来的急救效能提升。对于心搏骤停救援的预警体系建设,重点在大数据与人工智能技术的支持下,对区域、人群进行合理判断和呼救预测,以提升急救的应急效率和缩短介入时间。而在配置 AED 的预警监测体系的建设上,要保障设备布局的合理和应用的及时有效:区域的设备分布应合理,设备的更新应及时,区域内应有专业人士或志愿者指导使用,远程指导应尽快到位等。这两个监测体系的构建,对数据库的要求较高,需要专门的服务器提供大数据运算,也有安全性和集成性的要求,建议与同地区的其他大数据中心统一配置、管理。上述预警监测体系的建设,其实是资源管理智能化的重要延伸,目的在于明确区域内急救资源的有效分配与布局。合理的资源配置与应用,是智慧医疗急救体系的关键,也是相应的系统化建设的精髓所在。通过预警监测,确定区域内急救资源的供求是否满足需要,是否需要通过增加供给或者优化配置来进行急救保障,才能使得设备、人员的布局真正落地,实现救治效率的提升。

再次,是智慧调度智能化,这是在资源管理智能化确立了基本的框架与模型的前提下,在预警监测智能化明确资源的布局配置的基础上,真正实现合理调度,确保急救切实、有效、及时地运行与实践的关键所在。大数据分析系统通过深度学习提供辅助支持,通过与政务云、公安部门、交通管理部门的信息交汇和互动,实现急救资源的分配与预警,保障调度的科学性。院前院内的合理调度、专业急救人员与志愿者的调度、水陆空立体救治与转运的调度、重大活动或事故的配合调度等需要智能化的调度体系来协调。整体而言,智慧调度需要的不仅是物联网基础上的连接、大数据与人工智能的模型,更需要的是管理框架下的调度体系、调度模型的构建,使得智能化的调度本身是人、物与系统的共同作用,并考虑在不断变化的急救需求下,相应的智慧调度体系是否存在冗余或者过载的可能性。通过合理的系统设置与运行监测,保障调度的顺畅与灵敏,使其不仅可以应对日常的心搏骤停救治需求,还可与社会公共应急体系连接,在面临重大的活动和事故时,也能保障调度的及时、顺畅。

最后,是救援流程智能化,这本身就是前三个部分整合后的最终呈现方式。通过资源管理的智能设计、预警监测的智能布局,以及智慧调度的合理安排,使得救援流程智能化不仅成为可能,更应该成为具有规范性和标准化的体系。这一体系的重点在于救治的环节整合、流程规范和设备三个方面的智能化。第一是环节整合的智能化,将预测预警、接收呼救、人员到场、实施救治、院内转送等多个环节,经过明确而系统的救援流程设计,并通过智能化管理与处理实现流程再造。第二是救治流程规范的智能化,当前的智能化改造是对原有流程的进一步完善和升级：一方面，需要专业的救援部门、救援人员严格按照智能化的救援流程，以保障救援的专业化和高效率；另一方面，需要志愿者等社会救援资源按照智能化流程按图索骥，以保障救援的科学性和救援指导的易获性。第三是救治设备的智能化，既包括智慧救护车在内的院方综合流动救助设备的集成，也包括 AED 的监测、分布与指示的协助网络，更包括未来探索的现代化、多样化智能运载工具，如可用来快速传递自动除颤器的无人机、智能机器人。这样的技术目前已经应用于物流的分拣与配送领域，在急救和应急中预计也会有良好应用前景，将这类智慧设备纳入智慧医疗系统的救援设备网，既可以避开交通拥堵，也可以体现其对未来设备的兼容性，且具有成本上的巨大优势。

救援流程的智能化本身，就是在智慧管理、智慧预警与智慧调度的基础上，确保心搏骤停救援资源的综合有效的运用，保证救援的及时与有效。在这个过程中，救援规范的制订与更新，需要根据技术的变化和管理体系的变动不断地进行调整，始终保持智能化救援过程的专业程度与反应效率不断优化。这样才是现代国家与城市急救体系建设的重要一环，才能实现 AED 应用为代表的综合智慧医疗急救体系建设不断深化。

（陆 峰、刘思齐）

参 考 文 献

［1］华颖.健康中国建设：战略意义、当前形势与推进关键［J］.国家行政学院学报,2017,06:105-109.

［2］时统君."健康中国"建设的时代意义［J］.产业与科技论坛,2017,16（14）:13-14.

［3］詹洪春,刘志学,李斌."四个全面"战略布局推进"健康中国"建设［J］.中国医学导报,2016,13（8）:1.

［4］杨可慧,桑文涛,潘畅,等.心脏骤停与复苏调查的现状及展望［J］.中国实用内科杂志,2019,10:002.

［5］吕传柱,张华,陈松,等.中国 AED 布局与投放专家共识［J］.中华急诊医学杂志,2020,29（8）:1025-1031.

［6］中华人民共和国国家卫生健康委员会.关于进一步完善院前医疗急救服务的指导意见［J］.中国实用乡村医生杂志,2020,27（11）:1-3.

［7］JASON COULT,THOMAS D REA,JENNIFER BLACKWOOD,et al. A method to predict ventricular fibrillation shock outcome during chest compressions［J］.ComputBiol Med,2021,129:104136.

［8］GIOVANNI BABINI,LAURA RUGGERI,GIUSEPPE RISTAGNO. Optimizing defibrillation during cardiac arrest［J］.CurrOpinCrit Care,2021,27（3）:246-254.

［9］HAJEB-M S,CASCELLA A,VALENTINE M,et al. Chon KH. Deep Neural Network Approach for Continuous ECG-Based Automated External Defibrillator Shock Advisory System During Cardiopulmonary Resuscitation［J］. J Am Heart Assoc. J Am Heart Assoc,2021,10（6）:e019065.

［10］J NAS,J THANNHAUSER,EGJA VAN DIJK,et al. Coronary angiography findings in patients with shock-resistant ventricular fibrillation cardiac arrest［J］.Resuscitation,2021,164:54-61.

［11］ELLINOR BERGLUND,ANDREAS CLAESSON,PER NORDBERG,et al. A smartphone application for dispatch of lay responders to out-of-hospital cardiac arrests［J］.Resuscitation,2018,126:160-165.

［12］ONG ME,SHIN SD, DE SOUZA NN,et al. Network PCR. Outcomes for out-of-hospital cardiac arrests across 7 countries in Asia:the Pan Asian Resuscitation Outcomes Study（PAROS）［J］.Resuscitation,2015,96:100-108.

［13］付忻,冯铁男,王朝昕,等.国内外公众现场急救知识普及和培训现状［J］.中华卫生应急电子杂志,

2015,（3）:231-233.

［14］郭轩宇,张颖,熊烨,等.高科技智能诊断与 AED 技术普及化的进展［J］.中国急救复苏与灾害医学杂志,2023,18（05）:691-696.

［15］ZHOU Q ,DONG X,ZHANG W,et al.Effect of a low-cost instruction card for automated external defibrillator operation in lay rescuers：a randomized simulation study ［J］.World Journal of Emergency Medicine,2023,14（04）:265-272.

［16］LEI C,QIN H,DONG X,et al.Layperson's performance on an unconversant type of AED device：A prospective crossover simulation experimental study ［J］.World Journal of Emergency Medicine,2022,13（02）:98-105.

附　　录

国家卫生健康委办公厅关于印发公共场所
自动体外除颤器配置指南（试行）的通知

各省、自治区、直辖市及新疆生产建设兵团卫生健康委：

为贯彻落实《基本医疗卫生与健康促进法》《健康中国行动（2019—2030 年）》有关要求，规范公共场所自动体外除颤器配置，我委制定了《公共场所自动体外除颤器配置指南（试行）》。现印发给你们，供各地在公共场所配置自动体外除颤器时参照使用。

地方各级卫生健康行政部门应组织有关专家为本地配置自动体外除颤器提供技术支持，开展自动体外除颤器使用等急救知识和技能的培训工作，推动自动体外除颤器配置与院前医疗急救服务相衔接。鼓励有条件的地方借助互联网技术建立自动体外除颤器远程管理系统，对自动体外除颤器的运行和维护保养实时监控管理，并建立自动体外除颤器地图、自动体外除颤器导航，为公众提供更加准确的自动体外除颤器地理位置服务。

国家卫生健康委办公厅
2021 年 12 月 13 日

公共场所自动体外除颤器配置指南
（试行）

为落实《基本医疗卫生与健康促进法》《健康中国行动（2019—2030 年）》有关要求，规范公共场所自动体外除颤器（Automated External Defibrillator，AED）配置，制定本指南。

一、适用范围

在公共场所配置自动体外除颤器。

二、规划配置

（一）地方各级卫生健康行政部门会同相关部门根据辖区院外心脏骤停发生率、人口数量及密度、辖区面积、公共场所数量及类别等因素，对公共场所自动体外除颤器配置进行科学规划，明确自动体外除颤器配置要求，包括数量、密度、点位、安装规范等。

（二）配置自动体外除颤器应按照科学规划、注重实效的原则，优先保障重点公共场所，加大配置密度。其中，优先在人口流动量大、意外发生率高、环境相对封闭或发生意外后短时间内无法获得院前医疗急救服务的公共场所配置自动体外除颤器。建议在城市轨道交通、长途车、铁路列车、飞机以及交通场站、大型企事业机关单位、工厂车间、城市广场、教育和培训机构、养老机构、社区、体育和文化娱乐场所、大型商超、酒店、旅游景点、学校、幼儿园等人员密集场所和警车、消防车等应急载具内，逐步推进配置工作。

（三）鼓励各单位自主配置自动体外除颤器。

（四）鼓励社会各界积极捐赠自动体外除颤器，积极参与公共场所自动体外除颤器配备工作。

三、安装要求

（一）自动体外除颤器安装应使用统一标识。标识由心形内加电击符号图案、AED 和自动体外除颤器字样组成，背景色为橙黄色，心形图案为红色，文字和电击图案为白色，字体为黑体，具体如下：

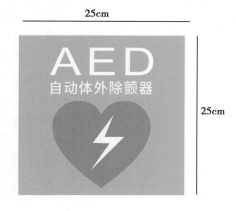

注：整体字体为思源黑体常规/加粗；橙色色值为 C0 M60 Y100 K0；红色色值为 C0 M100 Y100 K0；白色色值为 C0 M0 Y0 K0；字号为 AED（170pt），自动体外除颤器（66pt）。图案选择国际通用的心形和电击图形。

（二）标识应设置在自动体外除颤器放置点的明显位置。存在视线障碍的自动体外除颤器设置点应设置发光标志。

（三）自动体外除颤器包装内基本配置应包括具备单向通气阀的呼吸面罩或一次性人工呼吸面膜、剪刀、剃刀、吸水纸巾、一次性丁腈手套、消毒湿巾等。鼓励常规配备急救箱或急救包。

（四）自动体外除颤器应附有配套的保护外箱或机柜。根据安装地点需要可在外箱或机柜内配备警报或警铃装置，使用时启用警报或警铃起到提醒公共场所相关工作人员的作用。户外自动体外除颤器机柜或箱体宜符合《电子设备机械结构户外机壳》（GB/T 19183—2003）的要求，具备防风、防雨、防晒等抵御有害环境影响的功能。鼓励保护外箱或机柜上设显示屏，播放自动体外除颤器操作等应急救护知识普及视频。

（五）外箱或机柜门应方便、快捷开启（不上锁、不扫码），避免错失抢救时间。

（六）在外箱或机柜上，统一标明"自动体外除颤器"字样，粘贴警告用语和警示贴，禁止在非必要时取用自动体外除颤器。

（七）自动体外除颤器应安装在位置显眼、易于发现、方便取用的固定位置，如各类服务台、工作站等。有条件的可安排专人值守或安装电子监控。同类公共场所自动体外除颤器安装位置应遵循统一规律；自动体外除颤器距地面不高于 1.2 米；周边应统一张贴操作说明、注意事项等内容，结合地方实际和铺设地点情况配备多语种说明，方便公众寻找取用。

（八）已配置自动体外除颤器的公共场所应在该场所平面示意图上标示自动体外除颤器位置，并在重要出入口、自动体外除颤器放置处设有统一、明显的自动体外除颤器导向标识。导向标识的设置宜符合《公共信息导向系统设置原则与要求》（GB/T 15566—2020）和《应急导向系统设置原则与要求》（GB/T 23809—2020）的要求。导向要素规范、系统、醒目、清晰、协调、安全。

（九）设备安装场所所在单位负责开展自动体外除颤器设备日常巡检并做好记录，发现异常情况及时报告。巡检内容包括：自动体外除颤器设备信息、自动体外除颤器耗材状态及效期（含电极片状态及效期、电池电量）、自动体外除颤器设备位置、自动体外除颤器设备剩余使用年限、急救物品效期、机箱耗材、机箱位置、机箱电量、通讯日志（如为智能化）、标志标识、现场管理人员信息情况等。

杭州市公共场所自动体外除颤器管理办法

《杭州市公共场所自动体外除颤器管理办法》已于 2020 年 10 月 26 日经市人民政府第 66 次常务会议审议通过,现予公布,自 2021 年 1 月 1 日起施行。

市长　刘忻

2020 年 11 月 4 日

第一条　为了保障公民的身体健康和生命安全,推进城市国际化,提升社会文明水平和城市品质,根据《中华人民共和国民法典》《中华人民共和国基本医疗卫生与健康促进法》《杭州市院前医疗急救管理条例》等法律、法规,结合本市实际,制定本办法。

第二条　本市行政区域内公共场所自动体外除颤器的配置管理适用本办法。

第三条　本办法所称自动体外除颤器,是指经国家药品监督管理部门注册,依法批准上市销售、使用,具备自动识别可电击心律、自动电击除颤功能,用于抢救心脏骤停患者,供社会公众使用的便携式急救设备。

第四条　本市公共场所自动体外除颤器的配置管理,遵循政府主导、部门协同、社会参与、倡导公益的原则。

第五条　卫生健康行政主管部门负责公共场所自动体外除颤器的配置管理工作。

发展改革、城乡规划、财政、交通运输、体育、教育、文化旅游、商务、民政、红十字会等部门和单位,应当按照各自法定职责协助做好公共场所自动体外除颤器配置管理的相关工作。

第六条　市和区、县(市)人民政府应当将公共场所自动体外除颤器配置管理工作纳入本行政区域院前医疗急救体系建设。公共场所配置的自动体外除颤器应当纳入本市急救资源体系进行统一管理。

市卫生健康行政主管部门应当结合院前医疗急救布局规划,制定公共场所自动体外除颤器配置规划(以下简称配置规划),分批分阶段推广自动体外除颤器的配置使用;利用广播、电视、报刊、印刷品、户外广告设施、公共交通工具、互联网等多种方式,及时主动公布公共场所自动体外除颤器分布信息,有利公众需要时方便发现获取。

第七条　卫生健康行政主管部门应当组织开展自动体外除颤器使用及相关急救技能培训等工作。

红十字会应当按照法定职责向公众提供自动体外除颤器的使用及相关急救技能的培训。

鼓励、支持有资质的社会组织开展公益性自动体外除颤器的使用及相关急救技能的培训。

自动体外除颤器配置单位应当按要求安排人员接受自动体外除颤器使用、维护和相关急救知识技能的培训,受训人员应当定期参加复训。

报刊、电视、广播、网络等各类媒体应当开展自动体外除颤器使用技能的公益宣传,倡导社会急救理念,弘扬救死扶伤精神。

第八条　下列公共场所应当按规定配置自动体外除颤器:

(一) 机场、火车站、轨道交通站点、长途汽车客运站、码头等交通枢纽;

(二) 图书馆、博物馆、文化馆(站)、美术馆、科技馆、纪念馆、影剧院、体育场馆、工人文化宫、青少年宫、妇女儿童活动中心、老年人活动中心、乡镇(街道)和村(社区)基层综合性文化服务中心等公共文化设施;

(三) 县级以上行政服务中心、学校、医疗机构、养老机构等;

(四) 社区、公园、风景旅游区等;

(五) 商务楼、大型农贸市场、大型商场、大型超市、大型宾馆饭店等;

(六) 其他人员密集的公共场所。

市和区、县(市)人民政府应当安排一定数量的执法执勤车辆、船舶配置自动体外除颤器,配置数量由各级卫生健康行政主管部门会同有关部门按照配置规划共同商定。

配置自动体外除颤器的公共场所范围、配置数量、配置时间等具体标准由各级卫生健康行政主管部门根据配置规划编制发布。

第九条　公共场所配置自动体外除颤器应当符合下列规定:

(一) 自动体外除颤器应当放置在易于发现、方便获取的位置,并附有操作流程;

(二) 公共场所平面图上应当标示自动体外除颤器放置位置,并在放置处设置明显的自动体外除颤器指示标识;

(三) 自动体外除颤器配保护外框,外框应当具有警报及警铃功能,同时保证自动体外除颤器取用方便;

(四) 自动体外除颤器应当符合市卫生健康行政主管部门制定的配置规范。

自动体外除颤器指示标识样式和配置规范由市卫生健康行政主管部门统一确定。

第十条　市和区、县(市)人民政府应当将公共场所和执法执勤车辆、船舶自动体外除颤器的配置、使用培训、维护保养费用纳入政府预算予以保障。具体费用保障办法由市财政行政主管部门会同市卫生健康行政主管部门另行制定。

鼓励自然人、法人和其他组织向公共场所捐赠、维护自动体外除颤器,自动体外除颤器上可以标注捐赠、维护者名称。

第十一条　自动体外除颤器配置单位应当定期检查自动体外除颤器,开展维护保养,确保自动体外除颤器正常工作。

自动体外除颤器使用、维护保养后,配置单位应当做好记录。

第十二条　卫生健康行政主管部门应当对公共场所自动体外除颤器的配置、维护保养、使用情况进行监督检查。配置单位的上级主管部门应当采取措施,督促配置单位按规定配置、维护保养自动体外除颤器。

第十三条　鼓励具备急救技能的公民对急危重患者实施紧急现场救护。

救助人因使用自动体外除颤器自愿实施紧急救助行为造成受助人损害的,救助人依法不承担民事责任。

第十四条　卫生健康行政主管部门、红十字会等可以视情或定期对配置、捐赠、培训、使用公共场所自动体外除颤器成绩显著的单位和个人按有关规定进行表彰和奖励。

第十五条　违反本办法规定的行为,法律、法规已有法律责任规定的,从其规定。

第十六条　自动体外除颤器配置单位未按本办法规定配置、维护保养自动体外除颤器,或者未做好使用、维护保养记录的,由卫生健康行政主管部门责令其限期改正;逾期未改正的,由卫生健康行政主管部门处以1 000元以上5 000元以下的罚款,并可向配置单位的上级主管部门及社会通报。

第十七条　本办法自2021年1月1日起施行。

深圳市地方标准《公共场所自动体外除颤器建设与管理规范》（DB4403/T 318—2023）

前　言

本文件按照 GB/T 1.1—2020《标准化工作导则　第 1 部分：标准化文件的结构和起草规则》的规定起草。

本文件由深圳市卫生健康委员会提出并归口。

本文件起草单位：深圳市急救中心、深圳市标准技术研究院。

本文件主要起草人：周强、朱虹、吴仍裕、陈楷珠、周大华、吴志广、张海燕、严敏怡、侯剑锋、陈澄、万小红。

引　言

院外心脏骤停是世界性的公共卫生问题，在公众场所配置自动体外除颤器是为患者争取抢救时间、提高救治成功率的有效方式。为贯彻落实党中央实施"健康中国战略"要求，深圳市卫生健康委员会牵头鼓励各区相关部门、单位、社会团体等参与公共场所自动体外除颤器配置，于 2017 年起启动了"配置自动体外除颤器项目"，有效推动深圳市各类公共场所自动体外除颤器的配置。本文件制定的主要目的在于明确公共场所自动体外除颤器建设与管理要求，提升公共场所自动体外除颤器配置效能，为公共场所经营单位配置和管理自动体外除颤器提供重要技术依据。

公共场所自动体外除颤器建设与管理规范

1　范围

本文件规定了公共场所自动体外除颤器配置的总则、公共场所分类、建设要求和管理要求。

本文件适用于指导深圳市辖区内公共场所自动体外除颤器规划、建设和管理。

2　规范性引用文件

下列文件中的内容通过文中的规范性引用而构成本文件必不可少的条款。其中，注日期的引用文件，仅该日期对应的版本适用于本文件；不注日期的引用文件，其最新版本（包括所有的修改单）适用于本文件。

GB/T 15566.1—2020　公共信息导向系统　设置原则与要求　第 1 部分：总则

GB/T 19183（所有部分）　电子设备机械结构户外机壳

JJF 1149　心脏除颤器校准规范

3　术语和定义

下列术语和定义适用于本文件。

3.1

公共场所　public places

提供公众进行工作、学习、经济、文化、社交、娱乐、体育、参观、医疗、卫生、休息、旅游和满足部分生活需求所使用的一切公用建筑物、场所及其它设施的总称。

［来源：MZ/T 013—2009,3.2］

3.2

自动体外除颤器　automated external defibrillator

AED

一种由操作者启动,分析通过放置在胸部体表电极获得的心电图,识别可电击心脏节律,当检测到可电击心律时自行操作的除颤器。

注：AED 可提供不同的自动控制等级,它们有不同的称谓。

［来源：GB 9706.8—2009,2.1.109］

4　总则

4.1　公共场所 AED 配置应遵循科学、安全、便利、实用、美观的原则,与公共场所的建设统一规划、合理布局。

4.2　公共场所 AED 的选址应综合考虑公共场所类型、人流量、人员年龄结构、面积以及周边心脏骤停发生率等因素,优先配置重点区域。

4.3　公共场所配置的 AED 应向社会开放,无偿供公众在紧急情况下使用。

5　公共场所分类

根据公共场所承担的城市功能,结合其面积、人流量、院外心脏骤停发生率等因素,公共场所分为以下三类：

a）一类公共场所,包括：

1）城市主要交通场站：包括口岸、机场、地铁站、火车站（高铁站）、客运站、游轮码头；

2）体育健身场所：包括体育馆、球类（训练、比赛、娱乐）场所、健身场所、游泳场（馆）等；

3）医疗卫生服务机构：包括市级医院、区级医院、社区医院、社区健康服务中心、社区健康服务站、中医馆；

4）养老机构：包括养老院、老人照料中心、老人娱乐活动中心；

5）学校：包括高等学校、高级中学、初级中学、小学；

6）大型购物场所（50 000 平方米以上）：包括都市型购物中心、地区型购物中心。

b）二类公共场所,包括：

1）公共住宿场所：经各级旅游星级饭店评定委员会评定为一星级及以上的宾馆、酒店、旅馆、旅社、宾舍、度假村、俱乐部等；

2）文化交流场所：包括展览馆、博物馆、美术馆、图书馆、宗教活动场所、书店等；

3）文化娱乐场所：包括影剧院、音乐厅等；

4）住宅小区：包括商品房、公租房、人才房、宿舍楼等；

5）办公场所：包括企事业单位办公楼、商务楼、部队、工厂、建筑工地等；

6）公众服务场所：包括党群服务中心、行政办事大厅、派出所、对外服务办事窗口等；

7）公共交通工具：包括火车、高铁、飞机、客渡、公交车。

c）三类公共场所：除列入 a）和 b）以外的其它公共场所。

6 建设要求

6.1 选址要求

应选择符合以下条件的区域作为 AED 的设置点：

—— 人流密集、位置显眼、易于发现、方便取用且不影响人员安全疏散的固定位置（各类公共场所可参考附录 A 选址）；

—— 周边无易燃或易爆物品；

—— 周边区域环境清洁和干燥；

—— 周边区域有网络覆盖；

—— 周边区域有监控设备覆盖或人员值守。

6.2 配置密度要求

6.2.1 一类公共场所 AED 配置密度应至少满足以下要求之一：

a）每台 AED 服务辐射半径≤300m；

b）施救者直线步行 3min~5min 可获取。

6.2.2 二类公共场所 AED 配置密度应至少满足以下要求之一：

a）每台 AED 服务辐射半径≤600m；

b）施救者直线步行 3min~10min 可获取。

6.2.3 三类公共场所宜根据需求配置适宜密度的 AED。

6.3 安置要求

6.3.1 AED 安置方式按照配置场所的不同，可分为以下两种方式：

a）安置在具备防震功能的便携式手提式箱包内，适用于公共交通工具；

b）安置在机柜（箱）内，适用于 a）以外的其他公共场所。

6.3.2 机柜（箱）应安置在地面或桌（台）面或悬挂于墙面，机柜（箱）应安置牢固。AED 设备应便于取用，其上沿离地面垂直高度不宜高于 1.5m。

6.4 AED 设备及其辅助设施要求

6.4.1 AED 设备

公共场所配置的 AED 要求如下：

—— 应符合医疗器械行政主管部门的要求；

—— 应具有中文语音播放功能，施救者可通过语音提示完成操作；

—— 宜具有定位数据支持功能，能够准确获取 AED 的地理位置信息。

6.4.2 AED 辅助设施

6.4.2.1 安置 AED 的机柜(箱)应符合以下要求:

—— 外形尺寸与 AED 匹配,机柜(箱)体端正,无歪斜、翘曲等变形现象,箱体表面无凹凸不平、毛刺等加工缺陷;

—— 机柜(箱)不上锁、不遮挡、不扫码,开启操作轻便灵活、无卡阻现象。

6.4.2.2 安置在户外的机柜(箱)除满足 6.4.2.1 的要求外,还应符合 GB/T 19183(所有部分)的要求,且具有防湿、防寒、防晒、防腐蚀、防雷等保护措施。

6.4.2.3 机柜(箱)表面张贴 AED 使用方法,并可根据实际情况选配以下辅助物品:

a) 具备单向通气阀的呼吸面罩或一次性人工呼吸面膜;

b) 剪刀;

c) 剃刀;

d) 吸水纸巾;

e) 一次性丁腈手套;

f) 常规配备急救箱或急救包。

6.5 标识要求

6.5.1 导向标识

6.5.1.1 配置 AED 的公共场所应设置统一、明显的导向标识,引导公众快速找到 AED。

6.5.1.2 导向标识的设置点应包括:

—— 公共场所;

—— 公共场所平面图。

6.5.1.3 有条件的公共场所,宜在电子显示屏、网站或移动程序设置 AED 分布情况及位置信息。

6.5.1.4 导向标识的设置应符合 GB/T 15566.1—2020 的相关要求。

6.5.2 设置点标识

6.5.2.1 AED 设置点不易被察觉的,应在其附近显眼处设置标识牌。设置点光线不足的,其标识牌应能自发光。

6.5.2.2 AED 标识牌应为三角形柱式立体结构,两侧表面应有符合以下要求的标识,具体见附录 B:

a) 标识由心形内加电击符号图案、"AED" 和"自动体外除颤器"字样组成;

b) 文字字体为黑体。

6.5.2.3 AED 设置点标识牌的下沿距地面的垂直高度不宜小于 2m。

6.5.3 AED 机柜(箱)标识

AED 机柜(箱)外表应张贴符合 6.5.2.2 中 a)~b)要求的标识。具体见附录 C。

7 管理要求

7.1 AED 配置完成后,公共场所经营单位应及时向市急救中心或授权的管理单位申请备案登记,备案登记内容应至少包括以下信息:

—— AED 配置的型号;

—— 详细位置;

—— 现场照片。

7.2 公共场所经营单位应结合场所的实际情况建立完善的 AED 使用及管理维护制度,制度应至少符合以下要求:

—— 明确 AED 维护管理责任部门和责任人;

—— 针对每台 AED,明确值班人员职责;

—— 针对每台 AED 建立独立的管理档案,档案至少包括以下内容:

- 7.1 的内容、配置时间;
- 值班人员;
- 检查时间、检查内容、检查结果、检查人员;
- 维护时间、维护内容、维护结果、维护人员;
- 更新时间、更新内容、更新结果、更新人员。

—— 明确 AED 的检查频次及内容;

—— 明确 AED 维护更新要求;

—— 明确 AED 安全和应急管理要求。

7.3 公共场所经营单位应按照 1 台 AED 配备不低于 10 名符合以下要求的人员:

a)通过市急救中心认可的初级救护员培训,并获得相关证书;

b)按照市急救中心的要求,定期参与相关复训。

注:该人员不区分其为 AED 的责任人还是 AED 值班人员。

7.4 AED 维护管理责任人除应符合 7.3 中 a)、b)的要求以外,还应为所在公共场所的在岗员工。

7.5 AED 值班人员应符合 7.3 条中 a)、b)的要求。

7.6 公共场所经营单位应明确每台 AED 的值班人员。

7.7 每台 AED 检查频次和内容如下:

a)以下内容每周至少检查 1 次:

1)AED 是否正常待机;

2)操作系统运行是否正常;

3)放置 AED 的机柜(箱)是否清洁、完好;

4)配备的 AED 操作说明或流程图是否缺损;

5)AED 标识是否完好;

6)AED 设备周边区域是否安全,通道是否通畅。

b)以下内容每季度至少检查 1 次:

1)AED 电池容量是否达到技术要求;

2)AED 电极片是否完好;

3)配备的急救包是否完好;

4)AED 使用年限是否在有效期内;

5)设备部件使用年限是否在有效期内;

6)外接电源用电是否安全。

7.8 维护更新要求应至少包括以下内容:

a)设备使用年限到期,及时更换;

b)AED 电极片在失效前及使用后,及时更换;

c）机柜（箱）出现破损的，及时修复或更新；

d）AED 使用后，操作系统及数据及时提取、更新；

e）按照 JJF 1149 的要求定期校准 AED。

7.9　有配置 6.4.2.3 中辅助物品的，应定期检查、维护更新：

—— 确保各项辅助物品在有效期内；

—— 确保辅助物品数量充足；

—— 确保辅助物品完好无损、无磨损、无污渍。

7.10　公共场所经营单位应针对 AED 设备制定应急预案，每一年开展一次应急演练。演练内容应至少包括情景团队心肺复苏及自动体外除颤器操作、正确拨打 120 方法、AED 故障的处理流程。

附　录　A

（资料性）

各类公共场所 AED 配置选址推介

表 A.1 给出了各类公共场所 AED 配置选址推介。

表 A.1　各类公共场所 AED 配置选址推介

序号	分类	公共场所类别	AED 配置安装点推介
1	一类公共场所	城市主要交通场站	有规律的安装在各层服务台、客服中心、监控室附近、垂直电梯附近、重要出入口、等候区、安检区、售票处
2		体育健身场所	重要出入口、服务台、客服中心
3		医疗卫生服务机构	重要出入口、服务台、客服中心、垂直电梯附近、护士站
4		养老机构	重要出入口、服务台、护士站
5		学校	学校门口、门卫监控室、校医室门口、操场附近、宿管区重要出入口
6		大型购物场所	商场大门口、服务台、客服中心、垂直电梯附近
7	二类公共场所	公共住宿场所	重要出入口、服务台、客服中心、垂直电梯附近
8		文化交流场所	重要出入口、服务台、客服中心、垂直电梯附近
9		文化娱乐场所	重要出入口、服务台、客服中心、垂直电梯附近
10		住宅小区	重要出入口、物业服务中心、垂直电梯附近、活动中心
11		办公场所	重要出入口、服务台、垂直电梯附近
12		公众服务场所	重要出入口、服务台、垂直电梯附近
13		公共交通工具	驾驶舱、服务台
14	三类公共场所	其他公共场所	重要出入口、服务台、客服中心、垂直电梯附近、茶水间、洗手间附近

附 录 B

(资料性)

AED 设置点标识主体图文样式

AED 设置点标识主体图文样式见图 B.1。

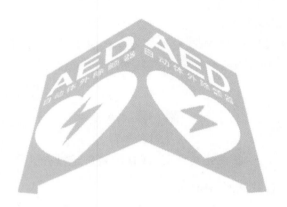

图 B.1　AED 设置点标识主体图文样式

附 录 C

(资料性)

AED 机柜(箱)标识主体图文样式

AED 机柜(箱)主体图文样式见图 C.1。

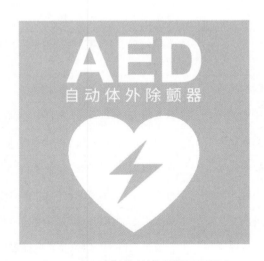

图 C.1　AED 机柜(箱)主体图文样式

参 考 文 献

［1］GB 9706.8—2009　医用电气设备　第 2—4 部分：心脏除颤器安全专用要求

［2］GB/T 15566—2020（所有部分）　公共信息导向系统　设置原则与要求

［3］GB/T 23809—2020（所有部分）　应急导向系统　设置原则与要求

［4］MZ/T 013—2009　社区公共场所紧急救援管理要求

［5］T/CADERM 2020—2021　公共场所自动体外除颤器设置要求

［6］中华医学会急诊医学分会,中国医学科学院海岛急救医学创新单元（RU）,海南医学院急救与创伤研究教育部重点实验室等.中国自动体外除颤器布局与投放专家共识［J］.中国急救医学,2020,40（9）:813-819

深圳市地方标准《公众急救培训基地建设与管理指南》（DB4403/T 329—2023）

前　言

本文件按照 GB/T 1.1—2020《标准化工作导则　第 1 部分：标准化文件的结构和起草规则》的规定起草。

本文件由深圳市卫生健康委员会提出并归口。

本文件起草单位：深圳市急救中心、深圳市标准技术研究院。

本文件主要起草人：周强、郑志杰、吴仍裕、王雪梅、周大华、陈楷珠、乔莉、彭隆华、陈澄、吴恋。

公众急救培训基地建设与管理指南

1　范围

本文件规定了公众急救培训基地的建设要求和管理要求。

本文件适用于指导深圳市辖区内医疗卫生机构、医疗卫生人才培养机构承担的开展急救知识普及和初级救护员培训的公众急救培训基地的建设和管理。由学校、其他企事业单位、团体等承担的公众急救培训基地的建设和管理可参照执行。

2　规范性引用文件

本文件没有规范性引用文件。

3　术语和定义

下列术语和定义适用于本文件。

3.1

公众急救培训基地　first-aid training center for the public

在市急救培训管理单位 [1)] 的指导下开展公众急救培训的机构。

1）市急救培训管理单位由市卫生健康行政部门指定。

4　建设要求

4.1　基本要求

公众急救培训基地(以下简称"基地")应满足以下要求:

—— 遵守国家法律法规,无违法违规记录;

—— 经营(业务)范围包括公众急救培训。

4.2　场地要求

4.2.1　培训场地应至少包括以下功能区,且各区域应分区合理、界限清晰、相对独立:

—— 教学用区域;

—— 模型存储用区域;

—— 办公用区域。

4.2.2　有条件的基地除设置 4.2.1 的功能区以外,还可设立急救体验区、展示区和学员休息区。

4.2.3　教学用区域应符合以下条件:

—— 宽敞、通风、明亮、布局合理,方便人员出入;

—— 至少包括一间面积不低于 100m² 的教室;

—— 各教室有独立出入口,出入口的设置保证人流进出通畅、快捷。

4.3　设施设备要求

4.3.1　基地应至少配备以下设施设备或物品:

—— 电子教学设备:满足培训课件展示、教学音视频播放等需求;

—— 办公设备;

—— 培训模型及设备;

—— 录音录像设备;

—— 应急医疗物品。

4.3.2　培训模型和设备的配备应符合表 1 的要求。

表 1　培训模型和设备清单

序号	设备名称	数量	备注
1	BLS 心肺复苏训练模型人,成年模型	10 个	按照心肺复苏国际指南的标准制作:具备仿真的解剖标志和电子显示;面皮及呼吸道可独立拆卸;模型使用普通干电池,不需外接交流电源;只有正确做出压额抬颌的仰头动作才可打开气管,正确通气可见模型胸部起伏;准确的解剖标志和真实的按压手感。成人模型至少应配备指示灯,最好有内置或外置的 CPR 质量反馈电脑评价系统,可即时显示人工呼吸和胸外按压的操作质量,支持统计分析并报告打印数据
2	BLS 心肺复苏训练模型人,婴儿模型	10 个	
3	自动体外除颤器(AED)训练器	10 个	符合心肺复苏国际指南,用于真实模拟自动体外除颤仪(AED)使用过程及声音提示,操作训练电击除颤技术
4	心肺复苏培训反馈系统	1 套	用于接收学员按压模型效果,可用于培训过程以及培训考核
5	呼吸面膜	100 个	用于单人法的口对口人工呼吸训练,呼吸面膜和过滤器,只需配置其中 1 种即可
6	过滤器	50 个	

序号	设备名称		数量	备注
7	呼吸面罩		若干	教学展示用
8	异物卡喉模型		2 个	教学展示用
9	外伤包(每组一份)	三角巾	6 条	用于外伤的止血包扎训练环节
10		绷带	6 卷	
11		纱布	10 包	
12		手套	10 双	
13	止血带		5~6 个	教学展示用,可根据需求选择配置的款式
14	伤情化妆包		1 个	包含红、蓝油彩各 1 份、人工血浆 1 瓶、喷雾瓶 1 个
15	瑜伽垫		10 个	—
16	椅子		50 把	—

4.3.3 录音录像设备应满足以下要求:

—— 安装在教学用区域,能录制培训现场的全貌;

—— 录制的图像和声音清晰。

4.4 人员配备要求

4.4.1 基地应至少配备以下人员:

—— 负责人 1 名,统筹管理基地各项工作;

—— 管理人员 1 名,负责基地教学质量把控、设施设备维护、档案管理;

—— 导师 6 名,具体包括 1 名主讲导师、5 名辅训导师,负责基地培训工作的开展。

4.4.2 基地管理人员应为全职工作人员,且毕业于医学相关专业。

4.4.3 各级导师应按市急救培训管理单位的要求取得相关资质。

4.5 制度建设要求

基地应至少建立以下规章制度:

—— 诚信守诺制度。包括诚信的内容、承诺的形式以及诚信守诺的落实等规定;

—— 培训管理制度。包括培训课程管理要求、考核要求、教学质量评估的周期、方法和结果管理等要求;

—— 培训导师管理制度。包括培训导师教学能力、培训质量、职业道德、廉洁自律等要求;

—— 学员管理制度。包括学员档案管理建立与管理等要求;

—— 学员投诉受理制度。包括投诉的方式、投诉的受理、处理结果和处理时限等要求;

—— 固定资产管理制度。包括固定资产使用、维护等要求;

—— 安全管理制度。包括基地安全管理要求和突发事件[1]的应急处理要求等。

---

1) 根据《中华人民共和国突发事件应对法》,突发事件包含自然灾害、事故灾难、公共卫生事件和社会安全事件。

5　管理要求

5.1　导师管理

5.1.1　基地聘用的导师应符合 4.4.3 的要求。

5.1.2　导师应定期参与市急救培训管理单位的培训和年度的导师考核。

5.1.3　导师应按基地培训课程安排要求履行相应的教学职责，教学职责包括：

—— 培训前准备培训资料；

—— 学员考勤记录；

—— 学员培训期间安全教育；

—— 学员授课；

—— 学员考核。

5.1.4　基地每年应对导师教学工作进行评价，评价内容包括以下方面：

—— 教学能力；

—— 教学成效；

—— 职业素养。

5.2　教学管理

5.2.1　教学前

5.2.1.1　每期培训开始前应确定开展的培训课程类别，培训课程类别分为以下两种：

—— 普及类培训：普及公众急救知识；

—— 救护员培训：培训初级救护员。

5.2.1.2　确定培训课程类别后，基地应向市急救培训管理单位提交培训申请，申请培训课程使用权，申请通过后采用市急救培训管理单位指定的培训教学资料包括：教学大纲、培训教材、导师手册、学员手册、学员签到表、导师签到表等。

5.2.1.3　培训申请应包括当期培训课程、培训时长、培训目标、培训人数、导师配备、设施设备。

5.2.1.4　应对报名培训课程的申请人的条件进行审核，确认是否满足培训课程报名条件。

5.2.1.5　救护员培训满足以下要求：

—— 采用小班制分组教学，每个培训班学员不宜超过 50 人，每组最多 10 名学员。

—— 1 名辅训导师培训学员数量不应超过 10 名；

—— 设施设备配置应满足培训课程的要求。

5.2.2　教学中

5.2.2.1　应按照市急救培训管理单位要求的课程类别、课程内容、培训方式、培训时长等进行课程培训。

5.2.2.2　教学过程中应按市急救培训管理单位的要求将教学过程通过录音录像设备记录下来并保存。

5.2.3　教学后

5.2.3.1　通用要求

5.2.3.1.1　培训结束后，应收集学员反馈意见，由学员完成课程评价。

5.2.3.1.2　应建立培训课程档案，每期培训结束后将培训相关材料归档管理。

5.2.3.1.3 应归档的材料至少包括：
—— 学员签到表；
—— 导师签到表；
—— 学员课程评价表。

5.2.3.1.4 救护员培训课程归档材料除 5.2.3.1.3 外,还应包括学员理论考核成绩表。

5.2.3.1.5 档案保存形式可采取纸质或电子形式,保存期限不少于 2 年。

5.2.3.1.6 应在培训结束后一周内将教学录音录像资料提交至市急救培训管理单位。

5.2.3.2 普及类培训

培训结束后,应为学员颁发结业证明。

5.2.3.3 救护员培训

5.2.3.3.1 培训结束后,应对学员进行考核,考核内容应符合市急救培训管理单位的相关要求。

5.2.3.3.2 考核内容应包括以下两方面：
—— 理论；
—— 技能。

5.2.3.3.3 考核结束后,应将通过考核的学员资料报送至市急救培训管理单位,市急救培训管理单位审核通过后,为考核合格的学员颁发培训证书。

5.2.3.3.4 应做好培训证书发放记录,确保记录清晰、留存完整。

5.2.3.3.5 学员培训证书遗失或损毁的,由基地报送至市急救培训管理单位进行补发。

5.2.3.3.6 应为参加培训的学员建立档案,档案内容应至少包含学员登记表、培训记录和结业考试成绩单。档案保存形式可采取纸质或电子形式。

5.2.3.3.7 应妥善保管学员档案,保留时间不少于 2 年。

5.3 场地管理

5.3.1 整体环境保持干净整洁,有专人负责卫生管理,定期进行卫生检查。

5.3.2 垃圾应按要求进行分类收集和转运,每日清理。

5.3.3 卫生间保持清洁,无异味。

5.4 设施设备管理

5.4.1 应建立设施设备管理台账,登记设施设备借用、归还信息。

5.4.2 基地应按要求对各类设施设备进行日常检查和定期保养、清洁、消毒,确保设施设备状况良好、运行正常,如有故障或损坏应及时修复、更新;针对培训耗材,基地应具备一定的储备量。

5.4.3 应建立设施设备维护档案,记录设施设备维护、保养和更新信息。

5.5 安全管理

5.5.1 安全设施、设备齐全、有效。

5.5.2 应明确安全责任人,保障人员、场所和设备的安全。

5.5.3 应定期进行安全检查,排查安全隐患,确保消防、防盗等设备齐全、有效。

5.5.4 应建立安全工作档案,记录日常安全检查工作。

5.5.5 应对培训中存在的潜在风险定期进行系统识别、评估,发生风险时应及时处置整改。

5.5.6 应制定突发事件处理预案,定期举行突发事件应急演练。

5.5.7 紧急出口标志应清晰醒目。

关于印发《海南省公共场所自动体外除颤器（AED）管理办法（试行）》的通知

各市、县、自治县卫生健康委、应急管理局、教育局、旅游和文化广电体育局、住房和城乡建设局、交通运输局、商务局、民政局、红十字会，各有关部门，各级医疗卫生单位：

为规范公共场所自动体外除颤器配置和使用管理，更好地保障人民群众生命健康安全，推动建设更高水平健康岛，我们研究制定了《海南省公共场所自动体外除颤器（AED）管理办法（试行）》，现印发给你们，请遵照执行。

海南省卫生健康委员会

海南省应急管理厅

海南省教育厅

海南省旅游和文化广电体育厅

海南省住房和城乡建设厅

海南省交通运输厅

海南省商务厅

海南省民政厅

海南省红十字会

2022 年 8 月 1 日

海南省公共场所自动体外除颤器（AED）管理办法（试行）

第一章 总 则

第一条 为服务保障海南自由贸易港建设，完善社会急救体系，提高人均预期寿命，保障人民群众生命健康安全，规范公共场所自动体外除颤器配置和使用管理，根据《中华人民共和国基本医疗卫生与健康促进法》《海南省"十四五"卫生健康规划》《海南省完善院前医疗急救服务实施方案》等法律、法规和文件要求，结合本省实际，制定本办法。

第二条 本办法适用于本省行政区域内公共场所自动体外除颤器的配置和管理。

第三条 本办法所称的自动体外除颤器（AED），是指经国家药品监督管理部门注册，依法批准上市销售、使用，具备自动识别可电击心率、自动电击除颤功能，用于抢救心脏骤停患者，供社会公众使用的便携式急救设备。

第四条 卫生健康行政主管部门负责制定公共场所自动体外除颤器配置规划与指南、急救人员培训与考核标准、维护管理规范,推动建立自动体外除颤器电子查询地图,将自动体外除颤器纳入院前医疗急救体系统一管理,会同红十字会等部门开展培训工作,组建急救志愿者团队。交通运输、城乡规划、文化体育旅游、住建、教育、民政、商务、消防救援、银保监局等部门,协助做好本行业重点场所自动体外除颤器的配置管理,以及本行业从业人员自动体外除颤器使用培训。各市县负责将公共场所自动体外除颤器配置管理工作纳入本行政区域院前医疗急救体系建设。

第二章 配 置 要 求

第五条 自动体外除颤器应根据心脏骤停发生率、人口数量及密度、辖区面积、公共场所数量及类别等因素进行配置。优先保障重点场所,特别是人口流动量大、意外发生率高、环境相对封闭或发生意外后短时间内无法获得院前医疗急救服务的公共场所配置自动体外除颤器,确保获取和使用的可及性。一般按照每10万人口至少配备100台的标准配备自动体外除颤器。

第六条 下列公共场所应按规定配置自动体外除颤器:

(一) 机场、火车站、高铁站、地铁站、汽车客运站、码头、港口等交通枢纽以及高速公路服务区等。

(二) 教育和培训机构(含各类学校、幼儿园和托幼机构等)、体育场馆、广场公园、文化馆、图书馆、博物馆,以及商场超市、农贸市场、影剧院、酒店宾馆、工厂车间、运动健身场所、会展场馆、宗教活动场所、银行营业厅等人员密集场所。

(三) 政务服务中心、信访部门、消防站、派出所、交通岗亭,以及对外开放的政府服务机构等。

(四) 基层医疗卫生机构(含乡镇卫生院、社区卫生服务中心站、村卫生室)、养老康养等提供医疗或健康保健的场所。

(五) 民政服务机构(含养老机构、儿童福利机构、未成年保护机构、救助管理机构等)。

(六) 航班、高铁车厢、船舶、公共汽车、旅游大巴、消防车、警车和其他应急救援车辆等。

(七) 鼓励出租车、网约车配置自动体外除颤器。

第七条 公共场所配置自动体外除颤器应符合下列要求:

(一) 自动体外除颤器应当放置在易于发现、方便获取和管理的位置,优先设置在通电通网场所,距离地面不高于1.2米,不应阻碍应急通道,远离易燃或易爆物品。

(二) 自动体外除颤器应配备保护外箱或机柜,能防水、防风、防雨;鼓励外箱或机柜设显示屏,播放应急救护知识普及视频;户外自动体外除颤器外箱或机柜应符合建筑物防雷设计规范;外箱或机柜门应方便、快捷开启(不上锁、不扫码),配备警报装置。

(三) 外箱或机柜应设置明显的符合国家卫生健康委规定的标识,粘贴警示用语,附有操作流程、注意事项等内容(可配备多种语言说明);可附有本场所或本台自动体外除颤器管理人员的联系方式。

(四) 符合省卫生健康委制定的其他有关规范。

第八条 一般按照以下原则配置自动体外除颤器:

（一）支持市县和部门通过为民办实事或购买服务等方式，在政府机关、交通枢纽、学校、宗教活动场所、体育场馆、广场公园、文化馆、图书馆、博物馆，以及基层医疗卫生机构（含乡镇卫生院、社区卫生服务中心站、村卫生室等）、养老机构、康复机构、相关公务车辆等配置自动体外除颤器；支持各部门、各单位自主配备。

（二）企业、商场超市、农贸市场、影剧院、酒店宾馆、运动健身场所、高速公路服务区、银行营业厅、旅游景点、营利性康养机构、会展场馆等人流量较大的经营性场所，以及人口集中居住的城市住宅小区，应自购安装自动体外除颤器，纳入安全管理重点内容。

（三）鼓励爱心企业、基金会、慈善总会等向特定单位、场所捐赠自动体外除颤器。

（四）鼓励有发生心源性猝死高风险人员的家庭自行配备自动体外除颤器，保障家庭成员生命健康安全。

第三章 使 用 管 理

第九条 鼓励医护人员、经过培训并取得合格证书或具备急救技能的公民使用自动体外除颤器。

第十条 各市县配置自动体外除颤器后，应及时统计和上报投放数量、投放单位名称、地址、投放点联络人、仪器状态、品牌型号、投放日期、投放位置经纬度等信息，确保及时纳入全省自动体外除颤器查询电子地图和接入120调度指挥系统。

第十一条 自动体外除颤器安全管理和校准应符合国家有关标准和计量技术规范，日常维护一般按照"谁采购、谁负责"的原则执行，支持通过购买服务的方式委托第三方开展日常巡查、定期巡检、设备更新维护等工作。巡检内容包括自动体外除颤器设备信息、功能状态、耗材状态及有效期、设备位置、设备剩余使用年限、标识和现场管理人员信息等情况。

自动体外除颤器配置单位应当指定专人配合采购单位管理自动体外除颤器，主动定期检查自动体外除颤器，开展维护保养，及时上报有关情况，确保自动体外除颤器正常工作。

第四章 培 训 宣 传

第十二条 卫生健康行政部门、红十字会应加强自动体外除颤器培训师资和基地建设，完善相关教学设备设施，制定统一的培训考核标准。

鼓励、支持有资质的社会组织开展自动体外除颤器的使用及相关急救技能培训工作。

各级机关、企事业单位、人民团体应当组织本单位、本行业人员参加急救培训并定期复训，原则上每安装一台AED应培训至少20名持急救培训证的人员。

第十三条 各市县、各部门应利用报纸、电视、广播、网络等各类媒体开展自动体外除颤器使用知识技能和《中华人民共和国民法典》等相关法律法规的公益宣传，营造见义勇为、救死扶伤的良好社会氛围。

第五章 法律责任与奖惩

第十四条 救助人员使用自动体外除颤器自愿实施紧急救助行为造成受助人损害的，救助人员依法不承担民事责任。

第十五条 卫生健康行政主管部门、红十字会和市县政府等部门应对见义勇为使用自动体外除颤器实施抢救工作的人员，以及对配置、捐赠、培训、管理、使用自动体外除颤器成绩显著的单位和个人及时给予表彰和奖励。

第十六条 公众场所配置自动体外除颤器和急救人员培训情况纳入各部门、各市县安全生产、健康城市、健康乡镇考核内容。

第六章 附 则

第十七条 本办法由省卫生健康委员会会同相关部门按职责分工负责解释。

第十八条 本办法自发布之日起 30 日以后施行,有效期三年。

关于印发杭州市公共场所自动体外除颤器
配置与维护管理规范的通知

各区、县(市)卫生健康局(社会发展局),西湖风景名胜区社会发展局,市属(市管)医疗卫生单位:

为进一步规范我市公共场所自动体外除颤器配置和维护管理,保障人民生命健康安全,根据《国家卫生健康委办公厅关于印发公共场所自动体外除颤器配置指南(试行)的通知》(国卫办医函〔2021〕602号)、《杭州市公共场所自动体外除颤器管理办法》(市政府令第323号)和《杭州市人民政府办公厅关于做好全市公共场所自动体外除颤器配置管理工作的通知》(杭政办函〔2021〕53号)要求,我委制定了《杭州市公共场所自动体外除颤器配置与维护管理规范》,现印发给你们,请认真贯彻执行。

杭州市卫生健康委员会

2022年4月18日

杭州市公共场所自动体外除颤器配置与维护管理规范

为进一步规范我市公共场所自动体外除颤器配置和维护管理,保障人民生命健康安全,根据《国家卫生健康委办公厅关于印发公共场所自动体外除颤器配置指南(试行)的通知》(国卫办医函〔2021〕602号)、《杭州市公共场所自动体外除颤器管理办法》(市政府令第323号)和《杭州市人民政府办公厅关于做好全市公共场所自动体外除颤器配置管理工作的通知》(杭政办函〔2021〕53号)要求,结合实际,制定本规范。

一、适用范围

杭州市域范围内公共场所自动体外除颤器(AED)的配置和维护管理适用本规范。

二、数量标准

根据人口密度、人员流动量、分布距离等因素,按照3~5分钟内获取AED并到达现场为原则进行配置。

机场、火车站、长途汽车客运站:每楼层至少设置1台,楼层面积每超过4万平方米增设1台。

轨道交通站点:按站厅设置,每个站厅至少设置1台。

码头:最大日人流量超过 3 000 人次的,至少设置 1 台。

图书馆、博物馆、文化馆(站)、美术馆、科技馆、纪念馆、影剧院、体育场馆、工人文化宫、青少年宫、妇女儿童活动中心、老年人活动中心:最大日人流量超过 3 000 人次或面积超过 4 万平方米的,每个场馆、中心至少设置 1 台。

县级以上行政服务中心:每个至少设置 1 台。

学校:每所至少设置 1 台。

医疗机构、养老机构:每个至少设置 1 台。

社区:居住人数超过 3 000 人的,至少设置 1 台。

公园、风景旅游区:最大日人流量超过 3 000 人次的,每个至少设置 1 台。

商务楼、大型农贸市场、大型商场、大型超市、大型宾馆饭店:最大日人流量超过 3 000 人次或建筑面积超过 4 万平方米的,每个场所至少设置 1 台。

执法执勤车辆、船舶:每 5 辆日常执法执勤车辆、船舶至少配置 1 台,少于 5 辆的按 5 辆标准进行配置。

最大日人流量超过 3 000 人次的其他人员密集的公共场所,每个场所至少配置 1 台。

三、标志标识

全市使用统一的标志标识,配备多语种说明。包括 AED 设置点标识、导向标识、封条标识(详见附件)。

(一)AED 设置点标识。为心形内加电击符号图案,及 AED 和自动体外除颤器字样。标识的背景色为橙黄色,心形图案为红色,文字和电击图案为白色,字体为黑体。AED 标识放置在 AED 附近,位置明显,有视线障碍的 AED 设置点应设置发光标识。

(二)导向标识。已配置 AED 的公共场所应在该场所平面示意图上标示 AED 位置,并在重要出入口、AED 放置处设置统一、明显的导向标识,必要时附上箭头标识。导向标识的设置应符合《公共信息导向系统设置原则与要求》(GB/T 15566—2020)和《应急导向系统设置原则与要求》(GB/T 23809—2020)的要求,导向要素规范、系统、醒目、清晰、协调、安全。

(三)封条标识。AED 外箱或机柜需粘贴封条标识,统一适用白底红字的警告用语,注明"急救设备　非紧急情况勿动"的警示语句,以及日期签署。启封后需重新粘贴封条标识。

四、配置管理

(一)安装要求。AED 应安装在位置显眼、易于发现、方便取用的位置。AED 应配保护外箱或机柜,保护外箱或机柜门应方便快捷开启,不得上锁、不采用扫码开启。每台 AED 应进行编号(行政区首字母 +4 位数字,如上城区 SCQ-0001)。配置单位应在每台 AED 安装后 5 个工作日内,向卫生健康行政部门提供已设置 AED 的品牌型号、详细位置、配置单位、管理单位、现场照片等相关信息。

(二)信息接入。市卫生健康委建设统一的 AED 信息管理平台,全市公共场所的 AED 应接入统一信息管理平台,实现 AED 位置信息、品牌型号、配置单位、功能状态、日常检查、维护保养、使用记录等在线管理。鼓励单位、个人自行购买配置的 AED 接入信息管理平台。

（三）移机拆除。配置单位不得随意移机或拆除已设置的 AED,确需移机或拆除的应提前 1 个月向卫生健康行政部门提交移机(拆除)报告,满足移机或拆除条件的方可进行移机或拆除。新安装设置信息,配置单位应在移机完成后 5 个工作日内上报卫生健康行政部门。

五、维护管理

配置单位应制定 AED 日常检查和维护保养制度,落实每台 AED 的管理责任人。每台 AED 每日至少检查 1 次,检查内容包括:放置位置是否正确、AED 箱体或外框是否整洁完好、标志标识是否完好、是否附有操作流程、AED 是否能正常启动使用或 AED 指示灯状态是否正常、AED 电池和电极片是否在有效期内。日常巡检中发现 AED 任何存在异常情况导致 AED 不能正常使用时,应立即设立故障牌或张贴故障标识,及时进行修复,并通过信息系统上报卫生健康行政部门。检查、维护保养情况应及时进行记录,相关记录至少保存两年。AED 设备和配件(电池、电极板等)使用年限或维保协议到期前一年应制定更新计划,确保及时更新。

六、监督保障

卫生健康行政部门要加强公共场所 AED 配置情况监督巡查,重点内容包括是否规范设置、日常检查记录、定期维护保养记录、使用情况记录、配置单位人员培训情况等,对配置单位未按规定进行配置、维护保养,或者未做好维护保养记录的,责令限期改正或按规定处以罚款。配置单位上级主管部门要采取措施,督促帮助指导配置单位按规定进行配置和维护保养 AED。

本规范自 2022 年 6 月 1 日起实施。国家和省另有规定的从其规定。

附件

杭州市公共场所自动体外除颤器标志标识

一、AED 设置点标识

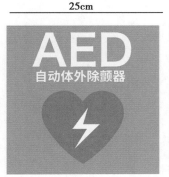

标识的背景色为橙黄色,心形图案为红色,文字和电击图案为白色,字体为黑体。整体字体:思源黑体常规/加粗;橙黄色色值:C0 M60 Y100 K0;红色色值:C0 M100 Y100 K0;白色色值:C0 M0 Y0 K0;字号:AED(170pt),自动体外除颤器(66pt)。图案选择国际通用的心形和电击图形。

二、柜体封条标识

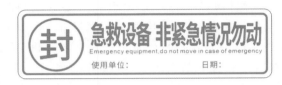

封条标识采用白底红字。整体字体:思源黑体常规/加粗;红色色值:C0 M100 Y100 K0,白色色值:C0 M0 Y0 K0;字号:封(50pt),急救设备非紧急情况勿动(38pt),英文(8pt),使用单位(12pt)、日期(12pt)。

三、AED 柜体及标志标识

(一) 基本要求

1. 柜体正面图标统一,有明显 AED 标识和 AED 编号;
2. 箱体材质坚固,防腐防锈,不带锐角,采用折弯圆角;
3. 取用 AED 方便,不可上锁、不扫码开启;
4. 开箱具有声、光报警功能;
5. 如需电源应使用安全范围供电,根据柜体放置的具体情况确保用电安全;
6. 具有 AED 简易操作指示;
7. 墙式 AED 柜体外箱离地面高度应小于 1.2 米;
8. 柜体尺寸可参考图例等比例缩放。

(二) 墙式 AED 柜体示意图

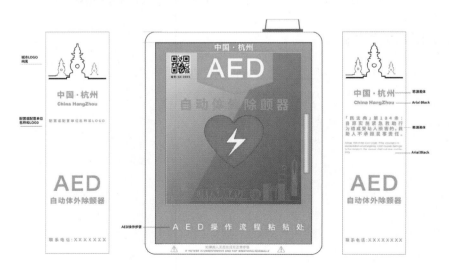

正面背景色为橙黄色,文字为白色或橙黄色;橙黄色色值:C0 M60 Y100 K0,白色色值:C0 M0 Y0 K0。正面字体:思源黑体常规/加粗。正面字号:AED(240pt),自动体外除颤器(100pt),二维码黑色色值:C75 M68 Y67 K90,正面左上方标注设备二维码,扫码同时具备获取设备信息、AED操作视频等功能。图案选择国际通用的心形和电击图形。

侧面背景为白色,文字为橙黄色;白色色值:C0 M0 Y0 K0,橙黄色色值:C0 M60 Y100 K0。侧面字体:思源黑体常规/加粗。侧面字号:中国杭州及英文(62pt/35pt),民法典/捐赠单位(36pt),AED(140pt),自动体外除颤器(45pt),联系电话(30pt)。

（三）立式 AED 柜体示意图

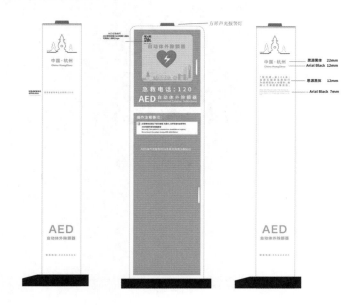

正面背景色为橙黄色,文字为白色;橙黄色色值:C0 M60 Y100 K0,白色色值:C0 M0 Y0 K0。正面字体:思源黑体常规/加粗;正面字号:AED(130pt),自动体外除颤器(69pt)。正面左上方标注设备二维码,二维码黑色色值:C75 M68 Y67 K90,扫码同时具备获取设备信息、AED操作视频等功能。图案选择国际通用的心形和电击图形。

侧面背景为白色,文字为橙黄色;白色色值:C0 M0 Y0 K0,橙黄色色值:C0 M60 Y100 K0。侧面字体:思源黑体常规/加粗。侧面字号:中国杭州及英文(62pt/35pt),民法典/捐赠单位(36pt),AED(140pt),自动体外除颤器(45pt),联系电话(30pt)。

附录七

初级救护员课程视频